Carl-Hermann Hempen

Atlas de acupuntura

Diseño gráfico de las figuras Ulrike Brugger

Paidotribo

Este libro ha sido negociado a través de Ute Körner Literary Agent, S.L., Barcelona-www.uklitag.com

Título original: *dtv-Atlas Akupunktur* by Carl-Hermann Hempen

Autor: Dr. Carl-Hermann Hempen

Ilustraciones: Ulrike Brugger

Traducción: Ute Fischbach

Revisión técnica: Andreu Esteve

Diseño cubierta: Rafael Soria

Imagen de cubierta: ©Yanik Chauvin - Fotolia.com

© 2021, Editorial Paidotribo
http://www.paidotribo.com
E-mail: paidotribo@paidotribo.com

10ª reimpresión de la 1ª edicion
ISBN: 978-84-9910-020-3
BIC: VXHT1

Fotocomposición: Editor Service, S.L.
Diagonal, 299 – 08013 Barcelona

Impreso en España por Podiprint

Índice

Prólogo

El primer objetivo de este libro es ofrecer al lector lego interesado una visión clara sobre la acupuntura terapéutica como parte de la medicina china, la cual todavía constituye un método terapéutico exótico para el mundo occidental. La presentación en numerosas ilustraciones sirve concretamente a este propósito. El segundo es ofrecer a médicos, estudiantes y profesionales de la medicina una obra de consulta clara y precisa, de la que puedan disponer como ayuda práctica en su trabajo cotidiano: el atlas de acupuntura que podemos llevar en el bolsillo de la bata.

En esta obra se han recogido, continuado y comprimido los trabajos presentados por mi profesor Dr. Manfred Porkert y yo en 1985 en el libro de texto *Systematische Akupunktur*. Desde entonces, se han revisado todos los desarrollos y publicaciones importantes sobre este tema, aunque, dada la naturaleza de esta presentación, a menudo sólo se han podido reproducir de forma muy resumida.

En algunos casos se utilizan, como nombres principales de los puntos de acupuntura, las variantes que no siempre son las más habituales en China (ver estándar de la OMS). Esto se ha hecho porque dichos términos se ajustan mejor a sus aspectos específicos y son más esclarecedores. En estos puntos se presentan ambas variantes (término más usual y menos usual) como signos chinos y transcripción *pinyin* (inclusive acentos), de forma que el usuario puede recurrir sin problemas a este libro para la colaboración con médicos chinos.

Muchos colaboradores han participado en la creación de esta obra. Quiero expresar mi especial agradecimiento a la Dra. Ute Engelhardt por su asesoramiento en cuanto al contenido, a la Sra. Ulrike Brugger por la ejecución imaginativa y precisa de todos los diseños gráficos y a la Sra. Susanne Löw por su incansable labor en el manuscrito.

Carl-Hermann Hempen

Glosario

aestus	Calor del verano
algor	Frío, disminución de la dinámica
ardor	Brasas, ardor
ariditas	Sequedad
calor	Calor, aumento de la dinámica
cardinalis (Abr: c.; plural: cc.)	Meridiano principal
depletio	Debilidad de energía
extima	"Exterior", "superficial"
foramen (Abr: f.; plural: ff.)	Punto de acupuntura
f. conquisitorium abdominale (con ab)	Punto de concentración en el flanco abdominal
f. conventus (conv)	Punto de reunión
f. copulo-conventorium	Punto de cruce
f. inductorium dorsale (ind)	Punto de influencia en la espalda
f. nexorium (nex)	Punto de conexión
f. originalis qi (orig)	Punto de acceso al Qi original
f. rimicum (RIM)	Punto hendidura
ff. quinque inductoria	5 puntos de influencia (especiales) (en extremidades)
heteropatía	Flujo "enfermo" del Qi de dirección oblicua o desviada
humor	Humedad
impures	Meridianos extraordinarios
intima	"Interior", "profundidad"
orbis (Abr: o.; plural: orbes, oo.)	Función energética (Func. energ.)
orbis cardialis C	Func. energ. Corazón C
orbis felleus F	Func. energ. Vesícula Biliar VB
orbis hepaticus H	Func. energ. Hígado H
orbis intestini crassi IC	Func. energ. Intestino Grueso IG
orbis intestini tenuis IT	Func. energ. Intestino Delgado ID
orbis lienalis L	Func. energ. Centro, Bazo B
orbis pericardialis Pc	Func. energ. Maestro del Corazón MC
orbis pulmonar P	Func. energ. Pulmón P
orbis renalis R	Func. energ. Riñón R
orbis stomachi S	Func. energ. Estómago E
orbis tricalorii T	Func. energ. Triple Recalentador TR
orbis vesicalis V	Func. energ. Vejiga V
ortopatía	Flujo energético saludable rectilíneo de Qi
pituita	Mucosidad
Qi (pronunciado tchi)	Potencial energético activo
repletio	Sobrecarga energética con una heteropatía
reticulares	Canales
sinarteria (Abr: s.; plural: ss.)	En bibliografía occidental a menudo meridianos (dirigen la energía)
ventus	Viento
Xue (pronunciado shie)	Potencial energético material
Yang	Aspecto activo del efecto
Yin	Aspecto material del efecto

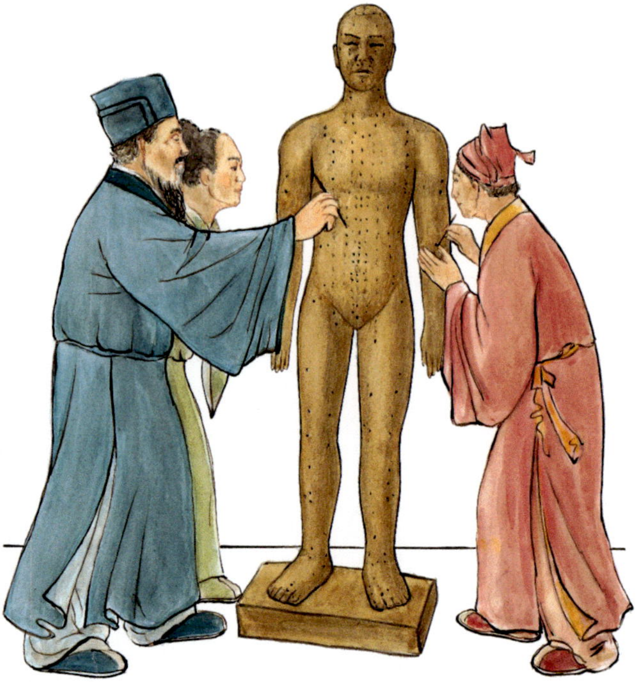

A. Figura de bronce según Wang Weiyi (1027)

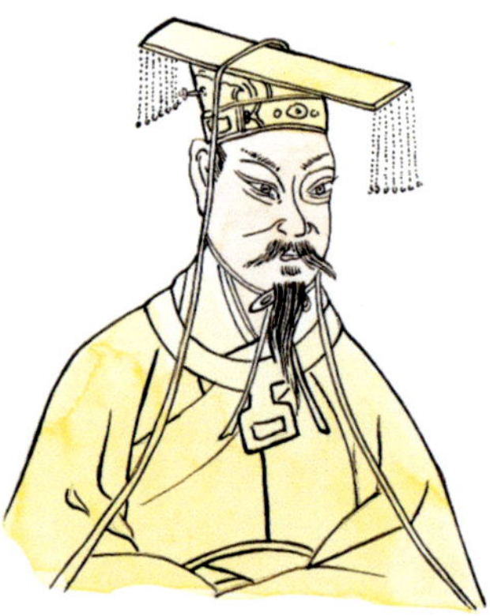

B. Huangdi

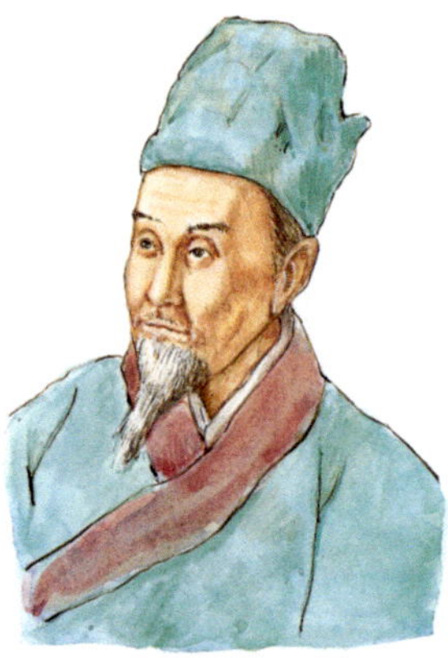

C. Li Shizhen (1518-1593)

Primeras fuentes escritas

La primera mención escrita sobre acupuntura y moxibustión data del siglo II a.C. En ***Documentos del Historiador*** de Sima Qian se mencionan por primera vez "agujas de piedra". Además, nuevos hallazgos en tumbas indican que este tipo de herramientas terapéuticas ya pueden haberse utilizado hace 4000 ó 6000 años. Además de las agujas de piedra, en épocas anteriores, se utilizaban también astillas de bambú.

La obra más antigua en medicina, ***Canon de la medicina interna del Emperador amarillo*** (Huangdi Neijing), que fue recopilada entre el siglo II a.C. y el siglo II d.C. (B), es la primera en incorporar este método terapéutico a la medicina china global. Describe los meridianos más importantes, las diferentes agujas (agujas de metal), las técnicas de punción o inserción de agujas y las indicaciones para la aplicación de determinados puntos de acupuntura, y refiere 160 puntos clásicos. En la versión actualmente transmitida (del siglo XIII), el *Canon de la medicina interna del Emperador Amarillo* consta de dos partes, el "Canon de preguntas" (Suwen) y el "Eje de la fuerza estructural" (Lingshu). La primera mención del uso de *Artemisia vulgaris* en el "tratamiento con calor de los puntos de acupuntura" (moxibustión) se encuentra en la obra del filósofo Menzius (Mengzi) en el siglo IV a.C.

Al principio de nuestra era, autores anónimos recopilaron la extensa obra ***Clásico de las intervenciones*** (Nanjing), en la que se detalla por primera vez ampliamente el tratamiento de acumoxa.

La primera obra que puede fecharse con seguridad es ***Clásicos de acumoxa sistemáticos*** (Zhenjiu jiayi jing) de Huang Fumi (215-282). Es la primera obra que refleja una terminología clara, una descripción topológica cuidadosa de los diferentes puntos de acupuntura e indicios sistemáticos sobre sus efectos. Entre tanto, el número de puntos de punción clásicos había aumentado a 349 y el concepto integral de tratamiento acumoxa se había convertido en un método curativo independiente.

A lo largo de los siglos, se han presentado otras importantes recopilaciones y nuevas evaluaciones sobre todo el campo de conocimientos. La impresión de libros, que en el siglo X ya se había propagado ampliamente en China, dio lugar al desarrollo de las ciencias. En aquella época, nuevos libros de texto, así como otros materiales de enseñanza, ayudaban a dar a conocer extensamente los conocimientos médicos. Por ejemplo, en el año 1027 y a partir de los bocetos de Wang Weiyi, un famoso estudioso funcionario (A), se fundieron dos figuras de bronce a tamaño real, en las que se marcaron todos los meridianos. Dichas figuras de bronce podían recubrirse externamente con cera y su interior podía rellenarse con agua. Si finalmente el estudiante de medicina llegaba a insertar las agujas en los puntos correctos, como prueba del acierto de su intervención, salía agua de las aberturas puncionadas.

En los siguientes siglos se publicaron otros importantes libros de texto, entre ellos, en 1341, el famoso libro ***Descripción de los 14 meridianos principales*** de Hua Boren o, 200 años después, ***Investigación de los ocho meridianos extraordinarios*** de Li Shizhen (1518-1593), obra cuyas afirmaciones siguen teniendo indiscutida validez y vigencia en la actualidad. Li Shizhen (C), famoso por su trabajo enciclopédico de la "Farmacopea en divisiones y subdivisiones" *(Bencaogangmu)*, se centró en trabajos menos extensos también sobre el tema de la acupuntura.

Recopilación y resumen

En los siglos XVI y XVII, la representación de todo el campo de conocimientos alcanzó una culminación preliminar. Gracias al estudio de todo lo obtenido a lo largo de los siglos pudieron crearse extensas obras como la ***Suma del tratamiento acumoxa*** (1601) de Yang Jizhou. En esta obra, al igual que en otras de la época, se representaron la teoría de la medicina china global, así como los puntos de acupuntura y los meridianos, de una forma coherente y concluyente no superada hasta la fecha.

Por este motivo, todos los libros de texto redactados posteriormente, sobre todo los de épocas recientes, ya no pueden entenderse como un progreso real. Por el contrario, la consideración de sistemas de pensamiento occidentales y el intento de mezclar fisiología occidental y medicina tradicional china no han dado lugar a un verdadero desarrollo, sino más bien a una mezcla bastante confusa.

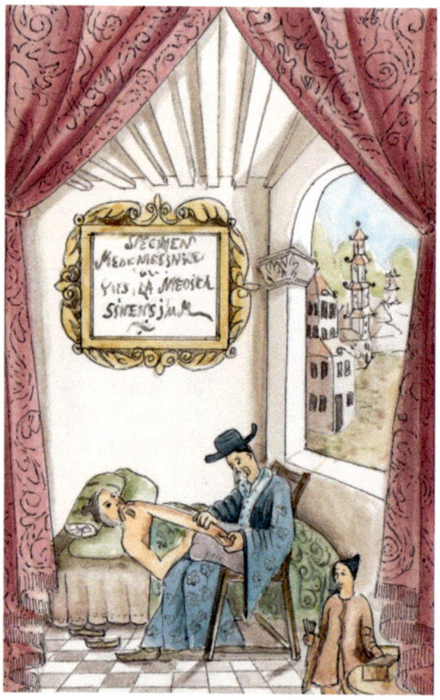

A. Portada de Andreas Cleyer *"Specimen medicinae sinicae"* (1682)

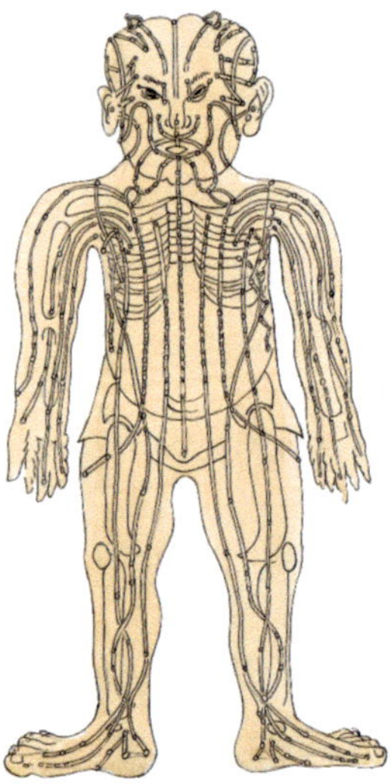

B. Transcurso de los meridianos según Andreas Cleyer

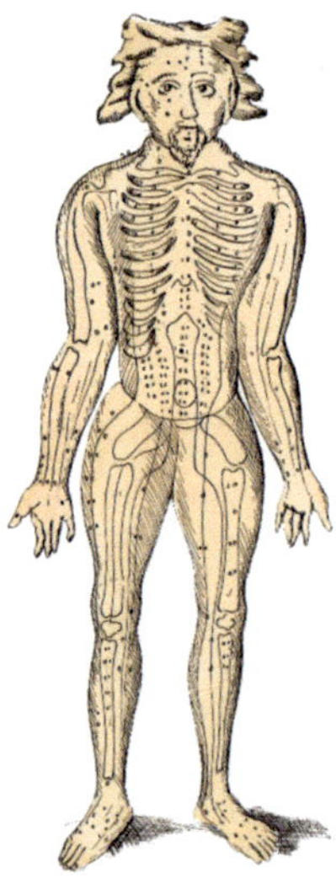

C. Primera representación occidental de los puntos de acupuntura según Willem Ten Rhyne (1683)

Introducción y tratamiento

En Europa, este método de tratamiento, punción con agujas para fines terapéuticos, se conoció por primera vez en 1657. En el trabajo de W. Pisos ***De utriusque Indiae*** (Amsterdam), el holandés De Bondt menciona correspondientes observaciones hechas en Japón. En 1683, el Dr. Willem Ten Rhyne, un médico de la compañía de comercio del este de la India, redactó un amplio informe, en el cual no sólo describió los efectos clínicos del tratamiento con punción de agujas, sino que también introdujo el término de "acupuntura" (C). Representó las localizaciones de los puntos de tratamiento e intentó transmitir, al menos en sus rasgos principales, el concepto chino del ser humano.

Andreas Cleyer presentó la primera descripción teórica en 1682 con su obra ***Specimen medicinae sinicae*** (A, B). Si bien en diferentes tratados médicos ya se animaba a pasar a la acción (Stefan Blancard, Leipzig, 1692), todavía tuvieron que pasar cientos de años hasta que se produjera la primera aplicación clínica demostrable.

El médico parisino, Louis Berlioz, padre del compositor, basándose en los trabajos de M. Dujardin (1774) y Felix v. Vicq d'Azyr (1787), inició en 1809 amplios ensayos clínicos. El **concepto mecanicista** determinaba el pensamiento de los médicos, por lo que utilizaron la acupuntura casi exclusivamente para el tratamiento del dolor. Sin embargo, Berlioz también observó reacciones generales, como la mejora de la absorción de fluidos tisulares, un aumento de la diuresis y una decontracción generalizada.

En las siguientes décadas, la acupuntura se puso muy de moda entre ciertos círculos médicos parisinos, llegando a generar una cierta euforia. Chevalier Sarlandière intentó mejorar los resultados con electroestimulación; J. Cloquet trató a miles de pacientes y publicó un resumen de 300 casos, que incluía incluso enfermedades muy graves como convulsiones, epilepsia y delirios.

En 1824, se produjo la **primera publicación sobre acupuntura en lengua alemana**, una traducción de *A treatise on acupuncturation* del inglés James M. Churchill. En 1825, se publicó la primera tesina sobre el tema de acupuntura (C.A.L. Scheider, Berlín). Entre los pocos profesionales de acupuntura en Alemania se encontraba un médico de Berlín y más tarde médico de palacio, Henry Sabatier de Michaelis, quien describió el efecto positivo de la acupuntura en enfermedades reumáticas. Pero a la medicina científica occidental le faltaba el sistema de referencia. No era posible integrar la acupuntura en una ciencia analítico-causal que, a partir del siglo XIX, iniciaba su supuesta marcha triunfal. De este modo, fracasaba el primer intento de acercamiento del mundo occidental a esta antigua medicina oriental.

Fue Soulie de Morant quien, en Francia, propició un cierto giro de las cosas cuando, después de haber estudiado 30 años en China (1901-1931), pudo transmitir por primera vez los elementos esenciales de las bases teóricas y una representación rudimentaria de la fisiología y el diagnóstico chinos.

Direcciones

En adelante, dos conceptos, opuestos en sus principios, dominaron la aplicación de esta antigua técnica de tratamiento. Los **reflexólogos** de orientación occidental, a los que se han adherido los médicos chinos también de orientación occidental, intentan determinar modelos y conceptos de la neurofisiología y bioquímica occidentales como premisa para la comprensión de la acupuntura. Con una demostración de los efectos, obtenida mediante criterios occidentales, intentan integrar el método terapéutico libremente en la estructura de la medicina occidental, sin intentar plantearse o confrontarse con un sistema de pensamiento y de medicina completamente distinto.

Por el contrario, los médicos de orientación clásica tradicional parten de la base de que, gracias a esta interrelación racional concluyente, una **medicina de origen empírico**, basada en fenómenos, los cuales se han observado durante siglos en el ser humano y a los que pudo darse una estructura interna, satisface suficientemente los criterios científico-teóricos y constituye un **complemento completo analítico causal** de la medicina occidental (ver pág. 11). En consecuencia, incluso hoy en día, siguen publicándose libros sobre acupuntura que, en unos casos, basan su descripción en el principio científico occidental (todavía la mayoría) y, en otros, son obras que parten de las afirmaciones tradicionales chinas y se basan en la **síntesis inductiva**, la comprensión de la medicina china como un sistema de correspondencias.

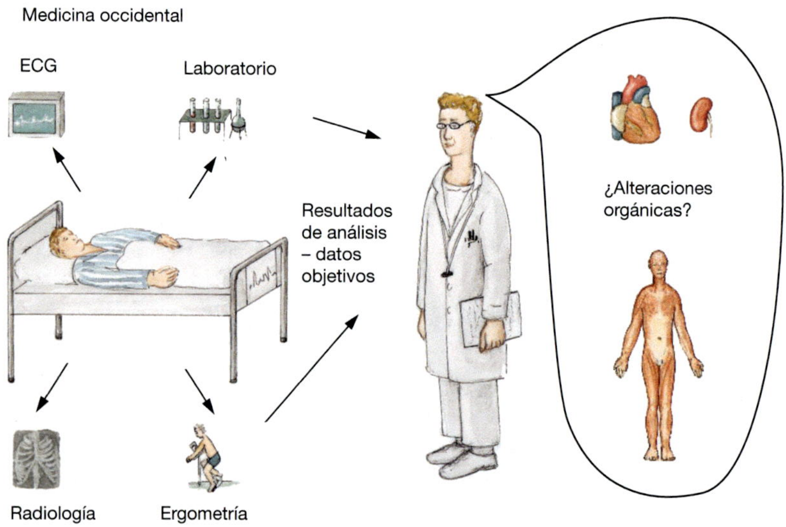
Medicina occidental
ECG
Laboratorio
Resultados
de análisis
– datos
objetivos
¿Alteraciones
orgánicas?
Radiología
Ergometría

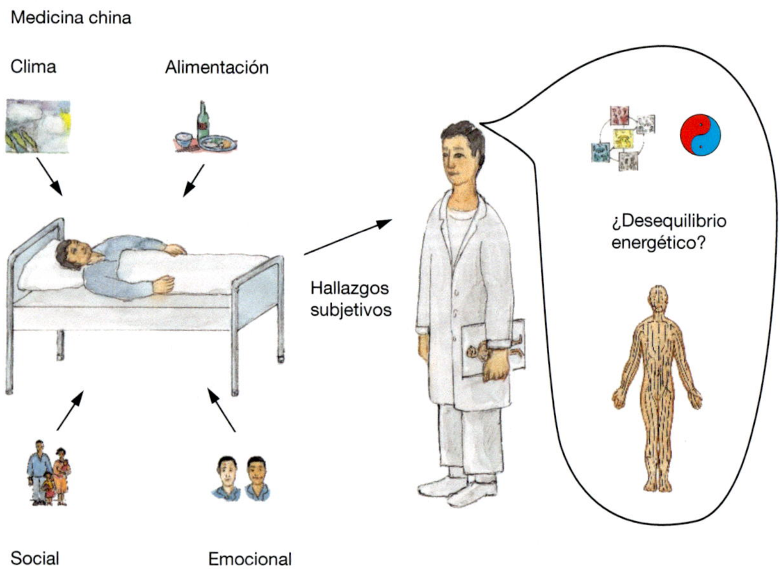
Medicina china
Clima
Alimentación
Hallazgos
subjetivos
¿Desequilibrio
energético?
Social
Emocional

Crítica de la medicina
La actitud crítica frente a la medicina occidental es cada vez más insistente. La carga económica y las necesidades científicas de la medicina, especialmente en países con mucha tecnología, han adquirido dimensiones insospechadas. Sin embargo, resulta preocupante el mal estado de salud de la población.

Alteraciones funcionales
Dos tercios de los ciudadanos de Alemania no se sienten sanos. Se quejan de molestias vagas, como malestar, irritabilidad, trastornos del sueño, estados de agotamiento, mareos, problemas por la climatología, dolor de cabeza, etc. En una de cada siete bajas extendidas por el médico, encontramos el síntoma de dolor de espalda. Sin embargo, sólo en una escasa proporción de estos pacientes pueden determinarse hallazgos medibles, es decir, puede establecerse un diagnóstico claro en el sentido occidental. ¿Qué sucede con los pacientes que presentan molestias creíbles, pero no están "realmente" enfermos, que sólo tienen "trastornos funcionales"? De hecho, más de la mitad de los ciudadanos abandonan la consulta del médico sin haber sido comprendidos y, a menudo, sin recibir tratamiento.

Enfermedades crónicas
Otro problema que resulta preocupante: más del 10% de los ciudadanos tienen una enfermedad crónica. Si bien padecen una "enfermedad reconocida", con la medicina occidental pueden aspirar a lo sumo a un alivio. Son ejemplos típicos los reumáticos, los asmáticos, los diabéticos o el creciente número de personas alérgicas. Desde hace algunas décadas, la atención de determinados médicos y científicos está centrada en superar este dilema.

Análisis de la causa
Desde hace más de cien años, la medicina occidental utiliza consecuentemente una metodología científica que ha adoptado de las ciencias naturales, es decir, el "análisis causal". La palabra clave es la "medibilidad": el estudio no se centra en el "estado" del paciente, sino en su "resultado analítico". Esto ha dado lugar a un enfoque orgánico, el cual exige la verificación de los hechos patológicos con el mayor número posible de "datos medibles". Sin embargo, en este esquema de causalidad no hay lugar para aquellos pacientes que no tienen valores patológicos en sangre ni muestran radiografías con alteraciones, pero se quejan de nerviosismo, irritabilidad, abatimiento, depresión, sensaciones de sofoco o calor, trastornos de concentración, dolores o tendencia a infecciones.

Medicina china
Un enfoque médico completamente distinto se ha estado propagando tímidamente desde hace unos cien años y de forma vehemente desde hace unas décadas. Durante miles de años, la **medicina china** ha estado describiendo al ser humano como parte de un entramado de acción cósmico y energético.

Yin y Yang
El hombre como imagen refleja de la armonía natural se encuentra entre el cielo y la tierra, entre los polos del **Yin** y del **Yang**. En otras palabras, los médicos chinos tradicionales consideran al individuo como una "densificación de lo energético". El médico chino está interesado en todos los fenómenos energéticos, en todas las expresiones de la vida, en las emociones y las funciones corporales vitales, porque le pueden mostrar los posibles desequilibrios o disarmonías de la estructura global del ser humano.

Qi
Los chinos entienden por "**Qi**" el campo tensional de los influjos energéticos al que está sometido todo ser humano, el potencial energético que fluye a través del organismo como los ríos y los lagos en un paisaje interior. Según la experiencia de los antiguos médicos, este Qi transcurre en sucesión cíclica sobre **meridianos** definidos desde el centro del cuerpo hacia las puntas de las extremidades y vuelta atrás. Todas las manifestaciones vitales del individuo deben entenderse, por tanto, como expresión de su circunstancia energética. El objetivo del médico no es efectuar mediciones en órganos fijos, sino comprender la situación energética, es decir, tal como se distribuye el Qi, y valorar correctamente una desviación patológica. Por ello, para el médico son importantes todas las informaciones que da el paciente.

Entramado de las funciones energéticas
A lo largo de los siglos, la medicina china ha ido precisando el trabajo con los síntomas, las manifestaciones vitales y los fenómenos, incorporando sus afirmaciones en un orden claramente sistematizado. El ser humano se entiende como parte del cosmos, inmerso en el ritmo universal. El médico organiza sus observaciones en un **sistema de correspondencias** e identifica las respectivas

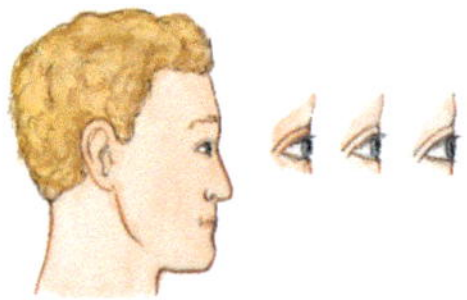

A. Empirismo positivo (observación repetida)

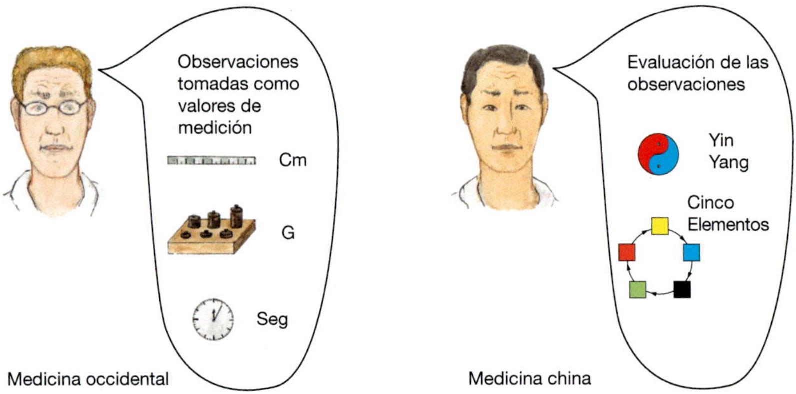

B. Estandarizaciones

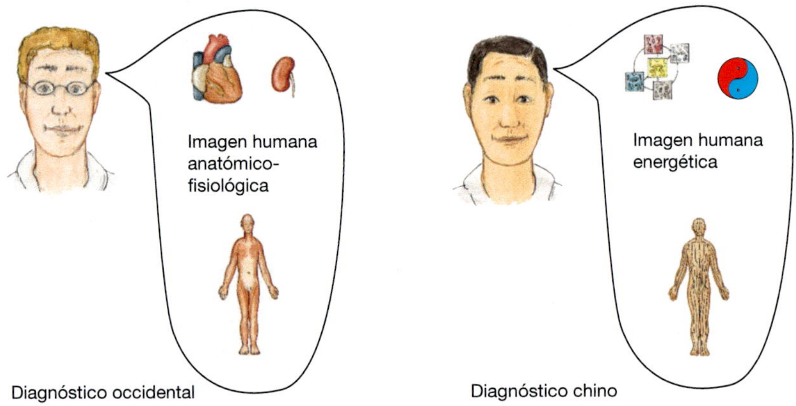

C. Entramado sistemático

Tres criterios científicos (criterios heurísticos según Sarton, Popper y Porkert)

áreas que se denominan **funciones energéticas**. Los síntomas patológicos indican de forma específica los puntos débiles, las lesiones y las desviaciones en este entramado de funciones energéticas.
Además, el médico determina los **factores desencadenantes de la enfermedad** y posibles desviaciones que puedan provocar síntomas característicos. Asimismo, para el diagnóstico chino es fundamental la evaluación de todas las desviaciones según el sistema de los **Ocho Criterios Principales**.

Diagnóstico
Como el médico chino recoge todo lo que le es accesible y valora al individuo en su integridad, ya hace tiempo que ha dejado atrás la división del individuo en psíquico y físico, la cual todavía sigue imponiéndose fuertemente en la medicina occidental. Si después de recoger íntegramente las desviaciones energéticas, el médico utiliza el sistema de organización disponible, obtiene un **diagnóstico chino**.
La capacidad de poder integrar concluyentemente los datos recopilados en un sistema de referencia abstracto es signo de crecimiento y madurez de una cultura de medicina y criterio de excelencia científica. A pesar de la diversidad de los hallazgos individuales, es requisito de la actividad médica la formulación de un diagnóstico (en una terminología vinculante). En medicina china, todas las posteriores medidas terapéuticas presentan estas estructuras de ordenación, tal como se exigen en el diagnóstico. Todo está sujeto al mismo paradigma. La descripción de la dirección de acción de cada medida terapéutica es la concentración de un proceso de generaciones.
Por lo tanto, el requisito previo necesario para un trabajo significativo y satisfactorio con los elementos terapéuticos de la medicina china es un diagnóstico preciso en el sentido de la medicina china. Sin el diagnóstico chino, tampoco podremos recurrir al tratamiento que nos brinda la "casa del tesoro de la medicina china" (Mao Ze-dong). Cualquier otra forma de proceder es una extracción/separación/simplificación premeditada y sigue siendo eclecticismo.

Terapia
El médico dispone de diferentes métodos terapéuticos. Además de la acupuntura, el método más comúnmente usado es la administración de medicinas naturales (de origen vegetal, animal o mineral). En este caso, la receta compuesta se prescribe como decocción *(decoct)*. Además, pueden instaurarse, de forma dirigida, medidas dietéticas, terapias de movimiento (Tai-Chi, Chi-Kung) y masajes.

Requisitos de conocimiento teórico y de método
La medicina china es una medicina científica. Para demostrar esta afirmación, se precisan tres criterios (criterios científicos):
1. Sin duda, la medicina china se basa en una experiencia clínica infinita. Durante milenios, numerosos médicos han anotado minuciosamente sus observaciones en el ser humano y han resumido, al final, sus conocimientos en compendios especializados. En ciencia, estos datos obtenidos con la experiencia se denominan **empirismo positivo** (A).
2. Para formular el sinfín de observaciones y declaraciones, se requiere un lenguaje específico, una referencia a **estandarizaciones** (B). Al igual que, por ejemplo, la infinita cantidad de experiencias técnicas en la medicina occidental sólo pueden comunicarse utilizando el sistema métrico, se precisa un "lenguaje estándar" para poder comunicar "objetivamente" las experiencias clínicas positivas de generaciones de médicos chinos. La creación de una estandarización fue necesaria desde el punto de vista científico-teórico y científico-histórico.
3. Las declaraciones clínicas de la medicina china y acupuntura sólo pudieron convertirse en una estructura científica gracias a que se unieron en un sistema racional. Para ello se hizo necesaria la creación de una estructura abstracta como el postulado de las "funciones energéticas" y los "meridianos". Al incorporar las declaraciones individuales en un sistema de referencia claro y estricto, se cumplió el criterio de la **interrelación racional de los datos de observación** o también de la **sistematización** (C).

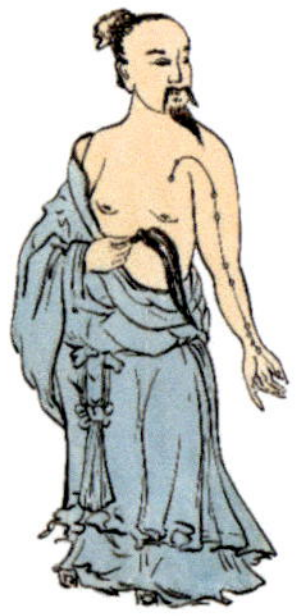

A. Una de las primeras representaciones (1601) del meridiano principal de la función energética Pulmón

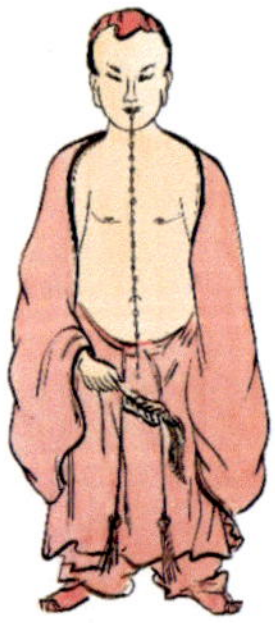

B. Vaso Concepción (1601)

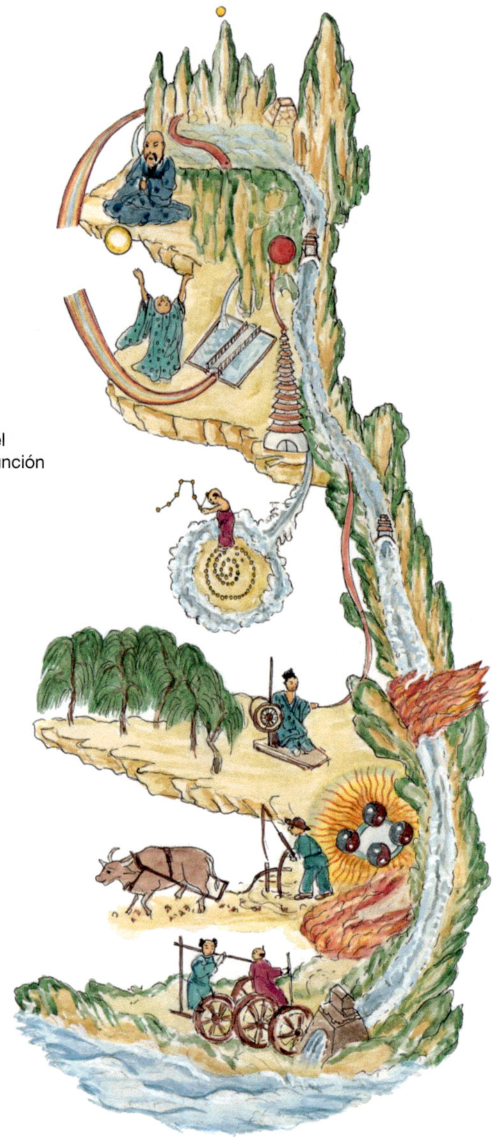

C. Imagen de los meridianos internos del ser humano *(neijinghu)*

Entre los tratamientos de la medicina china, uno de los primeros en conocerse en Occidente fue la **acupuntura,** que, sobre todo por su exotismo, también es la que más se ha valorado. Así, el periodista James Reston, quien acompañó al presidente norteamericano Richard Nixon en 1972 a China, hizo famosa la acupuntura al tener que ser operado allí, utilizándose agujas de acupuntura para su analgesia. Cuando esas imágenes dieron la vuelta al mundo, el estudio de este tema no sólo constituyó un reto para los médicos, sino también para otros científicos. A partir de ese momento, el tratamiento de acupuntura se ha situado en el punto de mira de los terapeutas del dolor.
El término chino ***zhenjiu*** puede traducirse más o menos como tratamiento acumoxa (acupuntura y moxibustión). Se trata de una influencia mecánica (*acus pungere*, latín: puncionar con aguja; chino: *zhen*) y / o térmica (*moxa,* derivado de jap.: *mogusa*, que equivale al chino: *jiu*) en determinados puntos de la superficie corporal. Esta influencia mecánica y térmica en la superficie del cuerpo también se denomina en medicina china **terapia externa** *(wai zhi)*, que se diferencia de la **terapia interna** *(nei zhi)* o uso de medicamentos.

Objetivos del tratamiento
El tratamiento por acupuntura tiene como objetivo influir en el potencial energético del ser humano. El flujo de Qi en el interior del organismo es accesible a través de determinados orificios, depresiones y entradas en la piel. En vías topográficamente definidas (A, B) debajo de la piel o en los tejidos, este flujo energético que mantiene la vida fluye a lo largo de los meridianos (C). El objetivo del tratamiento es alcanzar y modular el flujo del Qi mediante el uso de agujas en lugares especialmente idóneos de la piel, los puntos de acupuntura. La intención terapéutica se basa en la declaración del diagnóstico: por ejemplo, se resuelven los bloqueos de flujo del Qi, se tonifica el flujo del Qi o se elimina el Qi patológico del organismo.
A menudo, la acupuntura practicada en Occidente se ha alejado mucho de estos conceptos: el diagnóstico supuestamente limpio, desde el punto de vista occidental, debe ser la piedra angular para una correcta terapia por punción con aguja. Este tipo de acupuntura se basa en la visión occidental del mundo: la reducción de fenómenos complejos a datos medibles, la reducción de posibilidades de influencia muy diferenciadas a un patrón de acción simplificado. Esta aproximación a la medicina china y al método terapéutico de la acupuntura sólo admite consideración y respeto cuando se cumplen las exigencias metodológicas de la ciencia occidental. Sólo se aceptan aquellos fenómenos de acción que puedan explicarse por medición técnica o que cumplan un modelo neurofisiológico; todas las restantes observaciones se relegan con demasiada facilidad al ámbito de la fabulación. Sin embargo, miles de años de experiencia clínica obtenida por los médicos chinos y los resultados positivos de la cotidianidad clínica dan credibilidad a este sistema.

Conocimientos médicos
La utilización de la acupuntura exige que el médico conozca el flujo energético y la localización anatómica de los puntos de acupuntura, y tenga una idea clara del posible efecto de los diferentes puntos de acupuntura. Esta descripción del efecto de cada punto de acupuntura está estrechamente acoplada a conclusiones diagnósticas. Por ello, sólo puede desplegarse la verdadera potencia y capacidad de rendimiento del tratamiento acumoxa en el contexto de la medicina china, es decir, únicamente tras haber realizado un diagnóstico chino.

Las estructuras de la medicina china sólo pueden entenderse cuando se han integrado los elementos lingüísticos y, sobre todo, las **estandarizaciones**, como Yin y Yang (ver pág. 15) y los **Cinco Elementos** (o fases de transformación) (ver pág. 15 y ss.). Asimismo, es necesario el conocimiento de las **funciones energéticas** (latín: *orbes*) (ver pág. 19) y los **meridianos** (latín: *sinarteriae*) (ver pág. 21 y ss.), con su fisiología y sus desequilibrios energéticos, así como el aprendizaje de los 361 puntos de acupuntura clásica (latín: *foramina*) (ver pág. 61 y ss.), con su localización, calificación, efecto, indicación y técnica. A lo largo de milenios, se han ido incorporando progresivamente en el sistema global de la medicina china y han ido adquiriendo una estabilidad terapéutica madurada gracias a una experiencia clínica inmensamente vasta y larga.

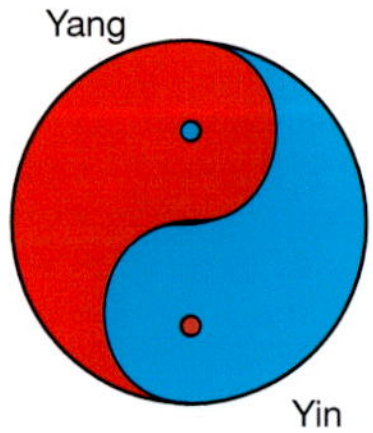

A. Signo Taiji

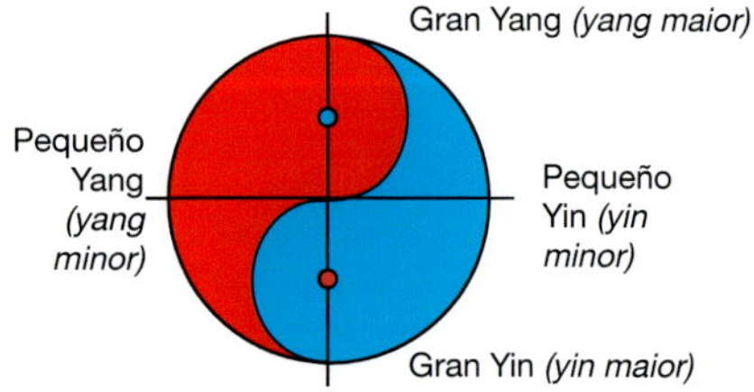

B. Aspectos de Yin y Yang

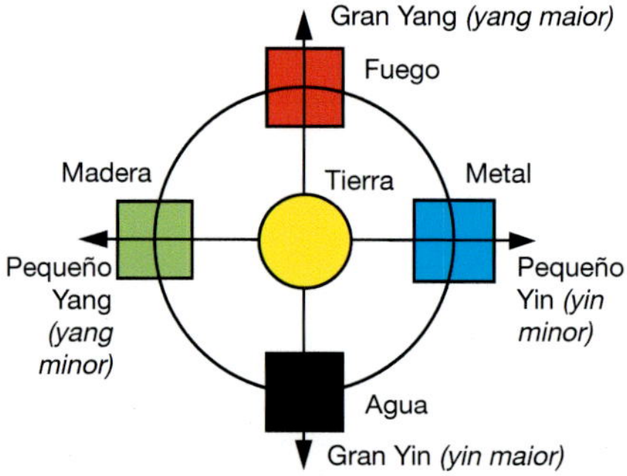

C. Cinco Elementos

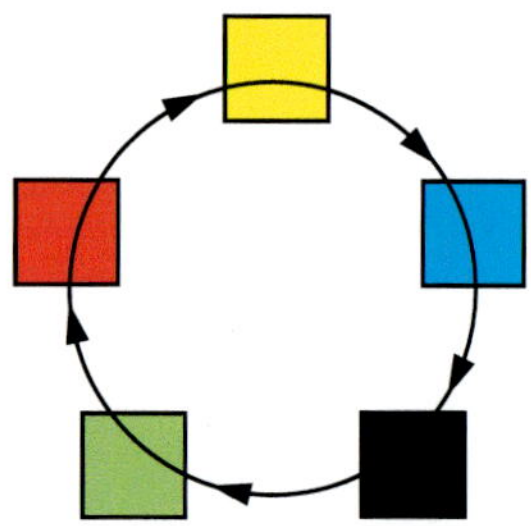

D. Sucesión de creación

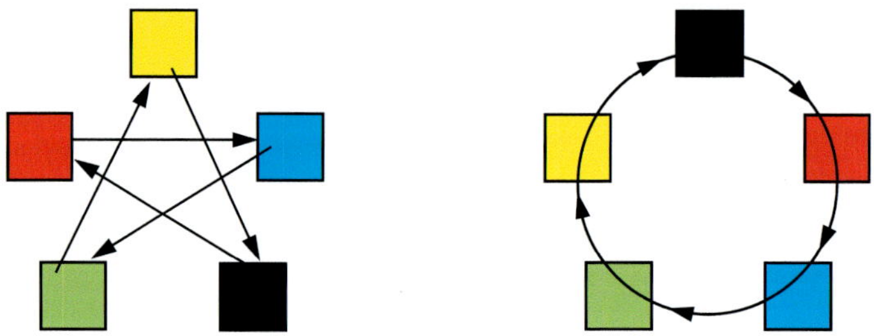

E. Sucesión de limitación o control

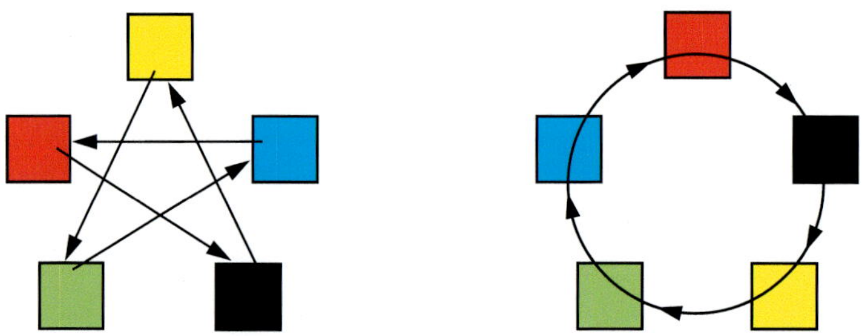

F. Sucesión de superación

En el sistema de valores cualitativo de la medicina china, las estandarizaciones **Yin y Yang** describen los polos. Puede tratarse de fuerzas, de efectos, de aspectos polares de una instancia estática o de procesos temporales, rítmicos. El **aspecto Yin** representa el reposo, lo frío, lo conservador, lo incluyente, lo autodensificante, lo sustancial, la estructuralidad y lo orgánico. Por el contrario, el **aspecto Yang** refleja el movimiento, el calor, la claridad, lo dinámico, lo extrovertido, el despliegue energético, el proceso vital energético activo como la actividad física, las emociones, lo psíquico, el pensamiento y de ningún modo algo sustancial. A continuación, se presentan ejemplos polares de la observación inmediata:

Yang	**Yin**
Sol	Luna
Día	Noche
Arriba	Abajo
Calor	Frío
Masculino	Femenino
Cielo	Tierra
Activo	Sustancia
Movilización	Estructural
Dinámico	Material

Yin y Yang se encuentran en perpetua interacción. Del mismo modo que cada cosa tiene un arriba y un abajo, todo lo vivo consiste en corporalidad y actividad. Pero la actividad también forma la corporalidad; el Yang con sus fuerzas cambiantes conforma el Yin. Por otra parte, el Yin, lo material, ofrece resistencia a las fuerzas activas, se enfrenta a las fuerzas cambiantes conservando y manteniendo. La mejor imagen de la alternancia rítmica de Yin y Yang, de la interrelación entre estos dos aspectos, es el signo clásico Fuchi (A). El signo Taiji refleja los aspectos polares del día y de la noche en su rítmica sucesión, así como el transcurso anual con su proceso cíclico: encontramos como aspectos Yin la noche o el invierno, mientras que son aspectos Yang el día o el verano.
Procesos secuenciales especiales todavía pueden describirse con mayor exactitud mediante los **Cinco Elementos** (o fases de transformación) resultantes (B, C). Esto queda ilustrado en el transcurso del día: la primera hora de la mañana, cuando el Yang (el sol) comienza a salir, se denomina Pequeño Yang *(yang minor)* o como elemento (fase de transformación) **Madera**. La acción se desarrolla y la Madera viene a representar el crecimiento, el verdor, aquello implicado en la extroversión. Cuando, a mediodía, las fuerzas del Yang se han desplegado completamente, se habla del Gran Yang *(yang maior)* y se denomina elemento (fase de transformación) **Fuego**. La imagen del fuego representa la manifestación completa de la actividad, la extroversión máxima, la actividad propiamente dicha.
A lo largo del día, el sol se pone hacia el oeste y desaparece en el horizonte. La noche comienza y así el período Yin. Es el momento del Pequeño Yin *(yin minor)*, que también se denomina elemento (fase de transformación) **Metal**. La imagen del Metal representa el reposo, lo conservador, lo incluyente, lo concreto. En ese momento, se retira la actividad, se sustrae el dinamismo, venciendo el reposo, lo concreto, el aspecto Yin. El tiempo alrededor de la medianoche, el momento del aspecto Yin más profundo, se denomina Gran Yin *(yin maior)*. También se denomina elemento (o fase de transformación) **Agua**. En esta fase, se produce la máxima densificación, el reposo absoluto, la reducción de cualquier dinamismo, el recogimiento, la hibernación. El elemento (fase de transformación) Agua queda reflejado figurativamente en la fijación, el endurecimiento y el encapsulamiento.
En la forma clásica de representación, los cuatro elementos o fases de transformación se sitúan en la periferia, igual que las cuatro estaciones del año y los cuatro puntos cardinales, mientras que en el centro se encuentra el polo de tranquilidad, la Tierra, como quinto elemento o fase de transformación (C). Históricamente, a partir de esta representación se ha desarrollado la **sucesión o serie de la creación** (D), proyectándose el elemento Tierra entre el aspecto Yang del Fuego y el aspecto Yin del Metal. En la medicina china, la sucesión de la creación tiene una gran importancia. Este sistema cibernético requiere una contracorriente natural que se expresa en la **sucesión o serie de la limitación** (E), de modo que el correspondiente salto por encima de una posición hace que se controle, limite o regule la subsiguiente posición.
Cuando los acontecimientos patológicos despliegan descontroladamente estas fuerzas en dirección contraria, se habla de una **sucesión o serie del avasallamiento o superación** (F). Cuando los procesos cíclicos descritos u otros desarrollos biológicos transcurren en la dirección impuesta, cuando se mueven con la corriente (chino: *Shun*), se utiliza el término **secundovección** o con la corriente *(secundovehent)*. Un movimiento que avanza en sentido contrario al desarrollo fisiológico o cósmico, un movimiento a contracorriente o contrario a la dirección natural (chino: *Ni*), se

A. Signo de Qi

	Antigua forma de representar Qi Flujo hacia arriba							
气			≙	Aire, nubes, vapor	≙	Forma abreviada de Qi		
气 Aire	+	火 Fuego	=		≙	Aire, vapor sobre fuego	≙	Qi como "aspecto activo"
气 Aire	+	米 Arroz	=	氣	≙	Aire, vapor sobre arroz	≙	*Qi genuinum (Zong qi)*
无 "no ser" Estado original no diferenciado	+	火 Fuego	=	炁	≙	Arriba: la "nada" Conducta o acutación sin objetivo Abajo: fuego	≙	*Qi nativum* Parte activa de la "constitución congénita"

B. Signo de Xue

 "Gota de sangre en el recipiente ritual"	=>	血	≙	Gota de sangre = Xue

C. Signo de Jing (potencial estructural)

米 Arroz	+	青 "azur" azul-verdoso	=	精	≙	Cuando el cielo se aclara y se torna azul, se selecciona el arroz	≙	Potencial estructural, parte sustancial de la constitución congénita

D. Signo de Shen

示 "Genio", "Rayo", "Signo del cielo"	+	申 (Componente fonética de Shen) "despliegue, extensión, sacrificio, comunicación"	=	神	≙	Fuerza de constelación (deidad)

E. Tres tesoros energéticos

气 Qi	精 Jing (potencial estructural)	神 Shen (fuerza de constelación)

designa con el término de **contravección** o contra la corriente *(contravehent)*.
La medicina china se basa en una consideración energética del ser humano, a diferencia de la medicina occidental orientada en lo somático y orgánico. El interés chino se centra en la observación y el reconocimiento de las funciones vitales. Para una identificación clara es necesario conocer el vocabulario energético básico.

1. En medicina china, siempre se utiliza el concepto de **Qi** (A) cuando se hace referencia a la energía vital **activa**, actualmente manifiesta y dirigida. Se refiere al correspondiente individuo, por lo que se denomina **energía activa específica del individuo**. Integra las emociones, todas las funciones vitales en curso, como la respiración, la digestión, la generación de movimiento corporal, o cualquier otro proceso biológico energético. Para una identificación precisa, se detalla con mayor exactitud el Qi:

qi ascitum *(hou tian zhi qi)*	Constitución adquirida
qi cardinale *(jing qi)*	Qi que fluye a los meridianos
qi constructivum *(ying qi)*	Energía constructiva
qi defensivum *(wei qi)*	Energía de defensa
Qi frumentarium *(gu qi)*	Energía de alimentación
qi genuinum *(zong qi)*	Energía que confluye en el pecho ("Mar de Qi"); disposición innata para el movimiento rítmico
qi heteropathicum *(xie qi)*	Factor patológico exógeno o endógeno, Qi desviado
qi merum *(zhen qi)*	Energía fisiológica, que se forma a partir de *qi genuinum* y *qi originale*
qi nativum *(xian tian zhi qi)*	Constitución innata o congénita
qi originale *(yuan qi)*	Aspecto activo de la constitución innata
qi orthopathicum *(zheng qi)*	El "Qi rectilíneo" la energía para la conservación de los ciclos fisiológicos

2. El término **Xue** (B), que, de forma aproximada, a veces se denomina Sangre, forma el complemento sustancial del Qi. Por ello, también se denomina **energía estructural específica individual**. El Xue es el portador energético sustancial de la persona, el cual se mueve a través de la fuerza activa Qi por todo el sistema de meridianos del organismo. De ello se deduce una cierta proximidad con la sangre, pero no una identidad.

3. El **potencial estructural** (chino: *jing*, esencia) (C) constituye energéticamente el fundamento de la vida. Por lo tanto, también es comparable a la **constitución innata**, aunque, de modo explícito, expresa de ésta la parte no calificada, es decir, no expresa partes del *qi nativum* ni del *qi originale*. Cuando se dispone de mucho potencial estructural, ello significa que el cuerpo está fuerte, la vitalidad es elevada y la resistencia buena. El potencial estructural determina los fluidos corporales, el crecimiento, la reproducción, la maduración sexual, la capacidad de concebir y el embarazo.

4. En los fluidos corporales se diferencia entre los denominados **fluidos corporales activos** (chino: *jin*) y los **fluidos corporales sustanciales, estructurales** (chino: *ye*). Los fluidos corporales activos son claros y circulan con el *qi defensivum* en la superficie corporal y la humedecen. Los fluidos corporales sustanciales son turbios y circulan con el *qi constructivum* en el interior, por los meridianos.

5. La **fuerza de constelación** (chino: *shen*) (D) determina con toda su fuerza activa la manifestación externa y la conciencia. Se trata de los aspectos del individuo, su personalidad, su actividad mental o su fuerza espiritual.

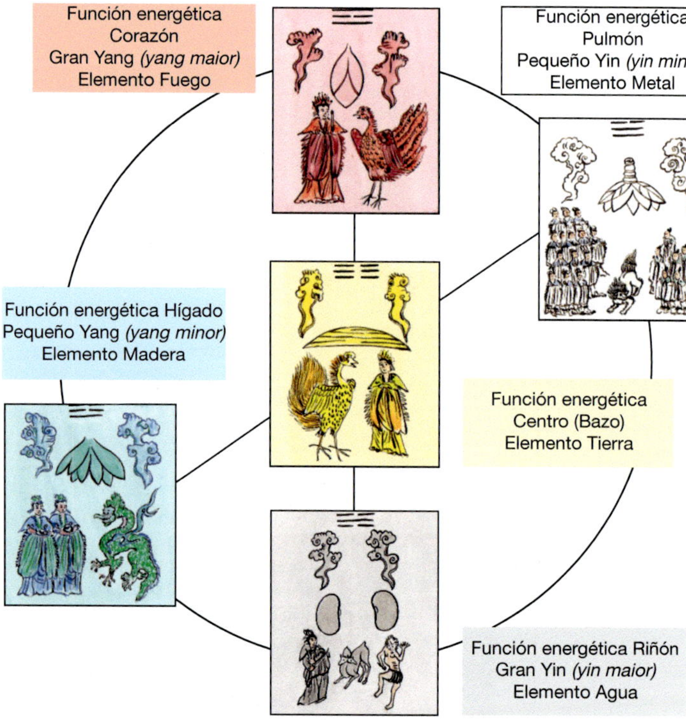

A. Cinco funciones energéticas Yin calificadas según los Cinco Elementos (o fases de transformación)

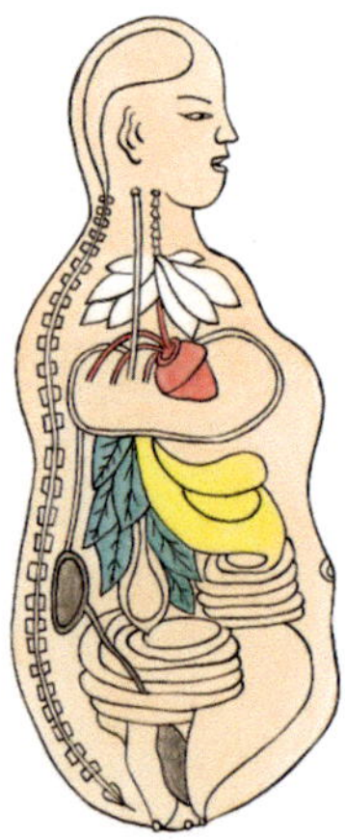

B. Representación precoz (1624) de las funciones energéticas en el ser humano

El médico recopila todos los fenómenos y los datos observacionales hechos en el individuo en un "sistema de correspondencias" y los califica según los Cinco Elementos (o fases de transformación), así como según Yin y Yang. La totalidad de los fenómenos que se adscriben a un elemento se denomina una **función energética** (latín: *orbis*; chino: *zangfu*). Se diferencian *orbis* Yin (*orbes* de almacenamiento) y *orbis* Yang complementarios (*orbes* de tránsito), formando respectivamente un *orbis* Yin y uno Yang un conjunto energético.

Las importantes correspondencias de las **Cinco Funciones Energéticas principales** resultantes (las cinco funciones energéticas Yin de los cinco elementos [o fases de transformación]) son: calificación global según Yin y Yang y los Cinco Elementos [o fases de transformación]; función energética principal; manifestación externa; representación corporal; órganos sensitivos o de los sentidos; orificios corporales; clima; época anual o momento del día; emoción; sabor; color, y relación con meridianos (A).

Tradicionalmente, los **nombres** de las funciones energéticas se dieron exclusivamente de forma **emblemática** según los **órganos** de los seres vivos, ya que se les atribuyeron determinadas funciones a modo figurativo. Esto no se anula en modo alguno por el hecho de que la medicina occidental, mediante sus métodos analíticos, haya llegado a conclusiones completamente diferentes.

Las cinco funciones energéticas, que integran los conceptos clínicos individuales esenciales del ser humano y que se consideran los pilares de sostén de todo el sistema clínico, son:

Hígado ≙ Elemento **Madera**
Corazón ≙ Elemento **Fuego**
Centro (Bazo) ≙ Elemento **Tierra**
Pulmón ≙ Elemento **Metal**
Riñón ≙ Elemento **Agua**

Todas las influencias externas de Qi, como por ejemplo, las meteorológicas, cósmicas y sociales, inciden en la superficie, el "exterior" del ser humano, o bien en sentido metafórico, o bien de forma directa, como el aire en la piel y las mucosas.

Esta primera instancia de contacto permite el intercambio con el entorno, bien dejando entrar el influjo de Qi, bien rechazándolo a modo de protección. Se corresponde con el elemento **Metal,** ya que mediante este **Pequeño Yin** se crea firmeza, se obtiene protección, aunque, a la par, la superficie del ser humano sigue siendo fuertemente influenciable. Esta instancia absorbe el Qi y lo comunica al individuo de forma rítmica a través de un sistema de flujo, dándole a través de este **ritmo** estabilidad y capacidad de defensa. Se denomina **función energética Pulmón** *(orbis pulmonalis)*.

A continuación, los influjos Qi energéticos absorbidos se envían a la instancia central, el **elemento Tierra,** en donde se produce la "separación entre lo claro y lo turbio", es decir, se separa lo que es útil para la persona y se asimila e integra, y lo que es nocivo para la misma y se elimina. Esta instancia central que aclara todos los influjos, no sólo los alimentos, sino también los procesos mentales, emocionales e intelectuales, se denomina **función energética Centro (Bazo)** *(orbis lienalis)*. A este nivel, se almacena la **constitución adquirida** a partir de los influjos absorbidos.

Para que las manifestaciones vitales activas, tanto motoras, como también mentales, emocionales o intelectuales, puedan expresarse, precisan de agrupación, orden, **coordinación** y **cohesión**. Es a partir de la forma ordenada de la manifestación viva que se caracteriza la singularidad de un individuo. Esta instancia activa que permite la expresión externa corresponde al elemento **Fuego** y se denomina **función energética Corazón** *(orbis cardialis)*.

El **Gran Yin**, elemento **Agua**, da a la persona la base necesaria, el fundamento. La genealogía, todo el potencial acumulado de los ancestros, lo que durante generaciones se ha densificado materialmente, concede a las funciones vivas su fundamento. La "**constitución innata**" *(qi nativum)*, los genes, el talento y las habilidades se encuentran integrados en este gran **potencial**. La medicina china lo denomina **función energética Riñón** *(orbis renalis)*.

El **Pequeño Yang**, el elemento **Madera**, asegura la proyección externa y la movilización de las potencias y las habilidades situadas en la función energética Riñón. Esta instancia lleva con determinación, iniciativa e imaginación el potencial de las zonas de recolección del pasado al nivel proyectado de la función energética Corazón. Esta instancia se denomina en medicina china emblemáticamente **función energética Hígado** *(orbis hepaticus)*.

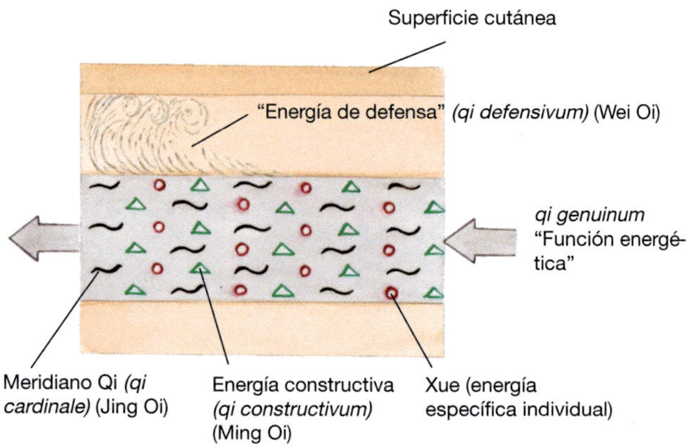

A. Meridiano *(sinarteria)*

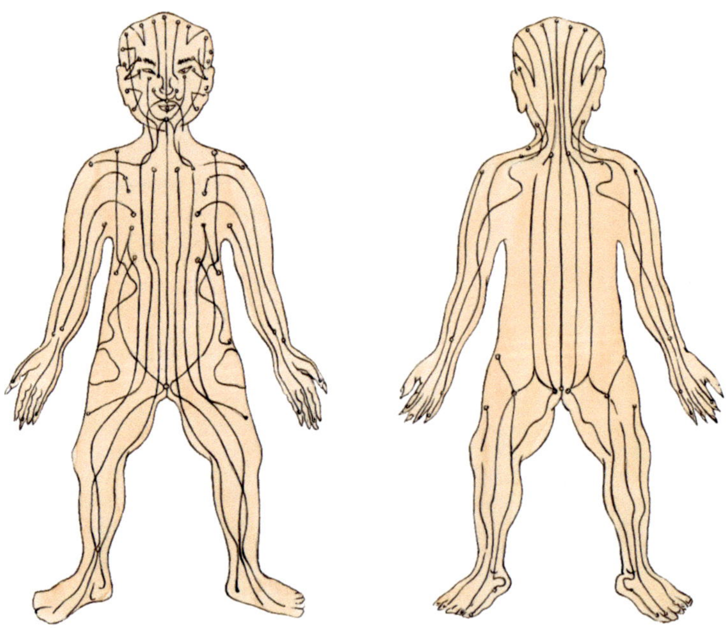

B. Doce meridianos principales

La **ciencia de los meridianos** se basa en el término chino *Jing mo*. *Jing* significa "dirigir, transportar, avanzar"; *mo*, "pulsar". Una pulsación que avanza recuerda el concepto occidental clásico de la arteria y corresponde a su descripción en el sentido de vaso que pulsa. Como el término arteria ya tiene científicamente un significado, esta imagen china de un proceso pulsante y de progresión energética se representa con la expresión de "arteria china" = sin-arteria, en castellano **meridiano** (A), una estructura que lleva la energía.

El postulado de un sistema de flujo de energía que pueda alcanzarse con la técnica de la acupuntura se cumple con la representación del sistema de meridianos.

El Qi, que se distribuye a todo el individuo con el ritmo que recibe a través de la función energética Pulmón (ver pág. 43) *(orbis pulmonalis)*, también ejerce un impulso activo en los portadores sustanciales de energía en este sistema de meridianos. Por un lado, se propagan procesos energéticos, el Qi, y, por otro, portadores sustanciales que están estrechamente unidos: Xue (representado por fluidos, Sangre, la energía sustancial individual específica) y la energía constructiva (ying = *qi constructivum*). Más allá del sistema de meridianos también tiene importancia la energía de defensa *(qi defensivum)*, a la que no se accede directamente a través de los puntos de acupuntura.

Estructuración del sistema de meridianos

Todo el sistema de meridianos corresponde a una red que está sometida a una constante densificación. Las principales series de sostén son:

1. Doce meridianos principales *(sinarteriae cardinales, jing mo)*: se presentan simétricamente en el cuerpo (B). Con frecuencia, se incluyen los dos meridianos extraordinarios o impares situados en la línea media: Vaso Gobernador y Vaso Concepción *(sinarteriae regens et respondens)*, dumo (Du Mai) y renmo (Ren Mai)), ya que también llevan puntos de acupuntura.

La densificación de la red del sistema se produce a través de:

2. Doce meridianos distintos *(sinarteriae paracardinales)*.

3. Ocho meridianos extraordinarios *(sinarteriae impares)*.

4. Quince canales colaterales *(sinarteriae reticulares)*.

5. Ramas de los canales colaterales *(sinarteriae parareticulares)*.

6. Canales colaterales de tercera generación *(sinarteriae reticulares parvulae)*.

7. Doce meridianos musculares (meridianos tendinomusculares, *sinarteriae nervocardinales*).

8. Regiones cutáneas *(cutes regiones)*.

Los meridianos principales y también los meridianos menores transcurren en primera línea por debajo de la superficie corporal. Existen conexiones energéticas hacia la profundidad (ver pág. 65). Las zonas accesibles a través de acupuntura se sitúan lógicamente en la superficie. Por ello, todos los puntos de acupuntura se localizan en los segmentos de los meridianos que transcurren superficialmente.

Meridianos principales jing mo *(sinarteriae cardinales)*

Los doce meridianos principales forman la estructura básica de todo el sistema de meridianos. Cada meridiano principal está relacionado con una función, cada meridiano Yin con una función energética Yin (*orbis* de almacenamiento) y cada meridiano Yang con una función energética Yang (*orbis* de tránsito). En función del acoplamiento de las funciones energéticas, los correspondientes meridianos se acoplan de forma complementaria: los meridianos Yin y Yang acoplados en la punta de los dedos de la mano o el pie, respectivamente. Conforme a la polaridad de Yin y Yang (exterior, interior), todos los meridianos Yin transcurren por los lados del abdomen, pecho o la cara interna de las extremidades, mientras que todos los Yang transcurren por la espalda y por la cara externa de las extremidades. En función de la calificación de Yin y Yang, todos los meridianos Yang confluyen en la parte superior, es decir, en la zona de la cabeza como punto más elevado (conexión con el Yang celestial), mientras que todos los meridianos Yin finalizan o comienzan en el abdomen-pecho. La cabeza se considera *conventus*, reunión de todos los meridianos Yang.

Los meridianos de aquellas funciones energéticas cuyo sustrato está por encima del diafragma (funciones energéticas Corazón, Maestro del Corazón, Pulmón) transcurren por la extremidad superior; los meridianos de las funciones energéticas cuyo sustrato se sitúa por debajo del diafragma (funciones energéticas Hígado, Centro [Bazo], Riñón) transcurren por la extremidad inferior.

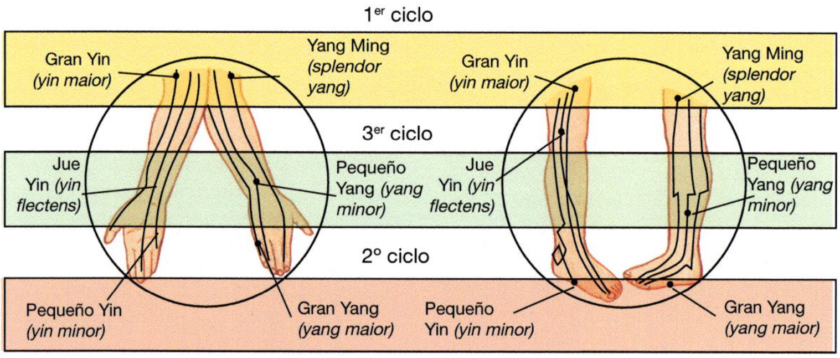

A. Calificación de los meridianos

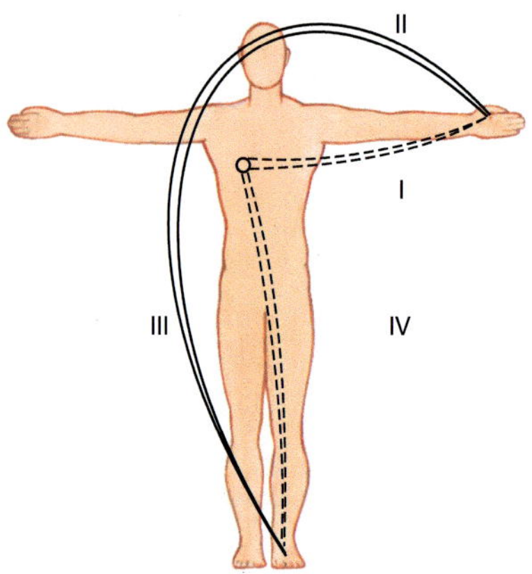

I Pecho – Mano (3 meridianos Yin de la mano)

II Mano – Cabeza (3 meridianos Yang de la mano)

III Cabeza – Pie (3 meridianos Yang del pie)

IV Pie – Pecho (3 meridianos Yin del pie)

B. Sucesión de los meridianos por ciclo

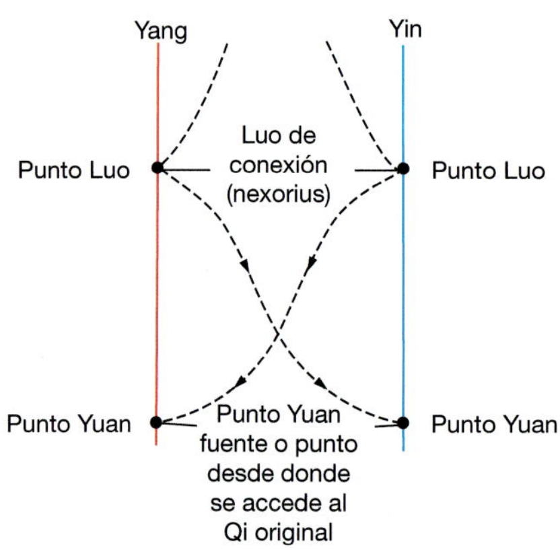

C. Canales colaterales

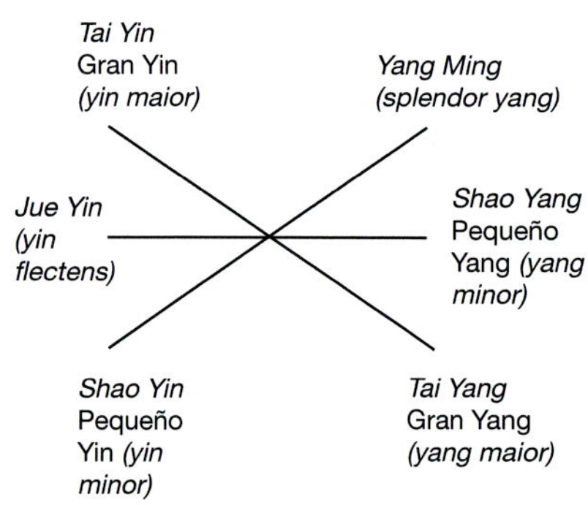

D. Diferenciación en seis de Yin y Yang

Ciclo de la energía en los meridianos

En el cuerpo, existen tres meridianos Yang (localización externa) y tres meridianos Yin (localización interna), respectivamente, en la extremidad inferior y superior. Estos seis meridianos de cada extremidad se denominan clásicamente según la diferenciación en seis de Yin y Yang (D).

El aspecto Yang se divide en: Yang Ming *(splendor yang)*, que corresponde a lo que cierra, Shao Yang *(yang minor)*, al tipo eje, y Tai Yang *(yang maior)*, a lo que abre. El aspecto Yin se divide en Jue Yin *(yin flectens)*, que corresponde a lo que cierra, Shao Yin *(yin minor)*, al tipo eje, y Tai Yin *(yin maior)*, a lo que abre (A).

El **primer ciclo energético** (1er ciclo) se inicia con el primer impulso del Qi, que, dando ritmo, penetra desde la función energética Pulmón en el meridiano calificado como *yin maior*. Cuando las fuerzas de Qi llegan hasta la punta del pulgar, pasan al meridiano denominado *splendor yang*, que es el que más fuertemente se corresponde con el aspecto Yang de la función energética Pulmón (correspondiente a la función energética Intestino Grueso). A nivel de la cabeza, el proceso energético se continua en el meridiano calificado como *splendor yang* de la pierna, el cual tiene una relación especial con la función energética Estómago. En la región del segundo dedo del pie y después del primero, el flujo de Qi pasa al meridiano denominado *yin maior* de la pierna, que se corresponde de forma especial con la función energética Centro o Bazo *(orbis lienalis)*. Estos cuatro meridianos forman el primer ciclo energético.

El **segundo ciclo energético** (2° ciclo) es análogo. El Qi pasa al meridiano denominado *yin minor*, que goza de una relación especial con la función energética Corazón. A continuación, en el dedo meñique, pasa al meridiano calificado como *yang maior* de las extremidades superiores, y después al meridiano calificado como *yang maior* de la extremidad inferior (relacionado con la función energética Vejiga), para desembocar finalmente en el meridiano de la pierna denominado *yin minor*, que posee una relación especial con la función energética Riñón.

El **tercer ciclo energético** (3er ciclo) está compuesto por el meridiano *yin flectens* de la extremidad superior, relacionado con la función energética Maestro del Corazón. Posteriormente pasa al meridiano *yang minor* de la extremidad superior, con conexión con la función energética Triple Recalentador, y posteriormente hace una transición al meridiano *yang minor* de la pierna, conectado con la función energética Vesícula Biliar, y al meridiano denominado *yin flectens* de la pierna, con una conexión especial con la función energética Hígado (B).

Meridianos distintos (Jing Bie)
(sinarteriae paracardinales)

Los meridianos distintos son ramificaciones de los meridianos principales y salen de los mismos en las extremidades. Desde su origen en la periferia se extienden en la profundidad del tronco, entran en relación con las funciones energéticas y finalmente continúan en la parte externa de la cabeza.

Ocho Meridianos extraordinarios
Ji jing ba mo *(sinarteriae impares)*

Estos meridianos se denominan extraordinarios o impares, porque no se conectan a funciones energéticas determinadas, por lo que no obedecen la simetría de los restantes meridianos. Los ocho meridianos extraordinarios sirven como un "reservorio de compensación". En los textos clásicos se compara los meridianos principales con ríos y los meridianos extraordinarios con lagos y canales que regulan el nivel de agua de los ríos.

Canales colaterales Luo mo
(sinarteriae reticulares)

Los canales Luo mo (C) proceden de los puntos Luo de conexión *(foramina nexoria)* (ver pág. 61). Provocan una conexión tipo red de todo el sistema de meridianos y, a menudo, desembocan en el punto del meridiano acoplado fuente, Yuan, o punto desde donde se accede al Qi original *(foramen qi originalis)* (ver pág. 63).

Meridianos musculares
(meridianos tendinomusculares)
jing jin *(sinarteriae nervocardinales)*

Los doce meridianos musculares surgen de los puntos pozo *(foramen puteale)* (ver pág. 63). Nunca controlan la función energética en el interior, sino que van a la cabeza o los músculos del tronco.

Después de la anamnesis del médico (cuatro métodos diagnósticos, ver pág. 55 y ss.), el desarro-

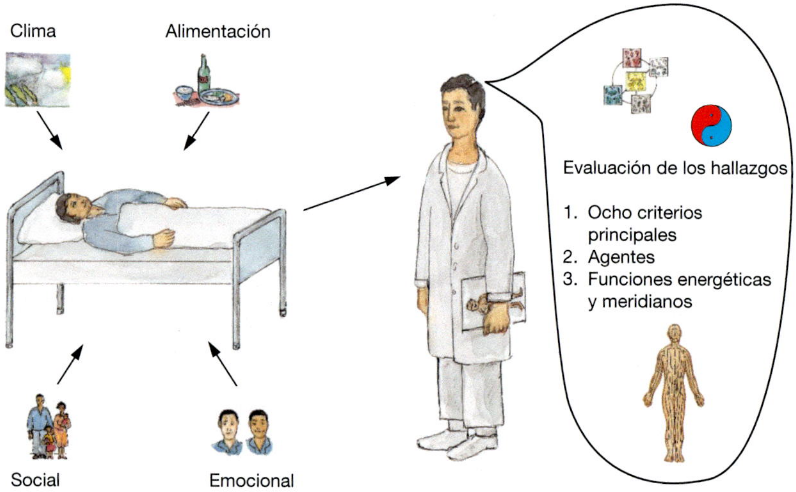

A. Diagnóstico chino

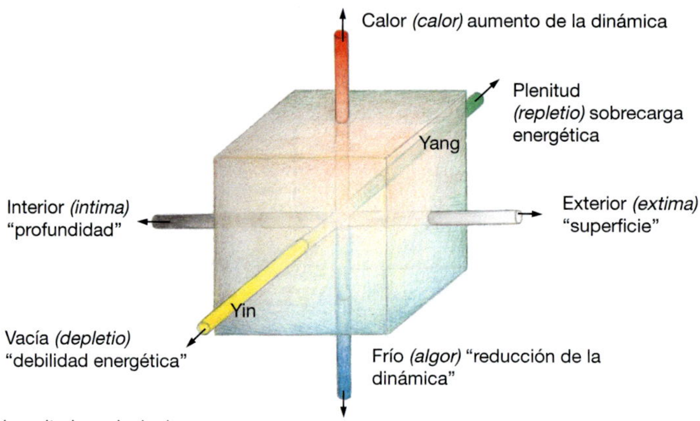

B. Ocho criterios principales

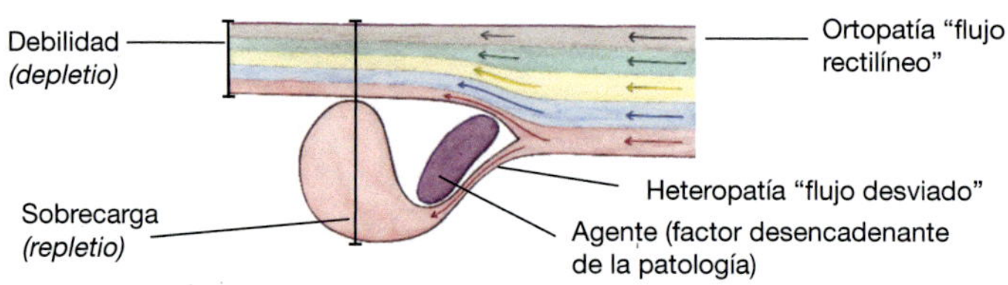

C. Sobrecarga y debilitamiento energético

llo racional lleva a un diagnóstico chino (A). Este desarrollo consiste en tres pasos:

1. Clasificación de los datos recogidos según los **Ocho Criterios Principales.**

2. Determinación de **agentes desencadenantes de la enfermedad**, posiblemente activos.

3. Determinación de la **función energética** afectada *(orbes)* o de **meridianos** afectados *(sinarteriae)*.

Calificación según los Ocho Criterios Principales (B)

Frío *(algor)* - **Calor** *(calor)*

Expresan si un proceso patológico ha provocado una reducción de la dinámica vital, o si, por el contrario, se ha producido un aumento de toda la dinámica funcional.

Se consideran como síntomas clásicos:

Frío	*Calor*
Gran necesidad de calma	Inquietud
Necesidad de calor	Necesidad de bebidas frías
Cara pálida	Cara enrojecida
Cubierta húmeda de la lengua	Cubierta de la lengua amarilla, marrón seca
Lengua pálida	Lengua roja
Secreción abundante, fina	Expectoración escasa amarilla, verde
Callado, retraído	Voz alta, hablador
Falta de sed	Mucha sed
Orina clara, abundante	Orina escasa, oscura
Tendencia a diarreas	Estreñimiento
Pulso lento	*Pulso rápido*

Superficie *(extima)* – **Profundidad** *(intima)* informan sobre el efecto en profundidad de un acontecimiento patológico. Las afecciones superficiales suelen deberse a excesos climáticos (ver pág. 27), que posteriormente también pueden penetrar a la profundidad. Las afecciones de la profundidad *(intima)* se deben en primera instancia a las emociones (ver pág. 27). Los síntomas clásicos son:

Superficie	*Profundidad*
Fiebre leve, escalofríos	Fiebre alta
Dolor de cabeza	Dolor en pecho y abdomen
Cubierta lingual fina	Cubierta lingual amarilla
Congestión nasal	Boca seca
Pulso superficial	*Pulsus mersi*
Orina clara	Orina oscura
Apetito normal	Reflejo de vómitos

Deficiencia de energía, debilitamiento *(vacío)*-**redundancia energética, sobrecarga** (exceso o *plenitud* de energía) indican el intento del individuo de mantener en equilibrio sus funciones (C). En la medicina china, esta capacidad energética se considera como “linealidad de la función vital” u **ortopatía** (equilibrio = recto, *pathos* corresponde al sentimiento subjetivo, la vivencia individual de esta función vital correcta). *Vacío* expresa una deficiencia energética. El debilitamiento siempre se refiere a una circunstancia **constitucional**. Cuando un potente factor, que suele ser un agente exógeno, extrae o separa una considerable proporción energética de la energía ortopática, hablamos de **heteropatía** (desequilibrio), desviación (hetero = oblicuo, desviado). Esta energía desviada puede desarrollar una dinámica errática propia y dar la impresión de una sobrecarga energética. En el caso de esta energía heteropática siempre se trata de porciones energéticas patológicas que no sirven a la fisiología del individuo. Si se diagnostica este tipo de “desviación”, se ha activado un factor desencadenante de patología, un agente muy específico que debe determinarse en el segundo paso para poder establecer el diagnóstico.

La calificación diagnóstica según **Yin y Yang** corresponde a una evaluación global. De este modo resultan:

Yin	**Yang**
algor (frío)	*calor*
intima (intenso)	*extima* (extenso)
depletio (deficiencia)	*repletio* (exceso)

Factores desencadenantes de patologías

Los **agentes** son aquellos factores que provocan una desviación de la linealidad (ortopatía) de un individuo. Se diferencia entre:

Agentes externos, que, en chino, también se conocen como los Seis Excesos climáticos (ver pág. 27); **agentes internos**, también conocidos como las Siete Emociones (movimiento interno) (ver pág. 27); **agentes neutros**, entre los que se incluyen trastornos de la dieta, excesos en actividad o inactividad o excesos sexuales y lesiones externas.

Viento *(ventus)*
(función energética
Hígado)

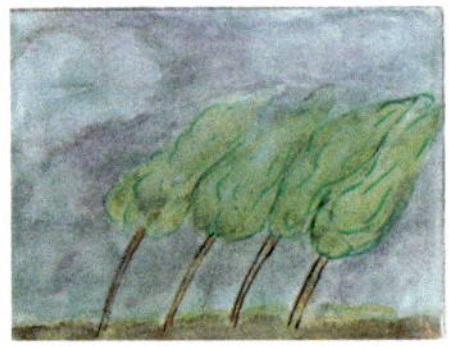

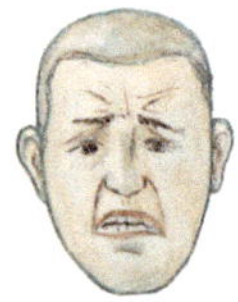

Ira,
irritabilidad

Frío *(algor)*
(funciones
energéticas Riñón
y Pulmón)

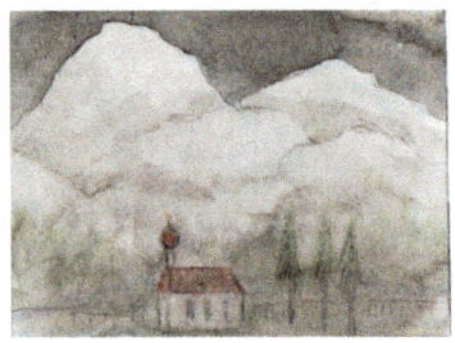

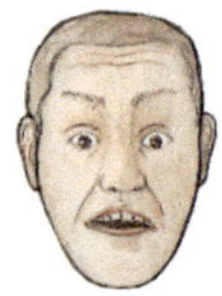

Miedo,
susto

Sequedad *(ariditas)*
(función energética
Pulmón)

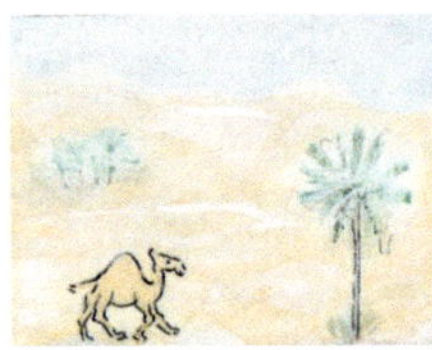

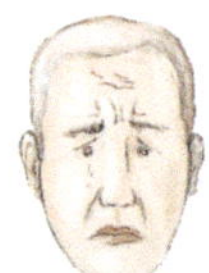

Preocupa-
ción, luto,
pena

Humedad *(humor)*
(función energética
Centro Bazo)

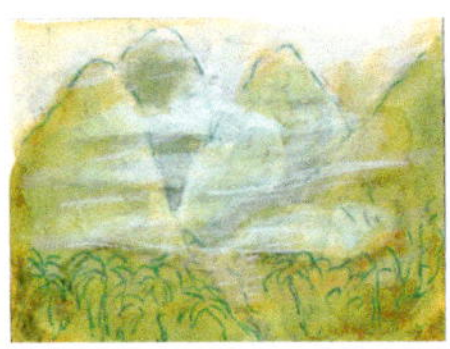

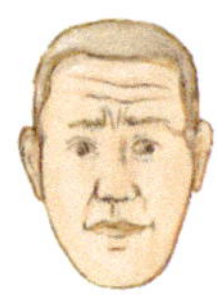

Pensar,
meditar,
reflexionar

Calor *(aestus)*
(función energética
Corazón)

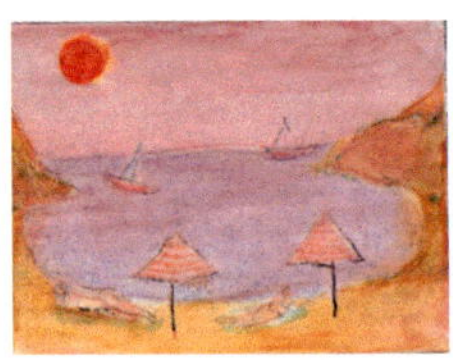

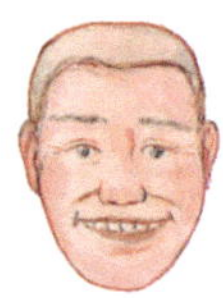

Ganas o
anhelo,
alegría

Ardor, brasas *(ardor)*
(función energética
Corazón)

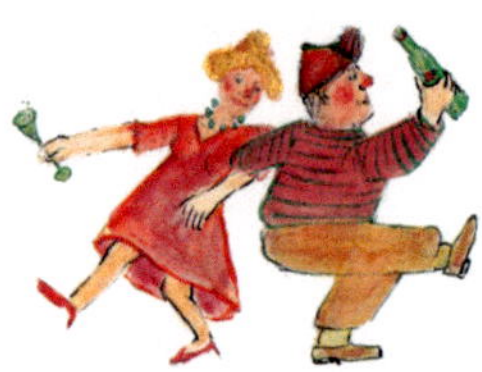

A. Agentes externos

B. Agentes internos

Seis excesos climáticos (A)

Viento *(ventus)*. El cuadro clínico muestra si una agresión por Viento ha tenido lugar. Puede ser útil imaginarse que el paciente ha estado expuesto al viento. En este caso, al igual que en los restantes agentes, carece de importancia si este incidente se ha producido realmente. Los signos típicos de una agresión de Viento externo son: dolor de cabeza, congestión nasal, flujo de lágrimas, ojos enrojecidos, dolor de garganta, tos irritativa, escalofríos. Si el agente penetra más en la profundidad, se suman a ello: dolores erráticos, neuralgias, molestias articulares, espasmos o incluso paresias, erupciones, prurito, fiebre.

Frío *(algor)*. Una exposición pronunciada a Frío da lugar a síntomas como fiebre sin sudor, dolor de cabeza, dolor de nuca, dolores corporales difusos, cubierta lingual blanca y húmeda. Cuando avanza a los meridianos: convulsiones, dolores tironeantes en extremidades, cianosis labial y ungueal, extremidades frías. Cuando penetra a la profundidad: dolor abdominal, diarreas, vómitos, lengua pálida, cubierta lingual húmeda, *pulsus mersi* (pulso profundo).

Humedad *(humor)*. La aparición de síntomas de Humedad es una clara señal de que no se dispone de suficiente fuerza de asimilación de la función energética Centro o Bazo (ver pág. 39). Humedad significa no elaborado, no aclarado, por lo que los desechos quedan. Se establece una diferenciación entre signos de Humedad de la zona superior: mareos, congestión nasal, tez amarillenta, dificultades respiratorias, y Humedad en la zona inferior: hinchazón abdominal, trastornos ginecológicos, flujo turbio, así como Humedad externa: sudoración masiva, gran cansancio y abatimiento, hinchazón, molestias articulares fijas, y humedad interna: sensación de presión en pecho y centro del abdomen, pérdida del apetito, náuseas y vómitos, diarreas, ictericia.

Calor de verano asfixiante *(aestus)*. Los signos típicos incluyen fiebre, obnubilación, falta de aliento, sudores masivos, sed intensa, lengua de color rojo profundo, cubierta lingual amarilla.

Gran sequedad *(ariditas)*. Se establece una diferenciación entre Sequedad fría: dolor de cabeza leve, escalofríos, falta de sudor, tos, dolor de garganta, congestión nasal, cubierta lingual seca, y Sequedad caliente: fiebre con sudor, dolor de garganta, tos seca, dolor en pecho, esputo mucosanguinolento escaso, sequedad de la nariz, cubierta lingual seca, amarilla.

Ardor *(ardor)*. Los síntomas típicos son: fiebre alta, gran inquietud del paciente, sed intensa, dolor de garganta, enrojecimiento facial, escleróticas rojas, lengua de color rojo profundo, cubierta lingual amarilla, espesa, seca.

Siete emociones (B)

Como "movimientos internos" o "conmoción interna", estas fuerzas son capaces de inducir una heteropatía como agente endógeno.

Ganas o anhelo *(voluptas)*. Esta expresión de sentimientos en el sentido de una vivencia excesiva de emociones corresponde a la función energética Corazón (ver pág. 33).

Rabia, agitación, ira *(ira)*. La excitación excesiva corresponde a la función energética Hígado (ver pág. 29).

Preocupación *(solicitudo)* da lugar a una repercusión en los acontecimientos rítmicos, en la función energética Pulmón (ver pág. 43).

Pensar, meditar *(cogitatio)*. Esta emoción caracteriza la fuerza de integración, la fuerza de transformación y la fuerza de asimilación del individuo. Por ello se corresponde con la función energética Centro o Bazo (ver pág. 39).

Luto *(maeror)* corresponde a la función energética Pulmón (ver pág. 43).

Miedo *(timor)*. El miedo y la ansiedad inhiben las manifestaciones de la vida y dan lugar a una parálisis de los movimientos internos. Por lo tanto, el temor corresponde a la función energética Riñón (ver pág. 47).

Susto, shock *(pavor)*. Un acontecimiento de susto o shock bloquea el flujo del Qi y afecta las funciones energéticas Corazón y Riñón.

Determinación de las funciones energéticas *(orbes)* y los meridianos *(sinarteriae)* afectados

En el tercer nivel del procedimiento de diagnóstico, se califican los datos clínicos obtenidos en correspondencia con las descripciones de la función energética (ver página 29 y ss.). Esto corresponde al resumen de todos los postulados fisiológicos básicos específicos.

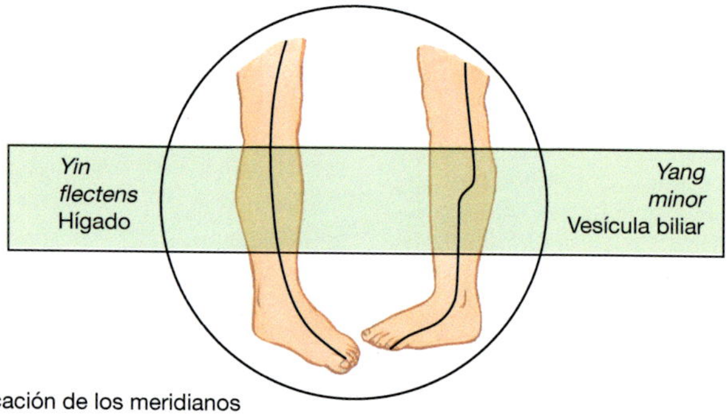

A. Calificación de los meridianos

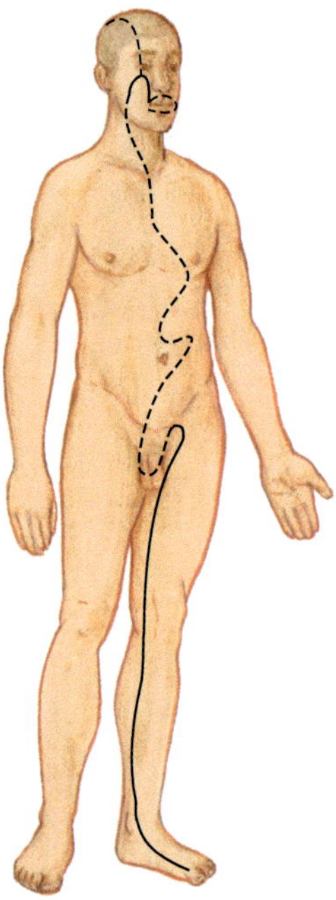

B. Meridiano principal
Función energética
Hígado

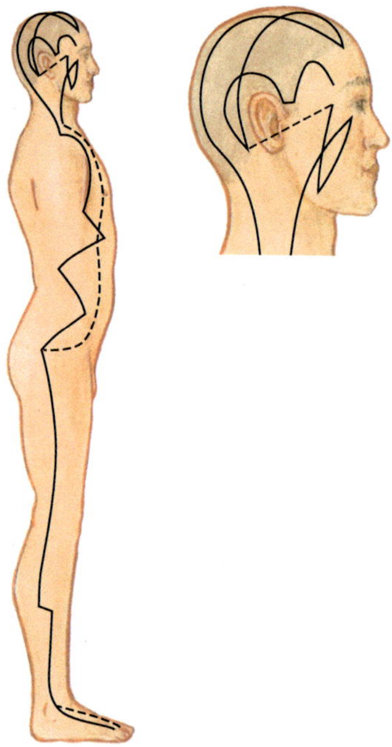

C. Meridiano principal
Función energética
Vesícula Biliar

Fisiología

Calificación:

Elemento (fase de transformación) Madera, Pequeño Yang *(yang minor, Shao Yang)*. La función energética Hígado *(o. hepaticus)* forma el *orbis* Yin (*órgano* de almacenamiento). La función energética Vesícula Biliar *(o. felleus)* forma el *orbis* Yang (*órgano* de tránsito).

Funciones:

La **función energética Hígado** controla el flujo suave del Qi en todas las direcciones. El *qi hepático* debe fluir hacia arriba, a diferencia del *qi pulmonar,* que debe descender. La función energética Hígado desempeña el papel de "general de campo". Constituye la instancia para el impulso, la dinámica, los planes, las reflexiones y las decisiones. La libre circulación del Qi, de la que es responsable esta función energética, se relaciona clínicamente con cuadros como relajación, solución, circulación, ecuanimidad y armonía. Su irritación da lugar a desequilibrios patológicos, como trastornos del flujo libre del Qi, estancamiento del Qi. A nivel clínico se observa un trastorno del flujo de energía sobre todo en la parte superior e inferior del abdomen, en cuello y garganta, así como en la cabeza. Un *qi hepático* irritado y disarmónico da lugar a desequilibrios emocionales, como sentimientos de frustración, tendencia a la depresión, enfados, cambios emocionales.

La función energética Hígado almacena el Xue ("Mar de Xue"). Constituye el reservorio de equilibrado que, en caso de necesidad, suministra Xue al organismo para la actividad, para el movimiento, para el suministro a músculos, tendones y articulaciones.

La representación corporal de la función energética Hígado se sitúa en los músculos y tendones, es decir, en el **aparato locomotor activo**. La base para que puedan desplegarse las fuerzas es un suministro suficiente de Xue.

La manifestación externa ("flor") de la función energética Hígado se encuentra en las **uñas**.

El órgano de los sentidos atribuido a la función energética Hígado, que, a su vez, es su abertura en el cuerpo, es el **ojo** o la **órbita**.

La función energética Hígado rechaza el *ventus* (**viento**). Tiene una relación especial con esta manifestación climatológica. Cuando una lesión de viento llega a esta función energética, se presentan síntomas como ojos enrojecidos con lagrimeo, contracturas, dolores neurálgicos. Al reducirse el Xue, puede producirse una lesión de viento interno *(ventus internus)*, con síntomas tales como mareos, paresias, pérdida de la sensibilidad.

Las emociones correspondientes a la función energética Hígado son la **irritabilidad** y la **ira**.

Los tiempos correspondientes a la función energética Hígado son la **primavera** y la **primera hora de la mañana**.

El sabor correspondiente es el **ácido**, y el color es el **verde**.

A la función energética Hígado se le asigna el **Meridiano principal del Jue Yin en el pie** *(yin flectens pedis, Jue Yin)* (A, B).

Síntomas:

Dolor, trastornos de la sensibilidad, trastornos motores y afecciones cutáneas en el curso del meridiano, debilidad de las extremidades inferiores, enfermedades en la región genital, hernias, enfermedades ginecológicas, problemas de micción.

A la función energética Vesícula Biliar se le asigna el **Meridiano principal Pequeño Yang del pie** *(yang minor pedis, Shao Yang)* (A, C).

Síntomas:

Dolores, alteraciones de la sensibilidad y motricidad, manifestaciones cutáneas en el curso del meridiano, piernas y pies fríos y dolorosos, presión ocular, sabor de boca amargo, hinchazón en axila.

Canal colateral de la función energética Hígado *(reticularis hepatica)* (D)

Síntomas:

En caso de vacío: prurito en órganos sexuales; en caso de plenitud: erecciones dolorosas, hinchazón de genitales.

Canal colateral de la función energética Vesícula Biliar *(reticularis fellea)* (E)

Síntomas:

En caso de vacío: emaciación de las extremidades inferiores, piernas sin fuerza; en caso de (plenitud) piernas y pies helados.

Meridiano tendinomuscular de la función energética Hígado *(nervocardinalis hepatica)* (F)

Síntomas:

Trastornos motores y de sensibilidad en el curso del meridiano, trastornos de potencia.

Meridiano tendinomuscular de la función energética Vesícula Biliar *(nervocardinalis fellea)* (G)

Síntomas:

Dolores y trastornos motores en el curso del meridiano, incapacidad de abrir el ojo contralateral.

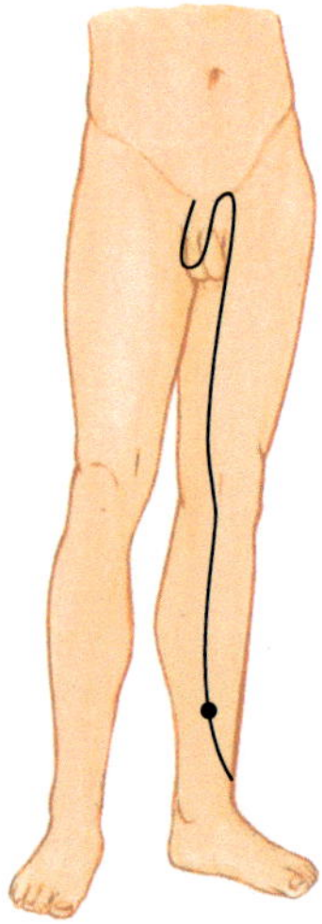

D. Canal colateral
Función energética
Hígado

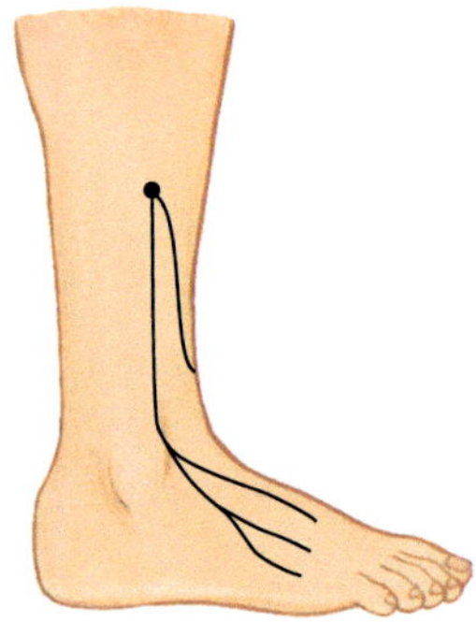

E. Canal colateral
Función energética Vesícula Biliar

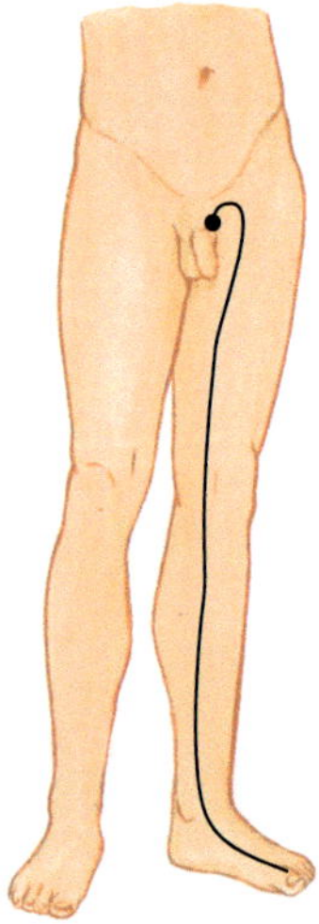

F. Meridiano tendinomuscular
Función energética Hígado

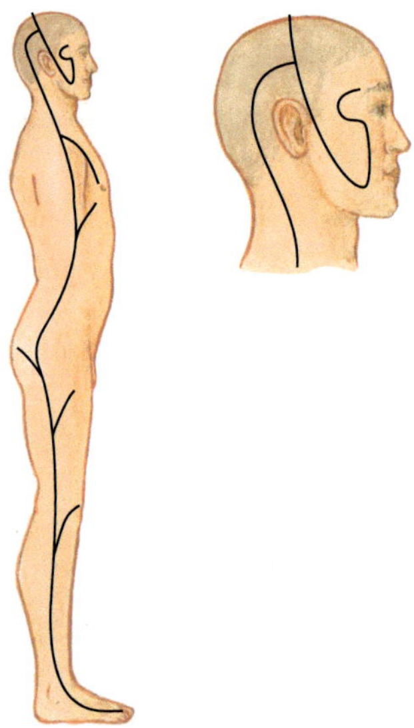

G. Meridiano tendinomuscular
Función energética Vesícula Biliar

Patología

Debido a la tendencia a la extroversión de la energía hepática *(yang hepaticum)*, sólo hay cuadros patológicos de *repletio* en la **función energética Hígado**:

1a. Congestión y estancamiento del *qi hepático*

Síntomas:

Dolores y tensiones en bajo vientre; síntomas emocionales, como malestar depresivo, apatía, sensación de frustración, irritabilidad, nerviosismo; sintomatología en abdomen superior con náuseas, vómitos, dolores epigástricos, inapetencia; sensación de constricción en la zona del cuello (sensación de cuerpo extraño, trastornos de deglución); trastornos ginecológicos, como el síndrome premenstrual, menstruación dolorosa, sensación de tensión; síntomas urológicos, como vejiga irritable, trastornos de la micción.

Terapia:

Resolución del bloqueo del *qi hepático*. Como ejemplos de puntos de acupuntura: "Ramificación del surco" TR 6 o "Gran asalto" H 3.

1b. Estasis del *xue hepático*

Síntomas:

Menstruaciones dolorosas e irregulares, dolor abdominal, sangre menstrual oscura y con coágulos.

Terapia:

Desbloqueo de la función energética Hígado, regulación del Xue. Son ejemplos los puntos de acupuntura "Abuelo y nieto" B 4, "Reunión de los tres Yin" B 6, "Gran asalto" H 3.

1c. *Yang hepático* errático que asciende

Por aumento de la congestión de las fuerzas del Qi se produce calor y fuego. Esto da lugar a un potente ascenso de las energías del Yang.

Síntomas:

Irritabilidad, nerviosismo, acúfenos, entumecimiento, dolores de cabeza, migrañas, mareos, ojos enrojecidos, sabor de boca amargo.

Terapia:

Enfriamiento y aclaramiento del calor / fuego, disminución del *yang hepático* ascendente. Como ejemplo de punto de acupuntura: "Intervalo activo" H 2.

1d. Viento intenso se eleva en el interior

Síntomas:

Vértigo rotatorio, desmayos, paresias, parálisis parciales, pérdida de la sensibilidad, rigidez de nuca o tortícolis, temblores, parálisis, hemiplejías.

Terapia:

Ablandamiento de la función energética Hígado, pacificación del *viento*, apoyo del Xue. Como ejemplos de puntos de acupuntura: "Fuente en recodo" H 8, "Estanque ventoso" VB 20.

2. Frío que bloquea el meridiano de la función energética Hígado

Síntomas:

Tensión y plenitud en bajo vientre, dolores en la región genital, hernias.

Terapia:

Calentamiento y permeabilización del meridiano. Como ejemplos de puntos de acupuntura: "Reunión de los tres Yin" B 6, "Límite del Centro" H 4.

3. *Yang hepático* ascendente causado por falta de xue y *yin hepático*

Síntomas:

Mareos, acúfenos, adormecimiento, insomnio, ceguera nocturna, palidez, tendencia a calambres.

Terapia:

Apoyo de la función energética Hígado, complementación del Xue. Como ejemplos de puntos de acupuntura: "Valle Yin" R 10, "Shu del Hígado" V 18, "Shu del Centro o Bazo" V 20.

En la **función energética Vesícula Biliar** se presentan los siguientes cuadros clínicos:

1. Frío e insuficiencia

Síntomas:

Opresión en el pecho, náuseas, falta de confianza en uno mismo, trastornos visuales, hipoacusia, mareos.

Terapia:

Apoyo de la función energética Vesícula Biliar. Como ejemplos de puntos de acupuntura: "Cruce de los Yang" VB 35, "Yang complementario" VB 38.

2. Calor o sobrecarga (exceso)

Síntomas:

Somnolencia, irritabilidad, dolor de cabeza en sienes, acúfenos, círculos en contorno de ojos.

Terapia:

Derivación de la congestión energética. Como ejemplos de puntos de acupuntura: "Zona de la colina" VB 40, "Llorar" VB 41.

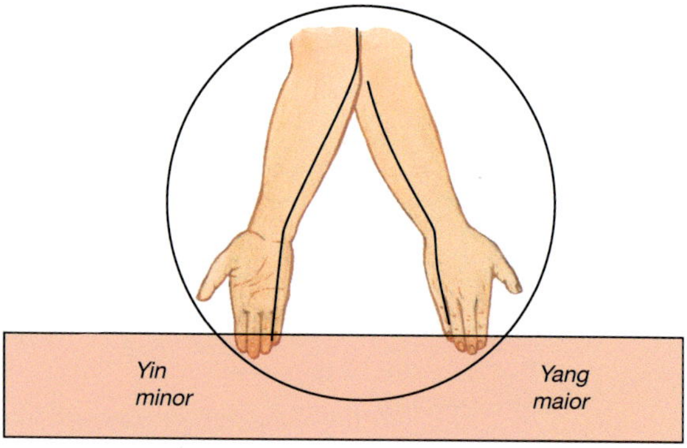

A. Calificación de los meridianos

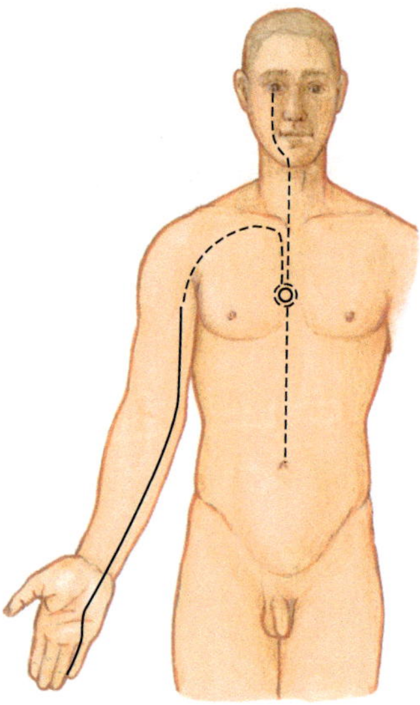

B. Meridiano principal
Función energética
Corazón

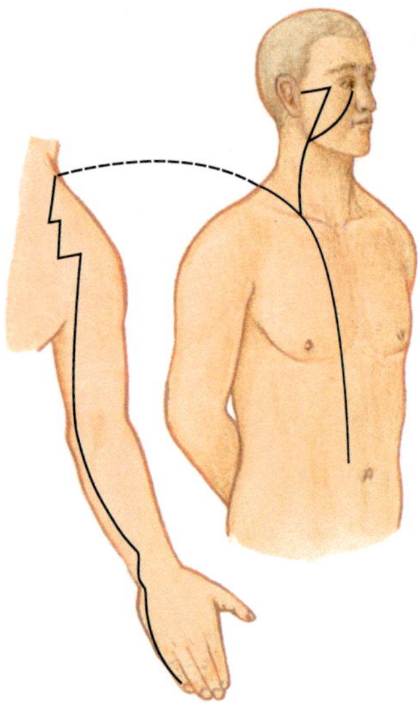

C. Meridiano principal
Función energética Intestino
Delgado

Fisiología

Calificación:

Elemento (fase de transformación) Fuego, Gran Yang *(yang maior, Tai Yang)*. La función energética Corazón *(o. cardialis)* es un *órgano* Yin (*órgano* de almacenamiento) y su *órgano* Yang complementario (*órgano* de tránsito) es la función energética Intestino Delgado *(o. intestini tenuis)*.

Funciones:

La **función energética Corazón** es la sede y el almacén del Shen. Esta fuerza de constelación caracteriza la personalidad y le da cohesión. Por ello, la función energética Corazón también se denomina instancia de coordinación o cohesión. Bajo su influencia se encuentran todas las fuerzas dirigidas hacia fuera del individuo, por lo que también se la conoce como "emperador" entre las funciones energéticas. Domina el sistema de meridianos y la transformación de la energía estructural en Xue (fluidos materiales portadores de energía, entre otros sangre) y es responsable de la circulación del Xue. Un aspecto esencial de la fuerza de constelación es la fisiología del sueño. Cuando las fuerzas activas del Shen se retiran a la parte estructural de la función energética Corazón *(yin de corazón)*, el ser humano duerme. Para ello, debe existir el *yin de corazón* en cantidad suficiente.

La manifestación externa (rama) de la función energética Corazón se sitúa en la **cara**. El Shen se manifiesta en el color de la piel, la tez, el aura.

La representación corporal de esta función energética se encuentra en **todo el sistema de meridianos.**

El órgano de los sentidos que se le asigna es la **lengua**.

La abertura corporal correspondiente a la función energética Corazón es la **lengua**.

El clima correspondiente a la función energética Corazón es el exceso de **calor del verano** *(aestus)*.

La emoción que le corresponde es la **alegría** *(voluptas)*.

El fluido corporal correspondiente a la función energética es el **sudor**, que se encuentra entre los fluidos corporales más importantes y que debe ser mantenido. Por ejemplo, cuando se ha debilitado el *yin de corazón*, se producen sudores durante el sueño.

Los tiempos correspondientes a la función energética Corazón son el **verano** y a **mediodía**.

El correspondiente sabor es el **amargo**.

El color correspondiente a la función energética Corazón es el **rojo.**

A la función energética Corazón se le asigna el **Meridiano principal del Pequeño Yin de la mano** *(yin minor manus, Shao Yin)* (A, B).

Síntomas:

Dolores, trastornos de la sensibilidad, trastornos motores, afecciones cutáneas en el curso del meridiano, dolor en el pecho, calor y dolor en la palma de la mano, rigidez en el antebrazo.

A la función energética Intestino Delgado se le asigna el **Meridiano principal del Gran Yang de la mano** *(yang maior manus, Tai Yang)* (A, C).

Síntomas:

Dolor, trastornos de la sensibilidad, trastornos motores, afecciones cutáneas en el curso del meridiano, dolores de garganta, tortícolis, contracturas, dolores en hombros, sordera, trastornos de la vista.

Canal colateral de la función energética Corazón *(reticularis cardialis)* (D)

Síntomas:

En caso de vacío: afasia; en caso de plenitud: tensión y presión en el pecho.

Canal colateral de la función energética Intestino Delgado *(reticularis intestini tenuis)* (E)

Síntomas:

En caso de vacío: forúnculos, fisuras, caspa o escamas; en caso de plenitud: imposibilidad de mover el codo, debilitamiento muscular.

Meridiano tendinomuscular de la función energética Corazón *(nervocardinalis cardialis)* (F)

Síntomas:

Sensación de tensión, espasmos en la zona del meridiano.

Meridiano tendinomuscular de la función energética Intestino Delgado *(nervocardinalis intestini tenuis)* (G)

Síntomas:

Dolores en el brazo en la zona de recorrido del meridiano, otalgias.

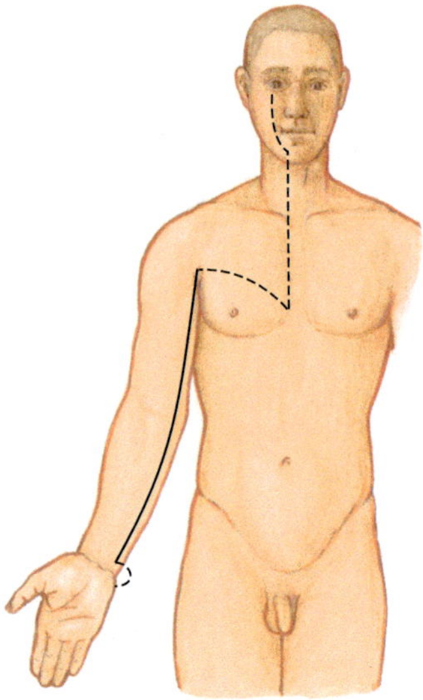

D. Canal colateral
Función energética
Corazón

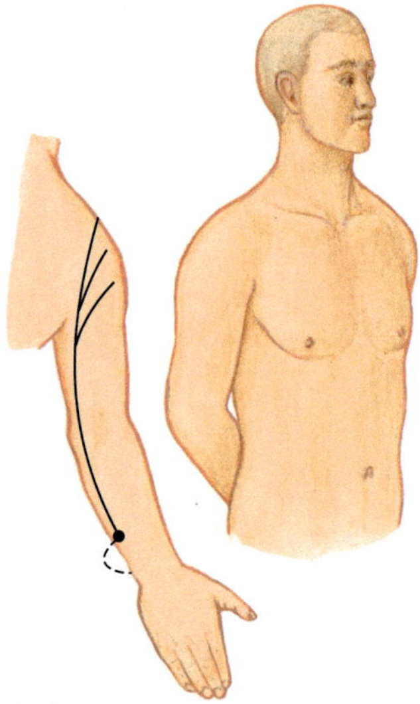

E. Canal colateral
Función energética
Intestino Delgado

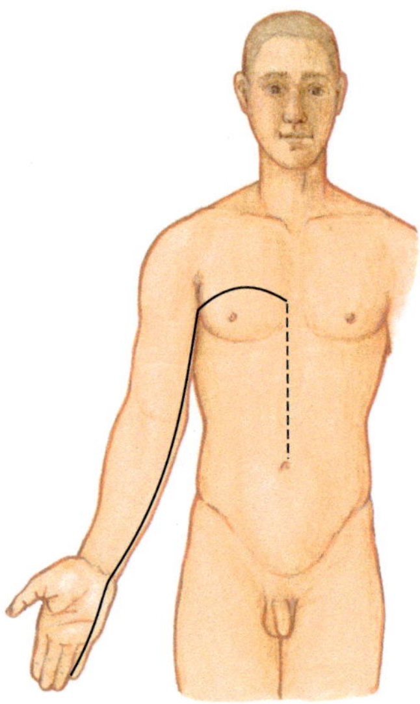

F. Meridiano
tendinomuscular
Función energética
Corazón

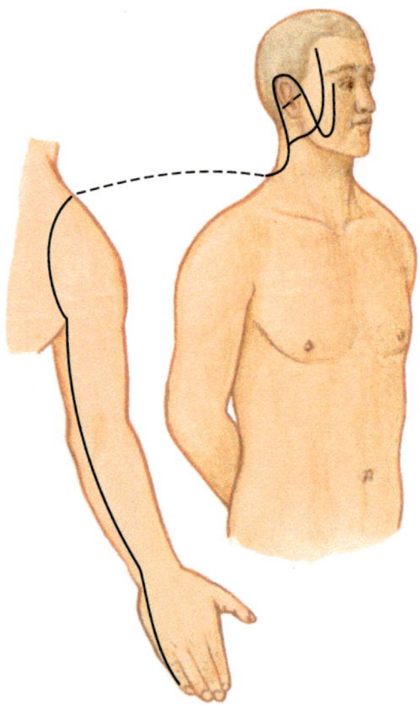

G. Meridiano tendinomuscular
Función energética
Intestino Delgado

Patología

La **función energética Corazón** puede presentar los siguientes cuadros patológicos:

1a. Debilidad energética (vacío) del *qi de corazón*

Síntomas:

Palpitaciones, fatiga, disnea, sudores, palidez.

Terapia:

Apoyo del *qi de corazón*. Como ejemplo de punto de acupuntura: "Puerta mental" C 7.

1b. Debilidad energética (vacío) del *yang de corazón*

Síntomas:

Sensación generalizada de frío, opresión cardíaca, ansiedad.

Terapia:

Apoyo y calentamiento del *yang de corazón*. Como ejemplo de punto de acupuntura: "Punto Shu de Corazón" V 15.

1c. Colapso del *yang de corazón*

Síntomas adicionales a 1a y b:

Disnea, sudor profuso, cianosis labial.

Terapia:

Refuerzo del Yang. Como ejemplo de punto de acupuntura: "Puerta de la vida" DM 4.

2a. Debilidad energética (vacío) del *xue* de corazón

Síntomas:

Palpitaciones, insomnio, trastornos de memoria, mareos, ansiedad.

Terapia:

Refuerzo y tonificación del Xue. Como ejemplo de punto de acupuntura: "Puerta mental" C 7.

2b. Debilidad energética (vacío) del *yin de corazón*

Síntomas adicionales a 2a:

Inquietud general, sensación de calor, sudores durante el sueño.

Terapia:

Tonificación del *yin de corazón*. Como ejemplo de punto de acupuntura: "Hueco Yin" C 6.

2c. Fuego ascendente en la función energética Corazón

Síntomas:

Ulceración en la boca, inquietud, agitación, sensación de calor.

Terapia:

Aclaramiento y refrigeración de la función energética Corazón. Como ejemplo de punto de acupuntura: "Pequeño palacio" C 8.

3. La producción de mucosidad inhibe y obstruye el movimiento de *yang de corazón*

Síntomas:

Palpitaciones, presión en el pecho, vértigo rotatorio, náuseas, reflejo de vómito, llegando hasta confusión y pérdida de la conciencia.

Terapia:

Apertura de la función energética Corazón, resolución de la mucosidad. Como ejemplos de puntos de acupuntura: "Pequeño asalto" C 9, "Gran bloqueo" E 40.

4. Estancamiento del *xue de corazón*

Síntomas:

Inquietud interna, dolores en región cardíaca, angina de pecho, cianosis labial.

Terapia:

Regulación del Xue, resolución de la estasis. Como ejemplo de punto de acupuntura: "Barrera interna" MC 6.

La **función energética Intestino Delgado** presenta los siguientes cuadros patológicos:

1. Frío y debilidad energética (vacío)

Síntomas:

Dolores en bajo vientre, borborigmos, diarreas.

Terapia:

Ejemplos de puntos de acupuntura son: "Shu del Intestino Grueso" V 25, "Eje celeste" E 25.

2. Calor y carga energética (exceso)

Síntomas:

Distensión abdominal, aftas orales, palpitaciones.

Terapia:

Son ejemplos de puntos de acupuntura "Shu del Intestino Delgado" V 27, "Barrera de la fuente" RM 4.

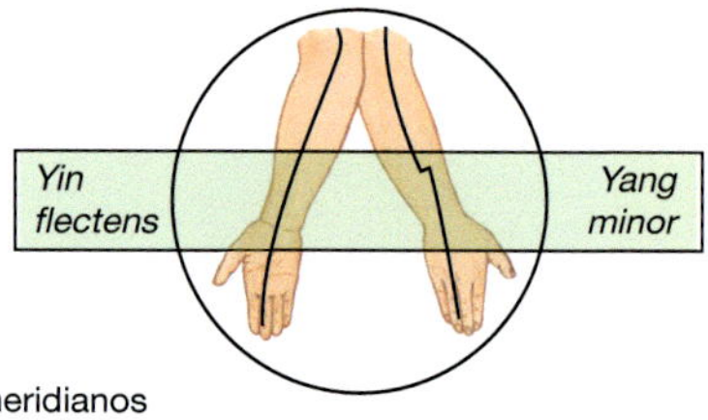

A. Calificación de los meridianos

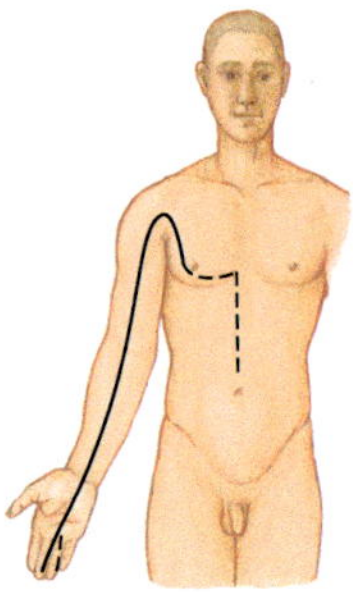

B. Meridiano principal Función energética Maestro del Corazón

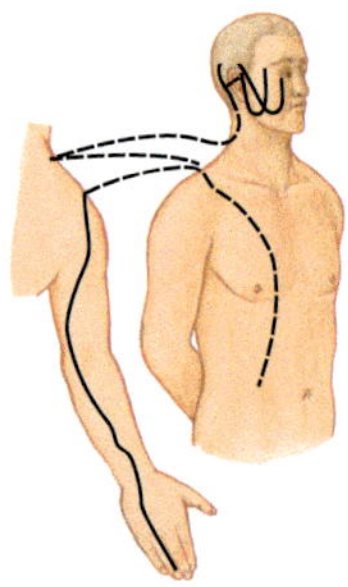

C. Meridiano principal Función energética Triple Recalentador

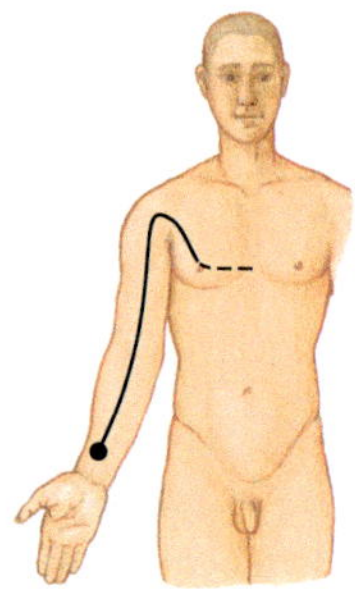

D. Canal colateral Función energética Maestro del Corazón

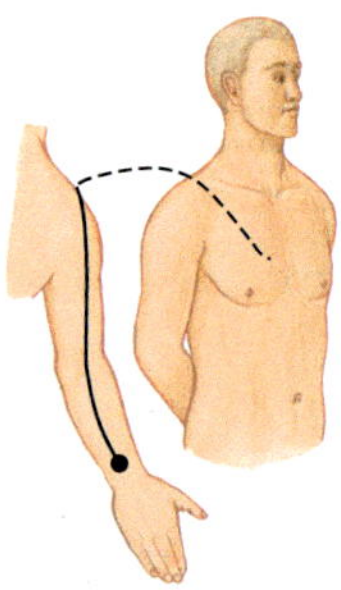

E. Canal colateral Función energética Triple Recalentador

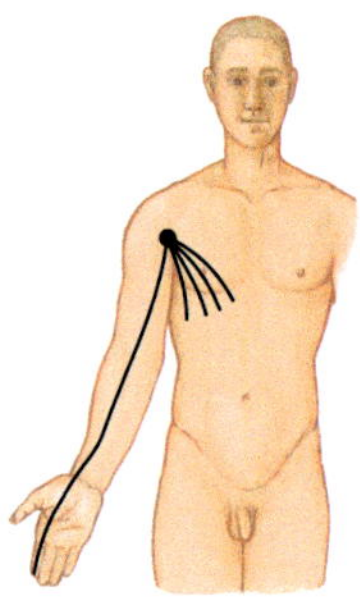

F. Meridiano tendinomuscular Función energética Maestro del Corazón

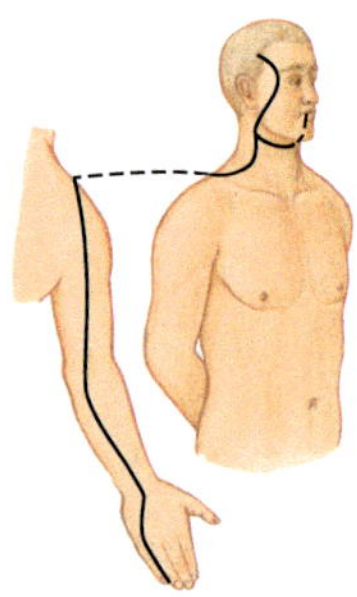

G. Meridiano tendino-muscular Función energética Triple Re-calentador

Fisiología

Calificación:

Al igual que la función energética Corazón, este conjunto se asigna al elemento (o fase de transformación) Fuego, correspondiente al Gran Yang *(yang maior, Tai Yang)*. Desde el punto de vista fisiológico y patológico, las **funciones energéticas Maestro del Corazón** (pericardio) y **Triple Recalentador** se corresponden, en gran medida, con las funciones energéticas Corazón e Intestino Delgado. Su descripción individual no se debe al funcionamiento, sino a la importancia de los meridianos correspondientes.

Funciones:

En los textos clásicos, la **función energética Maestro del Corazón** se describe como "mensajero dependiente", del que proceden el anhelo y la alegría. A nivel clínico, es especialmente importante que, cuando agentes externos inciden en el elemento Fuego, aquéllos afectan de forma primaria la función energética Maestro del Corazón, por lo que debe ser tratada. Los agentes internos (emociones) dan lugar a trastornos en el ámbito de la función energética Corazón.

La **función energética Triple Recalentador** se encarga de la regulación de la circulación de fluidos. Su función se define como la de "los conductos de agua de conexión". Suministra al individuo los fluidos estructurales, por lo que se le denomina "origen de la energía de estructuración y defensa".

A la función energética Maestro del Corazón se le asigna el **Meridiano principal Jue Yin de la mano** *(yin flectens manus, Jue Yin)* (A, B).

Síntomas:

Dolores, trastornos de la sensibilidad, trastornos motores, afecciones cutáneas en el curso del meridiano, sensación de tensión en el pecho, palpitaciones, ataques de risa, depresiones.

A la función energética del Triple Recalentador se le asigna el **Meridiano principal del Pequeño Yang de la mano** *(yang minor manus, Shao Yang)* (A, C).

Síntomas:

Dolores, trastornos de la sensibilidad, trastornos motores, afecciones cutáneas en el curso del meridiano, hipoacusia hasta sordera, otalgias, obnubilación, hinchazón a nivel de las mejillas.

Canal colateral de la función energética Maestro del Corazón *(reticularis pericardialis)* (D)

Síntomas:

En caso de vacío: cuello rígido; en caso de plenitud: dolores cardíacos.

Canal colateral de la función energética Triple Recalentador *(reticularis tricalorii)* (E)

Síntomas:

En caso de vacío: debilitamiento parético del codo; en caso de plenitud: deformación espástica del codo.

Meridiano tendinomuscular de la función energética Maestro del Corazón *(nervocardinalis pericardialis)* (F)

Síntomas:

Tensión y espasmos en la zona del meridiano, pleuritis.

Meridiano tendinomuscular de la función energética Triple Recalentador *(nervocardinalis tricalorii)* (G)

Síntomas:

Tensión y espasmos en la zona del meridiano, contractura de la lengua.

Patología

La **función energética Maestro del Corazón** presenta los siguientes cuadros patológicos:

1. Debilidad energética (vacío)

Síntomas:

Insomnio, depresiones, accesos de vértigo, sudores, miedos.

Terapia:

Apoyo a la función energética Maestro del Corazón. Como ejemplo de punto de acupuntura: "Shu del Maestro del Corazón" V 14.

2. Sobrecarga energética (plenitud)

Síntomas:

Lengua roja, alternancia entre risas y llanto sin motivo aparente, conducta maníaca, palpitaciones.

Terapia:

Derivación de la sintomatología de congestión. Ejemplo de punto de acupuntura: "Gran coto" MC 7.

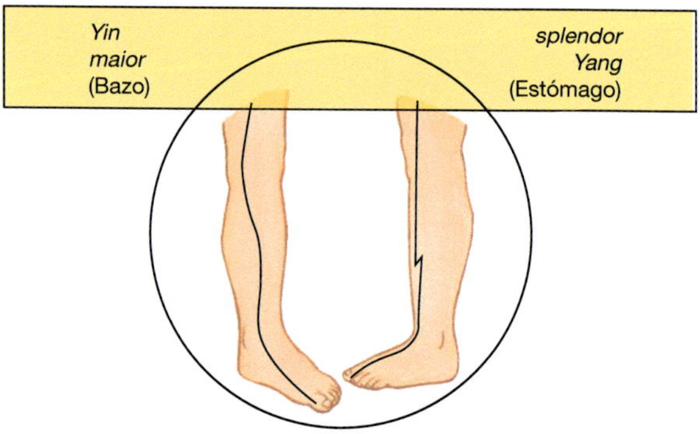

A. Calificación de los meridianos

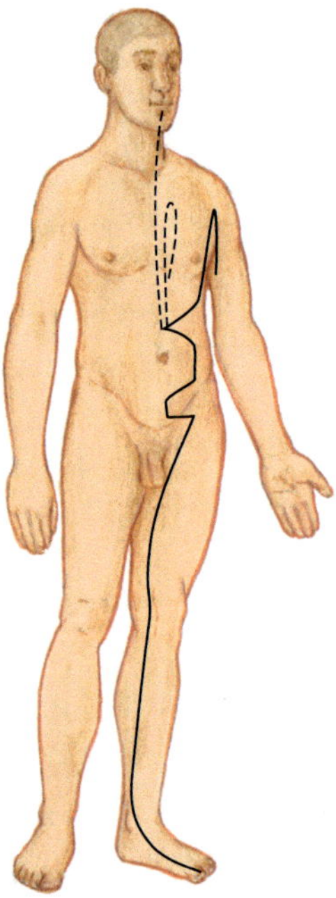

B. Meridiano principal
Función energética
Centro (Bazo)

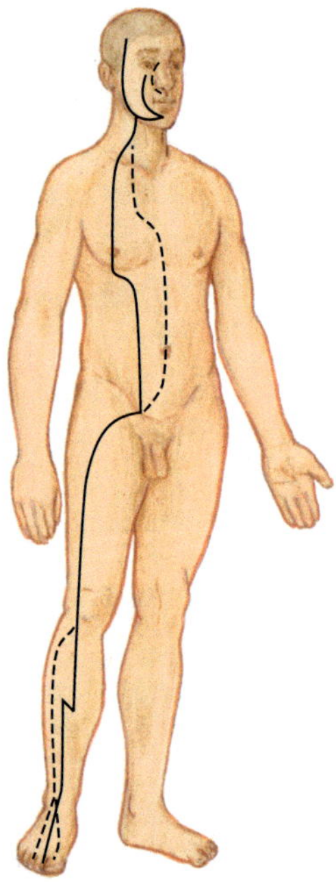

C. Meridiano principal
Función energética
Estómago

Fisiología

Calificación:

Elemento (fase de transformación) Tierra, corresponde al Yin en el Yin. El elemento Tierra con su posición central marca el punto de giro y anclaje o eje de todo el sistema. Los cuatro elementos (fases de transformación) poseen un carácter Yang en relación con el elemento Tierra (ver pág. 15). De ahí viene la calificación de "Yin más extremo".

Funciones:

La **función energética Centro (Bazo)** es responsable de la "separación entre lo claro y lo turbio". Este proceso de aclaramiento no sólo se refiere a fluidos y alimentos, sino a todas las influencias energéticas que actúan en el ser humano: materiales, psíquicas, sociales, intelectuales, emocionales. Se trata de la instancia de asimilación e integración. Después del aclaramiento, se asimilan e integran las influencias energéticas valiosas, eliminando lo inútil.

La función energética Centro (Bazo) se considera la raíz de la constitución adquirida. A través de los procesos de aclaramiento y asimilación se extraen fuerzas del Qi frescas y se ponen a disposición para el suministro de energía. En particular, el gran potencial energético del Qi de los alimentos (Qi alimentario) constituye la raíz de la constitución adquirida.

El Centro (Bazo) es la sede de la energía constructiva *(qi constructivum)*, que, en particular, se obtiene a partir de los fluidos aclarados que salen de la función energética Centro (Bazo). La función energética Centro (Bazo) es la base para la formación de Qi y Xue. La energía activa que precisa el individuo procede fundamentalmente de la función energética Centro (Bazo): a su nivel, se origina la necesaria energía constructiva y se crean las premisas para la producción del Xue, la energía sustancial en el sistema de meridianos.

La fuerza activa *qi del Centro (Bazo)* mantiene unido el Xue, garantiza la firmeza del sistema vascular e impide hemorragias.

La función energética Centro (Bazo) controla el ascenso del Qi. Las fuerzas frescas del Qi han de ponerse a disposición y desarrollarse hacia arriba, hacia fuera. Las fuerzas Qi que se desarrollan hacia fuera y de forma ascendente sirven para la firmeza y estabilización de los tejidos. La representación física de la función energética Centro (Bazo) se encuentra en la "forma de la carne" que se expresa en la **firmeza del tejido,** la forma corporal estable.

La manifestación externa (rama) de la función energética Centro (Bazo) se sitúa en los **labios**. La abertura orgánica correspondiente es la **boca**; su órgano de los sentidos, la **capacidad de saborear**.

La sobrecarga climática de la función energética Centro (Bazo) es la **humedad** *(humor)*. Como la función energética está ocupada en aclarar fluidos y jugos, la humedad adicional la sobrecarga.

La emoción correspondiente es la **reflexión** o **pensamiento** *(cogitatio)*. Lo Claro también se separa mentalmente de lo Turbio.

El elemento (fase de transformación) Tierra adquiere una influencia universal, correspondiendo a esta función energética sobre todo períodos como la **tarde** o épocas como **finales del verano**.

El sabor que le corresponde a la función energética Centro (Bazo) es el **dulce**.

Su color correspondiente es el **amarillo**.

La **función energética Estómago** se considera como almacén intermedio y reservorio de compensación. Acoge todos los alimentos, por lo que es responsable de la distribución y puesta a disposición del potencial de fluidos. A diferencia del *qi del Bazo* (ascendente), el *qi* de la función energética *Estómago* procura el descenso, la bajada (la necesaria componente contraria en una función de separación). Los fluidos turbios se eliminan hacia abajo con esta fuerza.

En la misma medida en que la función energética Centro o Bazo (*órgano* Yin) rechaza la humedad, el *órgano* Yang complementario (Estómago) necesita de la humidificación y rechaza la sequedad.

La función energética Centro (Bazo), en especial el órgano Yang (área funcional Estómago), se proyecta fuertemente en la cubierta de la lengua, la cual refleja el transporte y la transformación de fluidos.

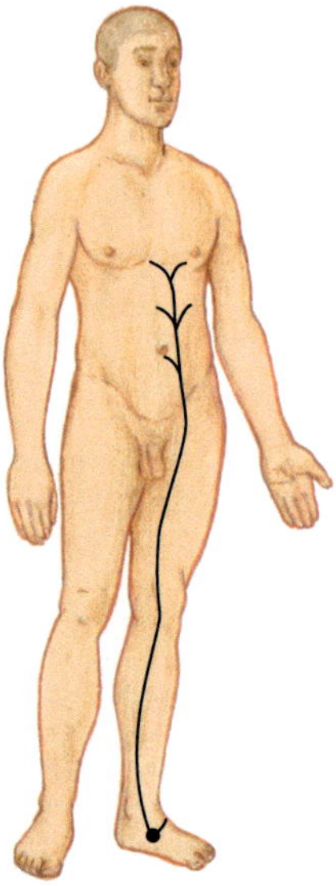

D. Canal colateral
Función energética
Centro (Bazo)

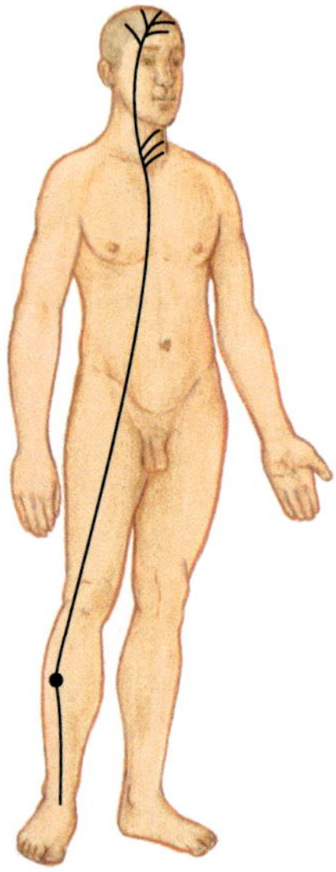

E. Canal colateral
Función energética
Estómago

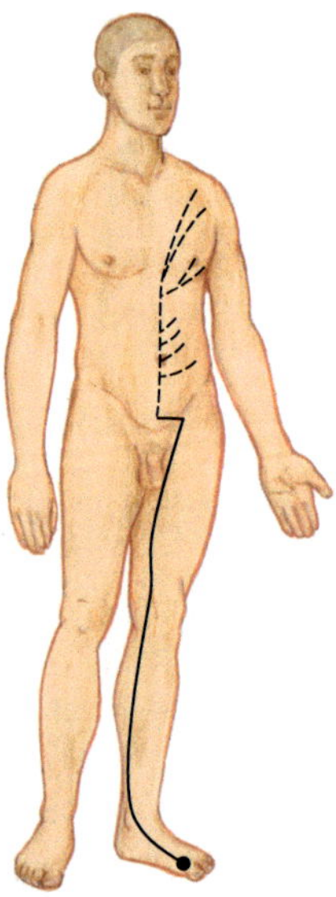

F. Meridiano
tendinomuscular
Función energética
Centro (Bazo)

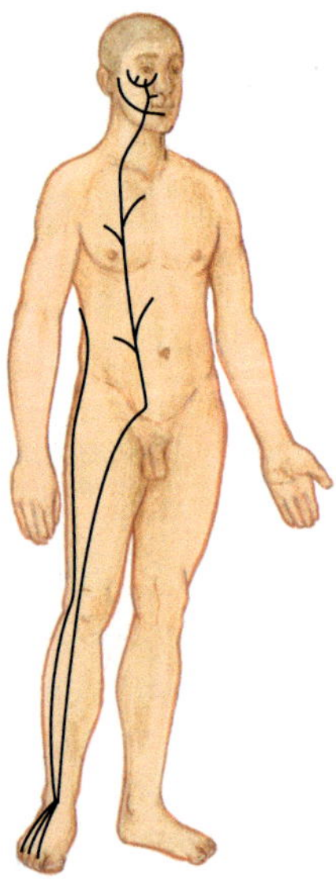

G Meridiano tendino-
muscular Función
energética Estómago

A la función energética Centro (Bazo) se le asigna el **meridiano principal Gran Yin del pie** *(yin maior pedis, Tai Yin)* (A, B).
Síntomas:
Dolores, trastornos de la sensibilidad, trastornos motores, afecciones cutáneas en el curso del meridiano, fatiga, dolor de estómago, náuseas, anorexia, irregularidad en la defecación, ictericia, extremidades frías.

A la función energética Estómago se le asigna el **meridiano principal Yang ming del pie** (*splendor yang*, Yang Ming) (A, C).
Síntomas:
Dolor, trastornos de la sensibilidad, trastornos motores, afecciones cutáneas en el curso del meridiano, escalofríos, estornudos, ruidos en abdomen superior, dolores abdominales.

Canal colateral de la función energética Centro (Bazo) *(reticularis lienalis)* (D)
Síntomas:
En caso de vacío: dolor en el abdomen; en caso de plenitud: cólicos en bajo vientre.

Canal colateral de la función energética Estómago *(reticularis stomachi)* (E)
Síntomas:
En caso de vacío: falta de fuerza, manifestaciones de parálisis; en caso de plenitud: manifestaciones epileptiformes.

Meridiano tendinomuscular de la función energética Centro (Bazo) *(nervocardinalis lienalis)* (F)
Síntomas:
Dolor en el recorrido del meridiano, dolores tironeantes en genitales, extendiéndose hacia el ombligo, dolorimiento en pecho y columna vertebral.

Meridiano tendinomuscular de la función energética Estómago *(nervocardinalis stomachi)*. (G)
Síntomas:
Calambres, dolor espástico, sensación de tensión en el curso del meridiano, incapacidad de abrir o cerrar los ojos.

Patología
La **función energética Centro** (Bazo) muestra los siguientes síndromes:

1. Deficiencia del *qi del Centro* (Bazo) (vacío)
Síntomas:
Fatiga, heces blandas, disnea, desfallecimiento. Cuando se añade humedad (sobrecarga por *humedad*): sensación de plenitud, náuseas, obnubilación, fatiga. Con descenso del *qi del Bazo,* además prolapsos tisulares.
Terapia:
Apoyo del *qi del Bazo*, transformación del humor. Como ejemplos de puntos de acupuntura: “Tres lugares” E 36, “Shu del Centro (Bazo)” V 20, “Shu del Estómago” V 21.

2. Cuadros de plenitud de la función energética Estómago, signos de calor
Síntomas:
Sed, aumento del apetito, inflamación gingival, cuerpo de la lengua rojo, estreñimiento, dolores en parte superior del abdomen.
Terapia:
Movimiento del Qi, resolución de estancamientos. Como ejemplos de puntos de acupuntura: “Tres lugares” E 36, “Centro del Estómago” RM 12, “Barrera interna” MC 6.

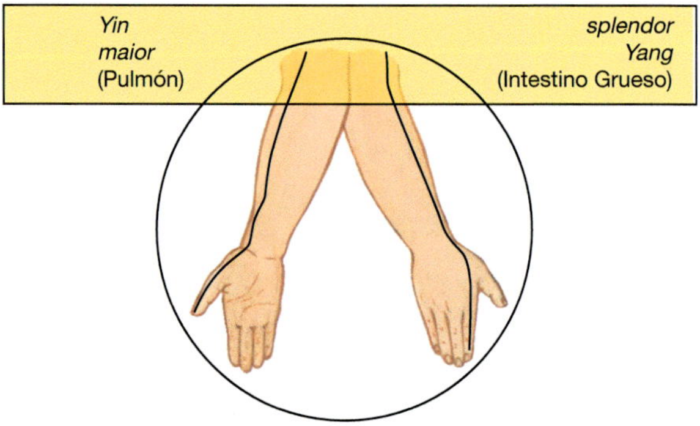

A. Calificación de los meridianos

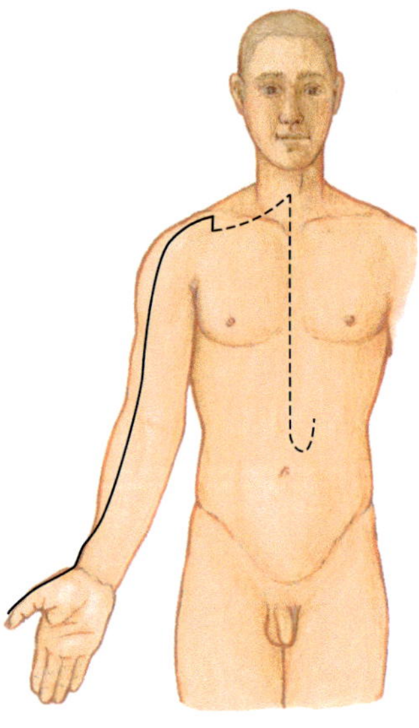

B. Meridiano principal
Función energética
Pulmón

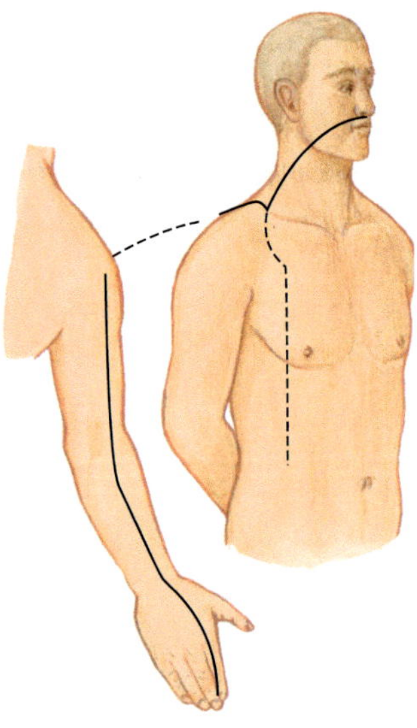

C. Meridiano principal
Función energética
Intestino Grueso

Fisiología

Calificación:

Elemento (fase de transformación) Metal, correspondiente al Pequeño Yin (*yin minor*, Shao Yin). La función energética Pulmón *(o. pulmonalis)* forma el *órgano* Yin (*órgano* de almacenamiento), mientras que la función energética Intestino Grueso *(o. intestini crassi)* forma el *órgano* Yang complementario (*órgano* de tránsito).

Funciones:

La **función energética Pulmón** es primordial para el Qi que forma la base de la energía activa. La función energética Pulmón se considera como "Ministro" en el concierto de las funciones energéticas y como origen del orden rítmico. Representa la Superficie *(extima)* del ser humano. A través de la misma se absorben las influencias energéticas del exterior (entre otras cosas, aire, luz), se recopilan en **la función energética Pulmón** y se comunican rítmicamente al individuo como fuerzas destiladas del Qi. Conjuntamente con el *qi del Centro (Bazo)* son responsables de la **constitución adquirida**. A partir de la función energética Pulmón, por un lado, se suministra energía activa a la energía nutritiva *(qi constructivum)*, y, por otro, de ello se forma la **energía de defensa** *(qi defensivum)* que rige la Superficie. Por ello, esta función energética domina la función de los poros, el control del sudor, el calentamiento de la piel y la protección frente a factores externos patógenos. Es responsable de la defensa y la resistencia. La función energética Pulmón suministra la fuerza Qi activa, controlando así la distribución del Qi en todo el sistema de meridianos. La distribución de los fluidos corporales, la humidificación y el enfriado de todo el sistema surgen de ahí. La función energética Pulmón debe hacer descender el Qi, y debe comunicarse con la función energética Riñón (ver pág. 47) situada más abajo.

Su manifestación externa (rama) se sitúa en el **vello** cutáneo; su representación corporal en la superficie, primariamente en la **piel**.

Su abertura corporal es la **nariz**; el correspondiente órgano de los sentidos es el **olfato**.

A nivel climático, los "influjos del frío" *(algor)* bloquean el flujo del *qi pulmonar*. Por lo tanto, esta función energética rechaza el frío. Las lesiones por viento *(ventus)* irritan, como agente más agresivo, primero la superficie y con ello la función energética Pulmón. Estos agentes se presentan a menudo de forma combinada como lesiones de viento-frío. La sequedad *(ariditas)* diezma el potencial de fluidos y reduce el *yin pulmonar*.

Sus emociones correspondientes son **dolor** y **luto**.

La época correspondiente es el **otoño**, y el momento del día, por la **tarde**.

El correspondiente sabor es el **picante**. El picante actúa en la Superficie, la abre, dinamiza y moviliza. El color respectivo es el **blanco**.

Dentro del conjunto global, la **función energética Intestino Grueso** *(o. intestini crassi)* suele adoptar el papel de intermediario que debe continuar con la transformación iniciada de la alimentación.

A la función energética Pulmón se le adscribe el **meridiano principal del Gran Yin de la mano** *(yin mayor manus, Tai Yin)* (A, B).

Síntomas:

Dolor, trastornos de la sensibilidad, trastornos motores, afecciones cutáneas en el transcurso del meridiano, tos, asma, infecciones gripales.

A la función energética Intestino Grueso se le adscribe el **meridiano principal Yang Ming de la mano** *(splendor yang manus, Yang Ming)* (A, C).

Síntomas:

Dolor, trastornos de la sensibilidad, trastornos motores, afecciones cutáneas en el transcurso del meridiano, hinchazón de garganta, angina de pecho, dolor de muelas, congestión nasal, ronquera

Canal colateral de la función energética Pulmón *(reticularis pulmonalis)* (D)

Síntomas:

En vacío: reflejo de estornudos, incontinencia urinaria; en plenitud: sensación de calor en la palma de la mano.

Canal colateral de la función energética Intestino Grueso *(reticularis intestini crassi)* (E)

Síntomas:

En vacío: sensación de frío en los dientes, sensación de tensión en el mediastino; en plenitud: caries dental, sordera.

Meridiano tendinomuscular de la función energética Pulmón *(nervocardinalis pulmonalis)* (F)

Síntomas:

Dolor, tensión en el transcurso del meridiano, dolor de hombro, trastornos de pulmón.

Meridiano tendinomuscular de la función energética Intestino Grueso *(nervocardinalis intestini crassi)* (G)

Síntomas:

Rigidez, tirantez, dolores calambroides en el transcurso del meridiano, incapacidad de levantar los brazos y de girar la cabeza.

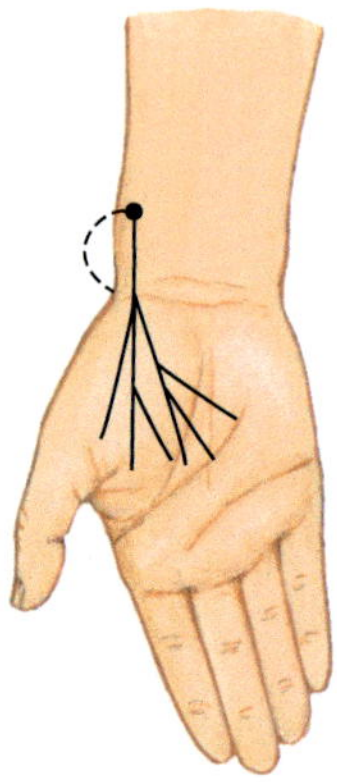

D. Canal colateral Función energética Pulmón

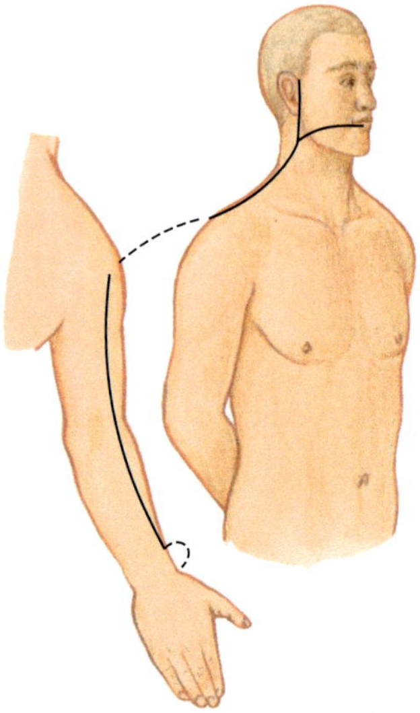

E. Canal colateral Función energética Intestino Grueso

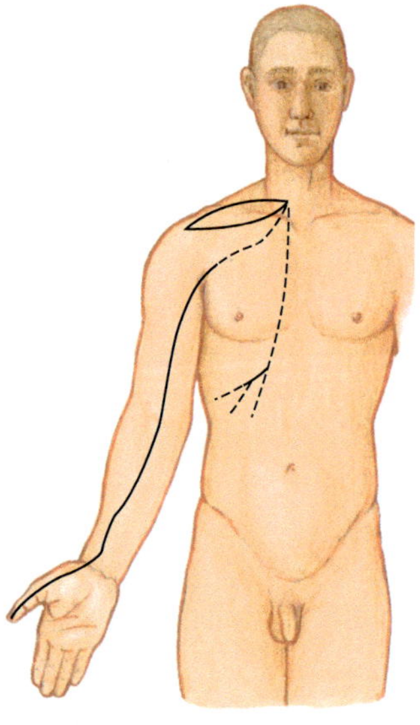

F. Meridiano tendinomuscular Función energética Pulmón

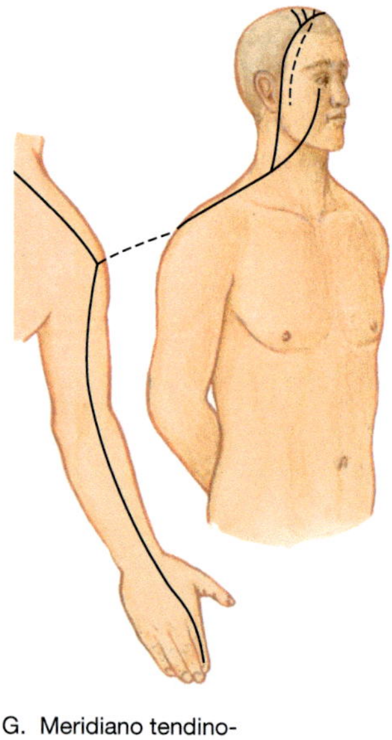

G. Meridiano tendino-muscular Función energética Intestino Grueso

Patología

La **función energética Pulmón** presenta los siguientes cuadros patológicos:

1. Debilidad energética (vacío) del *qi pulmonar*

Síntomas:

Dificultad para respirar, tos, tendencia a sudar, frío, tendencia a resfriados, fatiga.

Terapia:

Refuerzo del *qi pulmonar*. Como ejemplos de puntos de acupuntura: "Gran fuente" P 9, "Shu del Pulmón" V 13.

2. Debilidad energética (vacío) del *yin pulmonar*

Síntomas:

Tos seca, sensación de calor en el pecho, boca seca, ronquera, fiebre periódica por la tarde.

Terapia:

Refuerzo del *yin pulmonar*, humidificación. Como ejemplo de punto de acupuntura: "Pantano de un metro" P 5.

3. Lesiones por frío y viento *(algor venti)* que afectan la función energética Pulmón

Síntomas:

Aversión al frío, estornudos, tos, fiebre, escalofríos, aspereza en la garganta, dolor de cabeza.

Terapia:

Derivación de la lesión (expulsión del agente patógeno [*expulsio* de la heteropatía]). Como ejemplos de puntos de acupuntura: "Barrera externa" TR 5, "Unión del valle" IG 4, "Estanque ventoso" VB 20.

4. Humedad y mucosidad *(humor* y *pituita)*, que inhiben la función energética Pulmón

Síntomas:

Tos crónica con una gran cantidad de esputo, cubierta lingual espesa y pegajosa, sensación de plenitud en el pecho, disnea.

Terapia:

Transformación de la mucosidad, restitución de la función descendente. Como ejemplos de puntos de acupuntura: "Débil disposición" P 7, "Palacio central" P 1, "Gran bloqueo" E 40.

La **función energética Intestino Grueso** muestra los siguientes cuadros patológicos:

1. Afectación por frío *(algor)*

Síntomas:

Dolor abdominal, diarrea, orina abundante.

Terapia:

Calentamiento de la función energética. Como ejemplos de puntos de acupuntura: aplicar moxa en el punto "Shu del Intestino Grueso" V 25, así como en E 25 "Eje celeste".

2. Lesiones por calor

Síntomas:

Estreñimiento, heces malolientes, inflamación o infecciones anales

Terapia:

Derivación del calor. Como ejemplos de puntos de acupuntura: punto "Shu del Intestino Grueso" V 25 y punto "Mu del Intestino Grueso" E 25 "Eje celeste".

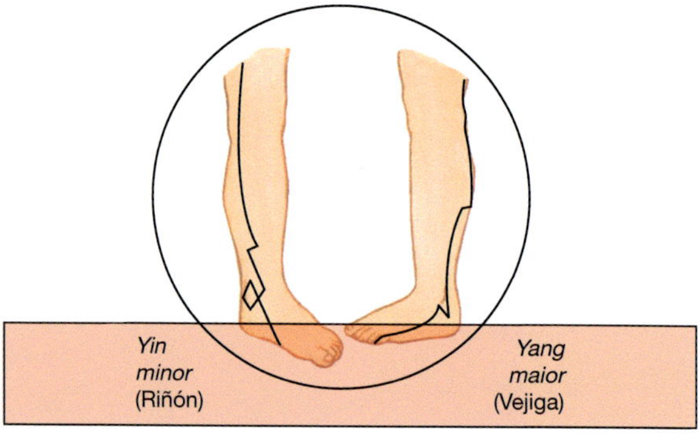

A. Calificaciones de los meridianos

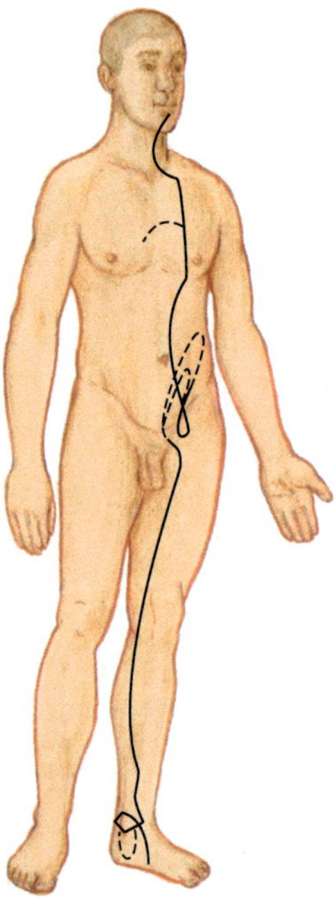

B. Meridiano principal
Función energética
Riñón

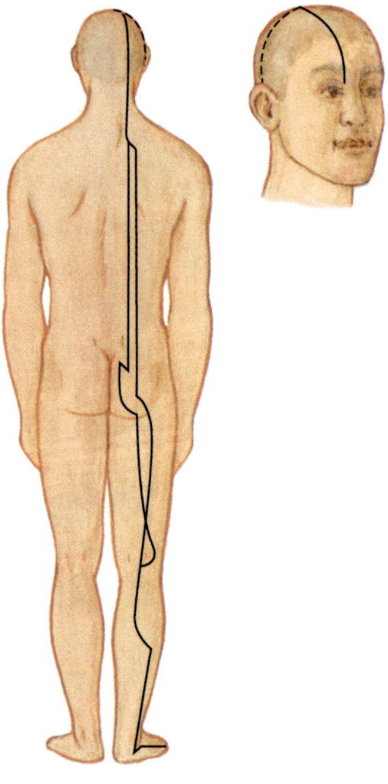

C. Meridiano principal
Función energética
Vejiga

Fisiología

Calificación:

Corresponde al elemento (fase de transformación) Agua, simultáneamente con el Gran Yin (*yin maior, Tai Yin)*. La función energética Riñón *(o. renalis)* forma la función energética Yin (*órgano* de almacenamiento), y la función energética Vejiga forma la complementaria Yang (*órgano* de tránsito).

Funciones:

La **función energética Riñón** es la sede del potencial estructural, de hecho la base sustancial del ser humano. A su nivel se asienta el *qi (congénito)*, la **constitución innata o congénita**. Es la zona de potenciación de la fuerza, de las impresiones espirituales. A su nivel se almacenan y depositan las impresiones vitales para después poderlas volver a actualizar y reproducir. En la función energética Riñón se asienta la "fuerza de la voluntad". Conforma la base de la hibernación, el encapsulamiento, la refrigeración, la recopilación y la preservación de lo existente, llegando hasta el material genético.

El potencial estructural (Jing) es una recopilación de las potencias que constituyen la base de todas las posibilidades de acción para la vida actual y para todos los descendientes. El término Jing comprende el esperma y las semillas, los genes y los factores hereditarios, una constitución estable y una buena resistencia. Dicho potencial está almacenado en la función energética Riñón y fluye a los ocho meridianos extraordinarios (ver pág. 51). El potencial estructural determina el tamaño corporal, el crecimiento físico, el desarrollo mental, la función sexual y la capacidad de reproducción. Es el requisito previo para la formación de la médula, responsable de la estabilidad de huesos y dientes, así como de tejido sólido y viejo.

La fuerza activa de la función energética Riñón, el *yang renal*, alberga la *porta fortunae* (también llamada "puerta de la vida"). A través de su Calor, se forma el *qi renal* a partir del potencial estructural. Además, forma la "Fuente de fuego" de todas las funciones energéticas. La función energética Riñón domina la distribución del agua y controla, en especial, los fluidos corporales en el Recalentador *(Calorium)* inferior.

El *qi renal* se eleva, "abre" los **oídos** y domina la **audición**.

Las aberturas correspondientes a la función energética Riñón son los **órganos de eliminación**. Esta función energética encuentra su plena representación corporal en los **tejidos duros y viejos, los dientes, los huesos y los nervios**. Su expresión externa (rama) es el **cabello**.

A nivel climático, **sequedad** y exceso de **calor** dan lugar a una reducción de fluidos y sustancia corporal, con lo que se lesiona el *yin renal*, mientras que, por otro lado, se bloquea el Fuego necesario del *yang renal (porta fortunae)* por procesos de frío *(algor)*.

Miedo, angustia y acontecimientos de shock son las emociones correspondientes a la función energética Riñón y dan lugar a una parálisis similar a la de los procesos de Frío.

Los tiempos correspondientes son el **invierno** y el tiempo alrededor de la **medianoche**.

El correspondiente sabor es el **salado**, que tiene el efecto más profundo y suaviza.

El color correspondiente es el **negro**.

La **función energética Vejiga** también se conoce como "capital de provincias". A su nivel se reúnen y depositan fluidos activos y estructurales, y se elimina el exceso de fluidos.

A la función energética Riñón se le asigna el **Meridiano principal Pequeño Yin del pie** *(yin minor pedis, Shao Yin)* (A, B).

Síntomas:

Dolor, trastornos de la sensibilidad, trastornos motores, afecciones cutáneas en el transcurso del meridiano, tez oscura, tendencia al colapso, sensación de frío, lumbalgia, planta de los pies caliente.

A la función energética Vejiga se le asigna el **meridiano principal Gran Yang del pie** *(yang maior pedis, Tai Yang)* (A, C).

Síntomas:

Dolor, trastornos de la sensibilidad, trastornos motores, afecciones cutáneas en el transcurso del meridiano, cefalea, dolor orbital, dolores lancinantes en el transcurso del meridiano, dolores en columna, tendencia a calambres, trastornos visuales, rinitis, congestión nasal.

Canal colateral de la función energética Riñón *(reticularis renalis)* (D)

Síntomas:

En vacío: dolor lumbar, y en plenitud: retención de orina.

Canal colateral de la función energética Vejiga *(reticularis vesicalis)* (E)

Síntomas:

En vacío: resfriados, epistaxis; en plenitud: congestión nasal, rinitis clara, dolores de cabeza.

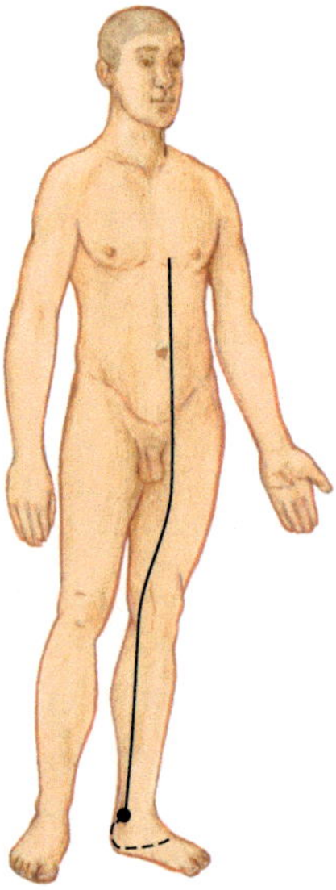

D. Canal colateral
Función energética
Riñón

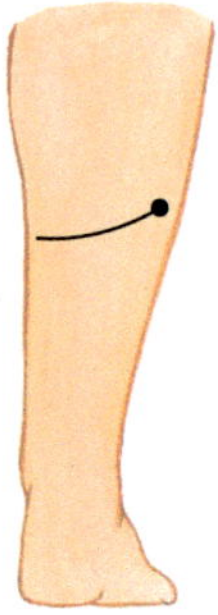

E. Canal colateral
Función energética
Vejiga

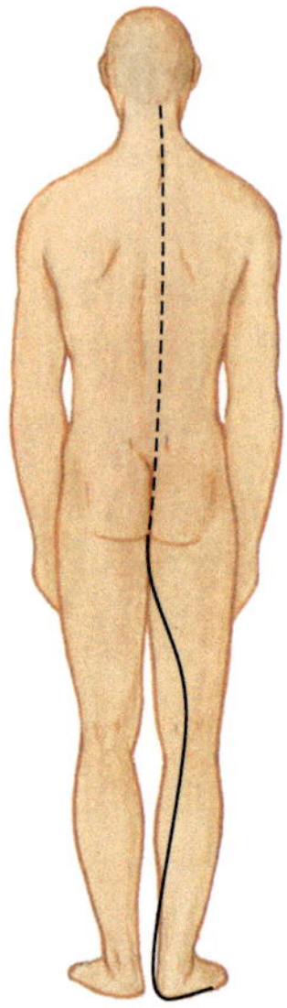

F. Meridiano
tendinomuscular
Función energética
Riñón

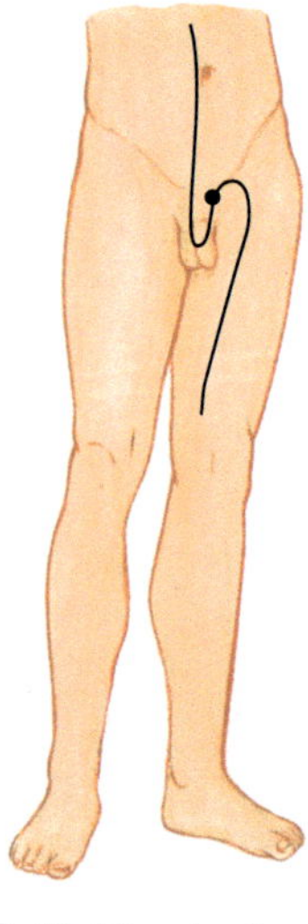

G. Meridiano tendinomuscular Función energética Riñón

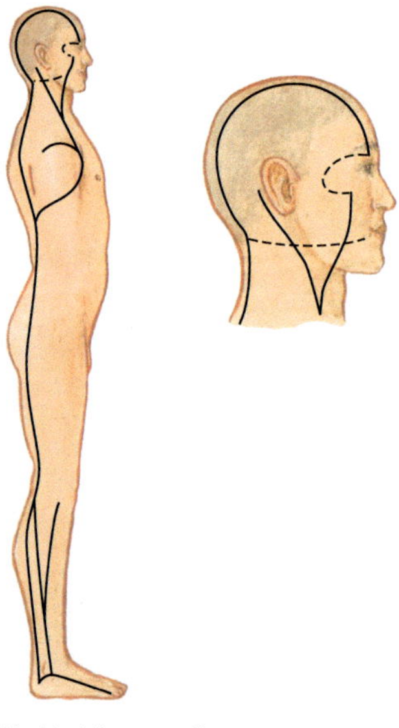

H. Meridiano tendinomuscular Función energética Vejiga

Meridiano tendinomuscular de la función energética Riñón *(nervocardinalis renalis)* (F, G)
Síntomas:
Calambres, tics espásticos, parálisis, deformaciones, atrofias en el transcurso del meridiano.

Meridiano tendinomuscular de la función energética Vejiga *(nervocardinalis vesicalis)* (H)
Síntomas:
Dolores tironeantes y punzantes, tendencia a la hinchazón desde el dedo pequeño del pie hasta el talón, calambre en la región poplítea, espasmos y contracturas en la musculatura de espalda y nuca.

Patología
La **función energética Riñón** muestra los siguientes cuadros patológicos:

1. Debilidad energética (vacío) del *yang renal*
Síntomas:
Micción nocturna frecuente, cuerpo lingual pálido, micción frecuente abundante, debilidad en la región lumbar, debilidad en rodillas, impotencia, acúfenos, cefaleas.
Terapia:
Refuerzo y calentamiento del *yang renal.* Como ejemplos de puntos de acupuntura: "Puerta de la vida" DM 4, "Shu del Riñón" V 23, "Gran valle" R 3.

2. Debilidad energética (vacío) del *yin renal*
Síntomas:
Ataques de vértigo, obnubilación, lengua rojo profundo, seca y agrietada, falta de memoria, sordera, acúfenos, temperaturas subfebriles, calor en palma de las manos y planta de los pies, sudoración durante el sueño.
Terapia:
Como ejemplos de puntos de acupuntura: "Valle del Yin" R10, "Llegada o Yin" V 67, "Shu del Riñón" V 23, "Barrera de la fuente" RM 4.

La **función energética Vejiga** muestra los siguientes cuadros patológicos:

1. Acumulación de humedad fría *(algor humidus)*
Síntomas:
Con frecuencia, micción urgente o micción dificultosa.
Terapia:
Eliminación de "humedad fría" *(algor humidus).* Como ejemplos de puntos de acupuntura: "Final del Yang" V 39, "Polo del centro de los órganos genitales" RM 3, "Reunión de los tres Yin" B 6.

2. Acumulación excesiva de humedad caliente *(calor humidus)*
Síntomas:
Ardor al orinar, orina de color rojizo oscuro, micción difícil.
Terapia:
Eliminación de la humedad caliente *(calor humidus).* Ejemplos de puntos de acupuntura que son puntos de influencia o asociados de la función energética Vejiga: "Punto Shu dorsal de V" V 28, "Polo del centro de los órganos genitales" RM 3, "Reunión de los tres Yin" B 6, "Final del Yang" V 39.

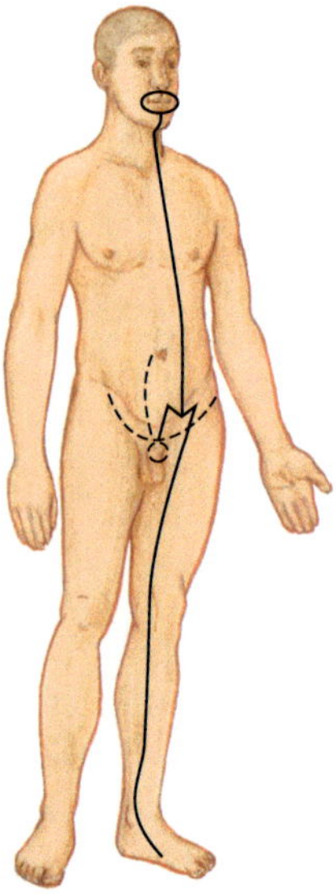

A. Canal Vital
Chong Mai

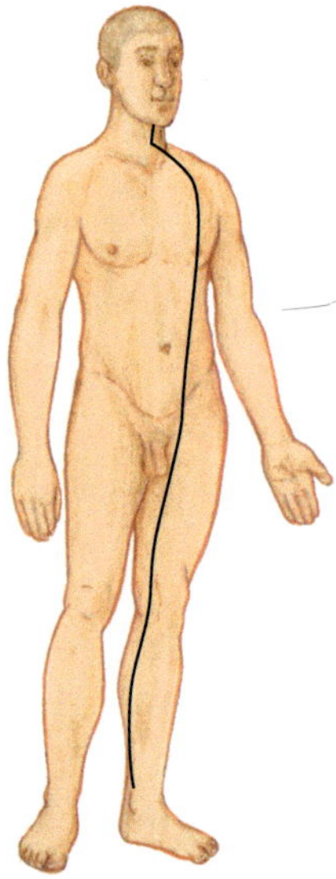

B. Canal defensor Yin
Yin Wei Mai

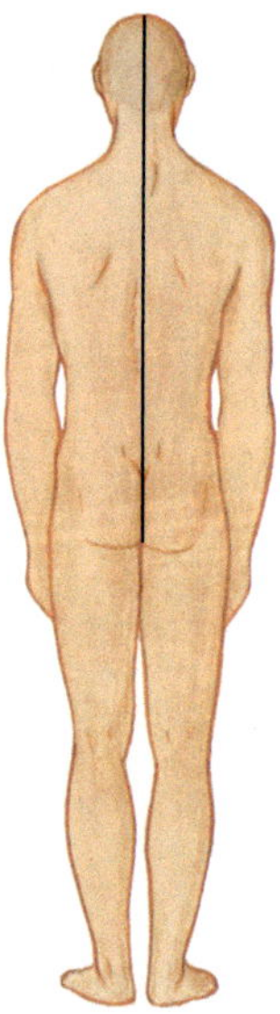

C. Vaso Gobernador
Du Mai

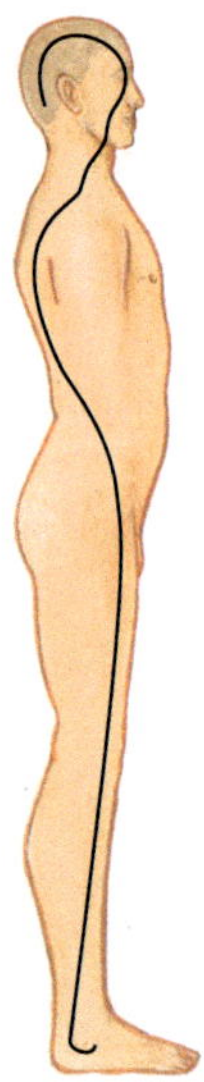

D. Canal de movilidad Yang
Yang Qiao Mai

Los **ocho meridianos extraordinarios** (*cardinales impares*, ji jing ba (mai) no están conectados con ninguna función energética (órgano) y no están sujetos a ninguna calificación según Yin o Yang. Dado que se sitúan, en parte, en los ejes de simetría del cuerpo, dos de ellos son unitarios.
Dentro del sistema de meridianos, desempeñan el papel de reservorio de compensación. Los meridianos principales se comparan con ríos, mientras que los meridianos extraordinarios se comparan con lagos y marismas. No participan en la circulación normal de Qi, pero pueden absorber y almacenar el exceso de energía, para liberarlo en caso de necesidad. La formación de parejas se refiere a exigencias terapéuticas.

1 a. Canal vital Chongmo (Chong Mai)
***(sinarteria impedimentalis)* (A)**

Funciones:
En la región superior, el canal conecta con todos los meridianos principales del Yang, mientras que en la inferior lo hace con todos los meridianos del Yin. También hay conexiones con el Vaso Concepción, Vaso Gobernador y Canal del cinturón. Por lo tanto, constituye el reservorio de compensación de todos los meridianos y, sobre todo, de Xue. Sólo dispone de puntos de acupuntura con juntos con los de los meridianos principales de las funciones energéticas Riñón y Estómago. Para el inicio del meridiano y la influencia energética es idóneo el punto B 4 "Abuelo y nieto".

Síntomas:
Dolores en abdomen y epigastrio, calor en el cuerpo con extremidades heladas, trastornos menstruales, dismenorrea, orquitis, uretritis, prostatitis, enfermedades urogenitales.

1 b. Canal defensor Yin-yin weimo
(Yin Wei Mai) *(sinarteria retinens yin)* (B)

Funciones:
Se encuentra conectado con los meridianos principales del Yin, así como con el Vaso Concepción. El canal posee una relación especial con la energía constructiva (Ying QI). Para el inicio y la influencia energética, es particularmente adecuado el punto MC 6 "Barrera interna".

Síntomas:
Dolores en la región cardíaca (signo característico), molestias crónicas de garganta, dolores epigástricos, dolor de cabeza.

2 a. Vaso Gobernador-dumo (Du Mai)
***(sinarteria regens)* (C)**

Funciones:
El Vaso constituye la conexión entre los genitales y todos los meridianos del Yang, así como la cabeza. A través de su conexión con la función energética Riñón es idóneo para la coordinación y la distribución del *qi primum* (potencia vital innata) (QI innato). Para el inicio y la influencia energética, es adecuado utilizar el punto ID 3 "Valle posterior".

Síntomas:
En caso de plenitud: rigidez de la columna vertebral, opistótonos, obnubilación, mareos, síntomas epileptiformes, fiebre, contracturas, hemorroides.

2 b. Canal de movilidad del Yang- yang qiaomo (Yang Qiao Mai)
***(sinarteria ascendens yang)* (D)**

Funciones:
Se trata de un canal accesorio para la distribución y coordinación del aspecto Yang de la energía estructural. Puede influirse especialmente en su flujo de energía utilizando el punto V 62 "Vaso de la hora Shen: 15 h – 17 h" u origen del Canal de movilidad Yang.

Síntomas:
Debilidad con tensión espástica, dolor muscular en la zona de espalda y lumbares, rigidez, hemiplejía, ojos enrojecidos con lagrimeo.

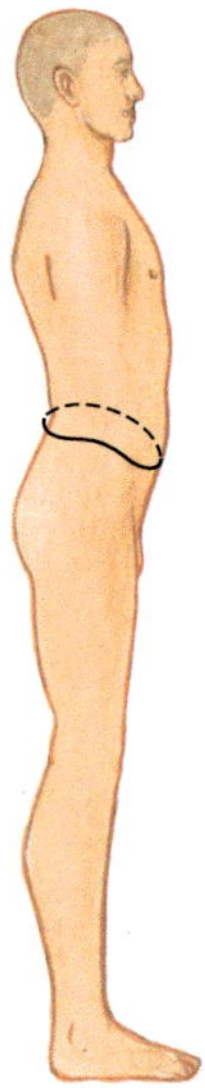

A. Canal del cinturón
Dai Mai

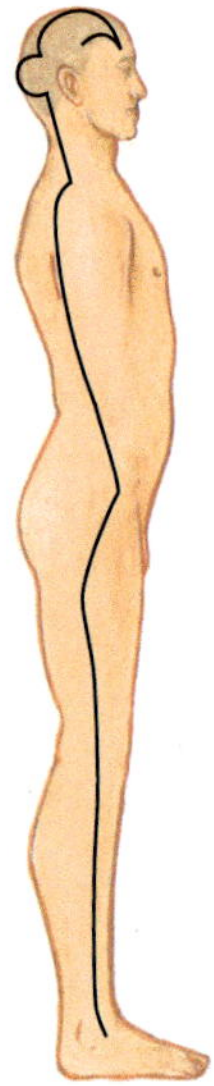

B. Canal defensor Yang
Yang Wei Mai

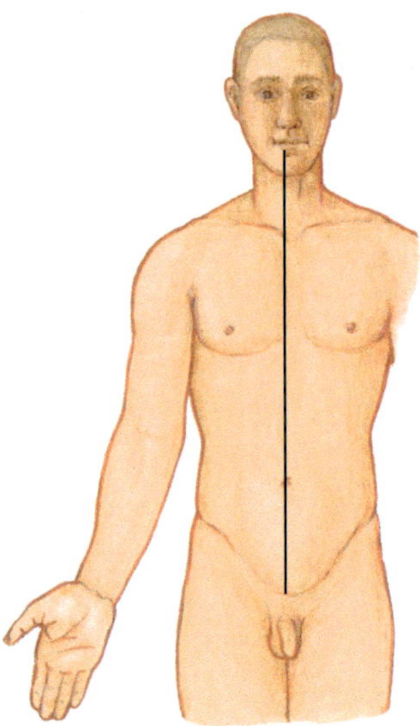

C. Vaso Concepción
Ren Mai

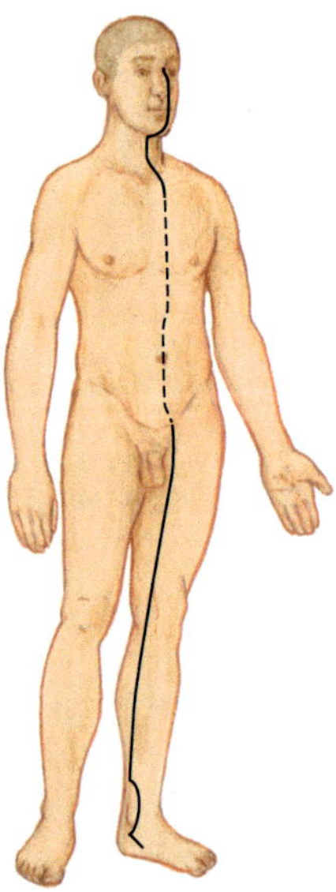

D. Canal de movilidad Yin
Yin Qiao Mai

3a. Canal del cinturón – daimo (Dai Mai) ***(sinarteria zonalis)*** **(A)**

Funciones:

Se extiende en forma de cinturón alrededor del cuerpo por encima de la cintura, conectando de este modo todos los meridianos de recorrido ventral y dorsal. Sirve al equilibrio energético global en el centro del cuerpo. Gracias a su relación con el meridiano principal de la función energética Vesícula Biliar puede influirse energéticamente en el punto VB 41 "Llorar".

Síntomas:

Trastornos menstruales, lumbalgia, dolores hipogástricos, debilidad de las extremidades inferiores.

3b. Canal defensor Yang – yang weimo (Yang Wei Mai) ***(sinarteria retinens yang)*** **(B)**

Funciones:

Está relacionado con todos los meridianos Yang, por lo que tiene influencia en la regulación y el volumen de energía activa. Puede influirse energéticamente en la energía de defensa sobre todo por el punto TR 5 "Barrera externa".

Síntomas:

Escalofríos, fiebre, mareos, debilidad muscular, dolor en extremidades.

4a. Vaso Concepción o Canal línea media del frente – renmo (Ren Mai) ***(sinarteria respondens)*** **(C)**

Funciones:

Está en conexión con todos los meridianos Yin, así como con el Canal Yin Wei Mai y el Chong Mai, funcionando como reservorio de compensación de todas las energías estructurales. Existe una relación especial con los órganos reproductores, especialmente de la mujer. Puede influirse energéticamente en él sobre todo a través del punto P 7 "Débil disposición".

Síntomas:

Enfermedades de los genitales, trastornos menstruales, molestias en el climaterio, esterilidad.

4b. Canal de movilidad del Yin – Yin qiamo (Yin Qiao Mai) ***(sinarteria ascendens yin)*** **(D)**

Funciones:

Es responsable de la distribución y disponibilidad del potencial estructural libre. La influencia energética se logra principalmente a través del punto R 6 "Mar iluminado".

Síntomas:

Debilidad del rendimiento activo, abatimiento generalizado, espasmos, convulsiones, síntomas epileptiformes, parálisis, paresias, disuria, anuria.

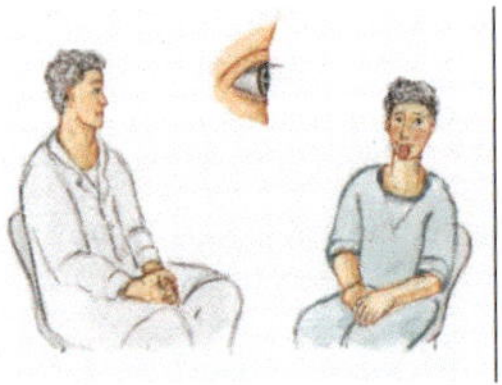

A. Observación

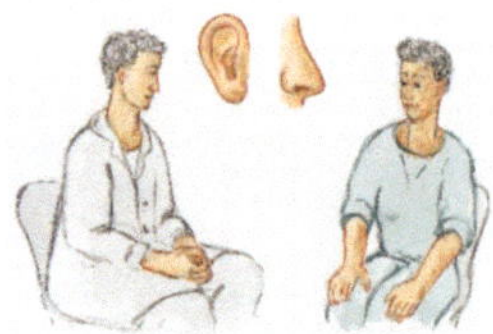

B. Inspección o anamnesis por oído y olfato

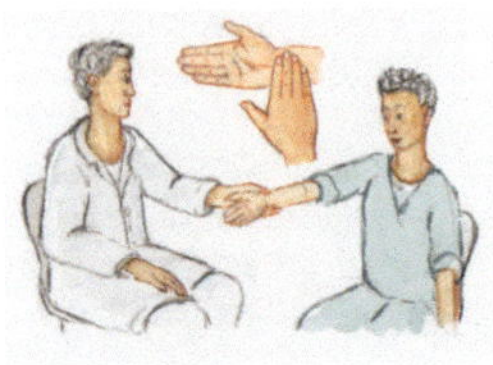

C. Palpación

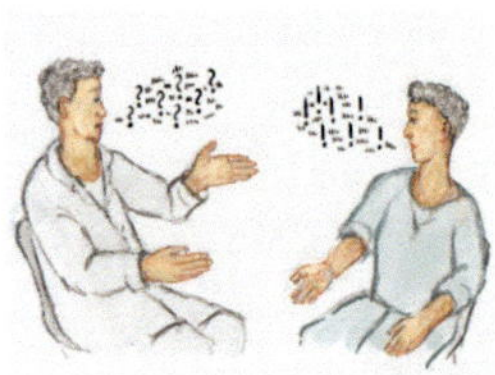

D. Interrogatorio

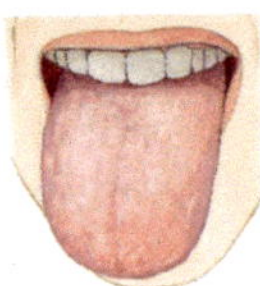

1.

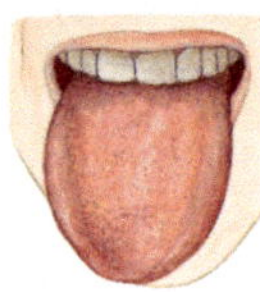

2.

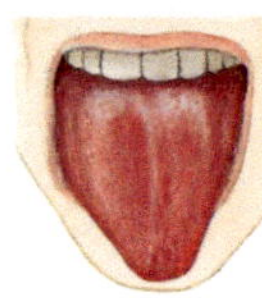

3.

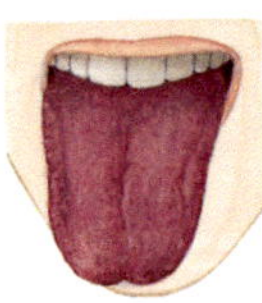

4.

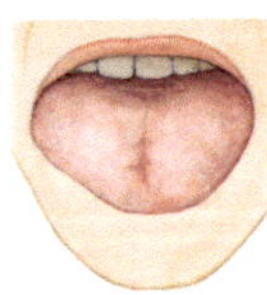

5.

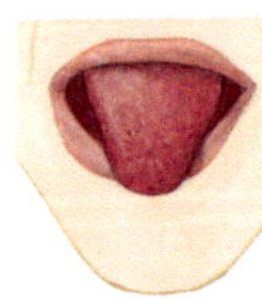

6.

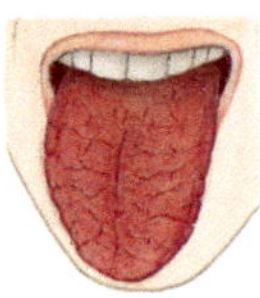

7.

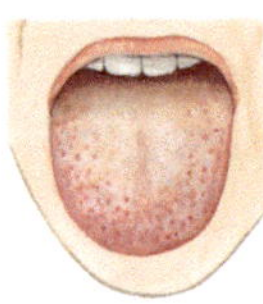

8.

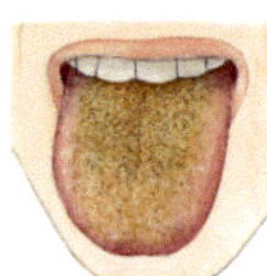

9.

E. Diagnóstico por la lengua

Con el número cuatro, la medicina china expresa que el terapeuta debe orientarse con todos sus sentidos, es decir, figurativamente en los cuatro puntos cardinales, para poder registrar de la manera más completa posible el cuadro patológico del paciente. Sin embargo, a la par, significa trabajar concretamente con cuatro procedimientos. A saber:

1. Observación (A)
2. Inspección o anamnesis por oído y olfato (ver pág. 57) (B)
3. Palpación (ver pág. 57) (C)
4. Interrogatorio (ver pág. 59) (D)

1. Observación

Al observar la constitución, se aprecian la firmeza de los tejidos, la elasticidad muscular o también la pérdida de las mismas y la formación de edemas en un estado energético estable o debilitado en la función energética Centro o Bazo. Sin embargo, la fuerza de los músculos y tendones indica el despliegue de la función energética Hígado. Un tipo asténico con hombros estrechos indica un escaso desarrollo de la función energética Pulmón, mientras que huesos más fuertes indican una buena reserva innata en la función energética Riñón.

En general, los **ojos** enrojecidos indican *calor* en la función energética Hígado. Una **secreción nasal** espesa, turbia, amarillenta avisa de *calor-viento* en la función energética Pulmón, mientras que si es fina, transparente, blanca indica *viento-frío* en la función energética Pulmón.

En medicina china, la **lengua** se utiliza de una manera muy especial para obtener el diagnóstico. En el **diagnóstico por la lengua** (E) se distingue entre el examen y la evaluación del **cuerpo de la lengua** y de la **cubierta lingual**. El **cuerpo de la lengua** ofrece principalmente informaciones sobre la *intima* (profundidad), es decir sobre el Yin, el sustrato del cuerpo, así como la constitución. La **cubierta lingual** muestra primariamente desequilibrios del metabolismo fluido, que en primera línea está dominado por la función energética Centro (Bazo) y, sobre todo, por la función energética Estómago.

Color del cuerpo de la lengua: cuanto más pálida la lengua, más evidente es el indicio de debilidad (vacío) de Xue (disposición inadecuada de Sangre) y, a la par, de una reducción de los procesos dinámicos, es decir, frío *(algor)*, en el sentido de los ocho criterios principales (ver pág. 25). El color **rosa normal** del cuerpo de la lengua muestra una salud compensada (1). Si incrementa el **color rojo** (2), ello es indicio de un aumento de la dinámica de los procesos energéticos en el interior, de *calor* en el sentido de los ocho criterios principales. Una coloración a rojo más intenso desde **rojo carmín** a **rojo sangre** (3) es signo de una lesión de fluidos (en ausencia de cubierta), un consumo del Yin con aumento constante de la dinámica, aumento de *calor* a *ardor* (ardor o fuego). Una decoloración **cianótica** o azulada (4) indica congestión, inhibición, estasis, *algor* (frío) o estancamiento de Xue.

Aspecto del cuerpo de la lengua: un cuerpo lingual más bien blando, que aparece hinchado (5), o incluso con impresiones dentales o indentaciones, apunta a una debilidad de la energía de la constitución (función energética Centro [Bazo]). Hinchazón marcada indica incluso el almacenamiento de mucosidad *(pituita)*. Una lengua de **aspecto áspero, endurecido**, tipo cuero (6) indica, por un lado, pérdida de fluidos y, por otro, una congestión energética (exceso). **Grietas** y **surcos** en el cuerpo de la lengua (7) muestran lesiones del Yin por fuerzas Yang activas, por *calor* o incluso *fuego*.

Una **cubierta lingual** sana se presenta como una película transparente fina sobre la lengua. Cuando aumenta la cubierta lingual haciéndose más gruesa, ello es signo de una falta de transformación de fluidos en la función energética Centro (Bazo), aquí en la función energética Estómago. Una creciente **decoloración** de la cubierta lingual indica una situación deficiente de aclaramiento del Centro (Bazo), y se produce humedad *(humor)*. Una **cubierta blanca, espesa** y resbaladiza (8) indica *algor humidus* (humedad fría). Cuanto más intensa sea la decoloración hacia **amarillo** (9), más evidente es la transformación en *calor*. Asimismo, la creciente sequedad está relacionada con la influencia por *calor* o *fuego*.

Con ayuda del diagnóstico por la lengua, el terapeuta obtiene información, en primera línea, para la diferenciación de *frío* y *calor*, en la superficie o en la profundidad, así como del factor humedad (ver pág. 27). Además, la topografía del cuerpo de la lengua puede ser útil para obtener indicios sobre el desequilibrio patológico de una determinada función energética (ver página 29 y ss.).

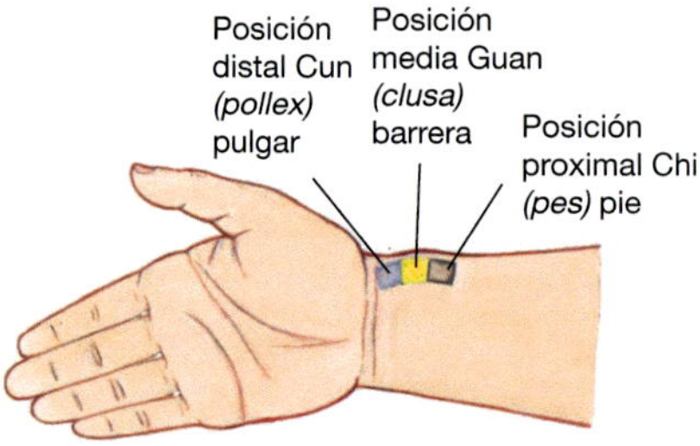

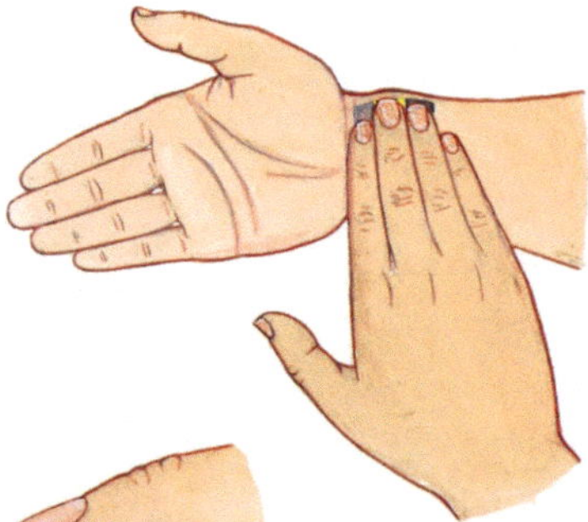

A. Posiciones del pulso

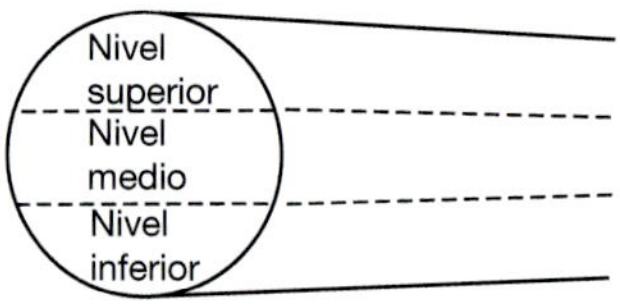

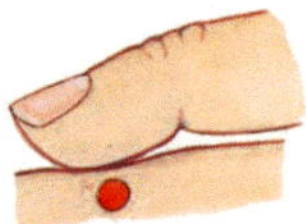

B. Niveles de palpación del pulso

Brazo izquierdo	Situación del pulso	Brazo derecho
Función energética Corazón	Cun *(pollex)*	Función energética Pulmón
Funciones energéticas Hígado, Vesícula Biliar	Guan *(clusa)*	Funciones energéticas Centro (Bazo), Estómago
Funciones energéticas Riñón (zona intestinal) Vejiga (útero)	Chi *(pes)*	Funciones energéticas Riñón (zona intestinal) Vejiga (útero)

C. Atribución de los puntos del pulso a las funciones energéticas

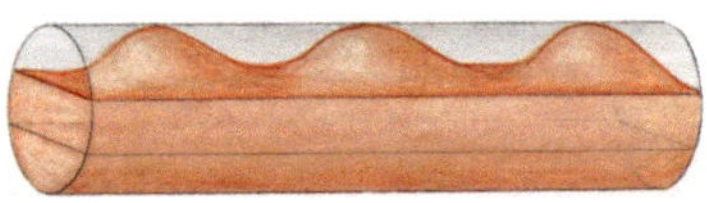

1. Pulso superficial

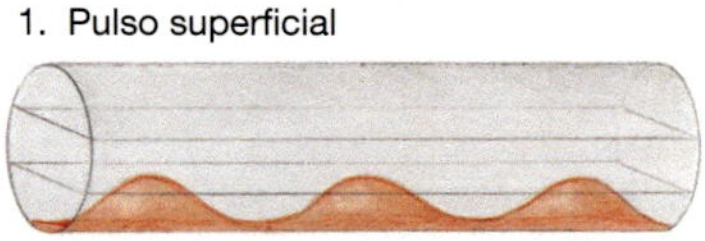

2. Pulso profundo

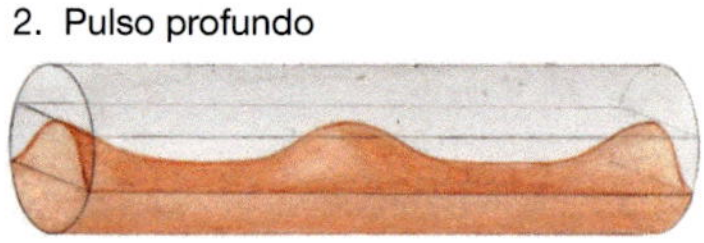

3. Pulso enlentecido

D. Imágenes del pulso

2. Anamnesis por oído y olfato
El terapeuta percibe si el paciente habla con voz alta y resonante, lo que indica redundancia energética (plenitud), o con una voz suave, débil y casi imperceptible como signo de debilidad energética *(vacío)*. Además, la escasez de palabras y la falta de ganas de hablar indican un desequilibrio de frío *(algor)*, mientras que la locuacidad irrefrenable es signo de calor (*calor*).
Con respecto al olfato, un olor a sudor penetrante es signo de daño por viento, calor o humedad; la halitosis destacable indica calor en la función energética Estómago.

3. Palpación
La palpación del paciente se refiere a todo el cuerpo. El terapeuta registra la calidad del tono de los tejidos y percibe el pulso en la periferia. Se interesa por la humedad de la piel, así como por la sensibilidad a la presión de determinadas zonas. Tienen especial interés la palpación diferenciada de los pulsos radiales y las informaciones diagnósticas que se reciben gracias al pulso.
Coincidiendo con su localización, los pulsos del antebrazo reflejan la situación energética de la persona. La posición de pulso más distal se sitúa directamente al lado de la eminencia tenar, sobre la arteria radial del "reencuentro de peces" (punto Pollicaris, *pollex* = cun o pulgar), y refleja la situación energética por encima del diafragma. La siguiente posición, media, Guan *(clusalis)*, barrera, refleja la zona media entre diafragma y ombligo. La posición más proximal, pulso Chi (*pedalis*, *pes* = pie) refleja la situación por debajo del ombligo (A, B). De ello se desprende la atribución (C) de cada posición de pulso a una función energética. En el brazo derecho se registra principalmente el componente Qi, y, en el izquierdo, el componente Xue. En el segmento superior (Recalentador superior) se sitúan las funciones energéticas Pulmón y Corazón. Así la función energética Pulmón (brazo derecho) genera y moviliza principalmente el Qi, y la función energética Corazón (brazo izquierdo) domina el Xue.
En cada una de las mencionadas posiciones de la muñeca se registra el pulso. La onda de pulso palpada puede alterarse en su longitud, su anchura y su profundidad, pero también en su fuerza, su plenitud y su forma. Se han registrado detalladamente 31 cuadros de pulso y se han correlacionado con hallazgos clínicos. Los 15 más importantes (D) son:

1. Pulso superficial *(pulsus superficialis)*. El pulso late contra la superficie y, al ceder la presión, se hace claramente palpable. Conclusiones: se ve afectada la superficie *(extima)*; si el pulso es fuerte, se deduce una *plenitud* externa; si es débil, un *vacío* externo.

2. Pulso profundo *(pulsus versus)*. El pulso late "por debajo de la carne" y sólo se registra su plena fuerza con presión fuerte. Conclusiones: se trata de una afección de la profundidad *(intima)*; si el pulso es potente, se deduce una *plenitud* interna; si es débil, un *vacío* interno.

3. Pulso enlentecido *(pulsus tardus)*. El pulso parece más lento en adultos hay menos de 4 latidos por inspiración. Conclusiones: *algor* (frío).

4. Pulso acelerado *(pulsus celer)*. El pulso aparece acelerado y muestra (en adultos) más de 5 latidos por inspiración. Conclusiones: *calor* (calor).

5. Pulso agotado *(pulsus depletus)*. El pulso parece débil y sólo puede palparse en uno de los tres niveles. Conclusiones: *vacío* (debilidad), agotamiento o pérdida por agotamiento del equilibrio del sistema.

6. Pulso lleno *(pulsus repletus)*. Pulso de apariencia potente y dura, en más de dos niveles, a menudo palpable a todos los niveles, pero todavía destaca un nivel de resistencia especial. Conclusiones: *plenitud* de una heteropatía.

7. Pulso saltarín *(pulsus lubricus)*. El pulso se mueve deslizándose, saltarín. Conclusiones: *humor* (humedad), *pituita* (mucosidad), calor por *plenitud* o embarazo.

8. Pulso áspero *(pulsus asper)*. El pulso se mueve rozando, áspero, como un "cuchillo que raspa en bambú". Conclusiones: bloqueo del Qi o de la energía activa, lesiones del potencial estructural o deficiencia de las energías estructurales, así como de los fluidos.

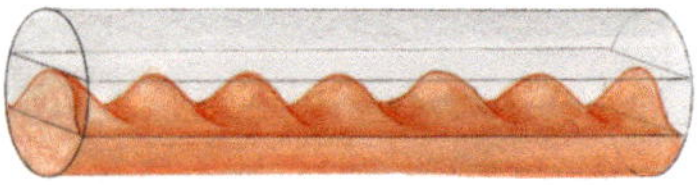
4. Pulso acelerado

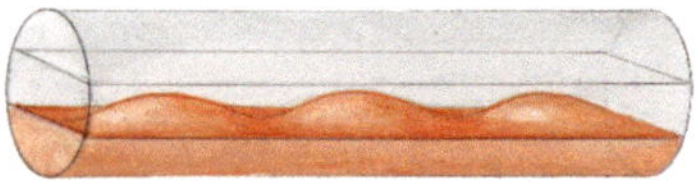
5. Pulso agotado

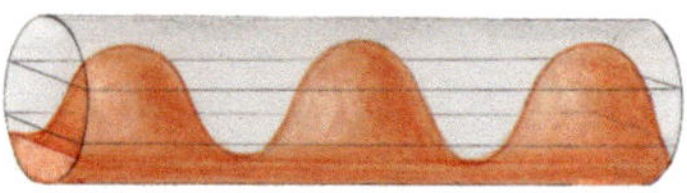
6. Pulso lleno

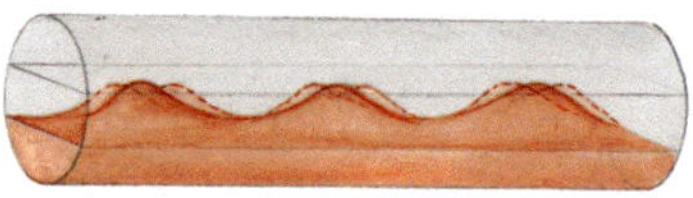
7. Pulso saltarín

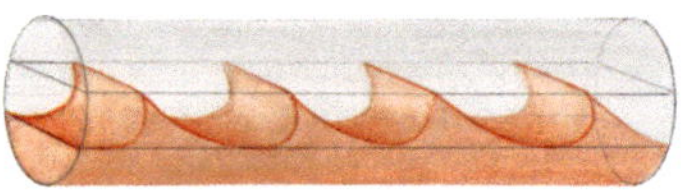
8. Pulso áspero

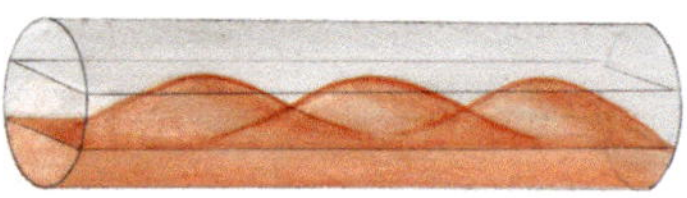
9. Pulso largo

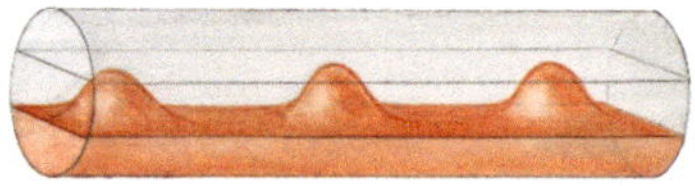
10. Pulso breve

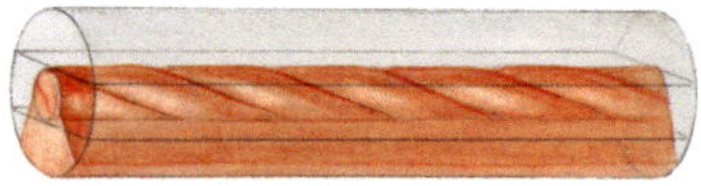
11. Pulso tenso

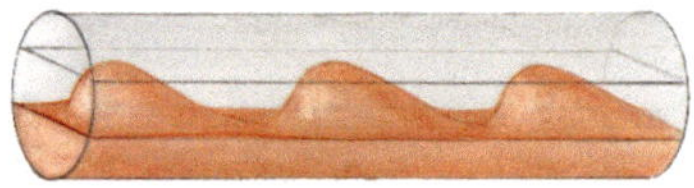
12. Pulso lánguido

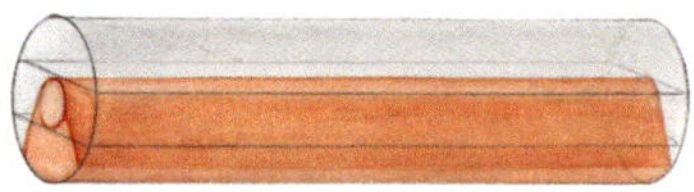
13. Pulso filiforme

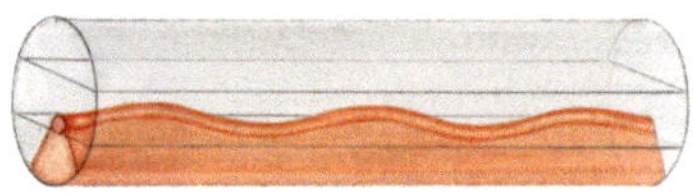
14. Pulso tenue

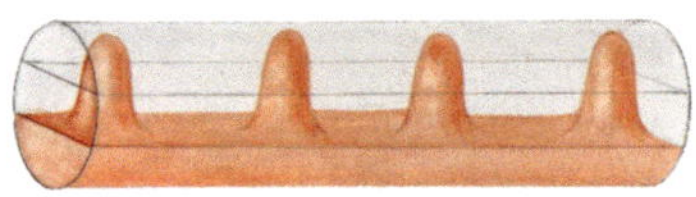
15. Pulso móvil

Imágenes del pulso

9. Pulso largo *(pulsus longus)*. El pulso rebasa en longitud su lugar hacia delante y atrás. Conclusiones: redundancia de energía.

10. Pulso breve *(pulsus brevis)*. El pulso parece acortado y no llena su lugar. Conclusiones: si el pulso aparece potente, se trata de una aglomeración de Qi; si es débil, una deficiencia de Qi.

11. Pulso tenso *(pulsus intentus)*. Pulso tenso, vibrante, como una cuerda retorcida. Conclusiones: *algor* (frío) o dolor; signo típico de estados de dolor crónico.

12. Pulso lánguido *(pulsus languidus)*. Pulso de frecuencia normal, aunque pesado y lento en su ir y venir. Conclusiones: *humor* (humedad) heteropática o redundante (anormal o excesiva).

13. Pulso filiforme *(pulsus chordalis)*. Pulso agudo, fino, alargado, tenso como la cuerda de un laúd. Conclusiones: *ventus* (viento) en la función energética Hígado o dolor o bloqueos de *pituita* (mucosidad).

14. Pulso tenue *(pulsus minutus)*. Pulso delgado y fino, comparable a un hilo de seda, aunque muy claramente palpable. Conclusiones: debilidad *(vacío)* de las energías activas y materiales, también agotamiento a consecuencia de humedad *(humor)*.

15. Pulso móvil *(pulsus mobilis)*. El pulso es, a la par, resbaladizo, acelerado y potente. Conclusiones: dolor o *pavor* (sintomatología por susto), así como, en general, expresión de la controversia entre energías activas y sustanciales (por ello, siempre se manifiesta en caso de intolerancia a medidas terapéuticas o a alimentos).

4. Interrogatorio

Sensación de temperatura. Escalofríos y piel de gallina indican una afectación por *algor* o *calor-venti* (por viento cálido o frío), mientras que frío generalizado y una sensación expresa de frío indican debilidad de las energías Yang.

El aumento de **sudor** indica una debilidad en la superficie *(vacío externo)* o un aumento de la dinámica (*calor*, por ejemplo, por un proceso inflamatorio) que imposibilitan la retención de fluidos y el sudor. La sudoración durante el sueño, sin embargo, muestra que ya se ha visto afectada la profundidad (el Yin), y ha dado lugar a un debilitamiento de los recursos sustanciales internos.

Evidentemente, para los **dolores** es esencial el lugar en donde se manifiestan. Éste se corresponde con el meridiano respectivo. Sin embargo, también es decisiva su modalidad. Por ello, los dolores que se agravan por presión indican una congestión del Qi *(plenitud)*; dolores que mejoran por presión indican una deficiencia del Qi *(vacío)*; dolores mantenidos, fijos en un lugar y persistentes, por ejemplo a nivel articular, indican una sobrecarga de humedad *(humor)*, mientras que dolores que cambian rápidamente, son inestables y huidizos, son indicio de una lesión de viento *(ventus)*.

Heces. El estreñimiento se considera como un signo seguro de que el *qi de estómago*, es decir, las fuerzas activas descendentes de la función energética Estómago, no puede desarrollarse normalmente hacia abajo. Por ello, suele acompañarse de una sintomatología de *calor*. Por el contrario, la diarrea se considera como signo seguro de que el *qi* (de la función energética Centro o Bazo) no se puede desarrollar hacia la parte superior (es decir, se mantiene abajo flácido, pesado y agotado, por lo que no se produce ningún proceso digestivo).

Micción. Un aumento de la excreción de orina clara indica una lesión por frío (*algor*), mientras que una disminución en la excreción de orina, con orina escasa, oscura, indica lesiones por *calor*.

La **sed** persistente abundante indica lesiones por *calor*, mientras que la falta de sed indica lesiones por frío *(algor)* o sobrecarga por humedad *(humor)*.

El **insomnio** casi siempre indica una lesión de la función energética Corazón *(o. cardialis)*, mientras que la **hipersomnia** en caso de debilidad y pesadez de extremidades es bien signo de una deficiencia energética pronunciada *(vacío),* bien una sobrecarga de humedad *(humor)*.

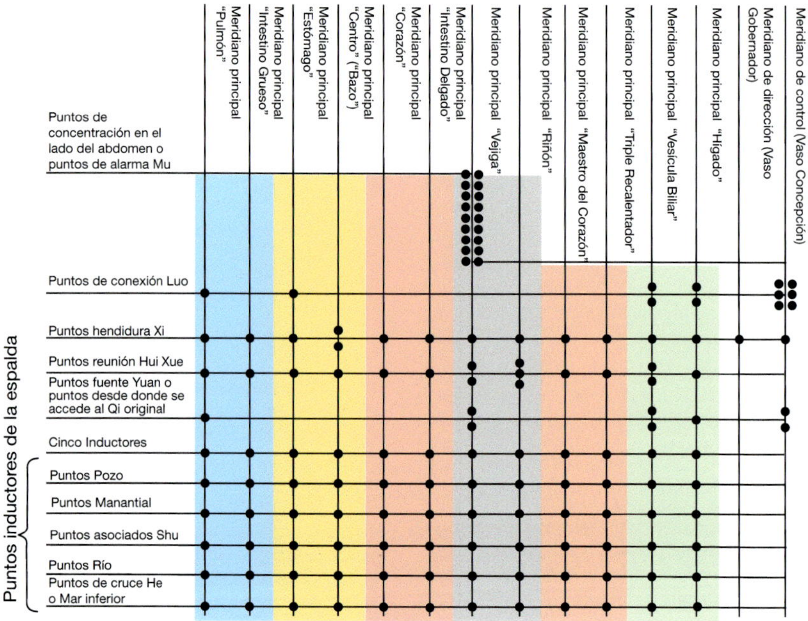

A. Categorías funcionales de los puntos de acupuntura seleccionados

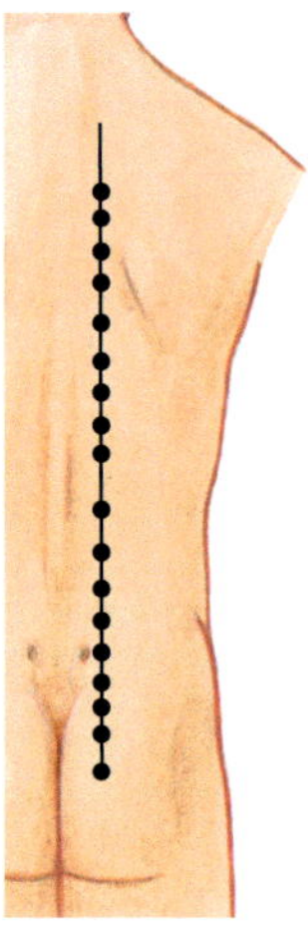

B. Puntos Shu dorsales

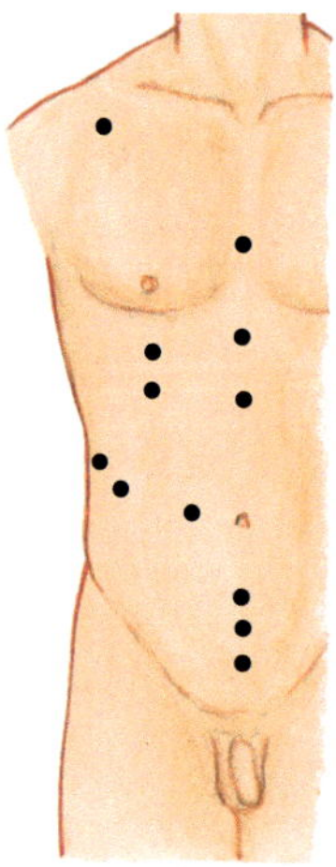

C. Puntos de concentración en el lado abdominal

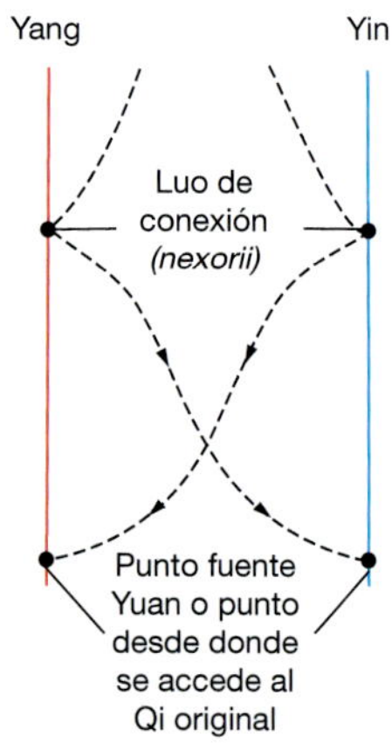

D. Puntos de conexión Luo *(nexorii)*

Desde la perspectiva de la medicina china, la terapia de la acupuntura se basa en dos premisas:

1. En la superficie corporal existen lugares definidos a través de los cuales puede accederse al sistema energético del individuo. Estos lugares reciben el nombre chino de *shuxue*, en el que *shu* significa transporte, transmisión, aunque también **inducción**, mientras que *xue* tiene el significado de **abertura, cavidad, depresión, acceso o entrada**. Conceptualmente, este término queda mejor representado por el correspondiente en latín y el equivalente estandarizado de ***foramen***, traduciéndose como punto de acupuntura o lugar de influencia.

2. Como ya indica la asociación de los términos "transporte", "transmisión" y "cavidad, acceso, entrada", a través de estos puntos *(foramina)* se llega a un **sistema de flujo energético**, en el que el terapeuta puede inducir efectos desde el exterior (ver pág. 21).

Los **361 puntos tradicionales o clásicos** *(foramina)* responden a un determinado patrón (paradigma).

1. Cada punto de acupuntura posee un **nombre** muy informativo.

2. Se define por su **localización** anatómico-topográfica.

3. Se encuentra en un determinado **meridiano principal.**

4. Debido a la experiencia milenaria, se determina de forma clara y precisa su **dirección de acción** en el sentido de la medicina china.

5. Una **lista de indicaciones** completa clínicamente el cuadro general de cada punto *(foramen)*.

6. Puntos *(foramina)* seleccionados están sujetos a una calificación especial por su pertenencia a una denominada **categoría funcional** (A) y poseen una importancia clínica especial.

Puntos de influencia de la espalda o puntos Shu dorsales Bei Shu *(foramina inductoria dorsalia)* (B)

A cada función energética y a otras seis zonas funcionales destacadas se les asigna un punto de influencia par en la espalda *(punto Shu dorsal)*. Estos puntos de acupuntura se sitúan en el meridiano principal de la función energética Vejiga *(cardinalis vesicalis)*, que se califica como Gran Yang (Tai Yang) (ver pág. 47).

La denominación de punto Shu o "punto de influencia" *(f. inductorium)* indica una intervención dinamizadora actual, es decir, una utilización en acontecimientos agudos. Por un lado, mediante estos puntos puede influirse en estados de congestión *(plenitud)* y, por otro, puede compensarse un colapso de las energías activas *(vacío)*, por ejemplo con una moxa complementaria.

Puntos de concentración o de alarma Mu ventrales *(foramina conquisitoria abdominalia)* (C)

El término *mu* chino viene a significar "concentración, acumulación o hacer acopio de procesos energéticos en este lugar" (latín: *conquisitorium*). Como todos estos puntos de concentración se sitúan en el lado abdominal (lado Yin), expresan con gran claridad la situación energética a través de la profundidad *(intima)*. Estos puntos de acupuntura poseen una gran importancia diagnóstica (dolor en caso de acumulación y congestión energética), así como importancia terapéutica. Forman un complemento antagónico con los puntos de inducción de la espalda. A cada función energética se le adjudica exactamente un punto de concentración en el lado del abdomen.

Puntos de conexión Luo *(foramina nexoria)* (D)

El término chino *Luo* significa "conectar, interrelacionar", así como la red resultante y su conexión. Por tanto, la traducción estandarizada es *nexus* (conexión). Cada función energética Yin y cada función energética Yang poseen un meridiano cualificado como Yin o como Yang. Del mismo modo que cada *órgano interno* se complementa con un *órgano externo* (ver pág. 19), también los correspondientes meridianos Yin y Yang forman un conjunto funcional (ver pág. 21). Este tipo de conjuntos de meridianos están conectados por los denominados canales colaterales o Luo mo *(Luo transversales)*. El punto de origen de cada canal colateral que parte de cada meridiano es un punto de conexión o Luo. Por lo demás, los canales colaterales no sólo transcurren hasta el meridiano acoplado, sino que pueden tomar un curso independiente hasta el interior. En general, los puntos de conexión se sitúan distales a rodilla o codo. Los puntos de conexión poseen una importancia clínica especial, ya que a través de los mismos puede influirse tanto en meridianos Yin como Yang. De este modo, puede dinamizarse con especial vehemencia el flujo energético, por ejemplo, en caso de estasis y congestiones de Xue.

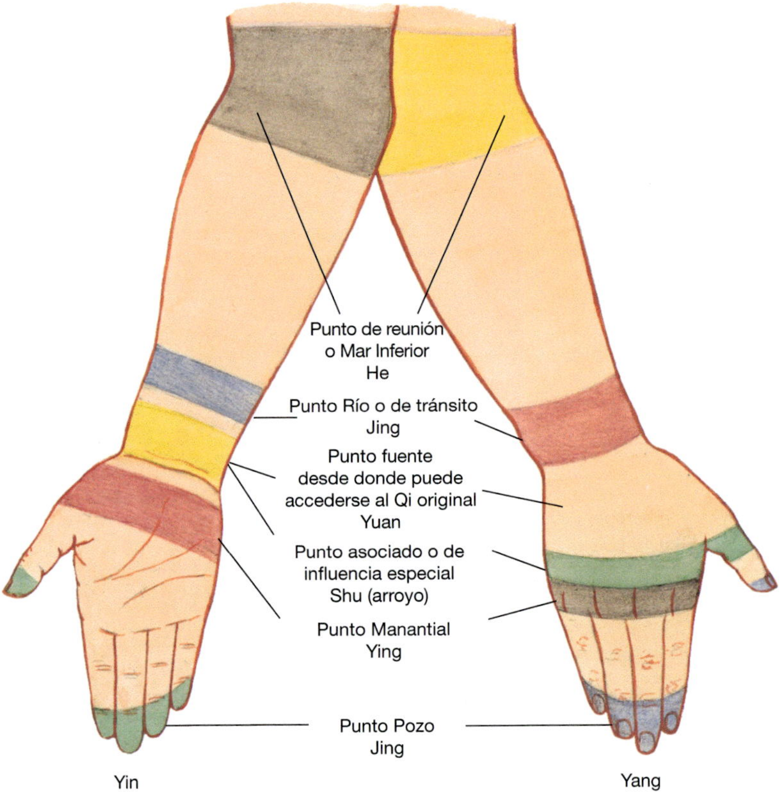

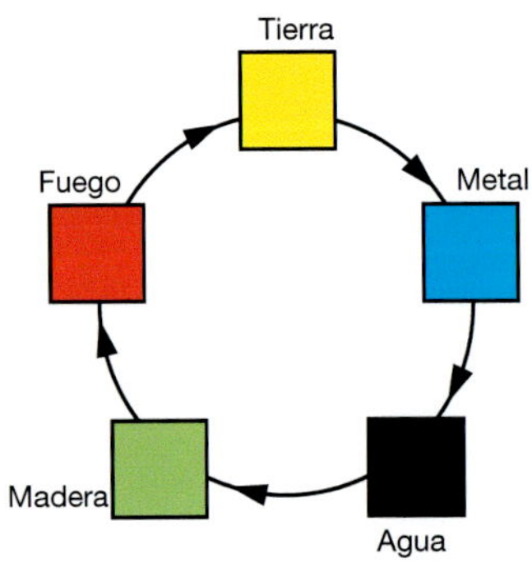

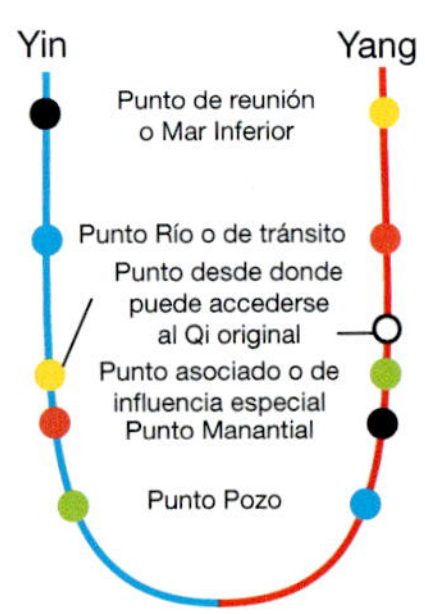

Zonas de los Cinco Inductores o puntos Shu en la extremidad superior

Puntos de hendidura Xi *(foramina rimica)*
En cada meridiano se encuentra un punto de hendidura (chino: *xi*, latín: *rima*). Es muy fácil que a su nivel se produzcan acumulaciones energéticas que deben volverse a puentear. Para ello, se utilizan los puntos hendidura para volver a poner en marcha enérgicamente el flujo de energía de estos meridianos. Un ejemplo clínico típico de congestión energética, de reducción del flujo, son los dolores. Por este motivo, los puntos hendidura son especialmente útiles en el tratamiento de una sintomatología álgica en el curso del meridiano.
Todos los puntos hendidura se sitúan distales a las grandes articulaciones de rodilla y codo, a excepción de E 34, "Cima de la colina", del meridiano de Estómago. Entre los ocho meridianos extraordinarios, también presentan un punto hendidura el Canal defensor (Yin Wei Mai), el Canal defensor (Yang Wei Mai), el Canal de movilidad (Yin Qiao Mai) y el Canal de movilidad (Yang Qiao Mai), respectivamente.

Puntos de reunión Huixue o de influencia *(foramina conventoria)*
Las principales formas de energía y determinados tejidos, como músculos, tendones o huesos, presentan su correspondencia específica en ciertos puntos de acupuntura, a saber, los puntos de reunión (chino: *Hui Xue*, latín: *convenire* = juntar, reunir). A través de estos "lugares de reunión", puede movilizarse de forma especial el suministro energético que corresponde al tejido respectivo.

Puntos fuente Yuan o puntos desde donde puede accederse al Qi original *(foramina qi originalis)*
El Qi original o fuente representa una parte de las reservas constitucionales de fuerza *(qi nativum)*, que puede hacerse disponible directa e inmediatamente. Como la energía específica de cada función energética sale por el punto fuente Yuan *(foramen qi originalis)*, estos puntos de acupuntura se utilizan frecuentemente en clínica, para incidir de forma dirigida en la correspondiente función energética.
Con frecuencia, este punto absorbe el canal *(Luo transversal)* del meridiano complementario.
El punto fuente Yuan *(foramen qi originalis)* también se integra a menudo en los Cinco Inductores. En los meridianos Yin coincide con el tercer punto de acupuntura (punto Shu Arroyo) desde distal o la periferia, mientras que en los meridianos Yang se sitúa regularmente entre el punto Shu Arroyo y el punto Jing Río, formando el sexto punto de acupuntura clásico.

Los Cinco Inductores Wu Shu *(foramina quinque inductoria)*
Todos los meridianos terminan o nacen en las falanges terminales de los dedos de las manos o de los pies. Desde estos puntos distales, en cada meridiano cabe destacar cinco puntos de influencia especiales que deben entenderse, en cierto sentido, como etapas del curso del agua.

Punto Pozo-Jing *(foramen puteale)*
En los meridianos Yin, este punto se corresponde con la fase de transformación Madera, mientras que en los Yang se corresponde con la fase de transformación Metal.
El punto situado más en la periferia de un meridiano se denomina punto Pozo. En general, este punto se sitúa en el ángulo ungueal. Figurativamente, a su nivel surge la energía (el agua) y el Qi se hace por primera vez alcanzable. Por otra parte, también sirve para la derivación, la evaporación, la expulsión.

Punto Manantial Ying *(foramen effusorium)*
En los meridianos Yin corresponde al elemento (fase de transformación) Fuego, mientras que en los Yang corresponde al elemento (fase de transformación) Agua.
En cada meridiano, el punto Manantial es el segundo punto desde distal o la periferia, situándose siempre en la falange basal del dedo de la mano o del pie. Es idóneo para derivar o difundir las fuerzas del Qi al exterior.
A través de estos puntos de acupuntura en los meridianos Yang (elemento o fase de transformación Agua), se amortigua, enfría o deriva el exceso de actividad en caso de procesos patológicos en la región del Yang (región alta). Por el contrario, cuando se producen congestiones en la zona del Yin, puede influirse positivamente en induraciones, estasis y adinamias mediante la ingerencia en el meridiano Yin a través de estos puntos de acupuntura (elemento o fase de transformación Fuego).

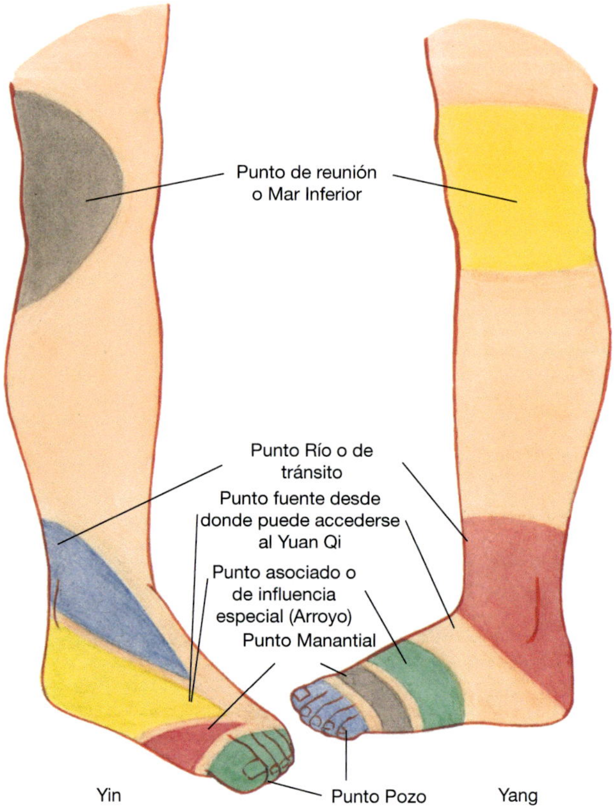

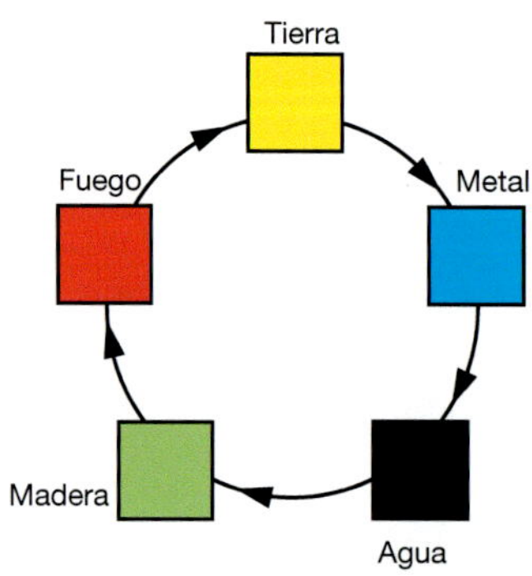

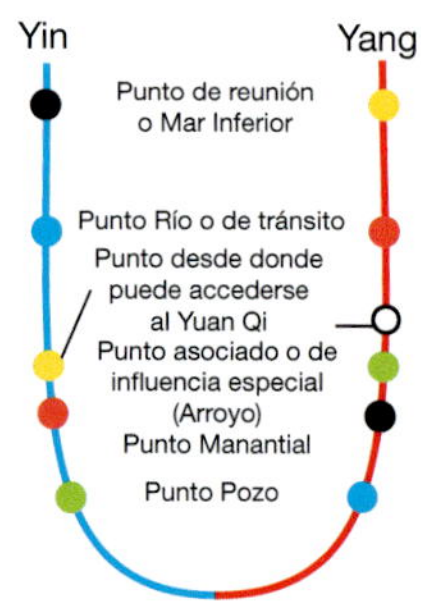

Zonas de los Cinco Inductores en la extremidad inferior

Punto de influencia especial o punto asociado Shu Arroyo *(foramen inductorium)*
En los meridianos Yin corresponde al elemento (fase de transformación) Tierra, mientras que en los Yang corresponde al elemento (fase de transformación) Madera.
El punto Shu asociado *(inductorium)* suele encontrarse en cada meridiano en el tercer punto desde distal o la periferia, a excepción del meridiano de la Vesícula Biliar, donde el punto Shu es el cuarto punto, situándose en la zona metacarpiana o metatarsiana. De hecho, el intercambio, el movimiento y el paso de energía *(inductio)* son características especiales de todos los procesos vivos y el objetivo final de cualquier intervención terapéutica. Esto puede realizarse de forma particular a través de este punto.
En los meridianos Yin este punto coincide con el punto Fuente (Yuan) o aquel desde donde puede accederse al Qi original (Yuan Qi) (ver pág. 63).

Punto Río o de tránsito Jing *(foramen transitorium)*
En los meridianos Yin corresponde al elemento (fase de transformación) Metal, mientras que en los Yang corresponde al elemento (fase de transformación) Fuego.
Todos los puntos Río o de tránsito se sitúan en el tercio distal del antebrazo o de la pierna. En los meridianos Yang suelen corresponder al quinto punto desde distal o la periferia, mientras que en los meridianos Yin corresponde al cuarto. "Tránsito" significa que la energía ortopática procedente del punto Pozo ahora se ha convertido en una corriente mayor que circula y, por tanto, puede influirse en su dinámica. Esto es especialmente aplicable a los meridianos Yang (elemento o fase de transformación Fuego), cuya energía puede acelerarse visiblemente a través de estos puntos. De este modo, puede eliminarse el frío *(algor)*. Sin embargo, también pueden pasar las heteropatías (energía perversa o patógena). En este caso, mediante los puntos Río o de tránsito, pueden volverse a eliminar las influencias energéticas nocivas en los meridianos Yin, las cuales penetraron en el sistema a través de los inductores. Su elemento (fase de transformación) Metal también corresponde a protección y defensa.

Punto de reunión o Mar (He) *(foramen coniunctorium)*
En los meridianos Yin corresponde al elemento (fase de transformación) Agua, mientras que en los Yang correponde al elemento (fase de transformación) Tierra.
Los puntos de reunión se sitúan en las grandes articulaciones, es decir, en codos o rodillas.
De forma figurada, corresponden a la desembocadura del río, el paso que se abre al mar. A su nivel, desemboca el proceso energético formado en el punto Pozo, que circula siguiendo el curso del río y llega finalmente a la profundidad, a la *intima*, al mar de unificación.
En consecuencia, en los meridianos Yin puede ejercerse una influencia consolidada en la *intima* (profundidad), y la calificación como elemento (fase de transformación) Agua recalca este efecto de apoyo del Yin. En los meridianos Yang, se acentúa esta importancia central de los puntos de reunión al corresponderse con el elemento (fase de transformación) Tierra. Al mismo tiempo, a través de estos puntos disponemos de otra posibilidad para eliminar una energía patógena (heteropatía) de origen periférico, antes de que el flujo de energía penetre en la profundidad.

Seis puntos inferiores de reunión de los meridianos Yang (He-inferiores)
Las tres funciones energéticas Estómago, Vejiga y Vesícula Biliar *(orbes stomachi, vesicalis et felleus)* disponen de puntos de reunión en la zona de la rodilla. Por necesidades clínicas, se definieron puntos de influencia adicionales con carácter de puntos de reunión para las tres restantes funciones energéticas Yang que, por su meridiano, se proyectan en la extremidad superior, es decir, las funciones energéticas Intestino Grueso, Intestino Delgado y Triple Recalentador *(orbes intestini crassi, intestini tenuis, tricalorii)*.

Puntos de cruce y reunión *(foramina copulo-conventoria)* jiao hui xue
Se trata de puntos en los que se reúnen y fusionan uno o más meridianos entre sí. Los ocho meridianos extraordinarios (ver pág. 51) consisten exclusivamente en puntos de cruce y reunión, ya que sólo los meridianos principales poseen puntos de acupuntura propios.
Los puntos de cruce y reunión son comparables a caminos y cruces de calles que, así, permiten la estimulación simultánea de varios meridianos. Cabe destacar especialmente los ocho puntos de cruce y reunión con los que pueden iniciarse los ocho meridianos extraordinarios.

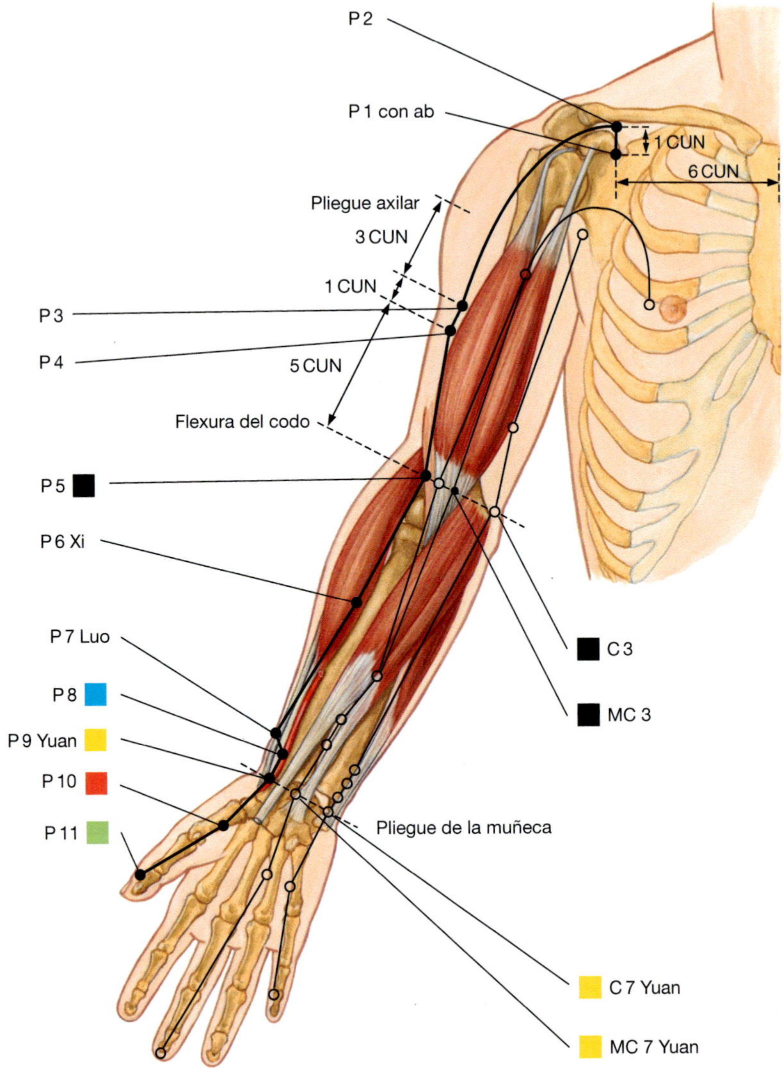
P 2
P 1 con ab
1 CUN
6 CUN
Pliegue axilar
3 CUN
1 CUN
P 3
P 4
5 CUN
Flexura del codo
P 5
P 6 Xi
P 7 Luo
P 8
P 9 Yuan
P 10
P 11
C 3
MC 3
Pliegue de la muñeca
C 7 Yuan
MC 7 Yuan

Puntos de acupuntura del meridiano principal de la función energética Pulmón P *(orbis pulmonalis* P)

Meridiano del Gran Yin *(Tai Yin)* de la mano

P 1 Palacio central

中府 *aula media* *(P 1)*
Tchong Fou, zhōngfū

Localización:
El punto se sitúa en el primer espacio intercostal, por debajo de la clavícula, 6 CUN laterales a la línea media del cuerpo.

Calificación:
1. "Punto de concentración o alarma Mu" ventral del pulmón.
2. "Punto de conexión" entre los meridianos principales de *pulmón* y *bazo*.

Efecto:
Apoyo del *qi del pulmón y bazo*, regulación, descenso del *qi del pulmón y bazo*, interrupción de la tos, transformación de *mucosidad*, canalización de *flema*, refrigeración de *calor*, reducción del dolor, liberación de la superficie.

Indicaciones:
Hinchazón de estómago y extremidades, náuseas, vómitos, hipo, dolor del hombro, disnea, mucosidad bronquial, asma, congestión nasal, bronquitis con una gran cantidad de esputo, tos.

Técnica:
Inserción oblicua de la aguja, punta de la aguja dirigida hacia arriba y afuera, profundidad de inserción 0,3-1 CUN, moxibustión posible.

P 2 Puerta de las nubes

云门 *porta nubium* *(P 2)*
Iunn Menn, yúnmén

Localización:
El punto se sitúa por encima de P 1, pero justo debajo de la clavícula.

Efecto:
Apoyo del *qi del pulmón y bazo*, transformación de *mucosidad*, refrigeración de *calor*, descenso del *qi pulmonar,* interrupción de la tos.

Indicaciones:
Sensación de plenitud en pecho, disnea, asma, tos, dolor en hombro y parte superior del brazo.

Técnica:
0,3-0,5 CUN en oblicuo, moxibustión posible.

P 3 Palacio celeste

天府 *aula caelestis* *(P 3)*
Tienn Fou, tiānfū

Localización:
3 CUN por debajo del borde anterior del pliegue axilar en la cara radial del bíceps braquial, 6 CUN por encima del P 5; el punto queda indicado por un pulso palpable.

Efecto:
Apoyo del mecanismo del Qi, movilización del Xue, descenso del *yang cardíaco y hepático*, refrigeración de Xue, dispersión de *viento*, transformación de *mucosidad* y *flema*.

Indicaciones:
Dificultad respiratoria, tos con esputo sanguinolento, epistaxis, hallazgos de *mucosidad* del "Centro" que pasa al *pulmón*, fatiga, hipersomnia, falta de memoria, depresión.

Técnica:
0,4 CUN, inserción vertical, contraindicación de moxibustión.

P 4 Blanco del brazo

侠白 *candor coercitus* *(P 4)*
Hap Po, xiabái

Localización:
1 CUN por debajo de P 3.

Efecto:
Derivación de *flema* del Recalentador medio, transformación de *mucosidad*.

Indicaciones:
Tos, asma, disnea, eructos, hipo, dolor de pecho irradiado.

Técnica:
0,3 CUN, inserción vertical, moxibustión posible.

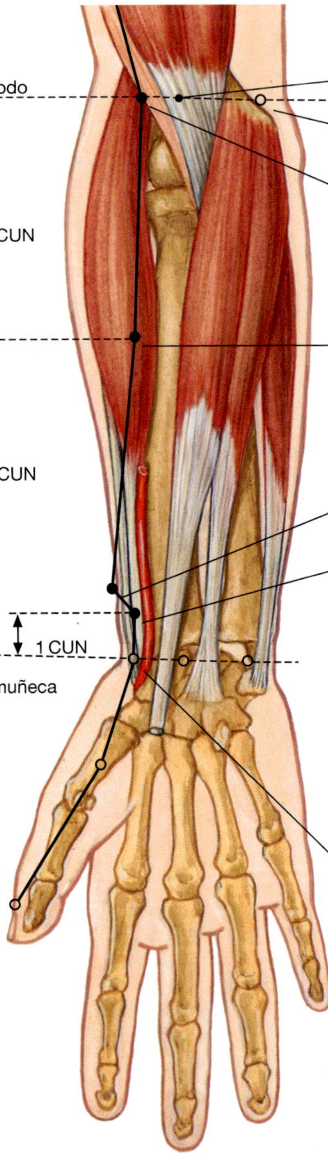
MC 3
Flexura del codo
C 3
5 CUN
P 5
P 6 Xi
P 7 Luo
7 CUN
P 8
1 CUN
Pliegue de la muñeca
P 9 Yuan

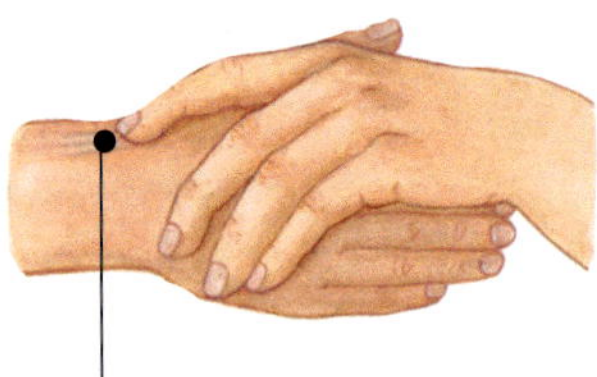
P 7 Luo

P 5 **Pantano de un metro**
尺泽 *lacus pedalis* *(P 5)*
Tche Tsre, chǐzé

Localización:
En el centro del pliegue del codo, entre el borde interno del radio y el externo del tendón del bíceps.

Calificación:
"Punto de reunión o Mar inferior" de los Cinco Inductores, elemento (fase de transformación) Agua.

Efecto:
Regulación del *qi del pulmón y bazo*, transformación y derivación de *humedad (humor),* descenso del *qi pulmonar,* refrigeración de *calor*, apoyo del *yin pulmonar*, estabilización del *yin renal.*

Indicaciones:
Hinchazón, timpanismo, sensación de plenitud en el abdomen, respiración jadeante, fiebre periódica, tos, estornudos, resfriados, mucho esputo, expectoración sanguinolenta, dificultad respiratoria, disnea, tendencia a llorar, asma, bronquitis, dolor medial del hombro (curso del meridiano), epicondilitis, hinchazón medial de la rodilla (cara interna).

Técnica:
0,3-1 CUN, inserción vertical, moxibustión posible.

P 6 **Pozo profundo**
孔最 *extremitas cavi* *(P 6)*
Kong Tsoe, kǒngzùi

Localización:
El punto se sitúa en la cara ventral-radial del antebrazo, 7 CUN proximales al pliegue de la muñeca. Se palpa una depresión. Con el brazo en supinación, en la línea de conexión P5-P 9, 5 CUN distales a P 5.

Calificación:
"Punto de hendidura Xi" *(rim)* del meridiano.

Efecto:
Armonización y descenso del *qi pulmonar*, apertura mantenida de la superficie, refrigeración de *calor*, retención de Xue (hemostasia).

Indicaciones:
Fiebre, tos, esputo sanguinolento, pérdida de la voz, hinchazón del cuello, en general para la hemostasia, hemorroides, dolor en el codo.

Técnica:
0,3-1,5 CUN, inserción vertical, rara vez moxibustión.

P 7 **Débil disposición**
列缺 *series intermissum* *(P 7)*
Lie Tsiue, lièquē

Localización:
Proximal a la apófisis estiloides del radio, entre el tendón del extensor del pulgar y el borde del radio.

Calificación:
1. "Punto de conexión Luo" *(nex)* del meridiano con el que se establece la conexión con el meridiano Yang acoplado (meridiano principal de *intestino grueso*).
2. "Punto de conexión" con el que se inicia el Vaso Concepción *(s. respondens)*.

Efecto:
Resolución del *pulmón*, dispersión de *viento*, restitución y armonización del Vaso Concepción, descenso del *qi pulmonar*, distribución de la energía de defensa, abriendo así la superficie, reapertura de las vías de fluidos, transformación de *mucosidad*.

Indicaciones:
Dificultades respiratorias, asma, esputo, hinchazón de cara y extremidades, hemiplejías, cefalea occipital, dolor de muelas, dolor de nuca, edemas, retención de orina, molestias en el hombro.

Técnica:
0,2-1 CUN. En dispersión: en dirección hacia el codo; en tonificación: en dirección al pulgar. Moxibustión posible.

P 8 **Gotera de la vía energética**
经渠 *emissarium transitorium* *(P 8)*
King Khué, jīngqú

Localización:
1 CUN proximal al pliegue de la muñeca, lado a lado con la arteria palpable a nivel de la apófisis estiloides del radio.

Calificación:
"Punto Río (Jing)" de los Cinco Inductores, elemento (fase de transformación) Metal.

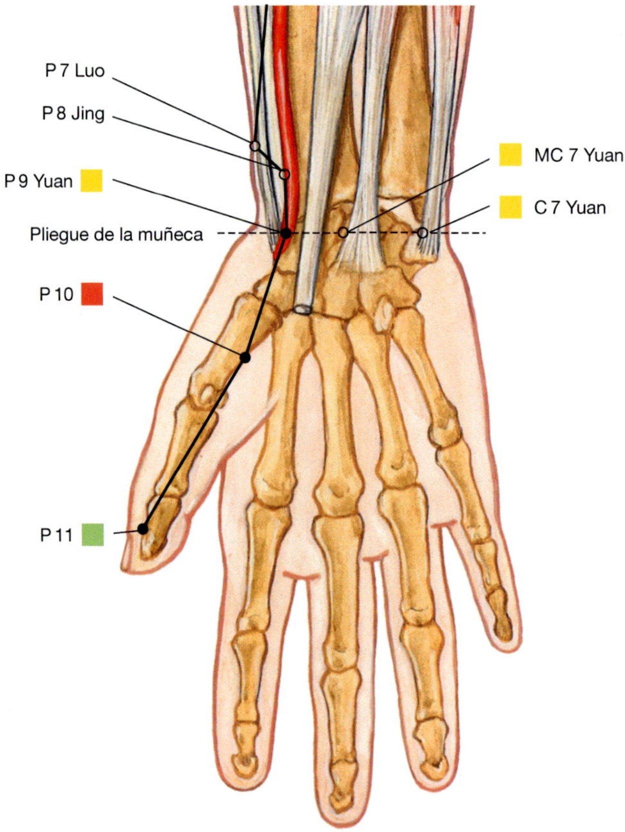
P 7 Luo
P 8 Jing
P 9 Yuan
Pliegue de la muñeca
P 10
P 11
MC 7 Yuan
C 7 Yuan

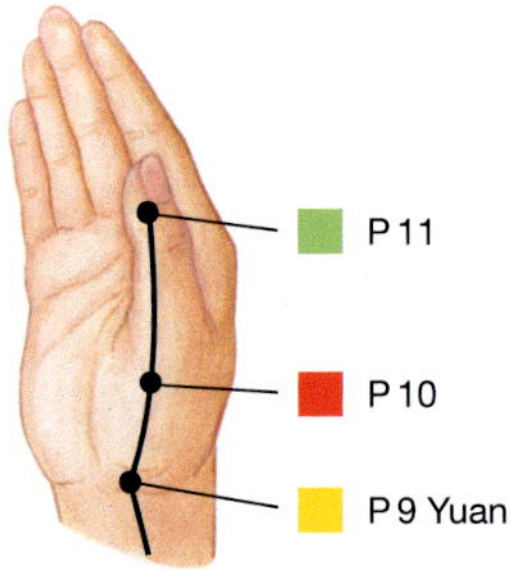
P 11
P 10
P 9 Yuan

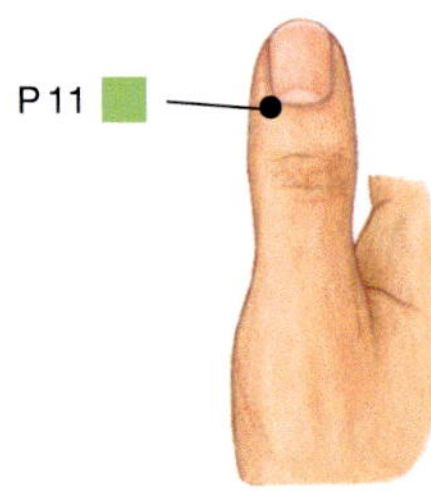
P 11

Efecto:
Control del *qi pulmonar*, apoyo del *pulmón* por parte del *bazo*, descenso del *qi pulmonar*, liberación de la superficie.

Indicaciones:
Afecciones por *frío*: tos, asma, calambres en el pecho y la espalda, fiebre sin sudor, dolor de muñeca.

Técnica:
Inserción vertical ligeramente inclinada de la aguja en sentido contrario a la dirección del curso, 0,2-0,4 CUN. Por lo general, inserción de dispersión. Moxibustión contraindicada.

P 9 Gran fuente

太渊 *vorago maior* (*P 9*)
Tae Iuann, tàiyūan

Localización:
En el extremo radial de la depresión situada en el surco radial de la muñeca, en el punto de palpación del pulso CUN.

Calificación:
1. Corresponde, entre los Cinco Inductores, al elemento (fase de transformación) Tierra. "Punto Shu".
2. "Punto Yuan" (punto fuente o punto desde donde puede accederse al Qi original).
3. "Punto de reunión Huixue" de todos los vasos.

Efecto:
Refuerzo del *qi pulmonar* y *qi del bazo*, regulación del metabolismo de fluidos, humedeciendo así la sequedad o también transformando y derivando la *mucosidad*, apoyo del *yin pulmonar*, calmante de la tos, refrigeración de *calor*.

Indicaciones:
Punto principal de trastornos del *pulmón*. Tos, dificultades respiratorias, problemas respiratorios secos, así como gran cantidad de expectoración, distensión abdominal, eructos, trastornos de la micción, nerviosismo, inquietud, formación de glaucoma, enrojecimiento ocular, molestias en muñeca.

Técnica:
Inserción vertical de la aguja, 0,2-0,5 CUN para la tonificación y control del Qi, moxibustión posible.

P 10 Reencuentro de los peces

鱼际 *linea piscis* (*P 10*)
Ju Tchi, yújì

Localización:
En la eminencia tenar en medio del primer metacarpiano, en el límite entre "carne blanca y roja".

Calificación:
"Punto Manantial (Ying)" de los Cinco Inductores, elemento (fase de transformación) Fuego.

Efecto:
Refrigeración de *calor* en *pulmón*, transformación y eliminación de *mucosidad* y *flema*, liberación de la garganta.

Indicaciones:
Fiebre sin sudor, escalofríos, sensación de presión en el pecho, mareos, insomnio, garganta seca, expectoración mucosa, expulsión de esputo sanguinolento, esputo amarillo, afonía, síntomas asmáticos, inflamación tiroidea.

Técnica:
0,5 CUN, inserción vertical. En general, no se efectúa moxibustión.

P 11 Joven comerciante

少商 *metallum structivum* (*P 11*)
Chao Chang, shàoshāng

Localización:
Ángulo radial de la uña del pulgar.

Calificación:
"Punto Pozo (Jing)" de los Cinco Inductores, elemento (fase de transformación) Madera.

Efecto:
Derivación de *calor*, refrigeración, liberación de la garganta, derivación de *viento* externo e interno.

Indicaciones:
En caso de colapso con "puntos Pozo" de otros meridianos, dolor de garganta, amigdalitis, inflamaciones febriles de garganta, distensión abdominal, expectoración pegajosa o amarillenta, fiebre, tos, labios secos, mucha sed, tiroiditis, parotiditis, apoplejía.

Técnica:
Para la dispersión de hallazgos masivos de *calor*: inserción en dispersión, con sangría. Moxibustión generalmente contraindicada.

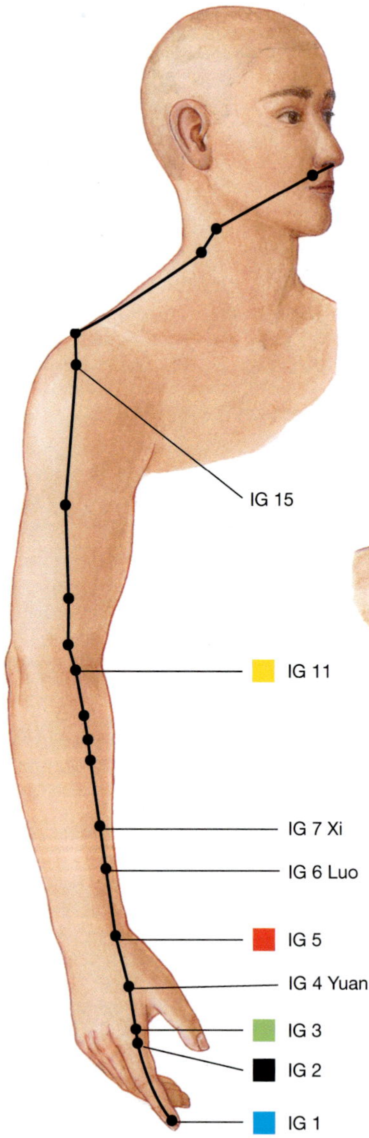
IG 15
IG 11
IG 7 Xi
IG 6 Luo
IG 5
IG 4 Yuan
IG 3
IG 2
IG 1

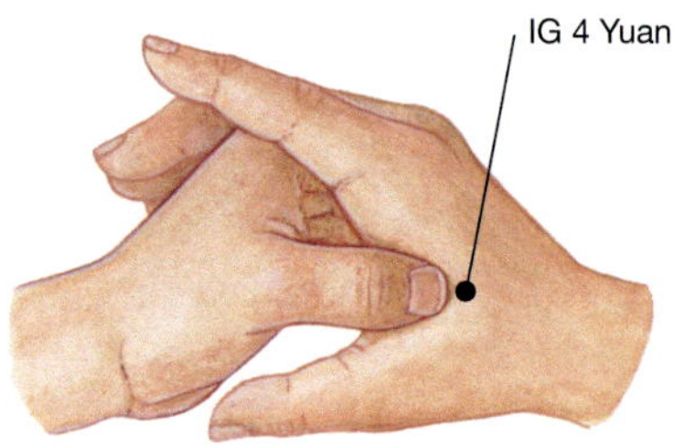
IG 4 Yuan

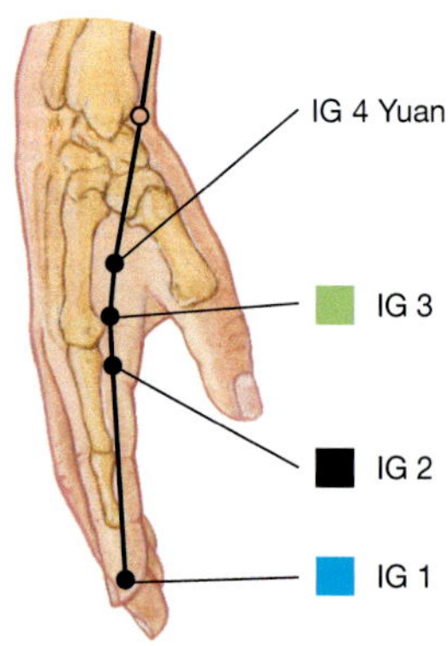
IG 4 Yuan
IG 3
IG 2
IG 1

Puntos de acupuntura del meridiano principal de la función energética Intestino Grueso IG *(orbis intestini crassi* IC)
Meridiano Yang Ming *(splendor yang)* de la mano

IG 1 **Comerciante de Yang**
商阳 *yang extremum* *(IC 1)*
Chang Yang, shāngyáng

Localización:
En el ángulo radial de la uña del dedo índice.

Calificación:
"Punto Pozo (Jing)" de los Cinco Inductores, elemento (fase de transformación) Metal.

Efecto:
Apertura de la superficie, liberación de las aberturas de los sentidos, apoyo del *yin pulmonar*.

Indicaciones:
Dificultades respiratorias, presión en el pecho, fiebre sin sudor, dolor de muelas, parotiditis, entumecimiento de los dedos, colapso, epilepsia.

Técnica:
Inserción de aguja generalmente 0,1-0,2 CUN, con técnica de dispersión, posiblemente con sangría, moxibustión posible.

IG 2 **Segundo intervalo**
二间 *interstitium alterum* *(IC 2)*
Eu Tsienn, èrjiān

Localización:
Distal a la articulación metacarpofalángica del dedo índice en el lado radial, en el límite entre la "carne blanca y roja".

Calificación:
"Punto Manantial (Ying)" de los Cinco Inductores, elemento (fase de transformación) Agua.

Efecto:
Derivación de la *flema* del "Centro", eliminación de bloqueos por *humedad*, refrigeración de *calor*.

Indicaciones:
Sensación de contracción de la traquea, inflamación de garganta, dolor de muelas, parálisis facial, parotiditis.

Técnica:
0,3 CUN, inserción vertical, en general con técnica de dispersión, moxibustión posible.

IG 3 **Tercer intervalo**
三间 *interstitium tertium* *(IC 3)*
Sann Tsienn, sānjiān

Localización:
Proximal a la articulación metacarpofalángica del dedo índice en el lado radial.

Calificación:
"Punto Shu (Arroyo)" de los Cinco Inductores, elemento (fase de transformación) Madera.

Efecto:
Transformación de *flema*, dispersión de *calor* del Recalentador *(Calorium)* medio y del inferior.

Indicaciones:
Sensación de contracción del cuello, dolor de muelas, sensación de opresión, sensación de presión en el pecho, síntomas nasales, parálisis facial, enfermedades febriles.

Técnica:
0,4 CUN, inserción vertical, por lo general con técnica de dispersión, moxibustión posible.

IG 4 **Unión del valle**
合谷 *valles coniunctae* *(IC 4)*
Ro Kou, hégŭ

Localización:
En la mitad del segundo metacarpiano en el lado radial, en una depresión.

Calificación:
"Punto Yuan" *(orig)* (punto desde donde se accede al Qi original o Yuan Qi).

Efecto:
Dispersión de *viento*, apertura de la superficie, eliminación del dolor, permeabilización del sistema de meridianos, refuerzo y distribución del *qi pulmonar*, estabilización de la energía de defensa.

Indicaciones:
En enfermedades de *viento externo* y resfriados con fiebre, escalofríos, cefaleas, rigidez de nuca, tos, dolor de cabeza, parálisis, dolor de muelas, paresias.
En dolor de muelas con E 44.

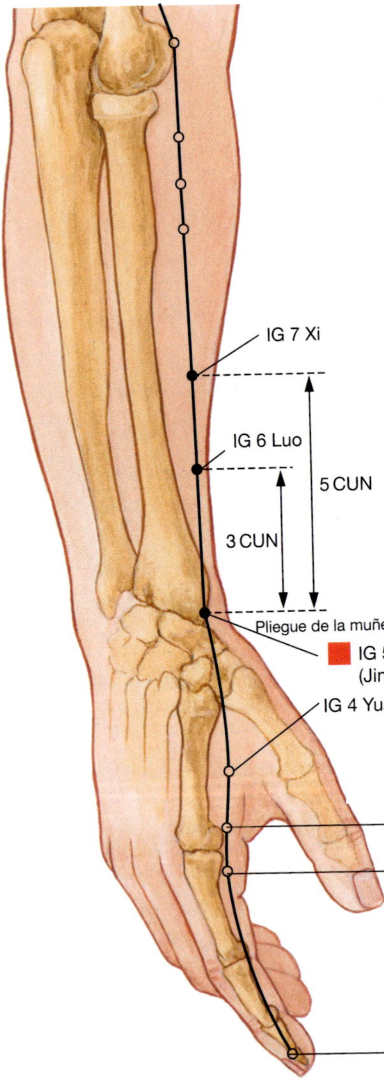
IG 7 Xi
IG 6 Luo
5 CUN
3 CUN
Pliegue de la muñeca
IG 5
(Jing)
IG 4 Yuan
IG 3 (Shu Arroyo)
IG 2 (Ying Manantial)
IG 1 (Jing Pozo)

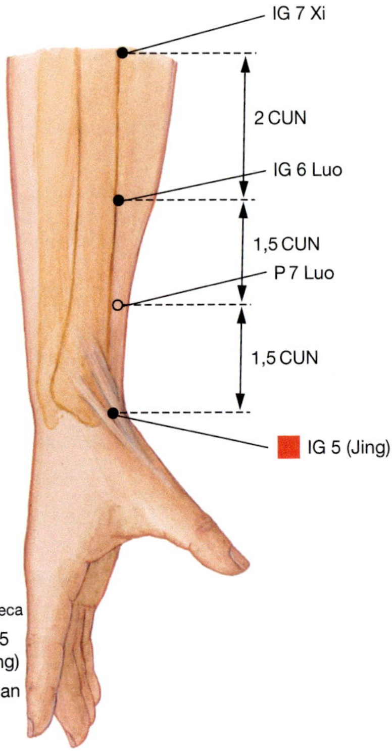
IG 7 Xi
2 CUN
IG 6 Luo
1,5 CUN
P 7 Luo
1,5 CUN
IG 5 (Jing)

Lesiones internas de *viento:* hemiplejía, mareos, hipertonía muscular, con H 3.
Rinitis, congestión nasal, con IG 20.
Afecciones gripales, con P 7 y P 5.
Cefaleas, con VB 20.
En casos sin sudor, con técnica de dispersión; en casos de exceso de sudor, con técnica de tonificación.

Técnica:
0,3-1 CUN en vertical, moxibustión posible.

IG 5 **Valle del Yang**
阳溪 *rivulus yang* *(IC 5)*
Yang Ki, yángxī

Localización:
En el dorso de la mano, distal al surco de la muñeca con el pulgar en abducción, en la depresión de la denominada "tabaquera anatómica".

Calificación:
"Punto Río (Jing)" de los Cinco Inductores, elemento (fase de transformación) Fuego.

Efecto:
Descenso de *viento del hígado*, sedación de *calor* del *corazón*, en dispersión.

Indicaciones:
Dolor de muñeca, fiebre con inquietud, alucinaciones, opresión torácica, enrojecimiento ocular, sensación de obstrucción de la garganta, parotiditis.

Técnica:
0,3-1 CUN vertical, moxibustión posible.

IG 6 **Pasaje al viés**
偏历 *pervium obliquum* *(IC 6)*
Pienn Li, piānlì

Localización:
3 CUN proximales a IG 5 sobre la conexión recta con IG 11.

Calificación:
"Punto de conexión Luo" *(nex)* con el meridiano principal de *pulmón*.

Efecto:
Liberación de los órganos de los sentidos, descenso del *qi pulmonar*, liberando así las vías de fluidos, movilización y también mantenimiento de Xue.

Indicaciones:
Paresias (contralateral), tos con esputo sanguinolento, epistaxis, contracción de garganta, epicondilitis, acúfenos, enrojecimiento ocular.

Técnica:
El punto se encuentra, con las manos entrelazadas, en la punta del dedo mediano, dorsal al radio.
Inserción de la aguja en dirección del qi del meridiano: efecto en el mismo; inserción de la aguja en dirección del meridiano de *pulmón*: efecto sobre Xue y pulmón. 0,3- 0,5 CUN, inserción vertical, moxibustión posible.

IG 7 **Calor errante**
温溜 *amnis fovens* *(IC 7)*
Iuenn Liou, wēnliū

Localización:
5 CUN proximales a IG 5 (del pliegue de la muñeca).

Calificación:
"Punto de hendidura Xi" (*rim)* del meridiano.

Efecto:
Disolución de bloqueos por *mucosidad-frío* en el Recalentador *(Calorium)* superior y el medio, eliminación de dolor, expulsión de lesiones por *viento*, refrigeración de *calor*.

Indicaciones:
Sensación de obstrucción de la garganta, dolor en el brazo, sensación de opresión, dolores abdominales, dolor de cabeza, dolor en el hombro, entumecimiento.

Técnica:
Inserción inclinada de la aguja en el curso del meridiano 0,3-0,5 CUN, moxibustión posible.

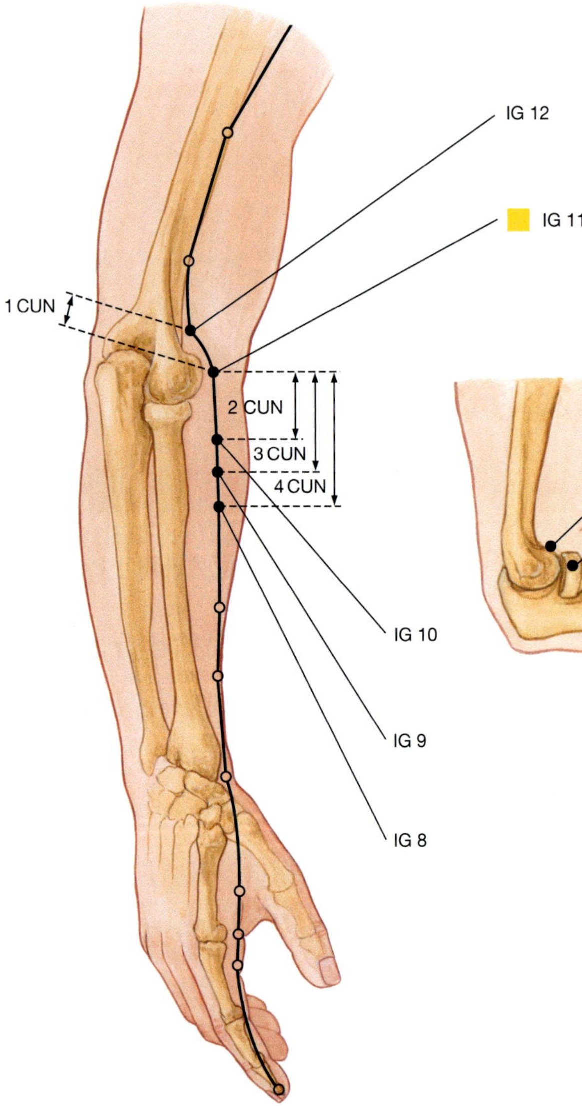
IG 12
IG 11
1 CUN
2 CUN
3 CUN
4 CUN
IG 10
IG 9
IG 8

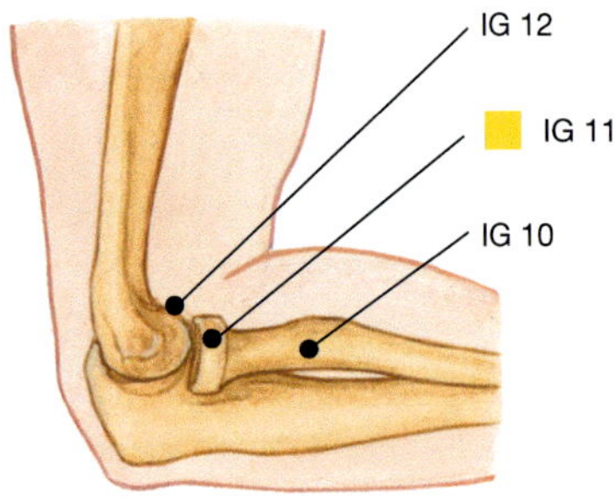
IG 12
IG 11
IG 10

IG 8 **Región inferior**
下廉 *angustiae inferae manus* *(IC 8)*
Cha Lienn, xiàlián

Localización:
4 CUN distales a IG 11.

Efecto:
Expulsión de *viento,* dispersión de *flema* y *humedad*, destrucción de los bloqueos por *mucosidad*, alivio del dolor.

Indicaciones:
Dolor reumático, dolores abdominales, agotamiento rápido, hemiplejía, mareos, obnubilación, dolor de cabeza, dolor en brazos.

Técnica:
0,5-1,3 CUN en la dirección del curso del meridiano, moxibustión posible.

IG 9 **Región superior**
上廉 *angustiae superae manus* *(IC 9)*
Chang Lienn, shànglián

Localización:
3 CUN distal a IG 11

Efecto:
Expulsión de *flema-viento*, refrigeración de *calor*.

Indicaciones:
Hemiplejía, paresias, dificultades respiratorias, dolor torácico, dolor de cabeza, dolor de hombro.

Técnica:
0,5-1 CUN, inserción vertical, moxibustión posible.

IG 10 **Tres lugares de la mano**
手三里 *vicus tertius manus* *(IC 10)*
Cheou Sann Li, shŏusānlĭ

Localización:
2 CUN distales a IG 11.

Efecto:
Expulsión de *viento*, canalización de *flema* y *humedad.*

Indicaciones:
Diarrea, heces tipo cólera, parotiditis, hemiplejía, parálisis facial, epicondilitis, dolor hombro-brazo, hipertonía muscular.

Técnica:
0,2-2 CUN, inserción vertical, moxibustión posible.

IG 11 **Curva del estanque**
曲池 *stagnum curvum* *(IC 11)*
Keo Tcheu, qūchí

Localización:
Con el codo en ángulo recto, en conexión con el pliegue del codo hacia el epicóndilo lateral, en la depresión que se encuentra delante.

Calificación:
"Punto de reunión o Mar (He)" de los Cinco Inductores, elemento (fase de transformación) Tierra.

Efecto:
Expulsión de *viento*, apertura de la superficie, refrigeración de *calor*, dispersión de *flema-humedad*, armonización y refrigeración de Xue.

Indicaciones:
Enfermedades febriles, enfermedades cutáneas con signos de *calor* (signos de inflamación), signos de *humedad* (exantemas, formación de úlceras), participación de Xue (formación de úlceras, inflamaciones), prurito, exantemas, sensación de obstrucción de la garganta, afonía, hemiplejía, paresias (contralateral), dolor en brazos, epicondilitis, parotiditis, molestias del hombro, apendicitis, molestias intestinales, hipertonía, ataques o convulsiones epileptiformes, trastornos menstruales.

Técnica:
0,7-2 CUN, inserción vertical, moxibustión posible.

IG 12 **Hueso del codo**
肘髎 *cella cubiti* *(IC 12)*
Tchou Liou, zhŏujiáo, zhŏuliáo

Localización:
1 CUN por encima de IG 11 en el borde del húmero.

Efecto:
Expulsión de *viento-humedad.*

Indicaciones:
Pérdida de las fuerzas, espasmos, paresias de brazo y codo.

Técnica:
Inclinada, oblicua en dirección al curso del meridiano, 0,3-0,5 CUN, moxibustión posible.

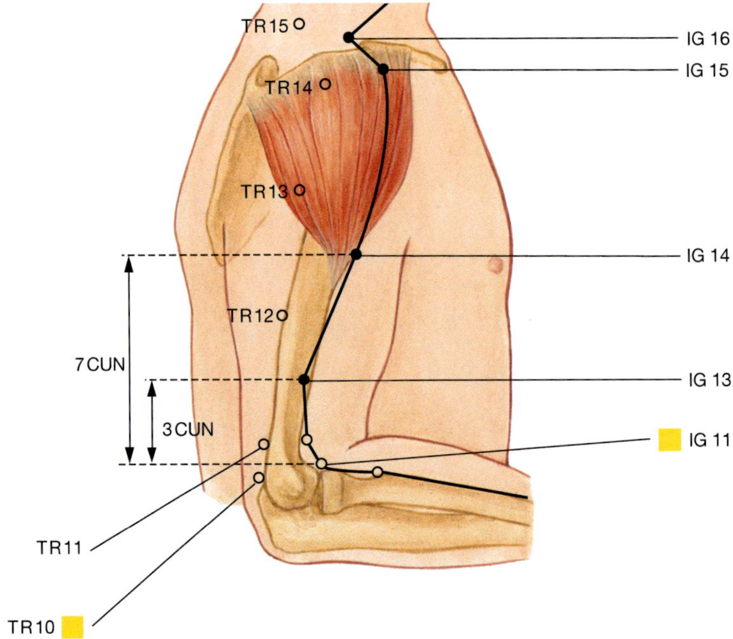
TR15
IG 16
IG 15
TR14
TR13
IG 14
TR12
7CUN
IG 13
3CUN
IG 11
TR11
TR10

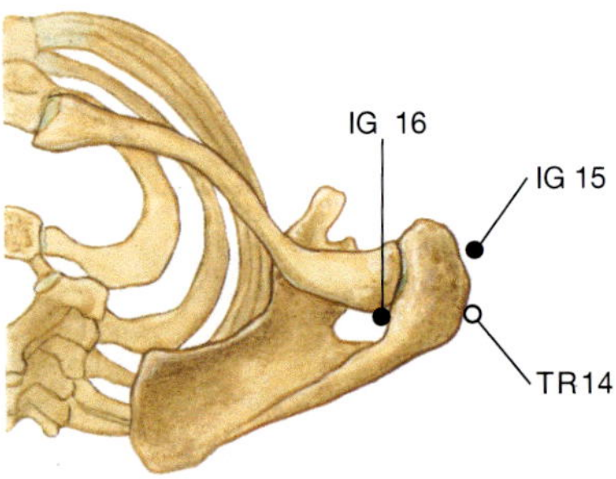
IG 16
IG 15
TR14

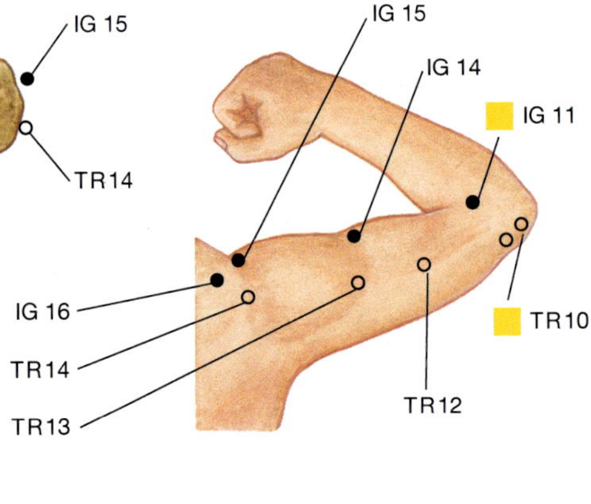
IG 15
IG 14
IG 11
IG 16
TR14
TR13
TR10
TR12

IG 13 **Cinco lugares**

手五里 *vicus quintus manus* *(IC 13)*

Wou Li, shǒuwǔlǐ

Localización:
3 CUN proximales a IG 11, en dirección a IG 15.

Efecto:
Transformación de *flema-humedad*, armonización del "Centro", sostén del Xue, limitación/control del *yang hepático*.

Indicaciones:
Dolor en brazo y codo, tendencia a sobresaltos, miedos, cuerpos extraños en el centro del abdomen.

Técnica:
Contraindicada la inserción de agujas, posible moxibustión.

IG 14 **Brazo y antebrazo**

臂臑 *latus lacerti* *(IC 14)*

Pi Yong, bìnaò

Localización:
Cerca de la punta del deltoides (V deltoidea), 7 CUN proximal a IG 11.

Calificación:
"Punto de cruce" con el meridiano extraordinario "Canal defensor Yang" (Yang Wei Mai) *(sinarteria retinens yang)*.

Efecto:
Permeabilización del canal, mejora de la agudeza visual.

Indicaciones:
Dolor en el brazo, dolor de nuca, miopía, dolor en el hombro.

Técnica;
0,3-1 CUN, inserción vertical, moxibustión posible.

IG 15 **Hueso del hombro**

肩髃 *fossa subacromiale* *(IC 15)*

Tsienn Iu, jiānyú

Localización:
El punto se sitúa por debajo del borde del acromion en el hombro. Si el paciente eleva lateralmente el brazo, se forma una depresión palpable debajo del promontorio.

Calificación:
"Punto de cruce" del meridiano principal del *intestino grueso* conectado con el "Canal de movilidad Yang" (Yang Qiao Mai) *(sinarteria ascendens yang)*.

Efecto:
Expulsión de lesiones por *viento* de cualquier tipo.

Indicaciones:
Dolor en hombros, paresias, rigidez, contracturas de nuca.

Técnica:
Inserción vertical de la aguja 0,5-1,5 CUN, moxibustión posible.

IG 16 **Hueso grande**

巨骨 *os amplum* *(IC 16)*

Ku Kou, jùgǔ

Localización:
Depresión entre el extremo lateral de la clavícula, escápula y acromion.

Calificación:
"Punto de cruce" a través del cual conectan el meridiano principal del *intestino grueso* y el "Canal de movilidad Yang" (Yang Qiao Mai) *(sinarteria ascendens yang)*.

Efecto:
Dispersión de estasis, liberación de canales, control del *yang hepático*.

Indicaciones:
Dolor de hombro, ataques epilépticos, estasis de Xue, bloqueos en zona torácica.

Técnica:
Inserción vertical de la aguja con el paciente sentado, punta de la aguja hacia arriba y dorsal, 0,8-1,5 CUN, moxibustión posible.

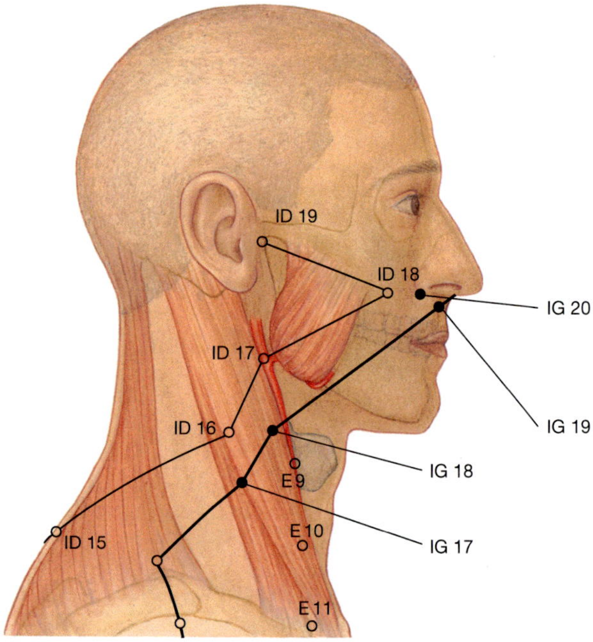
ID 19
ID 18
IG 20
ID 17
IG 19
ID 16
IG 18
E 9
IG 17
E 10
ID 15
E 11

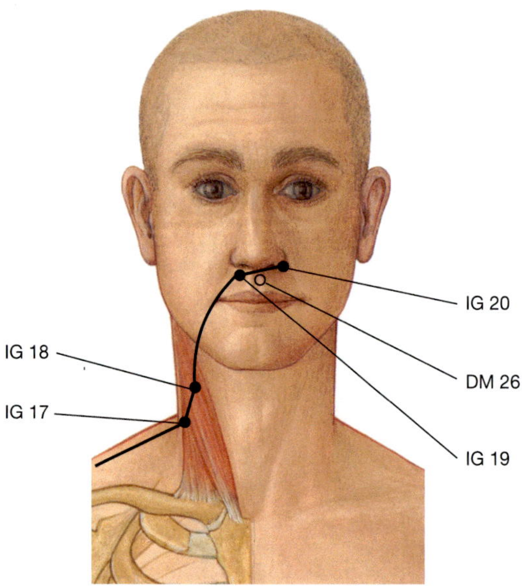
IG 20
IG 18
DM 26
IG 17
IG 19

IG 17 **Quema perfume celeste**
天鼎 *tripus caelestis* *(IC 17)*
Tienn Ting, tiāndǐng

Localización:
1 CUN en oblicuo por debajo del IG 18, en el borde posterior del esternocleidomastoideo.

Efecto:
Liberación de cuello y garganta.

Indicaciones:
Ronquera, afonía, hipo, sensación de obstrucción de la garganta.

Técnica:
Inserción inclinada/oblicua de la aguja 0,3-0,8 CUN, moxibustión posible.

IG 18 **Protuberancia de apoyo**
扶突 *foramen aquaticum* *(IC 18)*
Fou Ti, fútū

Localización:
1 CUN vertical por debajo del ángulo de la mandíbula, 3 CUN laterales al cartílago laríngeo, en el borde anterior del esternocleidomastoideo.

Efecto:
Refuerzo y movilización del *qi* del *pulmón* y del *riñón*.

Indicaciones:
Ronquera, afonía, tos con mucha expectoración.

Técnica:
Inserción inclinada/oblicua de la aguja 0,3-0,8 CUN, moxibustión posible.

IG 19 **Hueso de arroz**
禾髎 *cella frumentaria* *(IC 19)*
Hou Liou, héjiáo, héliáo

Localización:
Debajo del agujero nasal, a 0,5 CUN de DM 26 en la línea media.

Efecto:
Permeabilización del canal colateral, expulsión de *viento*.

Indicaciones:
Congestión nasal, desviación de la boca en caso de ictus, epistaxis.

Técnica:
Inserción inclinada/oblicua a la línea media, 0,3-0,5 CUN, moxibustión contraindicada.

IG 20 **Acogida de los perfumes**
迎香 *accipiens odores* *(IC 20)*
Ing Siang, yíngxiāng

Localización:
En el borde inferior del ala nasal en una depresión.

Calificación:
"Punto de cruce" con el meridiano principal del *estómago*.

Efecto:
Permeabilización de la nariz, dispersión de *viento* o *calor* o *frío* o *viento interno*.

Indicaciones:
Congestión nasal, anosmia, pólipos nasales, epistaxis, paresias de músculos faciales.

Técnica:
0,3 CUN, inserción vertical, moxibustión contraindicada.

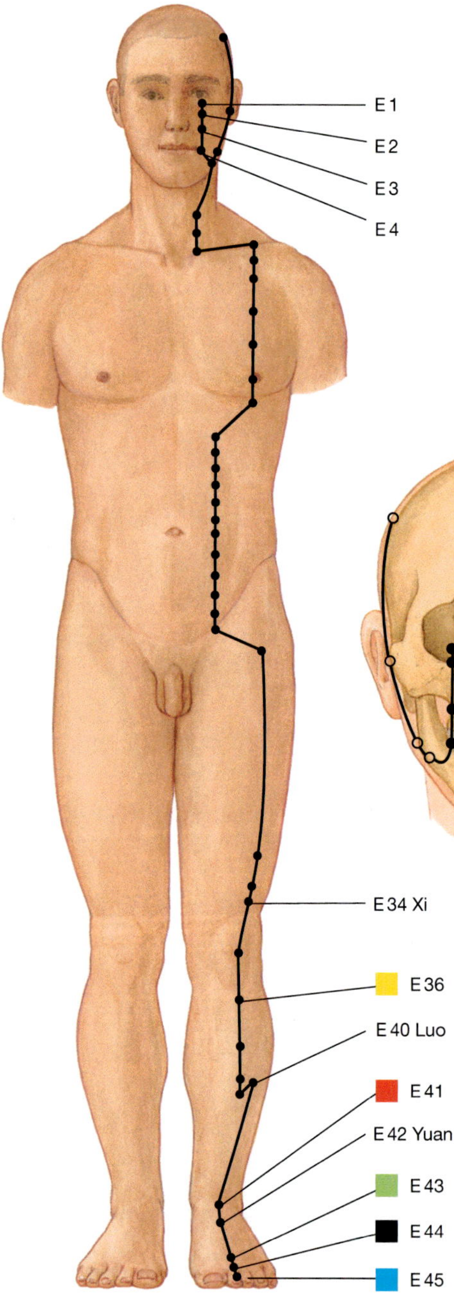
E 1
E 2
E 3
E 4
E 34 Xi
E 36
E 40 Luo
E 41
E 42 Yuan
E 43
E 44
E 45

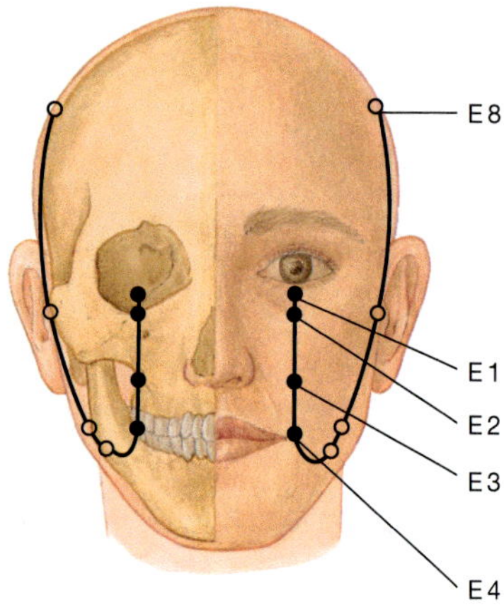
E 8
E 1
E 2
E 3
E 4

Puntos de acupuntura del meridiano principal de la función energética Estómago E *(orbis stomachi S)*
Meridiano Yang ming *(splendor yang)* de los pies

E 1 承泣 **Vaso de las lágrimas**
recipiens lacrimarum *(S 1)*
Shing Iap, chéngqì

Localización:
Con la mirada recta, alrededor de 0,7 CUN verticalmente por debajo de la pupila, justo por encima del borde del cigomático (borde inferior de la órbita).

Calificación:
"Punto de cruce" entre el meridiano principal de *estómago*, "Canal de movilidad Yang" o Yang Qiao Mai y "Vaso Concepción" *(sinarteria respondens)*.

Efecto:
Dispersión de *viento*, expulsión de *viento-calor*, mejora de la agudeza visual.

Indicaciones:
Lagrimeo, todo tipo de trastornos de la vista, enfermedades oculares como conjuntivitis, miopía e hipermetropía, ceguera de colores, ceguera nocturna, inflamación y atrofia del nervio óptico, cataratas, paresias unilaterales de músculos faciales, tics de la musculatura facial, acúfenos.

Técnica:
Inserción vertical con agujas muy finas, suma cautela, profundidad de inserción 1-1,5 CUN, moxibustión indirecta posible.

E 2 四白 **Cuatro blancos**
margo zygomaticus *(S 2)*
Seu Po, sìbái

Localización:
Con la mirada recta, 1 CUN vertical por debajo de la pupila, justo encima del borde del cigomático.

Efecto:
Expulsión de lesiones de *viento*, mejora de la agudeza visual, estimulación y regulación del flujo de energía del *hígado*.

Indicaciones:
Parálisis facial, neuralgia del trigémino, conjuntivitis, miopía, dolorimiento y enrojecimiento de los ojos, dolor de cabeza, vértigo rotatorio, prurito ocular.

Técnica:
0,3 a 0,8 CUN, inserción vertical. Cuidado: agujero de salida del nervio infraorbital.

E 3 巨髎 **Gran hueso**
cella ampla *(S 3)*
Tchu Liou, jùjiáo, jùliáo

Localización:
0,7 CUN laterales a la abertura nasal a nivel del borde inferior del ala nasal.

Calificación:
Conexión del meridiano principal de *estómago* con el "Canal de movilidad Yang" (Yang Qiao Mai) *(sinarteria ascendens yang)*.

Efecto:
Dispersión de lesiones por *viento,* refuerzo del *qi hepático*, movilización de Xue, descenso de *viento-calor* y signos de congestión de *calor*.

Indicaciones:
Espasmos y paresias en diferentes partes del organismo, paresias de la musculatura facial, inflamación facial, trastornos oculares de cualquier tipo, como ceguera nocturna, miopía, glaucoma; epistaxis, dolor de muelas, rinitis.

Técnica:
0,3-0,5 CUN, inserción vertical, moxibustión posible.

E 4 地仓 **Almacén terrestre**
granarium terrestre *(S 4)*
Ti Tchang, dìcāng

Localización:
0,4 CUN laterales a la comisura labial.

Calificación:
"Punto de cruce" entre el meridiano principal de *estómago* con el del *intestino grueso*, así como del "Vaso Concepción" *(sinarteria respondens)* y del "Canal de movilidad Yang" (Yang Qiao Mai) *(sinarteria ascendens yang)*.

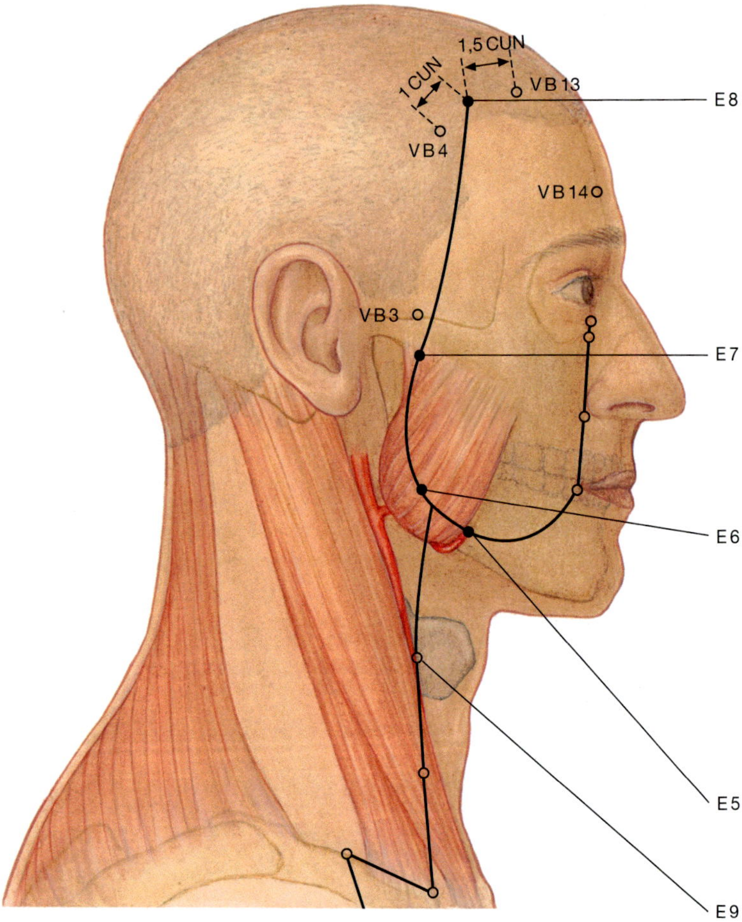
1,5 CUN
1 CUN
VB 13
E8
VB 4
VB 14
VB 3
E7
E6
E5
E9

Efecto:
Calma del *viento interno*, eliminación de paresias y parálisis.

Indicaciones:
Parálisis facial, trastornos contráctiles del movimiento ocular, dolor ocular, miopía, ceguera nocturna, afonía, neuralgia del trigémino; en niños: infecciones intestinales por gusanos.

Técnica:
Inserción transversal en dirección hacia E 6, 1,5-2,5 CUN.

E 5 **Gran acogida**
大迎 *magnum accipiens* *(S 5)*
Tae Ying, dàyíng

Localización:
Delante del ángulo de la mandíbula, en el borde del masetero, por encima del borde inferior del hueso de la mandíbula, en una depresión en donde se encuentra el pulso.

Efecto:
Dispersión de *viento*, permeabilización de los canales colaterales, ascenso de la energía de defensa.

Indicaciones:
Secuelas de hemiplejía, prolapso de la comisura labial, hinchazón de cara y cuello, dolor de muelas.

Técnica:
Inserción inclinada/oblicua de la aguja 0,3-0,5 CUN, moxibustión posible.

E 6 **Región de la mejilla**
颊车 *maxilla* *(S 6)*
Che Tche, jiàchē

Localización:
Ligeramente por delante y encima del ángulo de la mandíbula.

Efecto:
Dispersión de *viento*, permeabilización de los canales, eliminación de trismus.

Indicaciones:
Paresias en la zona facial, trismus, afonía, dolor de muelas después de la extracción, tortícolis, parotiditis, neuralgia del trigémino.

Técnica:
Inserción inclinada/oblicua de la aguja hacia E 4, 0,3-0,5 CUN.

E 7 **Barrera inferior**
下关 *clusa inferior* *(S 7)*
Cha Koann, xiàguān

Localización:
En una depresión en el borde inferior del arco cigomático, delante del cóndilo del maxilar inferior, en el borde posterior del masetero.

Calificación:
"Punto de cruce" entre los meridianos principales de *estómago* y *vesícula*.

Efecto:
Refuerzo biliar y tonificación de *bazo, pulmón y riñón,* derivación de *calor-humedad*, permeabilización de los canales colaterales.

Indicaciones:
Luxación de la articulación mandibular, secreción purulenta del oído, inflamación de las encías, dolor de muelas, otalgia, sordera, acúfenos, paresias faciales, calambres del masetero, neuralgia del trigémino.

Técnica:
Inserción inclinada/oblicua de la aguja desde E 4 o en vertical.

E 8 **Enlace craneano**
头维 *retinens capitis* *(S 8)*
Treou Oe, tóuwéi

Localización:
En el ángulo de la sien, 0,5 CUN dentro de la línea del cabello, 1,5 CUN laterales del *foramen shen stirpis* VB 13, 1 CUN vertical por encima de VB 4.

Calificación:
"Punto de cruce" a través del cual se conectan el meridiano principal de *vesícula biliar* y *estómago* así como con el "Canal defensor Yang" (Yang Wei Mai) *(sinarteria retinens yang)*.

Efecto:
Dispersión de *viento*, refuerzo y armonización de *hígado* y *vesícula biliar*.

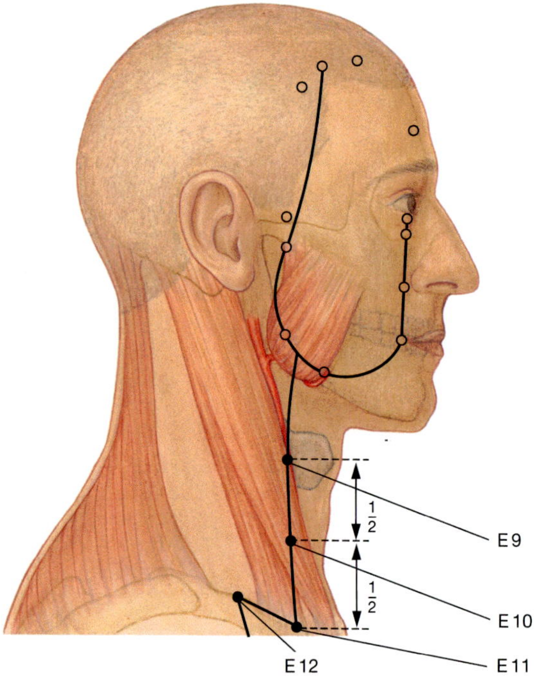
1/2
1/2
E9
E10
E12
E11

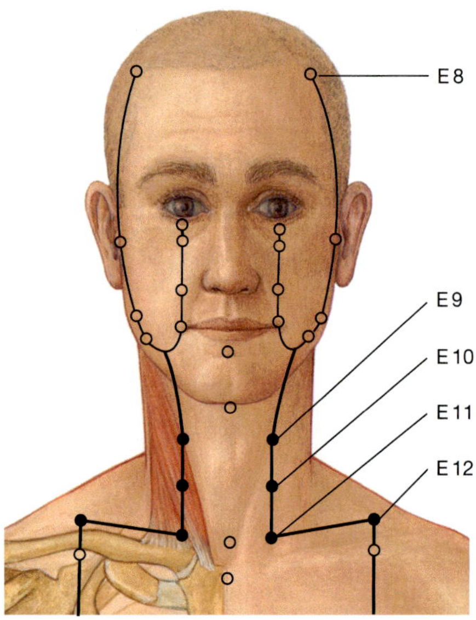
E8
E9
E10
E11
E12

Indicaciones:
Cefaleas graves, como si se destruyera la cabeza, dolores oculares violentos, como si los ojos fueran a salirse de las órbitas, dolores oculares taladrantes, lagrimeo, salivación, eructos, hemiparesias.

Técnica:
Inserción transversal 0,8-1,5 CUN, dirección de la aguja de ventral a dorsal.

E 9 Acogida humana

人迎 *accipiens hominum* *(S 9)*
Jenn Ing, rényíng

Localización:
A nivel de la punta de la nuez, en el borde anterior del esternocleidomastoideo, detrás de la arteria carótida común.

Calificación:
"Punto de cruce" entre el meridiano principal de *estómago* y *vesícula biliar*.

Efecto:
Armonización de Qi y Xue, liberación de cuello y garganta.

Indicaciones:
Ronquera, asma, garganta seca, sensación de opresión, bocio, linfadenitis, disfagias o trastornos de la deglución, hipertensión, alucinaciones, gran excitabilidad.

Técnica:
0,4-1 CUN, inserción vertical o inclinada/oblicua.

E 10 Erupción del agua

水突 *porta aquae* *(S 10)*
Chóe-Ti, shŭitū

Localización:
En el centro entre E 9 y E 11, a nivel del borde lateral inferior del cartílago laríngeo, en el origen medial del esternocleidomastoideo.

Efecto:
Canalización de *humedad*, disolución de *mucosidad*.

Indicaciones:
Garganta áspera, ronquera, tos, disnea, hipo, inflamaciones internas y externas del cuello, asma.

Técnica:
0,3-0,5 CUN, inserción vertical, moxibustión posible.

E 11 Casa de la energía o del Qi

气舍 *domus qi* *(S 11)*
Tsri Se, qìshè

Localización:
Vertical por debajo de E 9 en el borde superior de la clavícula, entre las dos cabezas del esternocleidomastoideo.

Efecto:
Desbloqueo del Qi, dispersión de *viento*, expulsión de *frío*.

Indicaciones:
Ronquera, tos, dificultades respiratorias, contracturas de nuca, garganta áspera, hipo, reflejo de vómito, hinchazón de la garganta, bocio.

Técnica:
0,3-0,5 CUN, inserción vertical, moxibustión posible.

E 12 Palangana descarrilada

缺盆 *fossa supraclavicularis* *(S 12)*
Tsiue Penn, quēpén

Localización:
Por encima de la clavícula, vertical por encima del pezón, es decir, 4 CUN hacia lateral de la línea media.

Efecto:
Derivación de *viento-humedad* o *viento-calor* del Recalentador *(Calorium)* superior y del medio.

Indicaciones:
Dificultad respiratoria, asma, hipo, sensación de contracción de la garganta, tos, hinchazón de la cara, hinchazón del cuello, bocio, espasmos y paresias en brazos, tortícolis.

Técnica:
0,3-1 CUN, inserción vertical o inclinada/oblicua, moxibustión posible.

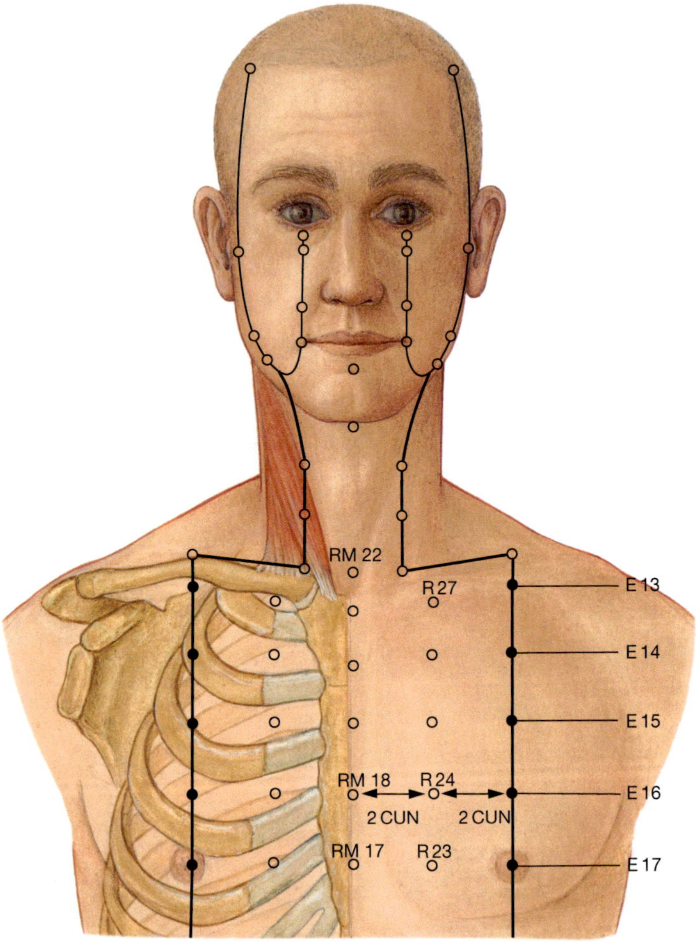
RM 22
R27
E13
E14
E15
RM 18
R24
E16
2 CUN
2 CUN
RM 17
R23
E17

E 13 **Puerta energética**
气户 *ostium qi* *(S 13)*
Tsri Hou, qìhù

Localización:
En el borde inferior de la clavícula, verticalmente por debajo de E 12.

Efecto:
Dispersión de *viento-humedad* y *viento-frío*, descenso del Qi a contracorriente.

Indicaciones:
Hipo; tos grave, martirizante, convulsiva, seca; dificultades respiratorias.

Técnica:
0,3-1 CUN, inserción oblicua, moxibustión posible.

E 14 **Sala del tesoro**
库房 *aerarium* *(S 14)*
Tsrou Fang, kùfáng

Localización:
En la línea de conexión de E 12 y pezón, en el 1er espacio intercostal.

Efecto:
Expulsión de *humedad* o *calor-humedad* del Recalentador *(Calorium)* medio.

Indicaciones:
Sensación de plenitud en pecho, tos, respiración oprimida, expectoración (purulenta, sanguinolenta o turbia), hipo.

Técnica:
0,3-1 CUN, inserción oblicua, moxibustión posible.

E 15 **Casa escondida**
屋翳 *tecti pluteus* *(S 15)*
Wou I, wūyì

Localización:
En la línea de conexión de E 12 y el pezón en el 2º espacio intercostal.

Efecto:
Derivación de *plenitud de humedad* y *calor-humedad* del "Centro", limitación/control del *yang hepático*.

Indicaciones:
Fatiga, enorme abatimiento, pesadez de extremidades, hipersensibilidad cutánea al contacto, tos con mucha expectoración (purulenta o sanguinolenta), dolor en senos, espasmos y paresias de diferentes partes del cuerpo.

Técnica:
0,3-1 CUN, inserción oblicua, moxibustión posible.

E 16 **Ventana hinchada**
膺窗 *fenestra thoracis* *(S 16)*
Ting, Tchang, yīngchuāng

Localización:
En la línea de conexión de E 12 y del pezón en el 3er espacio intercostal.

Efecto:
Derivación de *calor-humedad* o *humedad* del centro del organismo.

Indicaciones:
Sensación de opresión y plenitud en el pecho, hinchazón de labios, borborigmos, diarrea, respiración jadeante, tos, disnea, inquietud nocturna, dolores abdominales, úlceras en mamas.

Técnica:
0,4-1 CUN, inserción inclinada/oblicua, moxibustión posible.

E 17 **Centro del pezón**
乳中 *medium mammae* *(S 17)*
Jou Tchong, rŭzhōng

Localización:
En el centro del pezón.

Efecto:
Derivación de *viento-humedad* y *humedad con calor estival.*

Indicaciones:
Ataques o convulsiones epileptiformes súbitos, insolación, golpe de calor, obnubilación, dolor de cabeza.

Técnica:
Clásicamente se disponía de pocos indicios de posible moxibustión. De forma reciente, inserción eventual a 0,3 CUN en el cáncer de mama.

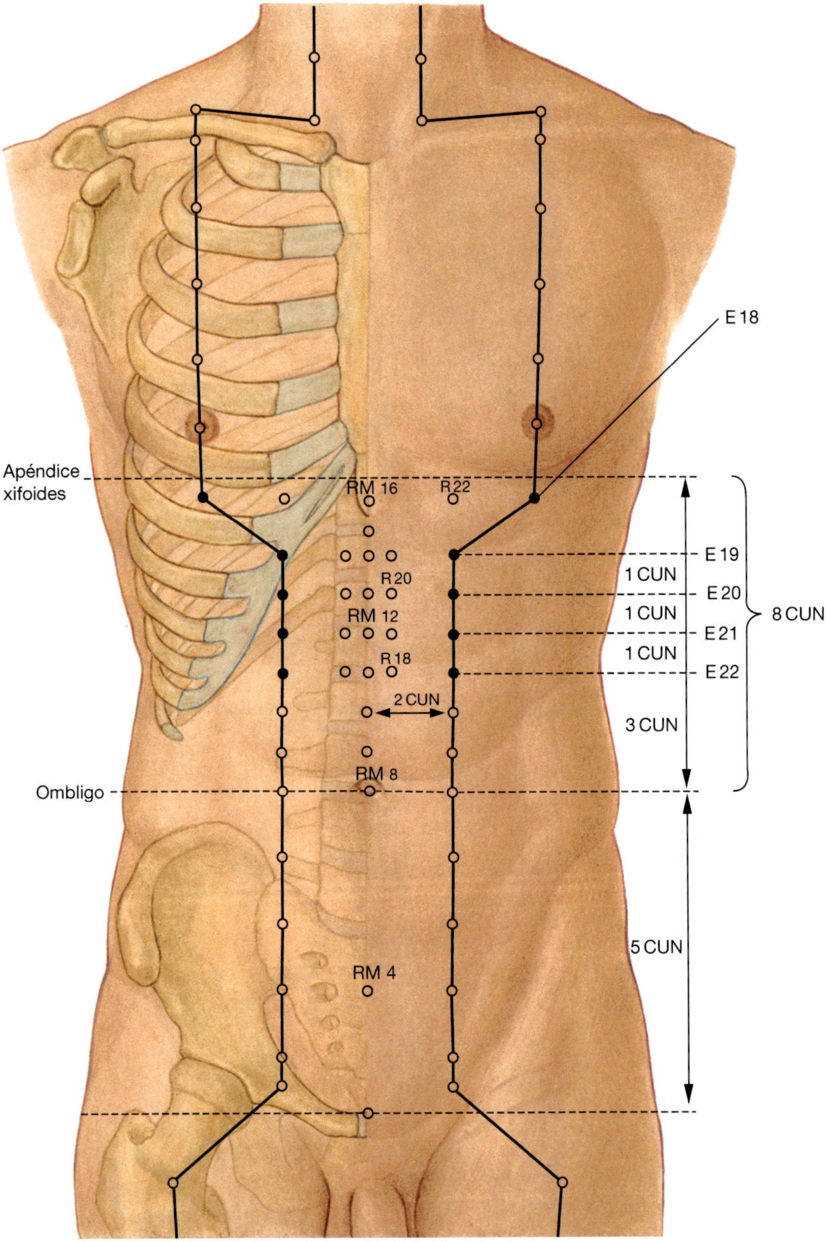
E 18
Apéndice xifoides
RM 16
R 22
E 19
1 CUN
R 20
E 20
RM 12
1 CUN
8 CUN
E 21
1 CUN
R 18
E 22
2 CUN
3 CUN
RM 8
Ombligo
5 CUN
RM 4

E 18 **Base del mamelón**
乳根 *radix mammae* *(S 18)*
Jou Kenn, rŭgēn

Localización:
Vertical por debajo del pezón en el 5º espacio intercostal.

Efecto:
Derivación de *humedad* del "Centro".

Indicaciones:
Dolor, sensación de opresión, sensación de plenitud, sensación de presión en el pecho, contracturas del centro del abdomen, reflejo de vómito, hinchazón y dolorimiento de los brazos, úlceras y dolorimiento en pecho, dolores cólicos en bajo vientre, diarreas, anorexia.

Técnica:
0,3-0,5 CUN, inserción oblicua, moxibustión posible.

E 19 **Sin continencia**
不容 *non licet* *(S 19)*
Pou Joung, bùróng

Localización:
6 CUN por encima del ombligo, 2 CUN laterales a la línea media.

Efecto:
Refrigeración de *calor*, refuerzo de la energía nutritiva y Xue, destrucción de los bloqueos de *humedad* del "Centro".

Indicaciones:
Sensación de plenitud, espasmos y cólicos en el bajo vientre, dolor en hombros y flancos, sequedad de boca, respiración jadeante, tos, inapetencia, náuseas, vómitos, expectoración sanguinolenta.

Técnica:
0,5-1 CUN en vertical, moxibustión posible.

E 20 **Demasiado lleno**
承满 *recipiens plenitudinis* *(S 20)*
Sing Mann, chéngmăn

Localización:
5 CUN por encima del ombligo, 2 CUN laterales a la línea media.

Efecto:
Refrigeración de *calor-humedad* en el Recalentador *(Calorium)* medio, armonización del *hígado* y el *bazo*.

Indicaciones:
Distensión del bajo vientre, dolor, borborigmos en el bajo vientre, timpanismo, dolor de estómago, falta de apetito, diarrea, ictericia, hemoptisis, respiración jadeante.

Técnica:
0,3-1 CUN en vertical, moxibustión posible.

E 21 **Puerta saliente**
梁门 *porta septi* *(S 21)*
Leang Menn, liángmén

Localización:
4 CUN por encima del ombligo, 2 CUN laterales a la línea media.

Efecto:
Dispersión de *calor-humedad* del "Centro".

Indicaciones:
Tensión y presión entre las falsas costillas, aversión a alimentos, diarrea, dolores punzantes o cortantes en el abdomen, prolapso anal.

Técnica:
0,3-1 CUN, inserción vertical, moxibustión posible.

E 22 **Puerta cortada**
关门 *porta clusae* *(S 22)*
Koann Menn, guānmén

Localización:
3 CUN por encima del ombligo, 2 CUN laterales a la línea media.

Efecto:
Derivación de *humedad*, regulación del flujo del *qi del "Centro"*.

Indicaciones:
Sensación de plenitud y de cuerpo extraño en el centro del abdomen, borborigmos viscerales, dolores y cólicos repentinos, diarrea, falta de apetito, flatulencia, hinchazón, enuresis.

Técnica:
0,8-1 CUN, inserción vertical, moxibustión posible.

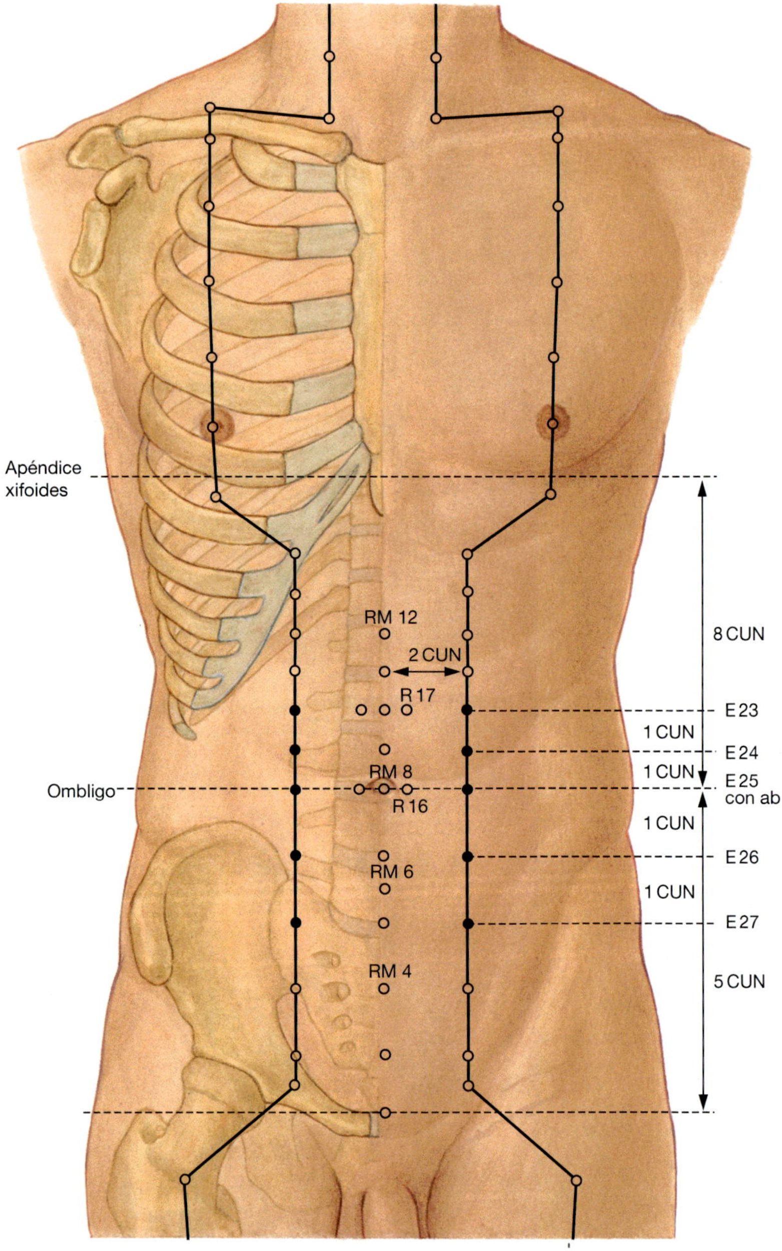
Apéndice
xifoides
RM 12
2 CUN
R 17
RM 8
Ombligo
R 16
RM 6
RM 4
8 CUN
E 23
1 CUN
E 24
1 CUN
E 25
con ab
1 CUN
E 26
1 CUN
E 27
5 CUN

E 23 **Gran bambú, 2° tronco celeste**
太乙 *unum maius* *(S 23)*
Tae I, taìyĭ

Localización:
2 CUN por encima del ombligo, 2 CUN laterales a la línea media.

Efecto:
Descenso y sedación del Yang.

Indicaciones:
Gran inquietud, agitación, ira.

Técnica:
0,8-1 CUN, inserción vertical, moxibustión posible.

E 24 **Puerta de la carne deslizante**
滑肉门 *porta carnis lubricae* *(S 24)*
Wae Iou Menn, húaròumén

Localización:
1 CUN por encima del ombligo, 2 CUN laterales a la línea media.

Efecto:
Descenso del Yang, sedante.

Indicaciones:
Agitación, ira, epilepsia, náuseas, reflejo de vómitos, expectoración sanguinolenta, dolores cortantes en vísceras, prolapso anal, hinchazón de cara, sensación de opresión en el pecho, falta de apetito, formación de cuerpo extraño en bajo vientre (neoplasia en mujeres), diarrea.

Técnica:
0,8-1 CUN, inserción vertical, moxibustión posible.

E 25 **Eje celeste**
天枢 *cardo caeli* *(S 25)*
Tienn Tsrou, tiānshū

Localización:
2 CUN laterales al ombligo.

Calificación:
"Punto de concentración Mu" ventral del intestino grueso.

Efecto:
Restitución y armonización del flujo de energía en *intestinos* (zona intestinal), regulación del Qi, disolución de bloqueos.

Indicaciones:
Sensación de plenitud, reflejo de vómito, vómitos, diarrea, infección intestinal, dolor abdominal, hinchazón, respiración jadeante, poliuria o, por el contrario, retención de orina, ruidos intestinales, alteraciones de la menstruación, flujo (también sanguinolento) y contracciones en el bajo vientre, infertilidad, atonía intestinal, estreñimiento, disentería aguda.

Técnica:
1,5-2,5 CUN, inserción vertical, moxibustión posible.

E 26 **Colina exterior**
外陵 *tumulus externus* *(S 26)*
Choe Tão, wàilíng

Localización:
1 CUN por debajo del ombligo, 2 CUN laterales a la línea media.

Efecto:
Eliminación de disfunciones por *frío* en el Recalentador *(Calorium)* inferior, alivio del dolor.

Indicaciones:
Dolor en el bajo vientre, dolores cortantes alrededor del ombligo, náuseas, dismenorrea.

Técnica:
0,5-1 CUN, inserción vertical, moxibustión posible.

E 27 **Gran residencia**
大巨 *norma magna* *(S 27)*
Tae Ku, dàjù

Localización:
2 CUN por debajo del ombligo, 2 CUN laterales a la línea media.

Efecto:
Tonificación y regulación del Qi en el Recalentador *(Calorium)* inferior, refuerzo del *riñón*.

Indicaciones:
Hemiplejía y atrofia de extremidades, eyaculación precoz, agotamiento rápido, cansancio generalizado, trastornos del sueño, trastornos de la micción, dolores punzantes, sensación de tirantez en el bajo vientre, tendencia a sobresalto, pesadillas.

Técnica:
0,5-1 CUN, inserción vertical, moxibustión posible.

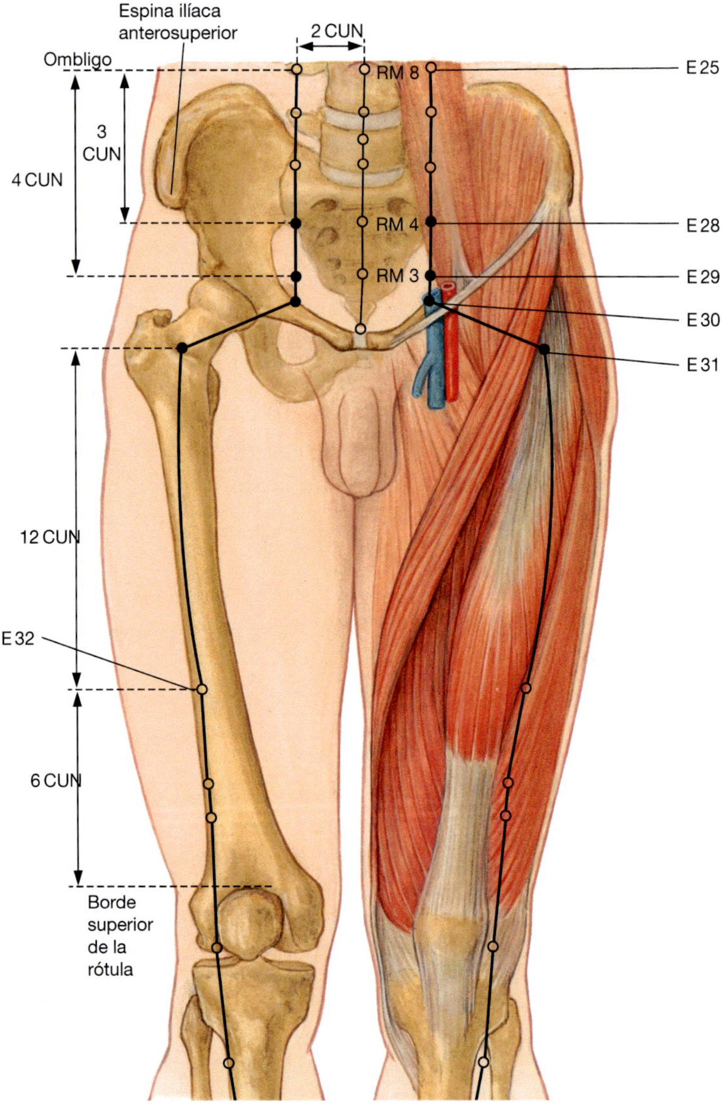
Espina ilíaca anterosuperior
2 CUN
Ombligo
RM 8
E 25
3 CUN
4 CUN
RM 4
E 28
RM 3
E 29
E 30
E 31
12 CUN
E 32
6 CUN
Borde superior de la rótula

E 28 **Vía líquida**
水道 via aquae *(S 28)*
Choe Tao, shŭidaò

Localización:
3 CUN por debajo del ombligo, 2 CUN laterales a la línea media.

Efecto:
Refrigeración de *calor-humedad*, que ha afectado el Triple Recalentador *(tricalorium)*, curación de alteraciones de la micción.

Indicaciones:
Tensión, dolor y rigidez de lumbares y espalda, sensación de tensión y dolorimiento en bajo vientre, dolores irradiantes en región genital, contracciones y sensación de frío en bajo vientre y genitales externos, estreñimiento, retención de orina, trastornos de la menstruación de cualquier tipo.

Técnica:
0,5-1 CUN en vertical, moxibustión posible.

E 29 **Camino de regreso**
归来 *verte!* *(S 29)*
Tsi Lae, gūilái

Localización:
4 CUN por debajo del ombligo, 2 CUN laterales a la línea media.

Efecto:
Alivio de dolores cortantes o tirantes en bajo vientre, fortalecimiento del *yin de riñón*, curación de trastornos de la potencia.

Indicaciones:
Dolores tirantes o cortantes en bajo vientre, atrofia del escroto, criptorquidia, miembro frío doloroso, orina abundante o escasa, impotencia, amenorrea, leucorrea, prolapso uterino, trastornos menstruales.

Técnica:
0,5-1,5 CUN, inserción vertical, moxibustión posible.

E 30 **Reflujo energético**
气冲 *impedimentale qi* *(S 30)*
Tsri Tchong, qìchōng

Localización:
En el borde superior del pubis, 2 CUN laterales a la línea media.

Calificación:
"Punto de cruce" entre el meridiano principal de *estómago* y el "Canal vital" (Chong Mai) *(sinarteria impedimentalis)*.

Efecto:
Compensación del *vacío* de Yin en el Recalentador *(calorium)* inferior, refrigeración de disfunciones de *calor*, descenso del Yang, tonificación del Yin.

Indicaciones:
Pinchazos, dolores o contracciones en el bajo vientre, causados por *frío*, con Yang ascendente simultáneo con palpitaciones, vértigo, agitación, insomnio; calor de *intestino grueso* con estreñimiento, dolor, sensación de plenitud; deficiencia del Yang con impotencia, atrofia genital, dolores genitales, criptorquidia, dolores en zona lumbar, infertilidad.

Técnica:
0,3-0,5 CUN, inserción vertical o ligeramente inclinada/oblicua, moxibustión posible.

E 31 **Barrera del miembro inferior**
髀关 *clusa femoralis* *(S 31)*
Pi Koann, bìguān

Localización:
Por debajo de la espina ilíaca anterosuperior, al mismo nivel del borde inferior de la sínfisis púbica, 12 CUN por encima de E 32 en la cara lateral del sartorio.

Efecto:
Compensación del *vacío* de *riñón* y eliminación de *frío* en *riñón*.

Indicaciones:
Dolor de cadera, frío y debilidad de la articulación de la rodilla, sensación de entumecimiento en los pies, tensión en muslo y musculatura glútea, dificultades para flexionar la pierna o agacharse, dolor abdominal irradiado a muslo, atrofia muscular de la extremidad inferior.

Técnica:
0,6-1,2 CUN, inserción vertical, moxibustión posible.

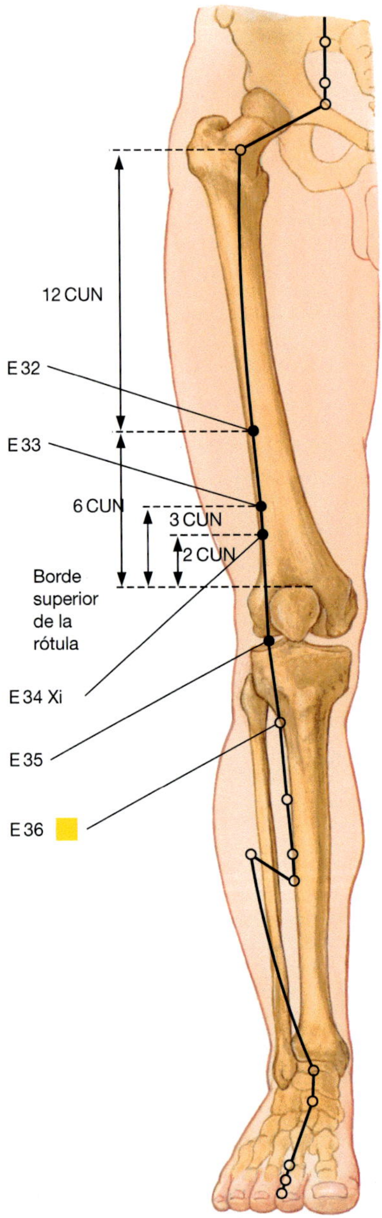
12 CUN
E 32
E 33
6 CUN
3 CUN
2 CUN
Borde superior de la rótula
E 34 Xi
E 35
E 36

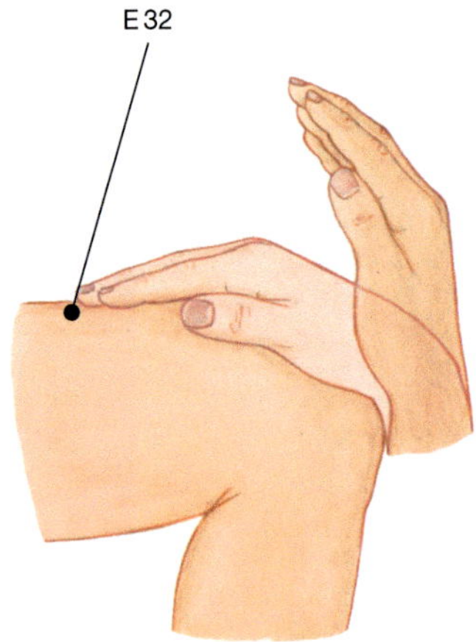
E 32

E 32 **Conejo que se esconde**

伏兔 *lepus subreptus* *(S 32)*

Fou Tou, fútù

Localización:
6 CUN por encima del borde lateral y por encima del borde superior de la rótula.

Efecto:
Dispersión de *viento-frío*, estimulación y tonificación del *qi hepático*.

Indicaciones:
Hormigueo en todo el cuerpo, inquietud o agitación, calambres y tensiones, pesadez de la cabeza, trastornos ginecológicos de todo tipo, dolorimiento y debilidad de caderas, parálisis de extremidades inferiores, hemiplejía, sensación de frío de la rodilla.

Técnica:
0,5-2,5 CUN, inserción vertical.

E 33 **Ciudad del Yin**

阴市 *forum yin* *(S 33)*

Inn Sen, yīnshì

Localización:
3 CUN proximales al borde lateral superior de la rótula.

Efecto:
Dispersión de disfunciones por *frío* en el Recalentador *(calorium)* inferior, eliminación de *frío* por *vacío* de Yang.

Indicaciones:
Dolor abdominal, dolor en la parte inferior de la espalda condicionado por *frío*, debilidad de extremidades inferiores, sensación como si caderas y piernas estuvieran heladas, agotamiento rápido, hinchazón.

Técnica:
1-2,5 CUN, inserción vertical.

E 34 **Cima de la colina**

梁丘 *monticulus septi* *(S 34)*

Leang Iao, liángqīu

Localización:
2 CUN proximales al borde superior lateral de la rótula.

Calificación:
"Punto de hendidura Xi" del meridiano.

Efecto:
Desobstrucción del Qi en el *estómago* y su meridiano, disolución de la *humedad*, dispersión de *frío* o *calor*. Acción sobre el estómago.

Indicaciones:
Dolor abdominal cólico, frío en los pies, hinchazón y dolorimiento de la mama, mastitis, contracciones gástricas, pirosis, diarrea, sensación de parálisis, dolor en rodillas y piernas, sensación de frío en los pies, incapacidad para doblar la rodilla, dinamización del flujo del Qi, estimulación del metabolismo (obesidad).

Técnica:
0,3-1,5 CUN, inserción vertical, moxibustión posible.

E 35 **Hocico de ternera**

犊鼻 *nasus vituli* *(S 35)*

Tou Pi, dúbí

Localización:
Con la rodilla flexionada, justo debajo de la rótula, lateralmente al tendón de la rótula, en una depresión debajo de la rótula (ojo de la rodilla).

Efecto:
Dispersión de *frío* y también de *viento-humedad*. Trata obstrucciones en el meridiano.

Indicaciones:
Paresias de extremidades inferiores, procesos ulcerosos en piernas y pies, dolor de rodillas, incapacidad para flexionar y extender la rodilla, inflamación e hinchazón de la rodilla.

Técnica:
1,5-2 CUN, inserción vertical, moxibustión posible.

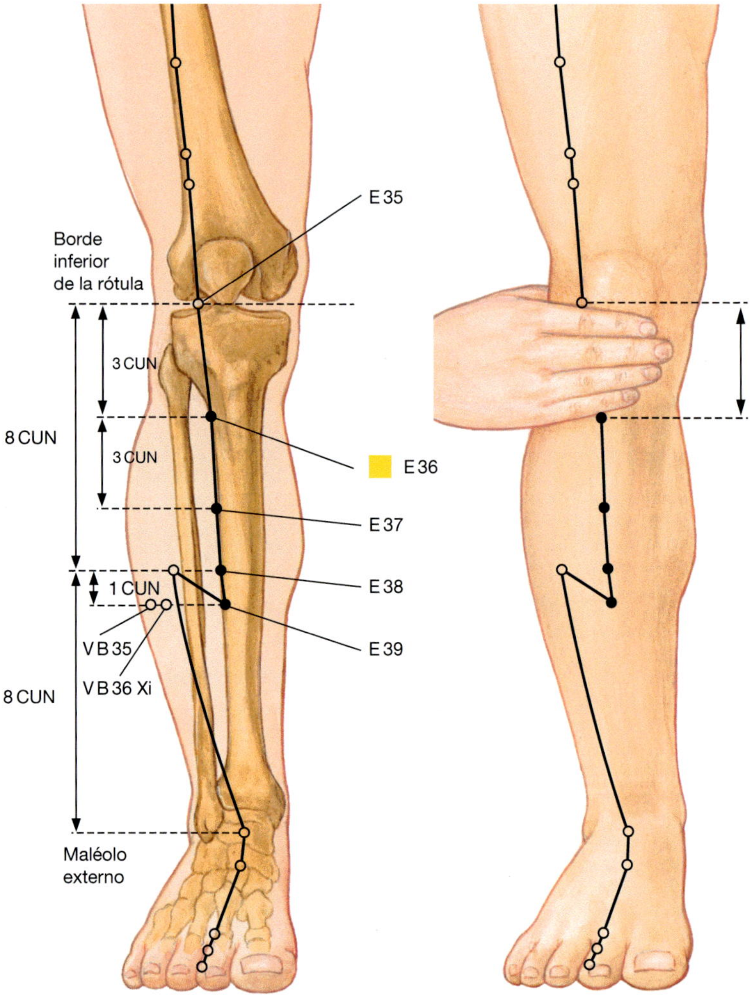
E 35
Borde inferior de la rótula
3 CUN
8 CUN
3 CUN
E 36
E 37
1 CUN
E 38
E 39
VB 35
VB 36 Xi
8 CUN
Maléolo externo
3 CUN

E 36 Tres lugares

足三里 *vicus tertius pedis* (S 36)
Tsou Sann Li, zúsānlǐ

Localización:
3 CUN por debajo del borde inferior de la rótula, 1 CUN peroneal al borde de la tibia a nivel de la tuberosidad tibial.

Calificación:
"Punto He (o Mar)" de los Cinco Inductores, elemento (fase de transformación) Tierra.

Efecto:
Regulación y refuerzo de *bazo* y *estómago*, armonización de Qi y Xue.

Indicaciones:
Para apoyar el Qi, es decir, en todo tipo de hallazgos de *humedad* y de *vacío*, sensación de plenitud, dolor abdominal, dolor de estómago, digestión interrumpida, diarreas, estreñimiento, trastornos alimentarios, hinchazón, paresias, parálisis, fatiga, abatimiento, debilidad, cefaleas, hipertonía, obnubilación.

Técnica:
0,5-2 CUN, inserción vertical, moxibustión posible.

E 37 Gran vacío de la región superior

巨虛上廉，上巨虛 *angustiae superiores agri ampli* (S 37)
Chang Kiu Hiu, jùxū shànglián, shàngjùxū

Localización:
3 CUN distales a E 36, 1 CUN junto al borde de la tibia hacia el peroné.

Calificación:
"Punto He (Mar)" inferior del intestino grueso.

Efecto:
Regulación de *estómago* e *intestinos*, aclaramiento y refrigeración de *calor-humedad*, resolución de bloqueos e induraciones.

Indicaciones:
Debilidad y bloqueos digestivos, dolores en el centro abdominal con diarreas o estreñimiento, dolores a nivel intestinal, apendicitis, paresias, entumecimiento, molestias reumatoides, hinchazón, dolores articulares.

Técnica:
0,3-2 CUN, inserción vertical, moxibustión posible.

E 38 Boca batuta

条口 *os relaxationis* (S 38)
Tsiao Keou, tiáokǒu

Localización:
En el centro de la cara externa de la pierna, es decir, 8 CUN distales a E 35, 1 CUN lateral al borde de la tibia.

Efecto:
Dispersión de *viento-humedad*, eliminación de paresias.

Indicaciones:
Sensación de entumecimiento y dolores de pie y rodilla, calambres en pantorrillas, dolor de hombro, dolores de rodilla, cadera y espalda.

Técnica:
0,5-2 CUN, inserción vertical, moxibustión posible.

E 39 Gran vacío de la región inferior

巨虛下廉，下巨虛 *angustiae inferiores agri ampli* (S 39)
Cha Kiu Hiu, jùxū xiàlián, xiàjùxū

Localización:
1 CUN distal a E 38.

Calificación:
"Punto He (Mar)" inferior del intestino delgado.

Efecto:
Eliminación de *viento-calor, calor humedad* y *viento-humedad* en el Recalentador *(calorium)* inferior por tonificación de la energía de defensa y el *qi renal*.

Indicaciones:
Dolores abdominales, mastitis, dolor en la parte inferior de la espalda, gran fatiga, deficiencia del *qi renal* con decoloración del cabello, sudores espontáneos, dolor en la pelvis menor, diarrea, parálisis, frío permanente, dolor en pie y talón, diarrea mezclada con pus o sangre.

Técnica:
0,3-2 CUN, inserción vertical, moxibustión posible.

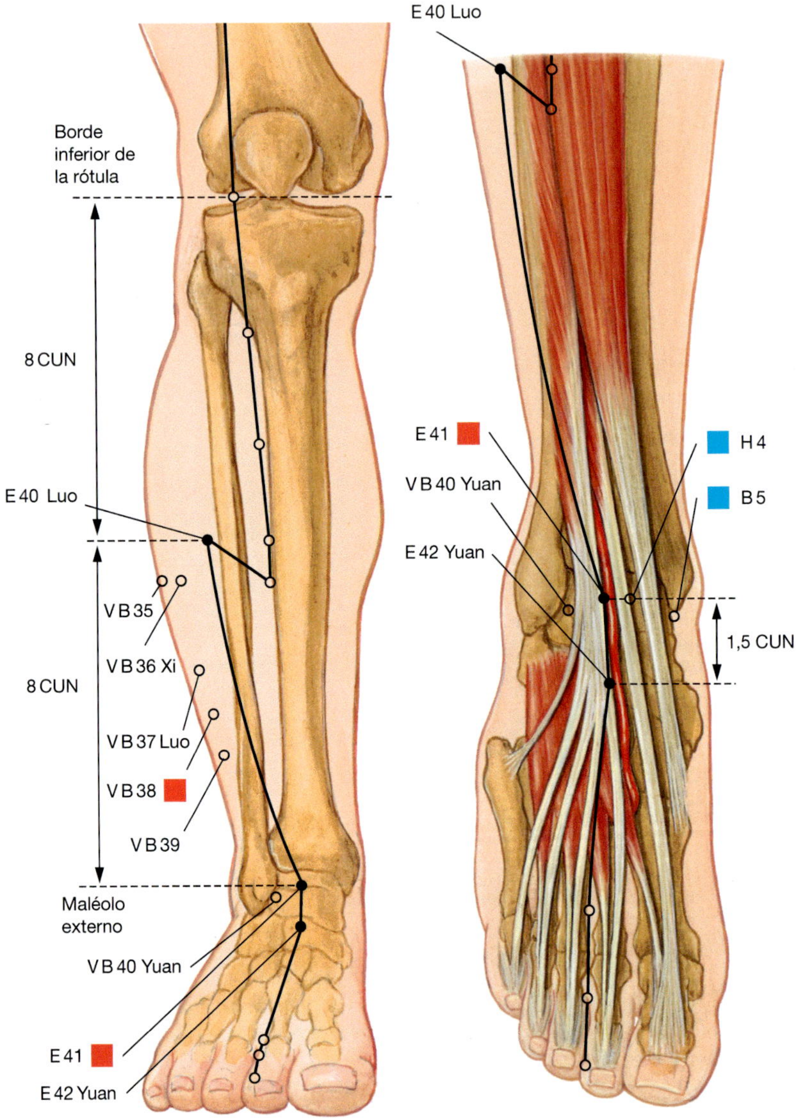
Borde
inferior de
la rótula
8 CUN
E 40 Luo
V B 35
V B 36 Xi
8 CUN
V B 37 Luo
V B 38
V B 39
Maléolo
externo
V B 40 Yuan
E 41
E 42 Yuan
E 40 Luo
E 41
V B 40 Yuan
E 42 Yuan
H 4
B 5
1,5 CUN

E 40 Gran bloqueo

丰隆 *abundantia* *(S 40)*
Fong Long, fēnglóng

Localización:
Exactamente en el centro entre el borde inferior de la rótula, E 35 y la punta del maléolo externo, a 8 CUN, respectivamente, 1 CUN en dirección peroneal del punto E 38.

Calificación:
"Punto de conexión Luo" *(nex)* del meridiano, por lo que establece relación con el meridiano Yin acoplado (meridiano principal del *bazo*).

Efecto:
Transformación de *humedad*, expulsión de *mucosidad*, movilización del *qi del bazo* y *estómago*, efecto sedante, descenso del Yang.

Indicaciones:
Esputo en asma y tos, obnubilación, mareos, frialdad de pies y manos, eructos, hinchazón, dolorimiento o parálisis de articulaciones de cadera y rodilla, dolor de cabeza grave, rigidez de nuca con afonía, Yang ascendente con gran agitación, necesidad de movimiento incontrolable, consecuencias de procesos de *mucosidad* como epilepsia, vértigo, poliomielitis, paresias después de ictus.

Técnica:
0,3-2 CUN, inserción vertical, moxibustión posible.

E 41 Valle separado

解溪 *rivulus liberatus* *(S 41)*
Tchi Ki, jiěxī

Localización:
En el dorso del pie, en el centro del pliegue del pie entre los tendones del extensor largo del dedo gordo del pie y el extensor largo de los dedos del pie.

Calificación:
"Punto Río (Jing)" de los Cinco Inductores, elemento (fase de transformación) Fuego.

Efecto:
Dispersión de *viento-humedad* y también de *viento-calor*, resolución de calambres, alivio de dolores.

Indicaciones:
Hallazgos de *viento* con *flexus* (cabeza caliente, pies fríos), cefaleas violentas e insoportables con cara y ojos enrojecidos, sensación de plenitud y tensiones en abdomen, espasmos musculares, hinchazón de la cara, vértigo, inquietud, abatimiento, tendencia al llanto, hinchazón y rigidez de la rodilla, cataratas, dolor en tobillo.

Técnica:
0,3-1 CUN, inserción vertical, moxibustión posible.

E 42 Asalto del Yang

冲阳 *yang impedimentalis* *(S 42)*
Tchong Yang, chōngyáng

Localización:
En el punto más elevado del dorso del pie, 1,5 CUN distales a E 41, donde se palpa el pulso de la arteria dorsal del pie (*foramen mobilis* = agujero pulsátil).

Calificación:
"Punto Yuan" (punto desde donde puede accederse al Qi original).

Efecto:
Refrigeración y derivación de *calor-humedad* y *fuego* del Recalentador *(calorium)* medio, limitación/control y descenso del Yang.

Indicaciones:
Afección por *viento* con calambres, paresias, dolores fuertes, desviación de boca y ojos, hinchazón facial, alternancia de calor y frío, bajo vientre hinchado y tenso, inquietud y agitación extremas, debilidad, pies poco firmes, dolor de muelas en la zona del maxilar superior.

Técnica:
0,5 CUN, inserción vertical, moxibustión posible.

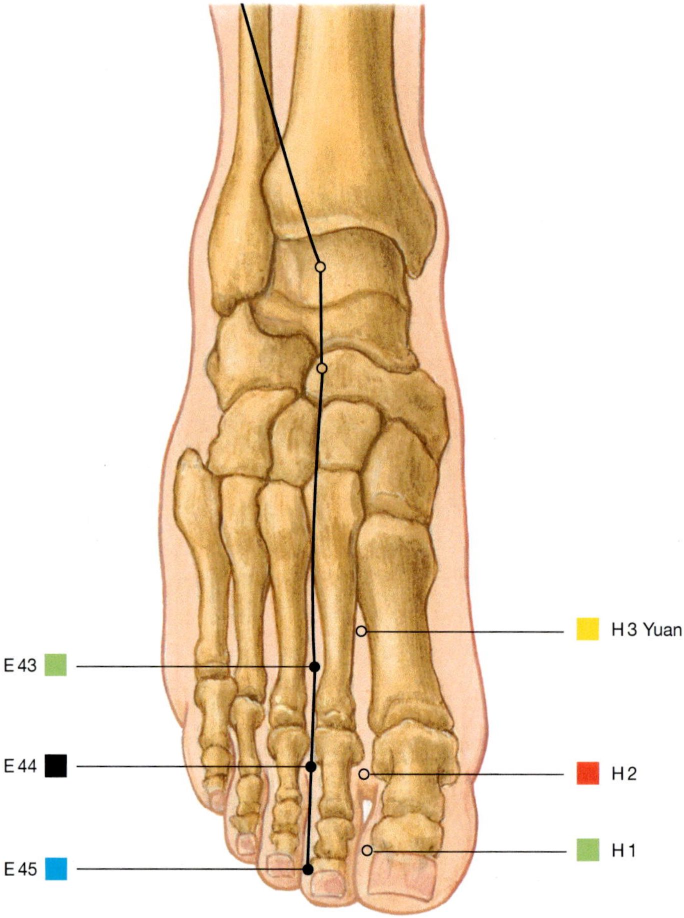
H 3 Yuan
E 43
E 44
H 2
H 1
E 45

E 43 **Foso del valle**
陷谷 *vallis demersa* *(S 43)*
Hang Kou, xiàngŭ

Localización:
En una depresión entre el 2º y 3er metatarsianos.

Calificación:
"Punto Shu (arroyo)" de los Cinco Inductores, elemento (fase de transformación) Madera.

Efecto:
Derivación de *humedad* a partir de *órganos* medianos.

Indicaciones:
Hinchazón de la cara y región ocular, edemas en diferentes partes del cuerpo, dolores abdominales, enfermedades febriles rebeldes, poco sudor, sensación de tirantez en el pecho.

Técnica:
0,3-1 CUN, inserción vertical, moxibustión posible.

E 44 **Sala interior**
内庭 *vestibulum internum* *(S 44)*
Nei Ting, neìtíng

Localización:
Distal a la articulación metatarsofalángica del 2º dedo del pie en el lado peroneal, en una depresión en la aponeurosis.

Calificación:
"Punto Manantial (Ying)" de los Cinco Inductores, elemento (fase de transformación) Agua.

Efecto:
Refrigeración y canalización de *calor-humedad* o *fuego* de *estómago*, regulación del Qi, alivio de dolores.

Indicaciones:
Frío en extremidades, sensación de plenitud y distensión abdominal, tendencia a sobresaltos, parálisis facial, neuralgia del trigémino, trismus, dolor de muelas (maxilar superior), epistaxis, diarrea mezclada con pus o también sangre, amigdalitis, gran sed, dolores gástricos, trastornos del sueño.

Técnica:
Inserción inclinada/oblicua de la aguja 0,3-0,8 CUN, moxibustión posible.

E 45 **Intercambio de ímpetu**
厉兑 *laetitia repressa* *(S 45)*
Li Toé, lìduì

Localización:
En la cara peroneal del 2º dedo, a 1/10 CUN al lado de los ángulos ungueales.

Calificación:
"Punto Pozo (Jing)" de los Cinco Inductores, elemento (fase de transformación) Metal.

Efecto:
Destrucción de *mucosidad* masiva, formada a causa de *calor-humedad* y *fuego*, refrigeración de *fuego*, movilización del Qi, descenso del Qi a contracorriente.

Indicaciones:
Hinchazón de la cara, boca deformada, trismus, sensación de garganta contraída, sensación de cuerpo extraño en garganta, mucho cansancio, congestión nasal, epistaxis, mucha tendencia a sobresaltos, gran excitación, comportamiento histérico, agitación, muchos sueños, pesadillas, dolor de muelas.

Técnica:
0,1 CUN, inserción vertical, moxibustión posible.

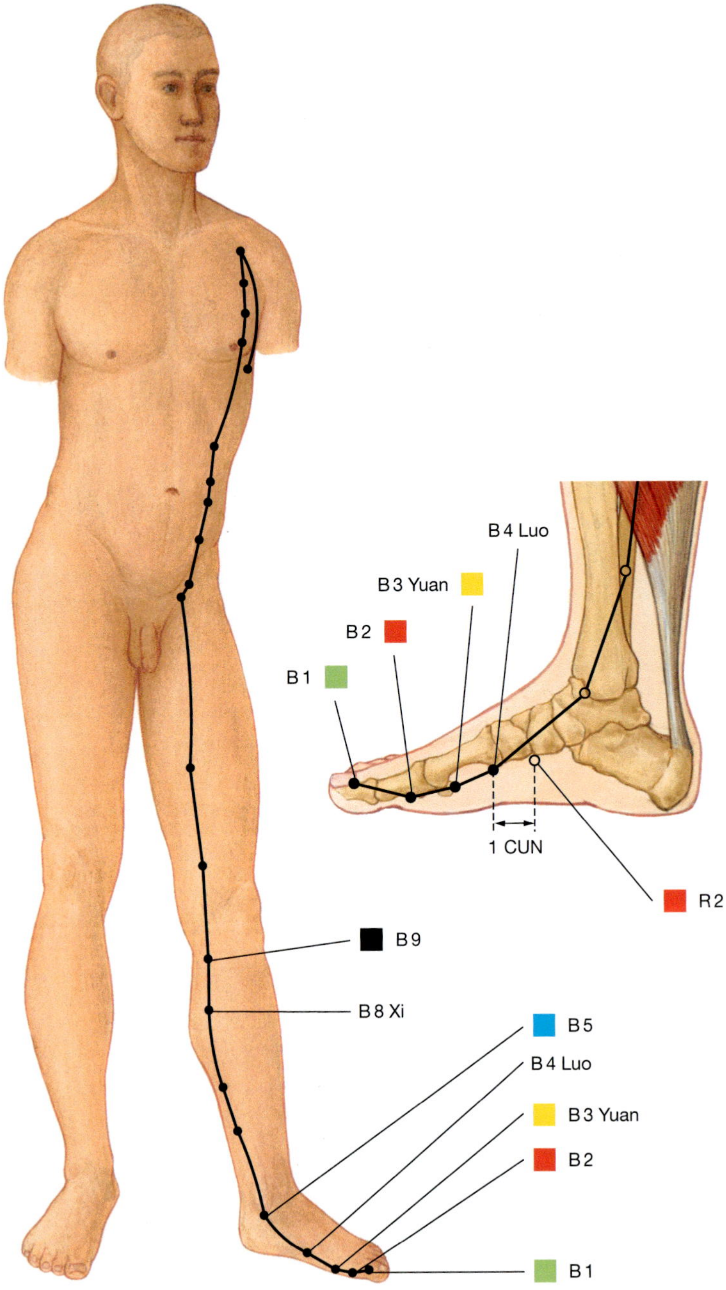
B 4 Luo
B 3 Yuan
B 2
B 1
1 CUN
R 2
B 9
B 8 Xi
B 5
B 4 Luo
B 3 Yuan
B 2
B 1

Puntos de acupuntura del meridiano principal de la función energética Centro (Bazo) B *(orbis lienalis L)*

Meridiano del Gran Yin *(yin maior)* del pie

B 1 Blanco escondido

隐白 *candor occultus* *(L 1)*
Inn Po, yǐnbái

Localización:
En el lado tibial del dedo gordo del pie, 0,1 CUN proximales al ángulo de la uña.

Calificación:
"Punto Pozo (Jing)" de los Cinco Inductores, elemento (fase de transformación) Madera.

Efecto:
Tonificación del *bazo,* expulsión de *humedad*, regulación de Xue.

Indicaciones:
Cuando el *hígado* (elemento [fase de transformación] Madera) domina/somete al *bazo* (elemento [fase de transformación] Tierra), malestar abdominal, flatulencias, vómitos, diarreas, falta de calor interno, pies fríos, leucorrea, menorragia, hemorragias ginecológicas abundantes, sangre en orina, tendencia a convulsiones en niños, criptorquidia, trastornos del sueño, muchos sueños.

Técnica:
0,1-0,2 CUN, inserción vertical, posiblemente con sangría, moxibustión posible.

B 2 Gran ciudad

大都 *urbs magna* *(L 2)*
Tac Tou, dàdū

Localización:
En la cara tibial, por tanto, medial al dedo gordo del pie, distal a la articulación metatarsofalángica, en la línea de separación entre "carne blanca y roja".

Calificación:
"Punto Manantial (Ying)" de los Cinco Inductores, elemento (fase de transformación) Fuego.

Efecto:
Tonificación del *qi del bazo*, refrigeración de *calor-humedad*, transformación de *humedad*, eliminación de bloqueos por *mucosidad*.

Indicaciones:
Tensiones abdominales, dolor de estómago, problemas digestivos, náuseas, reflejo de vómito, abatimiento, manos frías, pies fríos, dolor de espalda y cadera, dolor en la articulación del tobillo, tendencia al sobresalto en niños, fiebre sin sudor, inquietud.

Técnica:
0,3-0,8 CUN, inserción vertical, moxibustión posible.

B 3 Extrema blancura

太白 *candidum maius* *(L 3)*
Tae Po, taibái

Localización:
En la cara interna del dedo gordo del pie, 1 CUN proximal a la cabeza del 1er metatarsiano en el límite entre "carne blanca y roja".

Calificación:
1. "Inductorium (Punto Shu arroyo)" de los Cinco Inductores, elemento (fase de transformación) Tierra.
2. "*Originalis* Yuan" *(orig)* (punto desde donde puede accederse al Qi original).

Efecto:
Refrigeración y derivación de *calor-humedad* de *estómago* y *bazo*, disolución de *mucosidad*, descenso del Qi, mantenimiento de fluidos.

Indicaciones:
Dolor de estómago, tensión abdominal, náuseas, reflejo del vómito, gastroenteritis con dolor, estreñimiento con abdomen duro y tenso, fatiga, dolor articular, fiebre con gran inquietud.

Técnica:
0,3-0,8 CUN, inserción vertical, moxibustión posible.

B 4 Abuelo y nieto

公孙 *basis metatarsalis halucis* *(L 4)*
Kong soun, gōngsūn

Localización:
1 CUN proximal a B 3, en una depresión distal por debajo de la base del 1er metatarsiano en el límite entre "carne blanca y roja".

Calificación:
1."Punto de conexión Luo" *(nex)* del meridiano, con lo que se establece conexión con el meri-

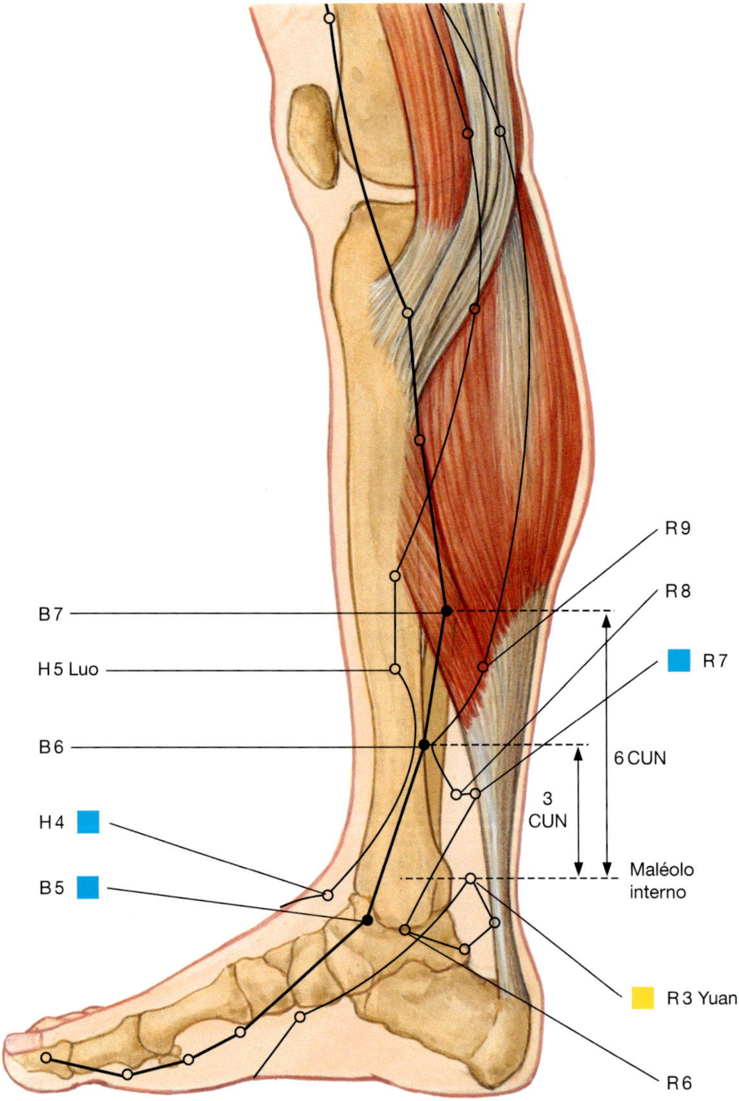
R9
R8
B7
R7
H5 Luo
B6
6 CUN
3
CUN
H4
B5
Maléolo
interno
R3 Yuan
R6

diano Yang acoplado (meridiano principal del *estómago*).
2. "Punto de conexión" con el que se inicia el "Canal vital (Chong Mai)" *(sinarteria impedimentalis)*.

Efecto:
Tonificación del *bazo* y *estómago*, eliminación de *humedad* en *exceso* o *plenitud*, regulación del Chong Mai.

Indicaciones:
Dolores como consecuencia de la falta de regulación del Canal vital (Chong Mai): molestias menstruales, dolor ginecológico, dolor de estómago, dolor abdominal; dolores cardíacos y torácicos, fiebres intermitentes infecciosas, falta de apetito, sudoración violenta, abotargamiento de la cara, gran inquietud, sabor de boca amargo, distensión abdominal, palpitaciones, trastornos digestivos, diarreas, ictericia, ansiedad, tendencia al sobresalto, dolor en maléolo.

Técnica:
0,4-2 CUN, inserción vertical, moxibustión posible.

B 5 Colina de intercambios

商丘 *monticulus tali* *(L 5)*
Chang Iou, shāngqiū

Localización:
En una depresión en el límite anteroinferior del maléolo medial.

Calificación:
"Punto Río (Jing)" de los Cinco Inductores, elemento (fase de transformación) Metal.

Efecto:
Tonificación del *bazo* y *estomago*, derivación de *humedad*, eliminación de bloqueos por *mucosidad*.

Indicaciones:
Humedad que afecta todos los restantes *órganos*, timpanismo, diarreas o estreñimiento, náuseas y vómitos, interrupción de la digestión, ictericia, estado de ánimo triste, pesadillas, cansancio, hipersomnia, pesadez de extremidades, dolor de tobillo, dolor en el área genital, tendencia a convulsiones en niños, ataques o convulsiones epileptiformes, hinchazón y úlceras del pie, dolores en mama.

Técnica:
0,3-0,8 CUN, inserción vertical, moxibustión posible.

B 6 Reunión de los tres Yin

三阴交 *copulatio trium yin* *(L 6)*
Sann Inn Tsiao, sānyīnjiāo

Localización:
3 CUN verticales por encima del maléolo interno en el borde posterior de la tibia.

Calificación:
1. "Punto de cruce" con los meridianos principales de *riñón* e *hígado*.
2. "Punto de conexión Luo" *(nex)* de los tres meridianos Yin del pie.

Efecto:
Tonificación del *bazo*, transformación de *humedad*, liberación del *hígado,* apoyo del *riñón*, aumento y dinamización de la circulación de fluidos.

Indicaciones:
Sensación de tensión, ruidos en el bajo vientre, cansancio, dolores en extremidades, diarreas, interrupción de la digestión, náuseas, dolores cólicos de bajo vientre, debilidad de extremidades inferiores, trastornos de la micción, trastornos de la menstruación, infertilidad, parto difícil, aborto, placenta retenida, trastornos ginecológicos, dolor en genitales, flujo, formación de úlceras y cuerpo extraño en el bajo vientre, para facilitar el parto, amenorrea, alteración de la líbido, pérdida de semen, enuresis, retención de orina.

Técnica:
0,3-0,5 CUN, inserción vertical, y hasta 2 CUN en inserción inclinada/oblicua, moxibustión posible.

B 7 Valle que rezuma

漏谷 *vallis percolationis* *(L 7)*
Lae Kou, loùgŭ

Localización:
6 CUN por encima del maléolo interno en el centro de la cara interna de la pierna.

Efecto:
Dispersión de bloqueos por *mucosidad* que pasan al *pulmón,* refuerzo del *qi* del *bazo* y del *pulmón.*

Indicaciones:
Timpanismo, molestias tipo cólicos, frialdad en pies y manos, estado de ánimo deprimido, paresias y parálisis de extremidades inferiores, hinchazón y dolorimiento de la articulación del pie, pérdida de semen.

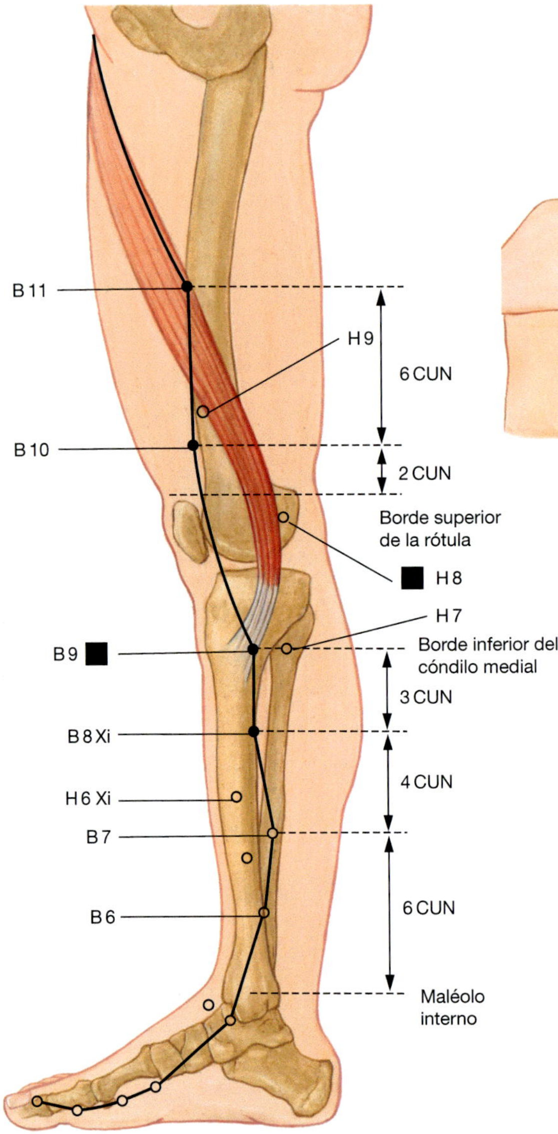
B 11
H 9
6 CUN
B 10
2 CUN
Borde superior de la rótula
H 8
H 7
B 9
Borde inferior del cóndilo medial
3 CUN
B 8 Xi
4 CUN
H 6 Xi
B 7
6 CUN
B 6
Maléolo interno

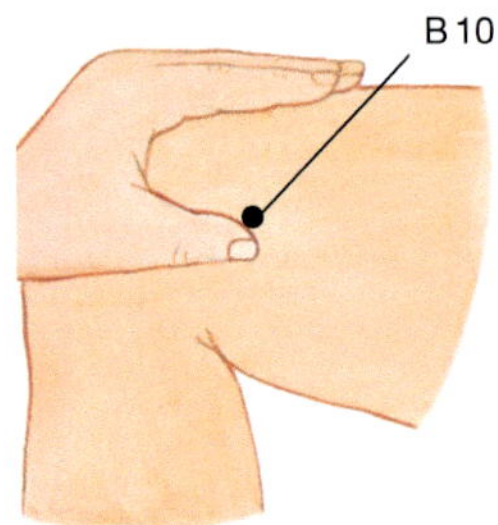
B 10

Técnica:
0,3 CUN, inserción vertical.

B 8 地机 **Sistema terrestre**
domus lienalis *(L 8)*
Ti Tchi, dìjī

Localización:
3 CUN por debajo de B 9, detrás del borde tibial.

Calificación:
"Punto de hendidura Xi" *(rim)* del meridiano.

Efecto:
Armonización de la energía nutritiva y Xue, regulación del *útero*.

Indicaciones:
Dolor en la zona lumbar, hinchazón, diarrea, disminución de la eliminación de orina, edema, trastornos de la potencia, densificación e induraciones (formación de tumores) en el ámbito ginecológico.

Técnica:
0,3-1,5 CUN en vertical, moxibustión posible.

B 9 阴陵泉 **Fuente de la colina del Yin**
fons tumuli yin *(L 9)*
Inn Ling Tsiuann, yīnlíngqúan

Localización:
En una depresión en el borde inferior del cóndilo medial de la tibia con la rodilla flexionada (ligeramente por delante de la tibia).

Calificación:
"Punto He (mar o revisión)" de los Cinco Inductores, elemento (fase de transformación) Agua.

Efecto:
Eliminación de *humedad* "dolorosa" que se transforma en *fuego* o *calor*. Regulación del Qi en el Recalentador inferior.

Indicaciones:
Sensación de frío en el abdomen, tensión debajo del arco costal, hinchazón del abdomen, dolor lumbar, gastroenteritis, inapetencia, nicturia, edema, ictericia, retención de orina, dolor en genitales externos, menstruación irregular, dolor en rodilla y pierna (interior), hinchazón de rodilla y tobillo, alternancia entre frío y sudor.

Técnica:
0,5-2 CUN, inserción vertical, moxibustión posible.

B 10 血海 **Mar de la sangre**
mare xue *(L 10)*
Sué Haie, Xuèhǎi

Localización:
2 CUN proximales al borde superior de la rótula, por encima del borde medial de la rótula.

Efecto:
Regulación de Xue, eliminación de trastornos menstruales.

Indicaciones:
Todo tipo de trastornos menstruales: amenorrea, dismenorrea, sangrados uterinos; síntomas cutáneos (Xue): eccema, urticaria, prurito; molestias de rodilla, testiculitis.

Técnica:
0,5-1,5 CUN, inserción vertical, moxibustión posible.

B 11 箕门 **Puerta de los sistemas orgánicos**
porta sagittarii *(L 11)*
Tsi Menn, jīmén

Localización:
En la cara interna del muslo, 6 CUN perpendiculares proximales a B 10.

Efecto:
Tonificación de la *vejiga*, normalización de la micción.

Indicaciones:
Retención de orina, enuresis, dolores o hinchazón en la región inguinal.

Técnica:
0,5-1 CUN en vertical, moxibustión posible.

B 12 冲门 **Puerta de asalto**
porta impedimentalis *(L 12)*
Tchong Menn, chōngmén

Localización:
3,5 CUN lateral a la línea media del cuerpo a la altura del borde superior de la sínfisis púbica.

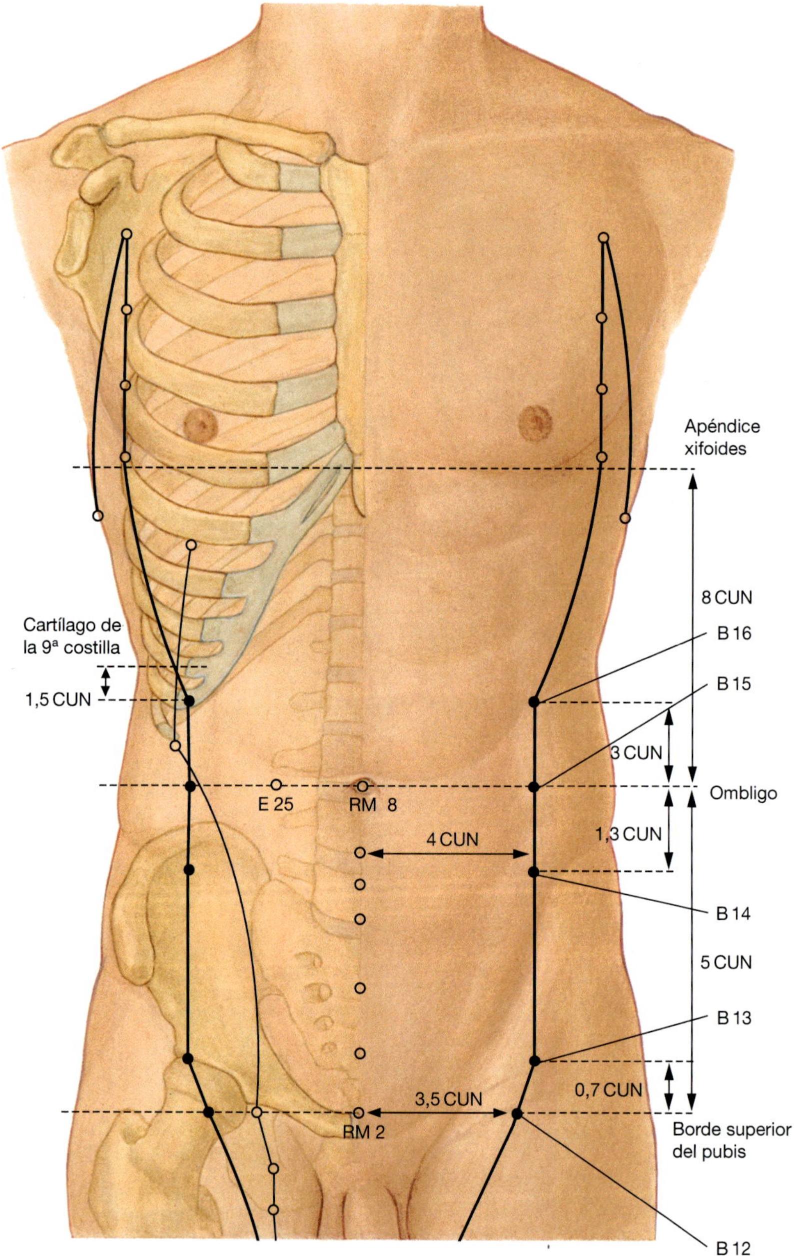
Apéndice
xifoides
8 CUN
B 16
B 15
Cartílago de
la 9ª costilla
1,5 CUN
3 CUN
Ombligo
E 25
RM 8
4 CUN
1,3 CUN
B 14
5 CUN
B 13
0,7 CUN
3,5 CUN
RM 2
Borde superior
del pubis
B 12

Calificación:
"Punto de cruce" con el meridiano principal del *hígado* y "Canal defensor Yin" (Yin Wei Mai) *(sinarteria retinens yin)*.

Efecto:
Tonificación del *qi* de *vejiga* y *riñón*, compensación de *vacío* y *frío* del Recalentador *(calorium)* inferior.

Indicaciones:
Dolor abdominal, escalofríos, diarrea, leucorrea, menorragias, dolor en genitales, densificaciones e induraciones en la pelvis menor, feto inquieto durante el embarazo.

Técnica:
0,5-1 CUN en vertical, moxibustión posible.

B 13 Casa de las entrañas

府舍 *domus aulicus* *(L 13)*
Fou Tché, fŭshè

Localización:
0,7 CUN por encima de B 12, 4 CUN laterales a la línea media.

Calificación:
"Punto de cruce" con el meridiano principal de *hígado* y el "Canal defensor Yin" (Yin Wei Mai) *(sinarteria retinens yin)*.

Efecto:
Regulación del metabolismo líquido, refuerzo del *bazo* y la *vejiga*.

Indicaciones:
Induraciones y densificaciones en bajo vientre, dolores y sensación de tensión, gastroenteritis, náuseas, dolor de cabeza.

Técnica:
0,7-1,5 CUN, inserción vertical, moxibustión posible.

B 14 Nudo del vientre

腹结 *nodus abdominalis* *(L 14)*
Fu Tchi, fùjié

Localización:
1,3 CUN por debajo de B 15, 4 CUN laterales a la línea media.

Efecto:
Derivación de trastornos por *frío-humedad*.

Indicaciones:
Dolor en bajo vientre, estreñimiento, disentería, sensación de frío en abdomen.

Técnica:
0,7-2 CUN, inserción vertical, moxibustión posible.

B 15 Gran transversal

大横 *transversum magnum* *(L 15)*
Tae Roang, dàhéng

Localización:
A la altura del ombligo a 4 CUN laterales.

Calificación:
"Punto de cruce" con el "Canal defensor Yin" (Yin Wei Mai) *(sinarteria retinens yin)*.

Efecto:
Expulsión de afecciones de *frío*, así como de *viento-frío* del *bazo* y *pulmón*.

Indicaciones:
Escalofríos debidos a *viento*, pesadez de extremidades, sudoración frecuente, diarrea o estreñimiento, dolor en la región abdominal, depresión, estado de ánimo deprimido

Técnica:
0,7-2 CUN, inserción vertical, moxibustión posible.

B 16 Gemido del vientre

腹哀 *aegritudo abdominalis* *(L 16)*
Fou Hai, fùhāi

Localización:
3 CUN por encima de B 15, 1,5 CUN por debajo del cartílago de la 9ª costilla.

Calificación:
"Punto de cruce" con el "Canal defensor Yin" (Yin Wei Mai) *(sinarteria retinens yin)*.

Efecto:
Eliminación de *frío-vacío* del "Centro".

Indicaciones:
Dolor intenso en el abdomen, sensación de frío, interrupción de la digestión, estreñimiento o diarrea, disentería.

Técnica:
0,3-2 CUN, inserción vertical, moxibustión posible.

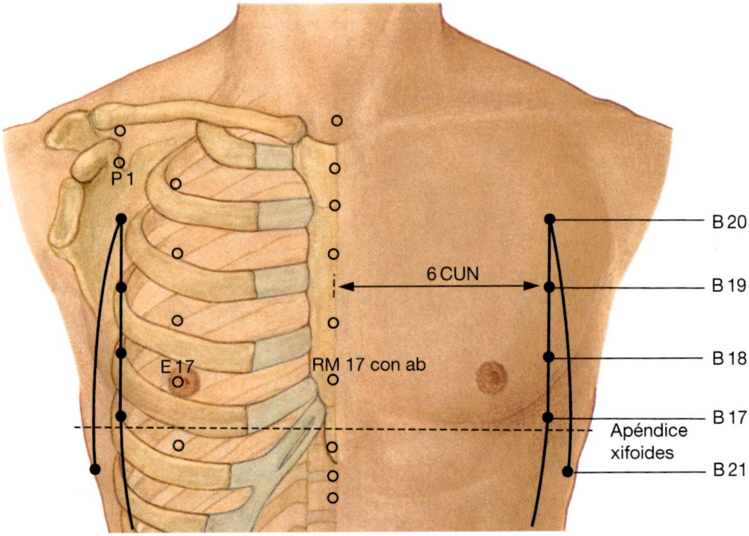
P 1
E 17
RM 17 con ab
6 CUN
B 20
B 19
B 18
B 17
Apéndice
xifoides
B 21

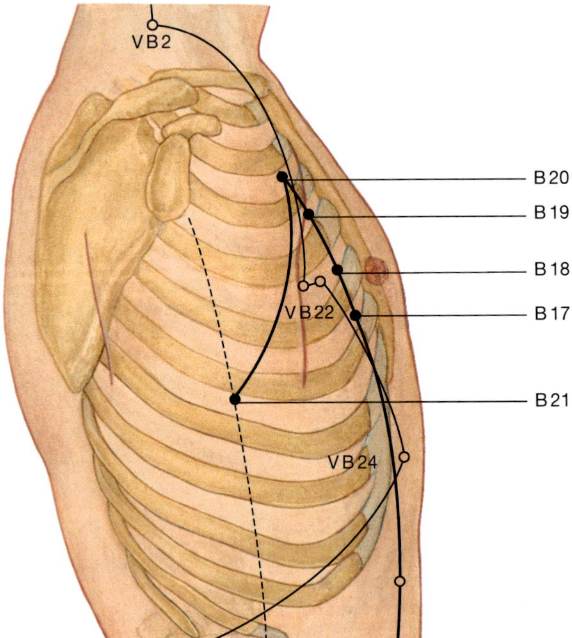
VB 2
B 20
B 19
B 18
VB 22
B 17
B 21
VB 24

B 17 **Recipiente alimenticio**
命关，食窦
clusa fortunae *(L 17)*
Tché Téou, mìngguān, shídòu

Localización:
6 CUN laterales a la línea media en el 5º espacio intercostal.

Efecto:
Derivación de afecciones masivas de *humedad*.

Indicaciones:
Sensación de plenitud, sensación de opresión en pecho e hipocondrio, hinchazón, ascitis.

Técnica:
0,4-2 CUN, inserción vertical, moxibustión posible.

B 18 **Valle del cielo**
天溪
rivulus caelestis *(L 18)*
Tien Ke, tiānxī

Localización:
Por encima de B 17, 6 CUN laterales a la línea media en el 4º espacio intercostal a nivel del pezón, 2 CUN laterales.

Efecto:
Tonificación enérgica del *qi del "Centro"*.

Indicaciones:
Ansiedad, sensación de tensión, dolor en pecho, tos, dificultad respiratoria, mastitis, lactación deficiente, hinchazón y úlceras de la mama y bajo vientre.

Técnica:
0,4-1,5 CUN, inserción vertical, moxibustión posible.

B 19 **Región torácica**
胸乡
rus pectoris *(L 19)*
Rong siang, xiōngxiāng

Localización:
6 CUN laterales a la línea media en el 3er espacio intercostal.

Efecto:
Remisión de tensión y dolor de pecho.

Indicaciones:
Sensación de tensión en el pecho e hipocondrio, dolores que irradian a la espalda.

Técnica:
0,4-1,5 CUN, inserción vertical, moxibustión posible.

B 20 **Ciclo floreciente**
周荣
castra angularia *(L 20)*
Tchao Iong, zhōuyīng, zhōuróng

Localización:
Vertical a P 1 en el 2º espacio intercostal.

Efecto:
Dispersión de *calor-humedad* en *pulmón*, refrigeración.

Indicaciones:
Sensación de plenitud en el pecho y flancos, disfagia o trastornos de la deglución, mucha sed, tos con gran cantidad de mucosidad, inapetencia.

Técnica:
Inserción inclinada/oblicua de la aguja, 0,4-1,5 CUN, moxibustión posible.

B 21 **Gran envoltura**
大包
nexorium magnum lienale *(L 21)*
Tae Pao, dàbāo

Localización:
En la línea axilar media en el 6º espacio intercostal.

Calificación:
"Gran Punto de conexión Luo" (*nex*), a través del que se refuerza el contacto entre el meridiano principal y los canales colaterales *(reticulares)* del área funcional.

Efecto:
Apoyo y regulación del *qi del "Centro"*.

Indicaciones:
Dolor en pecho y flancos, asma, falta de fuerza, falta de tensión.

Técnica:
0,3-1,5 CUN, inserción vertical, moxibustión posible.

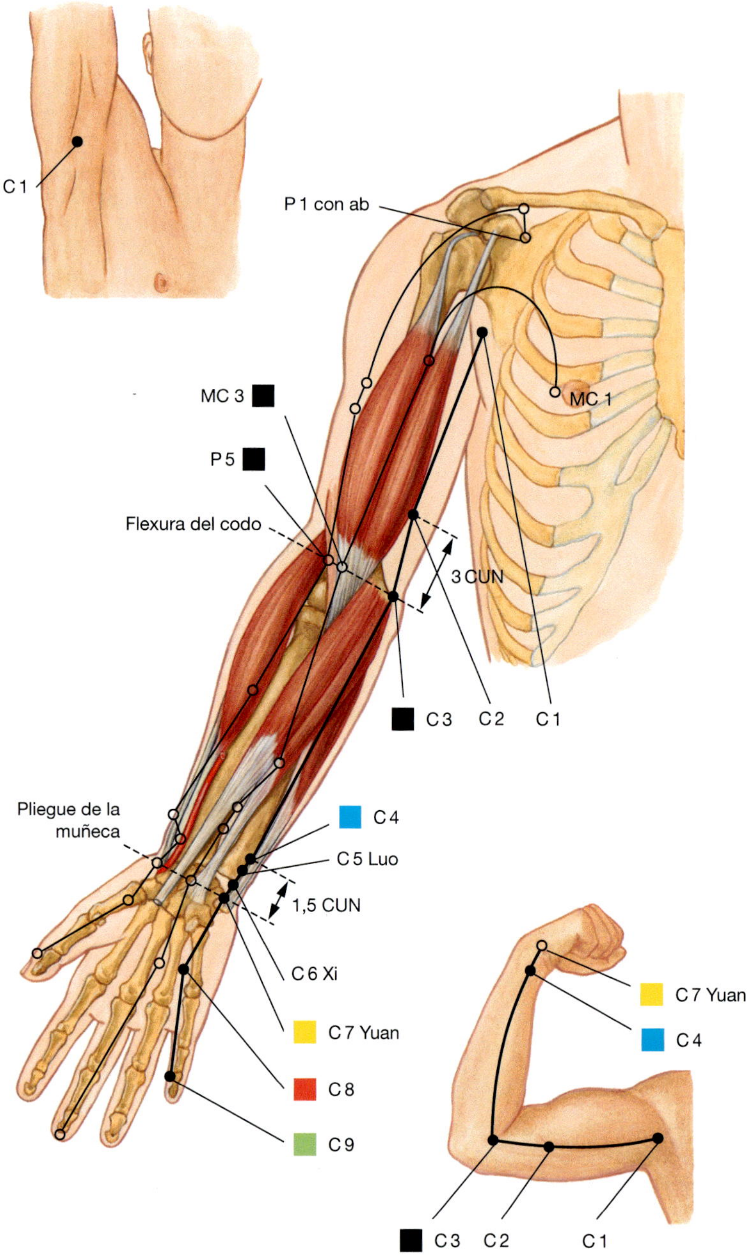
C 1
P 1 con ab
MC 1
MC 3
P 5
Flexura del codo
3 CUN
C 3
C 2
C 1
Pliegue de la muñeca
C 4
C 5 Luo
1,5 CUN
C 6 Xi
C 7 Yuan
C 8
C 9
C 7 Yuan
C 4
C 3
C 2
C 1

Puntos de acupuntura del meridiano principal de la función energética Corazón C (*orbis cardialis* C)

Meridiano del Pequeño Yin *(yin minor)* (Shao Yin de la mano)

C 1 Fuente perfecta

极泉 *fons culminis* *(C 1)*
Tchi Tsiuann, jíquán

Localización:
En la profundidad de la cavidad axilar, medial al lado de la arteria axilar con el brazo en abducción.

Efecto:
Dispersión de *calor-exceso* en *hígado, pulmón* y *bazo*.

Indicaciones:
Dolor, especialmente en extremidades superiores, dolor y tensión en los flancos (dolores hepáticos), dolor cardíaco, asma, náuseas, eructos, ictericia, tristeza, estado de ánimo deprimido, sequedad de garganta.

Técnica:
0,1-1,5 CUN en vertical, moxibustión posible.

C 2 Espíritu puro

青灵道 *fons caeruleus* *(C 2)*
Ching Ling, qīnglíngqúan

Localización:
En la cara medial del brazo, 3 CUN por encima del codo, en un surco en la cara interna del bíceps.

Efecto:
Refuerzo del *yin hepático*, dinamización del *yang hepático*.

Indicaciones:
Dolor de cabeza, escalofríos, dolor en hombro, brazo, pecho o hipocondrio, ictericia.

Técnica:
0,3-1 CUN en vertical, moxibustión posible.

C 3 Mar secundario

少海 *mare minus* *(C 3)*
Chao Hae, shàohăi

Localización:
En el extremo medial del pliegue del codo, con el codo flexionado por encima del epicóndilo medial del húmero.

Calificación:
"Punto de cruce o He Mar" de los Cinco Inductores, elemento (fase de transformación) Agua.

Efecto:
Dispersión de *viento* y *viento-humedad*, sedación, permeabilización de los canales.

Indicaciones:
Dolor de cabeza, mareos, paresias, rigidez de los brazos, tortícolis, entumecimiento del brazo, temblores de la mano, dolor de muelas, náuseas, hipo, presión en abdomen medio, bocio, neuralgias, inflamación e hinchazón de ganglios linfáticos, espasmos, dolor cardíaco, falta de memoria, trastornos del sueño con sudoración, epicondilitis.

Técnica:
0,3-1,5 CUN en vertical, moxibustión posible.

C 4 Vía sagrada

灵道 *via vis structivae* *(C 4)*
Ling Tao, língdaò

Localización:
En la cara interna del antebrazo, lado cubital, 1,5 CUN proximales al pliegue de la muñeca.

Calificación:
"Punto Río (Jing)" de los Cinco Inductores, elemento (fase de transformación) Metal.

Efecto:
Compensación de *vacío del riñón*, dispersión de *viento-humedad*.

Indicaciones:
Dolor en pecho, dolores punzantes en pecho y centro del abdomen, náuseas, espasmos en el codo, afonía, depresiones y fobias, *qi del corazón* conmovido (movilizado).

Técnica:
0,3 CUN en vertical, moxibustión posible.

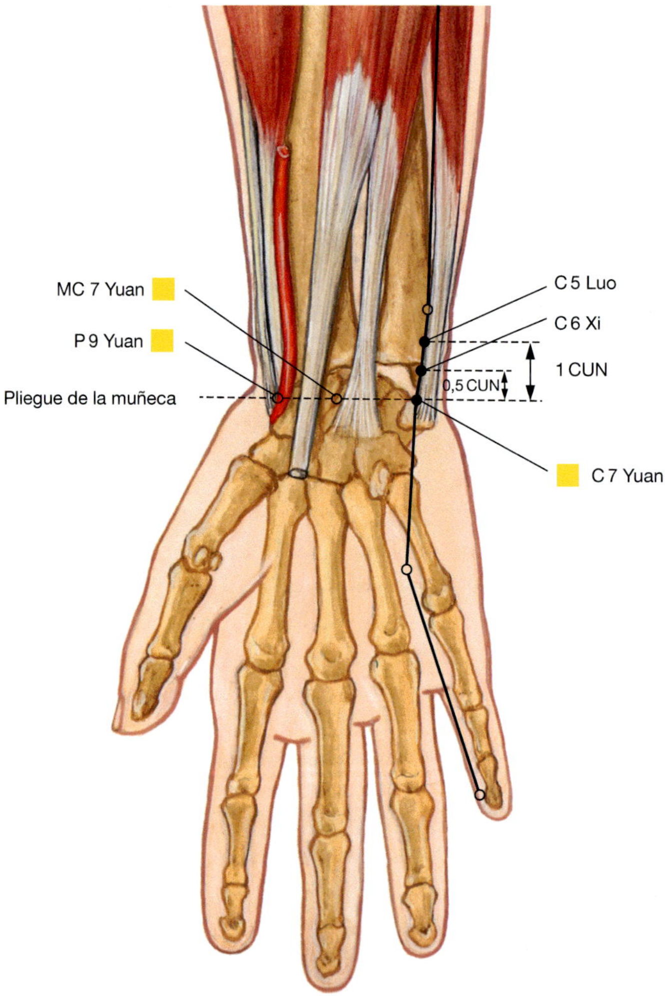
MC 7 Yuan
P 9 Yuan
Pliegue de la muñeca
C 5 Luo
C 6 Xi
1 CUN
0,5 CUN
C 7 Yuan

C 5 **Comunicación con el interior**
通里 *vicus communicans* *(C 5)*
Trong Li, tōnglĭ

Localización:
Con la mano en supinación, 1 CUN proximal a C 7.

Calificación:
"Punto de conexión Luo" *(nex)* del meridiano, con lo que se establece conexión con el meridiano Yang acoplado (meridiano principal de *intestino delgado*).

Efecto:
Expulsión de *viento* que ha afectado el *pulmón* e *hígado*, pero también *corazón* y *riñón*.

Indicaciones:
Dolor de cabeza, vértigo rotatorio, fiebre, irritabilidad, constricción de garganta, estornudos frecuentes, enrojecimiento facial, dificultad respiratoria, dolor ocular, palpitaciones, disnea, enuresis, dolor en mano, muñeca o codo.

Técnica:
0,5-1 CUN en vertical, moxibustión posible.

C 6 **Hueco Yin**
阴郄 *rimicum yin minoris* *(C 6)*
Inn Tsri, yīnxī

Localización:
0,5 CUN proximales a C 7.

Calificación:
"Punto de hendidura Xi" (rim) del meridiano.

Efecto:
Refuerzo del *yin del corazón*, sostén de Xue.

Indicaciones:
Fiebre por la tarde/noche, sudor durante el sueño, epistaxis, palpitaciones, tendencia al sobresalto, estados de ansiedad, sensación de estrés en el pecho, constricción de garganta, frío.

Técnica:
0,3 CUN en vertical, moxibustión posible.

C 7 **Puerta mental**
兑冲，神门 *impedimentale laetitiae*
(porta shen) *(C 7)*
Chenn Menn, duìchōng, shénmén

Localización:
Proximal y radial al pisiforme en el pliegue de la muñeca, radial al tendón del flexor cubital del carpo.

Calificación:
1. "Punto Shu (arroyo)" de los Cinco Inductores, elemento (fase de transformación) Tierra.
2. "Punto Yuan" *(orig)* (punto fuente o punto desde donde se accede al Qi original).

Efecto:
Apoyo y sostén del *qi del corazón* (shen qi), con lo que se produce sedación, calma, refrigeración de *calor*, descenso del Yang y permeabilidad de canales.

Indicaciones:
Inquietud, irritabilidad, manía, depresión, epilepsia, palpitaciones, miedos/temores, tendencia al sobresalto, disnea, accesos de risa sin motivos, palma de las manos caliente, apatía, ausencias, insomnio, trastornos de la memoria, grandes oscilaciones del estado de ánimo, dolor cardíaco, neurastenia, neurosis cardíacas.

Técnica:
0,3-0,5 CUN en vertical, moxibustión posible.

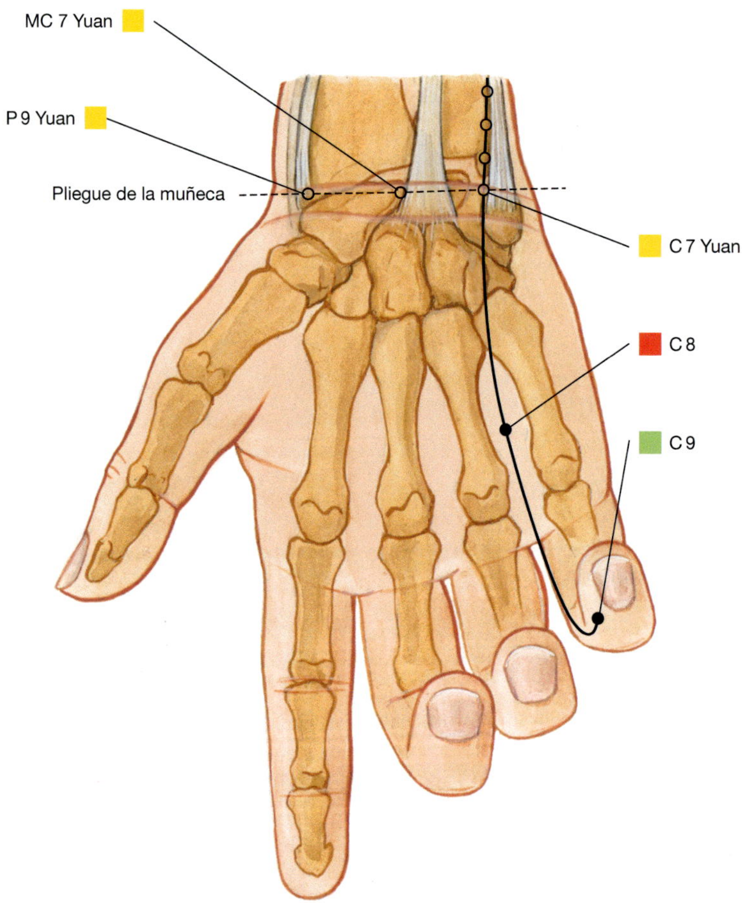
MC 7 Yuan
P 9 Yuan
Pliegue de la muñeca
C 7 Yuan
C 8
C 9

C 8 Pequeño palacio

少府 *aula minor* *(C 8)*
Chao Fou, shaòfŭ

Localización:
Entre el 4º y el 5º metacarpianos cuando la mano está cerrada en puño de modo que la punta del meñique toca la palma de la mano.

Calificación:
"Punto Manantial (Xing)" de los Cinco Inductores, elemento (fase de transformación) Fuego.

Efecto:
Refuerzo y regulación del *qi del "Centro"* y del *riñón*, refrigeración de *calor*, limitación/control y descenso del Yang.

Indicaciones:
Dificultad respiratoria, miedos, estado de ánimo deprimido, dolor en el pecho, dolores tirantes en el brazo, tensión desde el codo a la axila, retención urinaria, enuresis, palpitaciones, mareos, halitosis.

Técnica:
0,2-0,5 CUN en vertical, moxibustión posible.

C 9 Pequeño asalto

少泽 *impedimentale minus* *(C 9)*
Chao Tchrong, shàochōng

Localización:
En el lado radial del dedo meñique, 0,1 CUN proximales al ángulo ungueal.

Calificación:
"Punto Pozo (Jing)" de los Cinco Inductores, elemento (fase de transformación) Madera.

Efecto:
Refuerzo del *qi del bazo*, refrigeración de *calor*, limitación/control del Yang.

Indicaciones:
Fiebre con inquietud, sensación de tensión en el cuerpo, náuseas, sed, procesos con *mucosidad* en el Recalentador superior con estado de ánimo deprimido, colapso, shock, tendencia al desmayo, sensación de obstrucción de la garganta, sensación de contracción, grandes oscilaciones del estado de ánimo, dolor cardíaco, palpitaciones, punto de primeros auxilios en apoplejía.

Técnica:
0,1 CUN en vertical (posiblemente con sangría), moxibustión posible.

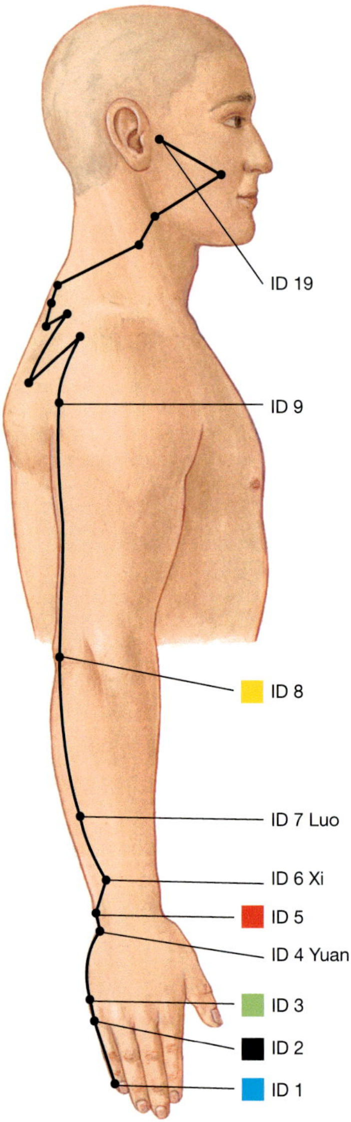
ID 19
ID 9
ID 8
ID 7 Luo
ID 6 Xi
ID 5
ID 4 Yuan
ID 3
ID 2
ID 1

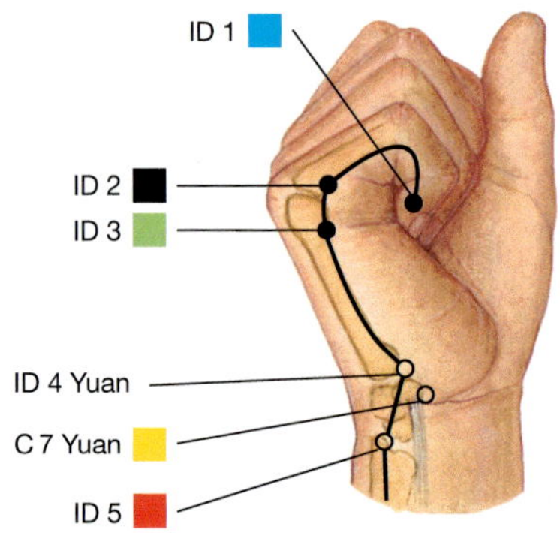
ID 1
ID 2
ID 3
ID 4 Yuan
C 7 Yuan
ID 5

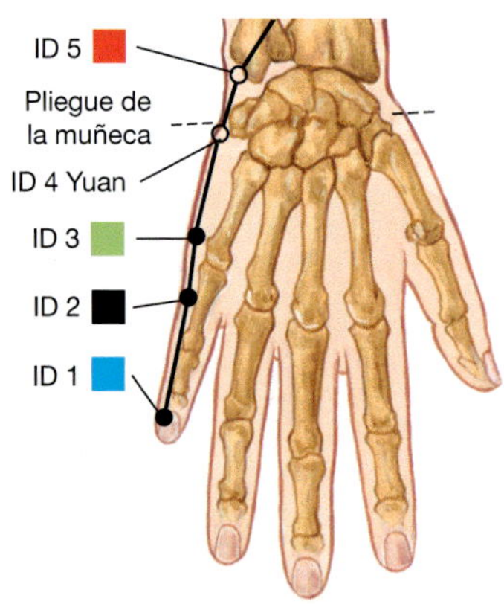
ID 5
Pliegue de
la muñeca
ID 4 Yuan
ID 3
ID 2
ID 1

Puntos de acupuntura del meridiano principal de la función energética Intestino Delgado ID (*orbis intestini tenuis* IT)

Meridiano del Tai Yang *(yang maior)* de la mano

ID 1 Pequeña marisma

少泽 *lacus minor* *(IT 1)*
Chao Tche, shàozé

Localización:
En el lado cubital del dedo meñique, 0,1 CUN proximales al ángulo de la uña.

Calificación:
"Punto Pozo (Jing)" de los Cinco Inductores, elemento (fase de transformación) Metal.

Efecto:
Dispersión de *viento-calor*, movilización del flujo de leche.

Indicaciones:
Fiebres intermitentes, superficie cerrada, falta de sudor, constricción de garganta con disnea, sordera, epistaxis, dolor en nuca, velo en la córnea, pterigión, tendencia al colapso, opresión en el pecho, tensión espástica del brazo, desmayos, ataques epileptiformes, mastitis, falta de leche.

Técnica:
0,1 CUN en vertical, moxibustión posible.

ID 2 Valle anterior

前谷 *vallis anterior* *(IT 2)*
Tsienn Kou, qiángŭ

Localización:
Distal a la articulación metacarpofalángica del meñique en el lado cubital, en la frontera entre "carne blanca y roja".

Calificación:
"Punto Manantial (Ying)" de los Cinco Inductores, elemento (fase de transformación) Agua.

Efecto:
Dispersión de *viento* y *viento-calor*, flujo de leche.

Indicaciones:
Dolores de cabeza y garganta, dolores oculares, formación de velo en los ojos, acúfenos, epistaxis, congestión nasal, constricción de garganta, dolor en brazos, superficie cerrada, fiebre sin sudoración, ataques epilépticos, mastitis, falta de leche, tos, sensación de plenitud en tórax, trastornos respiratorios.

Técnica:
0,2-0,5 CUN en vertical, moxibustión posible.

ID 3 Valle posterior

后溪 *rivulus posterior* *(IT 3)*
Chiao Ki, hoùxī

Localización:
Proximal a la articulación metacarpofalángica del meñique en el lado externo, en la frontera entre "carne blanca y roja".

Calificación:
1. "Punto Shu (arroyo)" de los Cinco Inductores, elemento (fase de transformación) Madera.
2. "Punto de cruce (llave)" con el que se inicia el "Vaso Gobernador" *(sinarteria regens)*.

Efecto:
Dispersión de *viento-calor*, relajante muscular, liberación de meridianos, permeabilización del Vaso Gobernador *(sinarteria regens)*, aclaramiento de la conciencia.

Indicaciones:
Fiebre intermitente con tos, tensión y dolor en pecho, ojos enrojecidos, velo delante de los ojos, epistaxis, congestión nasal, sudor durante el sueño, sordomudez, dolor en nuca, dolor de cabeza, dolor de hombro, dolor de espalda, dolor en la mano, tics en los dedos, espasmos, náuseas, vómitos, ataques epilépticos, icterícia.

Técnica:
0,2-2 CUN en vertical, moxibustión posible.

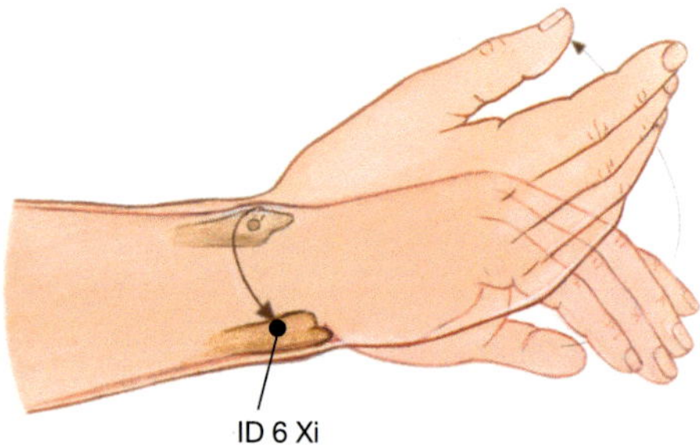
ID 6 Xi

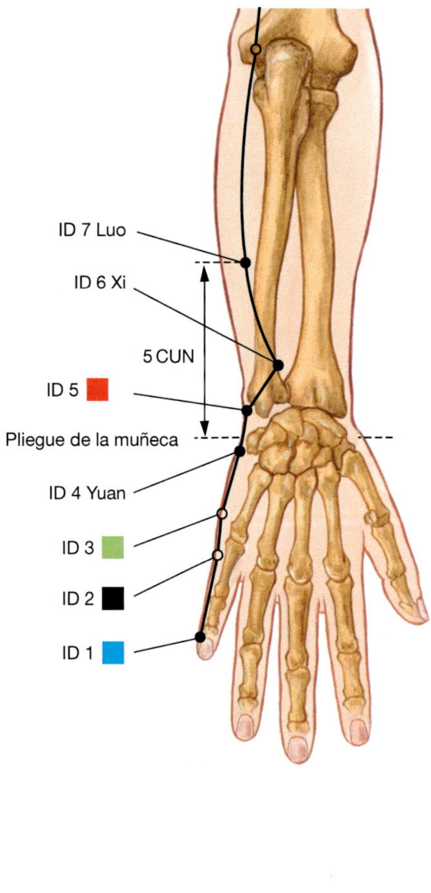
ID 7 Luo
ID 6 Xi
5 CUN
ID 5
Pliegue de la muñeca
ID 4 Yuan
ID 3
ID 2
ID 1

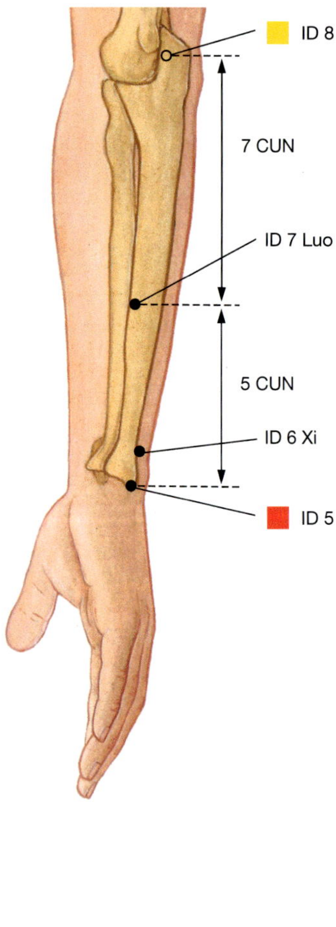
ID 8
7 CUN
ID 7 Luo
5 CUN
ID 6 Xi
ID 5

ID 4 **Hueso de la muñeca**
腕骨 *foramen carpicum* *(IT 4)*
Oann Kou, wàngŭ

Localización:
En el lado cubital en la frontera de "carne blanca y roja", en una depresión entre la base del 5º metacarpiano, el ganchoso y el pisiforme, en el pliegue de la muñeca.

Calificación:
"Punto Yuan" *(orig)* (punto fuente o punto desde donde se accede al Qi original).

Efecto:
Con *calor externo*: apertura de la superficie; refrigeración de *calor* y *fuego*, derivación de *mucosidad*.

Indicaciones:
Molestias de *viento* como fiebre sin sudor, dolor en flancos, sensación de opresión, dolor de cabeza, inquietud, hinchazón de cuello y nuca, dolor en el hombro, espasmos digitales, falta de fuerza en la muñeca, dolor en la muñeca, acúfenos, lagrimeo, velo en ojos, hemiplejía, paresias, tensiones espásticas, síntomas epileptiformes en edad infantil, ictericia, diabetes.

Técnica:
0,2-1 CUN en vertical, moxibustión posible.

ID 5 **Valle Yang**
阳谷 *vallis yang* *(IT 5)*
Yang Kou, yánggŭ

Localización:
Entre la apófisis estiloides del cúbito y el piramidal en la frontera de "carne blanca y roja"

Calificación:
"Punto Río (Jing)" de los Cinco Inductores, elemento (fase de transformación) Fuego.

Efecto:
Dispersión de *viento-calor*.

Indicaciones:
Sordera, acúfenos, vértigo, dolores oculares, dolor de hombro, dolor de brazo y muñeca, fiebre sin sudor, molestias en nuca y cuello, dolor de muelas, obstrucción de la garganta y afonía, epilepsia, espasmos y calambres en niños, hinchazón de la articulación de la mandíbula.

Técnica:
0,2-0,3 CUN en vertical, moxibustión posible.

ID 6 **Cuidar la vejez**
养老 *senectus felix* *(IT 6)*
Yang Lao, yănglăo

Localización:
En una depresión en el lado radial de la apófisis estiloides con el brazo ligeramente flexionado y dirigiendo la palma de la mano hacia el pecho.

Calificación:
"Punto de hendidura Xi" (rim) del meridiano.

Efecto:
Armonización del *hígado*, dispersión de *viento*, relajante muscular, permeabilización de los canales, mejora de la agudeza visual.

Indicaciones:
Dolor en el brazo, hombro o codo, tortícolis, tensión del cuello, cefalea occipital, neuralgia intercostal, apendicitis, debilidad de la vista y falta de agudeza visual (visión borrosa), trastornos de la vista, dolor en la región lumbar, dolor en la extremidad inferior, mareos, dolor cardíaco.

Técnica:
0,3-0,8 CUN en vertical, moxibustión posible.

ID 7 **Regularización de los miembros**
支正 *adminiculans orthopathiam* *(IT 7)*
Tchi Tcheng, zhīzhèng

Localización:
En la línea de conexión entre ID 5 e ID 8, 5 CUN proximales a ID 5, cerca del borde exterior del cúbito, con codo flexionado y mano en pronación palmar.

Calificación:
"Punto de conexión Luo" *(nex)* con el meridiano principal complementario *(Corazón)*.

Efecto:
Refuerzo del *qi hepático*, expulsión de *viento* y *viento-calor*.

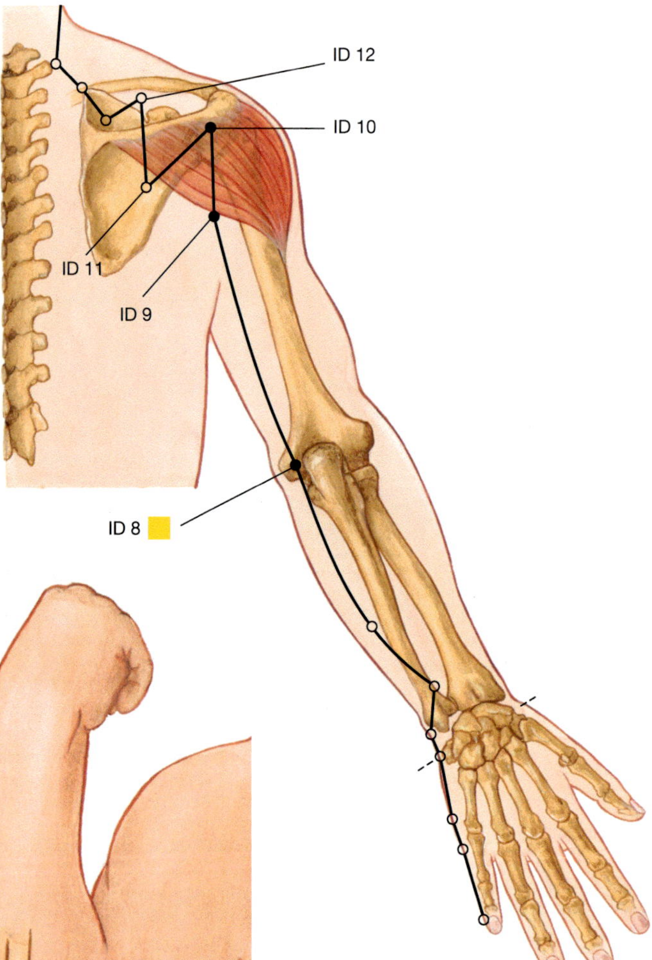
ID 12
ID 10
ID 11
ID 9
ID 8

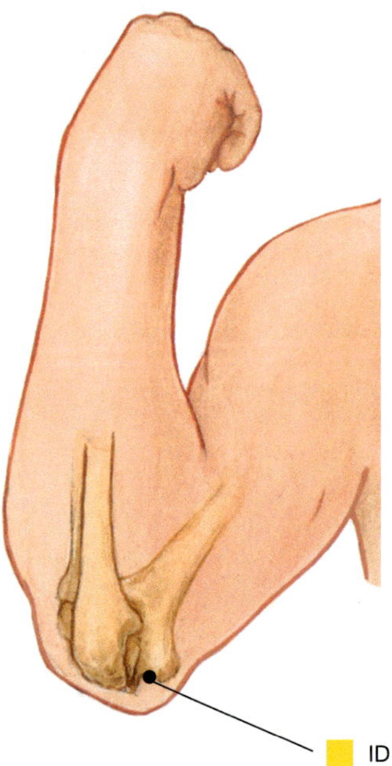
ID 8

Indicaciones:
Dolor cardíaco, trastornos del estado de ánimo, miedos, depresión, agitación/manía, ataques epileptiformes, fiebre sin sudor, dolor de cabeza, debilidad, falta de fuerza en extremidades, dolor insoportable en codos, brazos, manos y dedos, ataques de vértigo, visión borrosa.

Técnica:
0,3-0,8 CUN en vertical, moxibustión posible.

ID 8 — Pequeño mar

小海 *mare parvum* *(IT 8)*
Chao Hae, xiǎohaǐ

Localización:
Dorsal en el codo, en una depresión entre el olécranon cubital y la punta del epicóndilo del húmero, en el límite entre "carne blanca y roja".

Calificación:
"Punto He (mar)" de los Cinco Inductores, elemento (fase de transformación) Tierra.

Efecto:
Armonización de *hígado y corazón*, descenso del Yang, dispersión de *viento*, refrigeración de *calor*, liberación de canales, resolución de espasmos.

Indicaciones:
Hallazgos de *viento* como dolor de nuca, lateral del cuello, hombro, brazo del codo, gingivitis, mareos con dolor en nuca, fiebre intermitente, tendencia a ulceraciones, hinchazón del codo, ataques epileptiformes, tortícolis, convulsiones, hinchazón facial, acúfenos, sordera, mareos, trastornos intestinales.

Técnica:
0,2-0,5 CUN en vertical, moxibustión posible.

ID 9 — Robustez del hombro

肩贞 *rectum alae* *(IT 9)*
Tsienn Tchen, jiānzhēn

Localización:
Con el brazo en abducción, 1 CUN por encima del pliegue axilar posterior, en el borde posterior del promontorio humeral y el deltoides.

Efecto:
Apertura de canales, dispersión de *viento* y *viento-humedad*.

Indicaciones:
Dolores en escápula y articulación del hombro, fiebre intermitente, acúfenos, sordera, dolor y paresias en extremidades, hinchazón de la mejilla, dolor de muelas, enfermedades febriles.

Técnica:
0,5-1,5 CUN en vertical, moxibustión posible.

ID 10 — Shu de la región superior del brazo

臑俞 *inductorium lacerti* *(IT 10)*
Yu Lu, naòshū

Localización:
En el borde inferior de la espina escapular, vertical por encima del pliegue axilar.

Calificación:
"Punto de cruce" con el "Canal de movilidad Yang" (Yang Qiao Mai) y el "Canal defensor Yang" (Yang Wei Mai).

Efecto:
Dispersión de *viento* de todo tipo, derivación de *humedad*.

Indicaciones:
Dolor intenso en la articulación del hombro, hombro congelado, falta de fuerza en la articulación del hombro, hinchazón de diversas partes del cuerpo, hipertonía.

Técnica:
0,8-1,5 CUN en vertical, moxibustión posible.

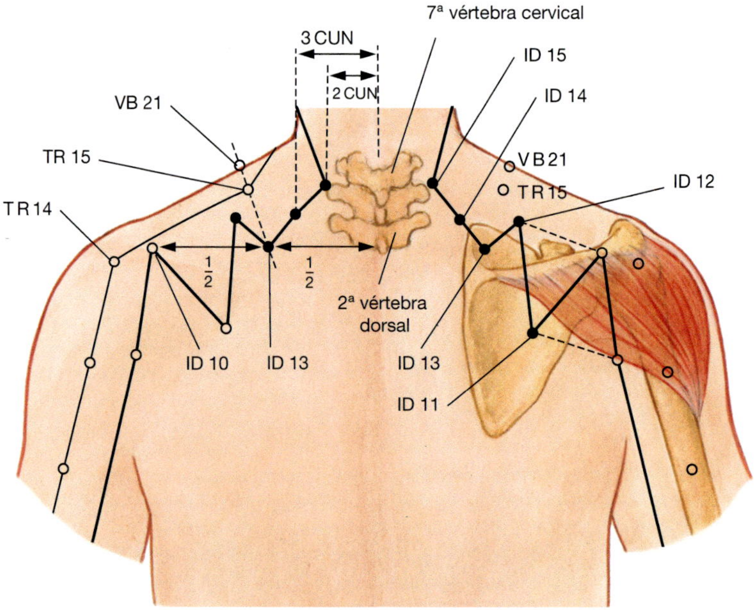
7ª vértebra cervical
3 CUN
2 CUN
ID 15
ID 14
VB 21
TR 15
TR 14
VB 21
TR 15
ID 12
1/2
1/2
2ª vértebra dorsal
ID 10
ID 13
ID 13
ID 11

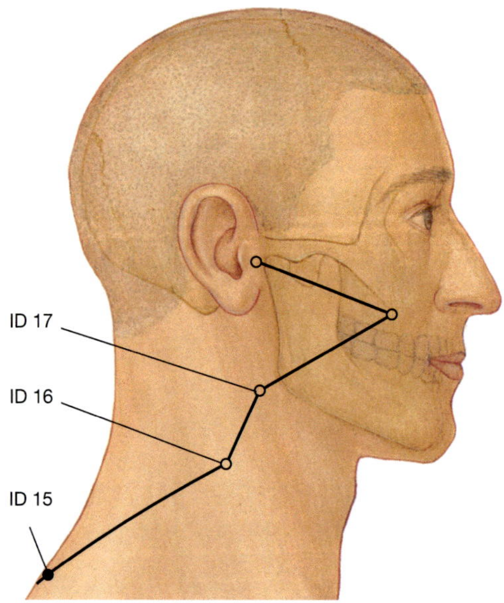
ID 17
ID 16
ID 15

ID 11 **Principios celestes**
天宗 *genus caelestre* *(IT 11)*
Tienn Tching, tiānzōng

Localización:
En el centro de la fosa infraespinosa de la escápula. Se forma un triángulo regular entre ID 9, ID 10 e ID 11.

Efecto:
Disolución de *viento-humedad.*

Indicaciones:
Dolores en hombro y brazo, dolores que se extienden desde el codo hacia la parte dorsal del brazo y hombro, sensación de plenitud, tensión en el pecho, tos, hinchazón de mandíbula y región de la mejilla.

Técnica:
0,5-1 CUN en vertical, moxibustión posible.

ID 12 **Recibe el viento**
秉风 *continens ventum* *(IT 12)*
Ping Fong, bĭngfēng

Localización:
En el centro de la fosa supraespinosa, directamente encima de ID 11.

Calificación:
"Punto de cruce" con los meridianos principales de *Intestino Delgado, Intestino Grueso, Triple Recalentador, Vesícula Biliar, Estómago.*

Efecto:
Dispersión de *viento.*

Indicaciones:
Dolorimiento e incapacidad de flexionar la articulación del hombro.

Técnica:
0,5-1 CUN en vertical, moxibustión posible.

ID 13 **Parte sinuosa del muro**
曲垣 *murus curvus* *(IT 13)*
Kou Youn, qūyúan

Localización:
En el extremo medial de la fosa supraespinosa, equidistante de ID 10 y la apófisis espinosa de la 2ª VD (vértebra dorsal).

Efecto:
Refrigeración de *calor*, dispersión de *viento.*

Indicaciones:
Bloqueo y dolorimiento, así como *calor*, en la articulación del hombro, dolores irradiantes hacia la escápula.

Técnica:
0,5-0,8 CUN en vertical, moxibustión posible.

ID 14 **Shu de la región escapular externa**
肩外俞 *inductorium externum alae* *(IT 14)*
Tsien Oae, jiān wàishū

Localización:
3 CUN laterales a partir de la apófisis espinosa de la 1ª VD, en el paso superior de la escápula.

Efecto:
Disolución de *viento* y dolor.

Indicaciones:
Dolor en escápula, rigidez, tensión de la musculatura de la nuca, bloqueo por *frío* con dolores en el brazo.

Técnica:
0,6 CUN en vertical, moxibustión posible.

ID 15 **Shu de la región escapular central**
肩中俞 *inductorium medium alae* *(IT 15)*
Tsienn Tchou Iu, jiān zhōngshū

Localización:
2 CUN laterales a la apófisis espinosa de la 7ª VC (vértebra cervical).

Efecto:
Dispersión de *viento-humedad*, refrigeración de *calor*, derivación de *mucosidad.*

Indicaciones:
Tos y flujos contrarios, esputo sanguinolento, fiebre intermitente, visión borrosa, dolor en hombro y espalda.

Técnica:
0,3-0,6 CUN en vertical, moxibustión posible.

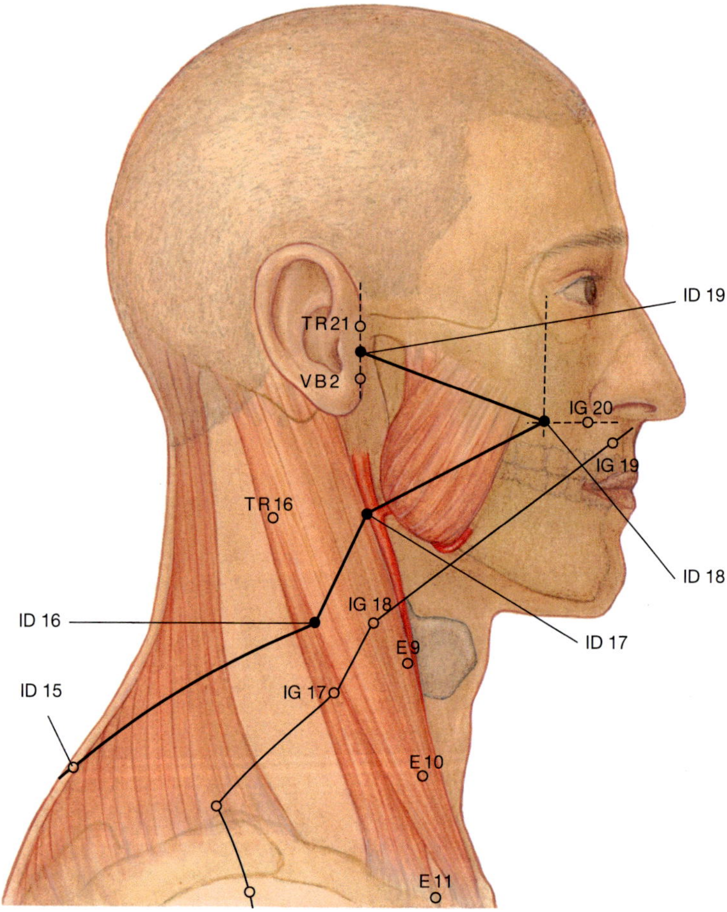
ID 19
TR21
VB2
IG 20
IG 19
TR16
ID 18
ID 16
IG 18
ID 17
E9
ID 15
IG 17
E10
E11

ID 16 **Ventana del cielo**
天窗 *fenestra caeli* *(IT 16)*
Tienn Tchung, tiānchūang

Localización:
En el borde posterior del esternocleidomastoideo, 0,5 CUN por detrás de IG 18, es decir, a nivel lateral del cartílago laríngeo.

Efecto:
Armonización del *qi hepático*, expulsión de *viento*, eliminación de espasmos y paresias.

Indicaciones:
Sensación de constricción del cuello, afonía, dificultad respiratoria, molestias en la deglución, hinchazón de mejilla y cuello, dolor de garganta, tortícolis, sordera, acúfenos, hemorroides.

Técnica:
0,3-0,6 CUN en vertical, moxibustión posible.

ID 17 **Figura celeste**
天容 *vultus caelestis* *(IT 17)*
Tienn Yong, tiānróng

Localización:
Detrás del ángulo mandibular en el borde anterior del esternocleidomastoideo, en la perpendicular debajo del lóbulo auricular, por debajo de TR 17.

Efecto:
Dispersión de *viento* y *calor*, refuerzo del *qi hepático*, derivación de *humedad*.

Indicaciones:
Afasia, presión y opresión en el pecho, disnea, expectoración de mucosidad fina, dolor de muelas, sordera, acúfenos, obstrucción de la garganta, fiebre, dolor de garganta, úlceras en cuello y nuca, amigdalitis, faringitis.

Técnica:
0,1-0,8 CUN en vertical, moxibustión posible.

ID 18 **Hueso malar**
顴髎 *cella zygomatica* *(IT 18)*
Koun Liou, qúanjiáo, quánliáo

Localización:
Al mismo nivel de IG 20 y por debajo del canto externo del ojo.

Calificación:
"Punto de cruce" de los meridianos principales de *Intestino Delgado* y *Triple Recalentador*.

Efecto:
Dispersión de *viento* de cualquier tipo.

Indicaciones:
Espasmos y paresias de los músculos faciales, calambres/tics, dolor de muelas, mareos, úlceras, neuralgia del trigémino, parálisis facial.

Técnica:
0,2-1 CUN en vertical, moxibustión posible.

ID 19 **Palacio del oído**
听宫 *conclave auditus* *(IT 19)*
Ting Kong, tīnggōng

Localización:
Delante de la oreja, en una depresión entre trago y mandíbula, con la boca ligeramente abierta.

Calificación:
"Punto de cruce" entre meridianos principales de *Intestino Delgado* y *Triple Recalentador*.

Efecto:
Sobre las molestias auditivas de cualquier tipo, también eliminación de acúfenos.

Indicaciones:
Disminución de la audición, sordera, acúfenos, dolor de oídos, otitis, neuralgia del trigémino, dolor de muelas, parálisis facial.

Técnica:
0,3-0,5 CUN en vertical, moxibustión posible.

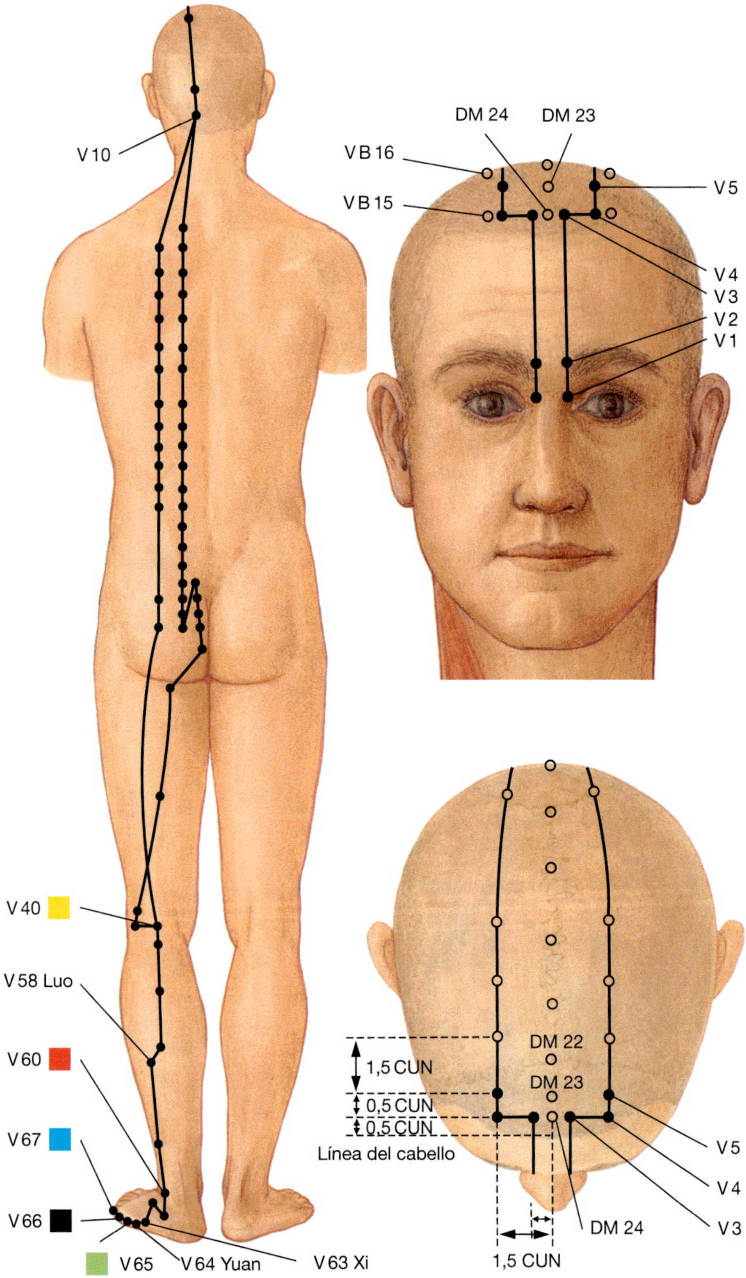
V 10
V 40
V 58 Luo
V 60
V 67
V 66
V 65
V 64 Yuan
V 63 Xi
DM 24
DM 23
VB 16
VB 15
V 5
V 4
V 3
V 2
V 1
DM 22
DM 23
1,5 CUN
0,5 CUN
0,5 CUN
Línea del cabello
V 5
V 4
DM 24
V 3
1,5 CUN

Puntos de acupuntura del meridiano principal de la función energética Vejiga V (*orbis vesicalis* V)

Meridiano del Gran Yang *(Tai Yang del pie)*

V 1 Pupilas claras

睛明 *canthus nasalis* *(V 1)*
Tsing Ming, jīngmíng

Localización:
En una depresión ligeramente medial y por encima del canto nasal medial.

Calificación:
"Punto de cruce" entre los meridianos principales de *Estómago, Intestino Delgado* y *Vejiga*, y entre los meridianos extraordinarios Yin Qiao Mai y Yang Qiao Mai.

Efecto:
Dispersión de *viento*, refrigeración de *calor*, liberación de canales, mejora de la agudeza visual.

Indicaciones:
Miopía, dolor y enrojecimiento de los ojos, estrabismo, ceguera nocturna, atrofia del nervio óptico, rinitis, etapa inicial de cataratas.

Técnica:
0,1 CUN en vertical (excepciones a 1,5 CUN).

V 2 Reunión de bambú

攒竹 *bambusae colligatae* *(V 2)*
Tsroann Tchou, cúanzhú

Localización:
En el extremo medial de la ceja, directamente encima de V 1.

Efecto:
Dispersión de *viento*, liberación de canales, mejora de la agudeza visual.

Indicaciones:
Dolores de cabeza frontales, congestión nasal, parálisis facial, epilepsia, ametropía, visión borrosa, lagrimeo, enrojecimiento ocular, prurito ocular, dolor ocular, enturbiamiento de la córnea, tics palpebrales.

Técnica:
0,1-0,3 CUN en vertical; inserción inclinada/oblicua hasta 0,8 CUN.

V3 En dirección de la ceja

眉冲 *impedimentale supercilii* *(V 3)*
Mi Chong, méichōng

Localización:
Vertical por encima de V 2, 0,5 CUN dentro de la línea del cabello.

Efecto:
Dispersión de *viento*.

Indicaciones:
Epilepsia, dolor de cabeza, mareos, congestión nasal, apoplejía.

Técnica:
0,2-0,3 CUN hacia la bóveda craneal, moxibustión posible.

V4 Curva errónea

曲差，鼻冲 *impedimentale nasi* *(V 4)*
Kou Tcha, qūchā, bìchōng

Localización:
0,5 CUN laterales a DM 24, es decir, a la línea media, 0,5 CUN dentro de la línea del cabello.

Efecto:
Apertura de la superficie, refrigeración de *calor*, dispersión de *viento*.

Indicaciones:
Viento con superficie cerrada, falta de sudor, fiebre, dolores de cabeza, epistaxis, congestión nasal, molestias oculares

Técnica:
0,2-0,4 CUN, moxibustión posible.

V5 Cinco comarcas

五处 *quinto loco* *(V 5)*
Wou Tchou, wǔchù

Localización:
1,5 CUN laterales a DM 23, es decir, a la línea media, 1 CUN dentro de la línea del cabello.

Efecto:
Dispersión de *viento*, liberación de superficie y canales, resolución de convulsiones.

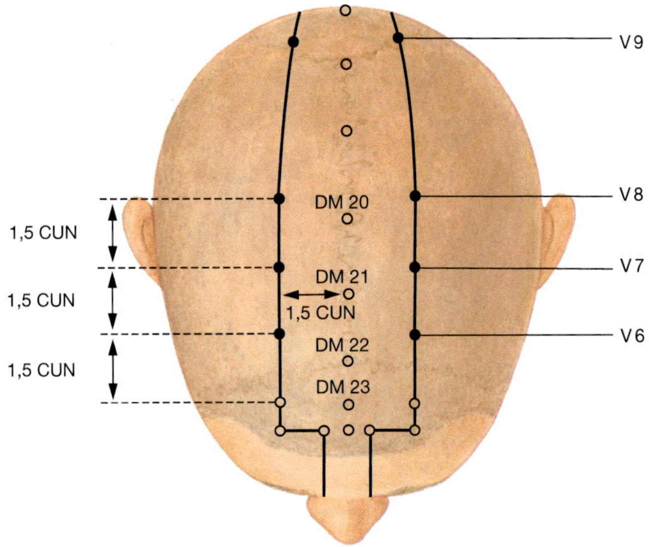
V9
V8
V7
V6
1,5 CUN
1,5 CUN
1,5 CUN
DM 20
DM 21
1,5 CUN
DM 22
DM 23

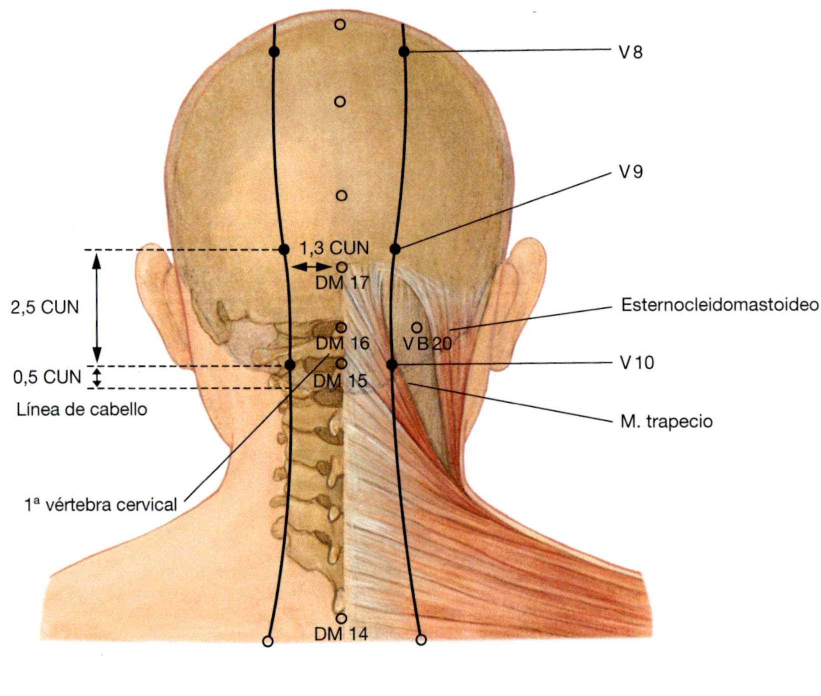
V8
V9
1,3 CUN
DM 17
2,5 CUN
Esternocleidomastoideo
DM 16
VB 20
V10
0,5 CUN
DM 15
Línea de cabello
M. trapecio
1ª vértebra cervical
DM 14

Indicaciones:
Dolor de cabeza, dolor y espasmo de los músculos de la espalda, opistótonos, epilepsia, vértigo, somnolencia.

Técnica:
0,3 CUN, moxibustión posible.

V 6 **Recepción de la luz**
承光 *recipiens luminem* *(V 6)*
Sing Koang, chéngguāng

Localización:
1,5 CUN por detrás de V 5, 1,5 CUN laterales a la línea media.

Efecto:
Dispersión de *viento*, transformación de *humedad*, hacer ceder los velos.

Indicaciones:
Vértigo, dolor de cabeza, reflejo de vómito, vómitos, náuseas, congestión nasal, anosmia, espasmos o paresias faciales, mucosidad nasal fina, velos oculares, ceguera nocturna.

Técnica:
0,2-0,3 CUN transversales.

V 7 **Comunicación con el cielo**
通天 *caelo communicans* *(V 7)*
Tong Tienn, tōngtiān

Localización:
1,5 CUN laterales a la línea media, 1,5 CUN detrás de V 6, es decir, 4 CUN dentro de la línea del cabello.

Efecto:
Dispersión de *viento*, eliminación de bloqueos por *viento-humedad*, resolución de convulsiones.

Indicaciones:
Tortícolis, epistaxis, secreciones nasales finas, congestión nasal, hemiparesias, vértigo, desmayos, bocio, epilepsia.

Técnica:
0,2-0,3 CUN, moxibustión posible.

V 8 **Fin de los Luo**
络却 *nectens recedentem* *(V 8)*
Loc Kheoc, luòquè

Localización:
1,5 CUN detrás de V 7, 1,5 CUN laterales a la línea media.

Efecto:
Dispersión de *viento*, derivación de *viento-humedad*, liberación de canales colaterales, ascenso y tonificación del *qi hepático*.

Indicaciones:
Ceguera nocturna, ceguera súbita, obnubilación, sensación de plenitud en el estómago, vértigo, acúfenos, agitación.

Técnica:
0,2-0,3 CUN, moxibustión posible.

V 9 **Almohada de jade**
玉枕 *cervical iaspidis* *(V 9)*
You Tchen, yùzhěn

Localización:
Por encima del borde superior de la protuberancia occipital externa, 1,3 CUN laterales a la línea media, alrededor de 2,5 CUN por encima de V 10 (aproximadamente a nivel de DM 17).

Efecto:
Dispersión de *viento*, permeabilización de canales.

Indicaciones:
Dolor ocular insoportable, como si los ojos se estiraran fuera de las órbitas, miopía, cefaleas intensas, anosmia, congestión nasal

Técnica:
0,3-0,5 CUN, moxibustión posible.

V 10 **Columna celeste**
天柱 *columna caeli* *(V 10)*
Tienn Tchu, tiānzhù

Localización:
1,3 CUN laterales a DM 15, entre las apófisis espinosas de las vértebras C1 y C2, alrededor de 0,5 CUN dentro de la línea del cabello en la parte lateral del trapecio.

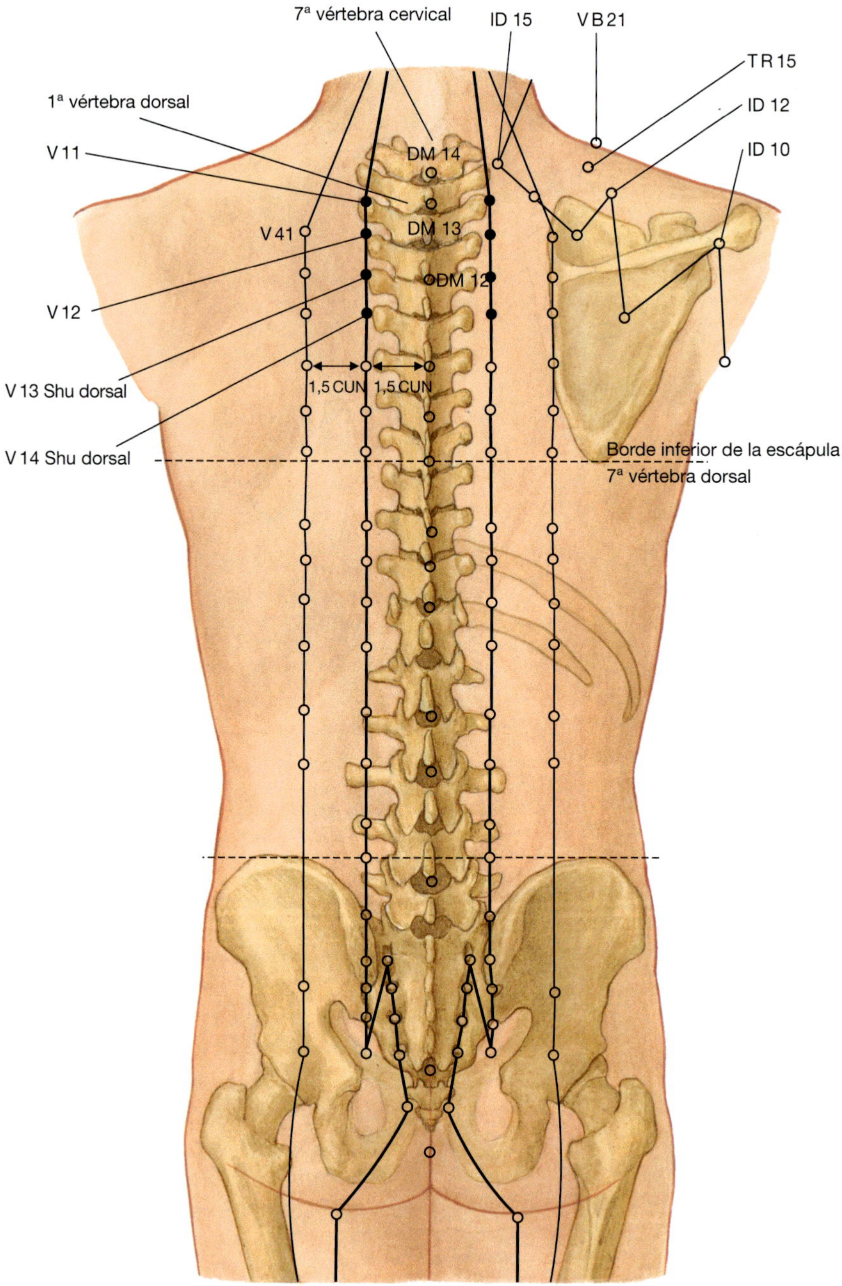
7ª vértebra cervical
ID 15
VB21
TR15
ID 12
ID 10
1ª vértebra dorsal
V11
DM 14
DM 13
DM 12
V41
V12
V 13 Shu dorsal
V 14 Shu dorsal
1,5 CUN
1,5 CUN
Borde inferior de la escápula
7ª vértebra dorsal

Efecto:
Dispersión de *viento*, transformación de *humedad*, permeabilización de canales.

Indicaciones:
Vértigos, dolores de cabeza muy violentos, dolor ocular, dolor de nuca, agitación, congestión nasal, anosmia, dolor de cabeza en vértice, hinchazón de garganta, trastornos del sueño.

Técnica:
0,3-1 CUN en vertical.

V 11 Gran lanzadera

大杼 *radius magnus* *(V 11)*
Ta Tchou, dàzhù

Localización:
1,5 CUN laterales a la línea media a nivel de la apófisis espinosa de la 1ª VD.

Calificación:
1."Punto de cruce" entre meridianos principales de *Vejiga* e *Intestino Delgado*, y "Vaso Gobernador" *(sinarteria regens)*.
2. "Punto de reunión Huixue" (*conv)* de los huesos.

Efecto:
Dispersión de *viento-frío* o *calor*, refrigeración de *fuego*, derivación de *calor-humedad*.

Indicaciones:
Tendencia a resfriados, gripe, tos, fiebre, cefaleas, obstrucción de la garganta, disfagia o trastornos de la deglución, opresión de pecho, dolor de espalda, escalofríos, mareos, tortícolis, abatimiento, espasmos, ataques epileptiformes.

Técnica:
0,5-1 CUN en vertical, moxibustión posible.

V 12 Puerta del viento

风门 *porta ventorum* *(V 12)*
Fong Menn, fēngmén

Localización:
1,5 CUN laterales a la apófisis espinosa de la 2ª VD.

Calificación:
"Punto de cruce" entre el meridiano principal de *Vejiga* y el "Vaso Gobernador" *(sinarteria regens)*.

Efecto:
Desbloqueo y refuerzo del *Pulmón*, armonización del Qi, refrigeración de *calor*, dispersión de *viento*, liberación de canales.

Indicaciones:
Fiebre, dificultades respiratorias, asma, tos, tortícolis, dolor de cabeza, mareos, gripe, bronquitis.

Técnica:
0,5-1 CUN en vertical, 1-2 CUN en transversal, moxibustión posible.

V 13 Punto de influencia o Shu del Pulmón

肺俞 *inductorium pulmonale* *(V 13)*
Fei Iu, fèishū

Localización:
1,5 CUN laterales a la apófisis espinosa de la 3ª VD.

Calificación:
"Punto de influencia en la espalda Shu" *dorsal* del "Pulmón" *(o pulmonalis)*.

Efecto:
Apoyo y armonización del *Pulmón* y *Riñón*, regulación del Qi, tonificación del Yin, refrigeración de *calor*, descenso del Yang.

Indicaciones:
Enorme agotamiento, deformación de la columna vertebral, disnea, sudor durante el sueño, tos, asma, esputo sanguinolento, dolor torácico, sequedad de boca, ictericia, dolor en flancos, náuseas, vómitos, falta de apetito, gran irritabilidad, agitación, gripe, tortícolis, convulsiones, paresias, bocio, obstrucción de la garganta, disnea, síntomas epileptiformes.

Técnica:
0,3-1 CUN en vertical, 1-2 CUN en transversal, moxibustión posible.

V 14 Shu del Maestro del Corazón

厥阴俞 *inductorium yin flectentis* *(V 14)*
Tsiue Inn Lu, júeyīnshū

Localización:
1,5 CUN laterales a la apófisis espinosa de la 4ª VD.

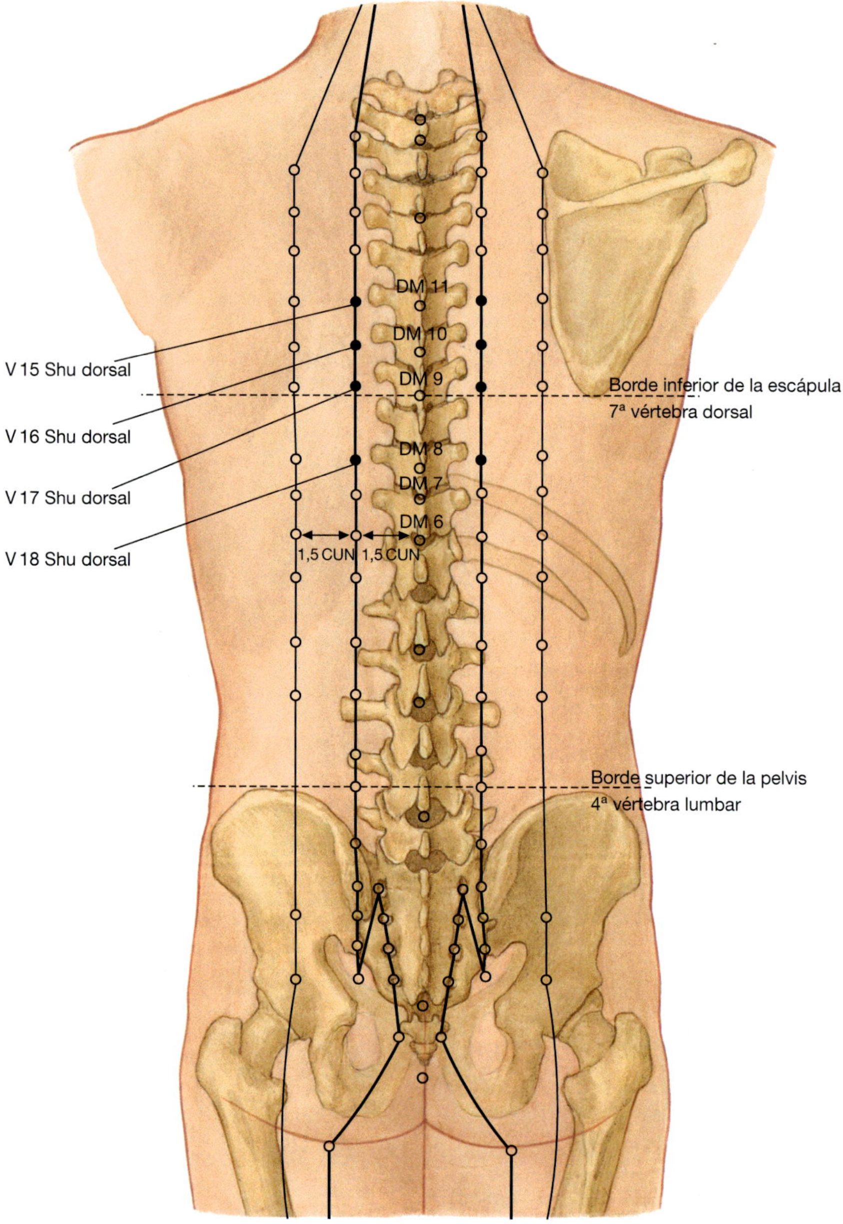
DM 11
DM 10
DM 9
DM 8
DM 7
DM 6
V 15 Shu dorsal
V 16 Shu dorsal
V 17 Shu dorsal
V 18 Shu dorsal
1,5 CUN
1,5 CUN
Borde inferior de la escápula
7ª vértebra dorsal
Borde superior de la pelvis
4ª vértebra lumbar

Calificación:
"Punto de influencia en la espalda Shu" dorsal *(ind)* para el Jue Yin *(inductorium dorsale yin flectentis)* del Elemento "Maestro del Corazón" *(o. pericardialis)*.

Efecto:
Armonización del *pericardio*.

Indicaciones:
Náuseas, reflejo de vómito, vómitos, sensación de peso en el pecho y centro del abdomen, opresión en el pecho, tos, dolor de muelas.

Técnica:
0,5-1 CUN en oblicuo, 1-2 CUN en transversal, moxibustión posible.

V 15 Shu del Corazón

心俞 *inductorium cardiale* *(V 15)*
Sin Iu, xīnshū

Localización:
1,5 CUN laterales a la apófisis espinosa de la 5ª VD.

Calificación:
"Punto de influencia en la espalda Shu" dorsal *(ind)* del Elemento "Corazón" *(inductorium dorsal o cardialis)*.

Efecto:
Estabilización del *corazón*, sedación, regulación del Xue, armonización del Qi.

Indicaciones:
Tos, esputo sanguinolento, sensación de opresión en el pecho, dolor cardíaco, inquietud, palpitaciones, arritmia, nerviosismo, falta de memoria, retraso en empezar a hablar en niños, sudores intensos, labios rojos, hemiplejía, obnubilación, náuseas, reflejo de vómito, fiebre intermitente, sudores durante el sueño, insomnio.

Técnica:
0,3-1 CUN en oblicuo, moxibustión posible.

V 16 Shu del Du Mai o Vaso Gobernador

督俞 *inductorium regentis* *(V 16)*
Tou iu, dūshū

Localización:
1,5 CUN laterales a la apófisis espinosa de la 6ª VD.

Calificación:
"Punto de influencia en la espalda Shu" dorsal *(ind)* del Vaso Gobernador *(inductorium dorsale* de *sinarteria regens)*.

Efecto:
Dirección del Qi al "Centro" y la profundidad, destrucción de la *mucosidad*.

Indicaciones:
Fiebre intermitente, resfriado con fiebre, dolores en pecho y centro de abdomen, borborigmos en vísceras, hipo, endocarditis, pericarditis, mastitis, prurito.

Técnica:
0,7-1 CUN en inserción inclinada/oblicua, moxibustión posible.

V 17 Shu del diafragma

膈俞 *inductorium diaphragmatis* *(V 17)*
Ko Iu, géshū

Localización:
1,5 CUN laterales a la apófisis espinosa de la 7ª VD.

Calificación:
1. "Punto de influencia en la espalda Shu" dorsal *(ind)* del diafragma.
2. "Punto de reunión Huixue" *(conv)* de Xue.

Efecto:
Regulación de Xue, distribución de estasis, disolución de tensión en pecho y centro del abdomen, compensación de *vacío*.

Indicaciones:
Sudores espontáneos o sudores durante el sueño, vómitos sanguinolentos, sensación de presión en el abdomen, falta de apetito, dolor abdominal, cansancio, pesadez en extremidades, obstrucción de la garganta, cólicos, tos, hipo, espasmos de esófago, anemia, urticaria.

Técnica:
0,3-0,5 CUN en oblicuo, moxibustión posible.

V 18 Shu del Hígado

肝俞 *inductorium hepaticum* *(V 18)*
Kann Iu, gānshū

Localización:
1,5 CUN laterales a la apófisis espinosa de la 9ª VD.

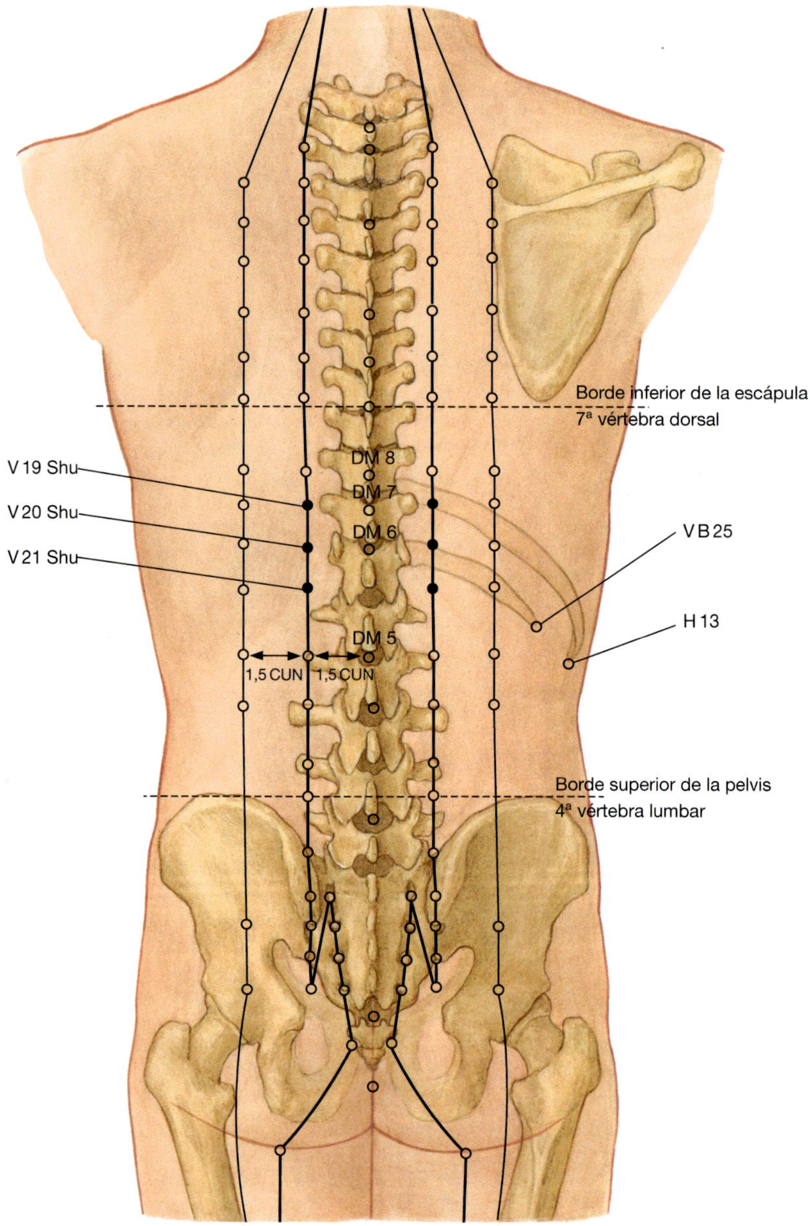
Borde inferior de la escápula
7ª vértebra dorsal
V 19 Shu
V 20 Shu
V 21 Shu
DM 8
DM 7
DM 6
VB 25
H 13
DM 5
1,5 CUN
1,5 CUN
Borde superior de la pelvis
4ª vértebra lumbar

Calificación:
"Punto de influencia en la espalda Shu" dorsal *(ind)* del Elemento "Hígado" *(inductorium dorsale* de *o. hepaticus)*.

Efecto:
Tonificación del *hígado* y *vesícula biliar*, refrigeración y derivación de *calor-humedad*, armonización del Qi, resolución de bloqueos, mejora de la agudeza visual.

Indicaciones:
Irritabilidad, irascibilidad, densificaciones e induraciones en parte superior del abdomen, dolor en parte superior del abdomen y espalda, calambres en las extremidades, enfermedades oculares de cualquier tipo, vértigo, ictericia.

Técnica:
0,3-0,5 CUN en oblicuo, moxibustión posible.

V 19 — Shu de la Vesícula Biliar

胆俞
inductorium felleum *(V 19)*
Tann Iu, dǎnshū

Localización:
1,5 CUN laterales a la apófisis espinosa de la 10ª VD.

Calificación:
"Punto de influencia en la espalda Shu" dorsal *(ind)* del Elemento "Vesícula Biliar" *(inductorium dorsale* de *o. felleus)*.

Efecto:
Derivación de *calor* del *hígado* y *vesícula biliar*, armonización del *bazo*, refuerzo del *estómago*, liberación del centro del abdomen.

Indicaciones:
Dolor de cabeza, escalofríos, fiebre sin sudores, hinchazón en la axila, sabor de boca amargo, boca seca, dolor de garganta, reflejo de vómito, náuseas, ictericia, sudores espontáneos, sudores durante el sueño, agotamiento rápido, hepatitis, colecistitis, dolores en la región biliar, tuberculosis de glándulas linfáticas, neuralgia en cóccix.

Técnica:
0,3-0,5 CUN en oblicuo, moxibustión posible.

V 20 — Shu del Bazo

脾俞
inductorium lienale *(V 20)*
Pi Iu, píshū

Localización:
1,5 CUN laterales a la apófisis espinosa de la 11ª VD.

Calificación:
"Punto de influencia en la espalda Shu" dorsal del Elemento "Centro (Bazo)" *(inductorium dorsale* de *o. lienalis)*.

Efecto:
Movilización del *qi* del *bazo*, armonización, apoyo de la asimilación, eliminación de *humedad*, regulación del Xue.

Indicaciones:
Adelgazamiento, sensación de plenitud, hinchazón, tendencia a edemas, ictericia, pérdida del apetito, timpanismo, dolor en pecho y espalda, bloqueos de *mucosidad*, hipo, náuseas, vómitos, diarrea, cansancio, agotamiento, disentería, anemia, menorragias, urticaria.

Técnica:
0,3-0,5 CUN en vertical, moxibustión posible.

V 21 — Shu del Estómago

胃俞
inductorium stomachi *(V 21)*
Oe Iu, wèishū

Localización:
1,5 CUN laterales a la apófisis espinosa de la 12ª VD.

Calificación:
"Punto de influencia en la espalda Shu" dorsal *(ind)* del Elemento "Estómago" *(inductorium dorsale* de *o. stomachi)*.

Efecto:
Refuerzo y armonización del *bazo* y *estómago*, transformación de *humedad*, destrucción de bloqueos.

Indicaciones:
Falta de apetito, emaciación, vómitos espumosos como de clara de huevo, náuseas, gastroenteritis, dolor de estómago, trastornos del sueño, marasmo infantil, sensación de presión en pecho y flancos, gastritis, úlceras, pancreatitis, hepatitis, enteritis.

Técnica:
0,3-0,5 CUN en vertical, moxibustión posible.

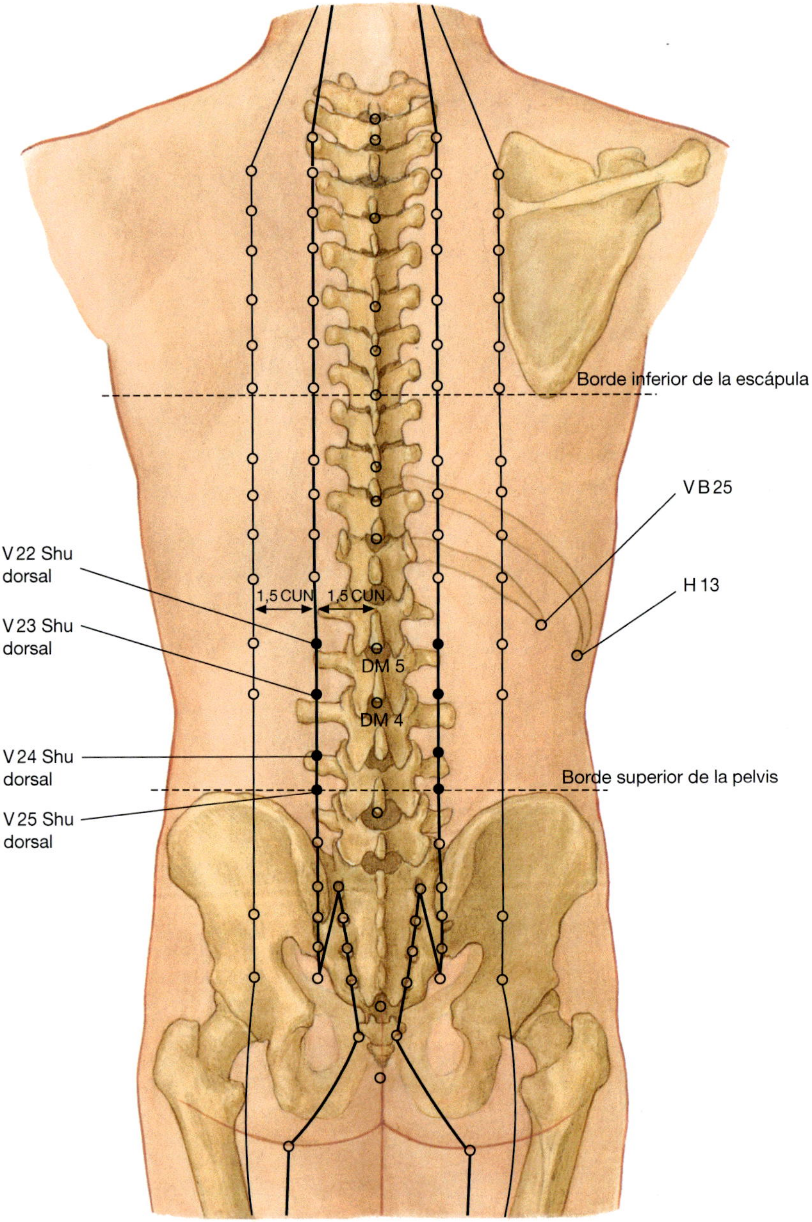
Borde inferior de la escápula
V B 25
H 13
V 22 Shu dorsal
V 23 Shu dorsal
1,5 CUN
1,5 CUN
DM 5
DM 4
V 24 Shu dorsal
Borde superior de la pelvis
V 25 Shu dorsal

V 22 **Shu del Triple Recalentador**
三焦俞 *inductorium tricalorii* *(V 22)*
Sann Tsiao Iu, sānjiāoshū

Localización:
1,5 CUN laterales a la apófisis espinosa de la 1ª VL (vértebra lumbar).

Calificación:
"Punto de influencia en la espalda Shu" dorsal *(ind)* del Triple Recalentador *(inductorium dorsale* de *o. tricalorii).*

Efecto:
Estimulación de la dinámica del Qi, armonización del metabolismo de los fluidos, transformación de *humedad.*

Indicaciones:
Densificaciones e induraciones en la zona abdominal, emaciación o hinchazón, ictericia, sensación de plenitud, falta de apetito, trastornos digestivos, diarrea, dolor de cabeza, mareos, dolor de espalda, dolor de hombro, rigidez de la espalda y lumbares, gastritis, enteritis, ascitis, nefritis.

Técnica:
0,5-1 CUN en vertical, moxibustión posible.

V 23 **Shu del Riñón**
肾俞 *inductorium renale* *(V 23)*
Chenn Iu, shènshū

Localización:
1,5 CUN laterales a la apófisis espinosa de la 2ª VL.

Calificación:
"Punto de influencia en la espalda Shu" dorsal *(ind)* del Elemento "Riñón" *(inductorium dorsale* de *o. renalis).*

Efecto:
Apoyo y armonización del *riñón*, tonificación de lumbares, mejora de la audición, mejora de la agudeza visual.

Indicaciones:
Falta de calor vital, emaciación, sordera, acúfenos, disnea, debilidad de las extremidades inferiores y lumbares, lumbago, frío, pérdida de semen, impotencia, infertilidad, trastornos de la micción, enuresis, cara sin vida, tez oscura, sensación de frío, diarrea, alteraciones visuales de todo tipo, epilepsia, fiebre intermitente, miedos, diabetes, trastornos menstruales, leucorrea profusa, edemas, urolitiasis.

Técnica:
1,5-2 CUN en vertical en dirección a la columna vertebral, moxibustión posible.

V24 **Shu del mar de la energía**
气海俞 *inductorium maris qi* *(V 24)*
Tsri Hae Iu, qìhaǐshū

Localización:
1,5 CUN laterales a la apófisis espinosa de la 3ª VL.

Calificación:
"Punto de influencia en la espalda Shu" dorsal *(ind)* en el Qi *(inductorium dorsale maris qi).*

Efecto:
Descenso del Qi al Recalentador inferior, regulación de Qi y Xue, tonificación de lumbares y rodillas.

Indicaciones:
Dolor en la región lumbar, hemorroides sangrantes, dismenorrea.

Técnica:
0,3-1 CUN en vertical, moxibustión posible.

V 25 **Shu del Intestino Grueso**
大肠俞 *inductorium intestini crassi* *(V 25)*
Tae Tchrang Iu, dàchángshū

Localización:
1,5 CUN laterales a la apófisis espinosa de la 4ª VL, a nivel de la cresta ilíaca.

Calificación:
"Punto de influencia en la espalda Shu" dorsal *(ind)* del Elemento "Intestino Grueso" *(inductorium dorsale* de *o. intestini crassi).*

Efecto:
Movilización del *qi* del *intestino grueso*, con lo que se produce la regulación del *estómago*; la mejora de la asimilación de alimentos; tonificación de lumbares y rodillas.

Indicaciones:
Distensión del bajo vientre, diarreas o estreñimiento, problemas de excreción de orina, dolores abdominales, lumbares y de espalda, emaciación, dolores cólicos viscerales, sangre en heces.

Técnica:
0,5-2 CUN en vertical, moxibustión posible.

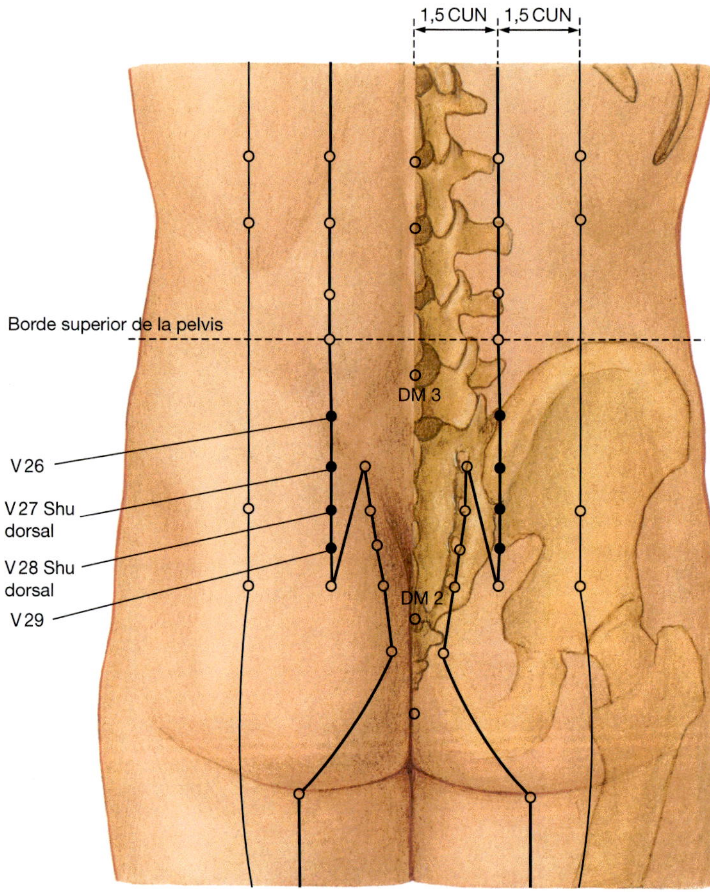
1,5 CUN
1,5 CUN
Borde superior de la pelvis
DM 3
V 26
V 27 Shu dorsal
V 28 Shu dorsal
V 29
DM 2

V 26 **Shu de la barrera de la fuente**
关元俞 *inductorium primae clusarum* *(V 26)*
Koann Iuann Iu, guānyúanshū

Localización:
1,5 CUN laterales a la apófisis espinosa de la 5ª VL, ligeramente por encima de la impresión de la espina ilíaca posterosuperior (rombo de Michaelis).

Efecto:
Armonización del Recalentador inferior, descenso del Qi hacia Recalentador inferior, derivación de *humedad*, tonificación de lumbares y rodillas.

Indicaciones:
Diarrea, dificultades en la micción, enuresis, dolor y debilidad en lumbares, neoplasias en el ámbito ginecológico.

Técnica:
0,5-2 CUN en vertical, moxibustión posible.

V 27 **Shu del Intestino Delgado**
小肠俞 *inductorium intestini tenuis* *(V 27)*
Saiao Tchrang Iu, xiǎochángshū

Localización:
1,5 CUN laterales a la 1ª vértebra sacra.

Calificación:
"Punto de influencia en la espalda Shu" dorsal *(ind)* del Elemento "Intestino Delgado" *(inductorium dorsale* de *o. intestini tenuis)*.

Efecto:
Descenso del Qi al Recalentador inferior, armonización de *vejiga* e *intestinos*, canalización de *humedad*, refrigeración de *calor*.

Indicaciones:
Enuresis, orina escasa y oscura, hematuria, dolores rectales, hemorroides, sed insaciable o polidipsia (diabetes), diarrea, hinchazón en extremidades inferiores, dolores abdominales tipo cólico, dolor de cabeza, cansancio, leucorrea, estreñimiento, anexitis, enteritis.

Técnica:
0,5-2 CUN en vertical, moxibustión posible.

V 28 **Shu de la Vejiga**
膀胱俞 *inductorium vesicale* *(V 28)*
Prang Koang Iu, pánggūangshū

Localización:
1,5 CUN laterales a la 2ª VS.

Calificación:
"Punto de influencia en la espalda Shu" dorsal *(ind)* del Elemento "Vejiga" *(inductorium dorsale* de *o. vesicalis)*.

Efecto:
Tonificación del *qi de vejiga*, posibilita movilización de la espalda.

Indicaciones:
Dolor en la zona de la vejiga, trastornos de la micción de cualquier tipo, enuresis, orina oscura y escasa, estreñimiento, diarrea, dolores en bajo vientre, calambres en pantorrillas, rigidez de la rodilla, rigidez de espalda, dolores sacrolumbares, neoplasias ginecológicas.

Técnica:
0,3-1,5 CUN en vertical, moxibustión posible.

V 29 **Shu de la región sacra**
中膂俞 *inductorium pro medio tergo (V 29)*
Tchong Leui Iu, zhōnglǚshū

Localización:
1,5 CUN laterales a la 3ª VS.

Efecto:
Refuerzo del *qi renal*, aumento del *yin renal*, refrigeración de *calor* de *vejiga*.

Indicaciones:
Falta de sudor, diarreas mezcladas con sangre o pus, contracturas, dolorimiento de la musculatura de la espalda.

Técnica:
0,3-1 CUN en vertical, moxibustión posible.

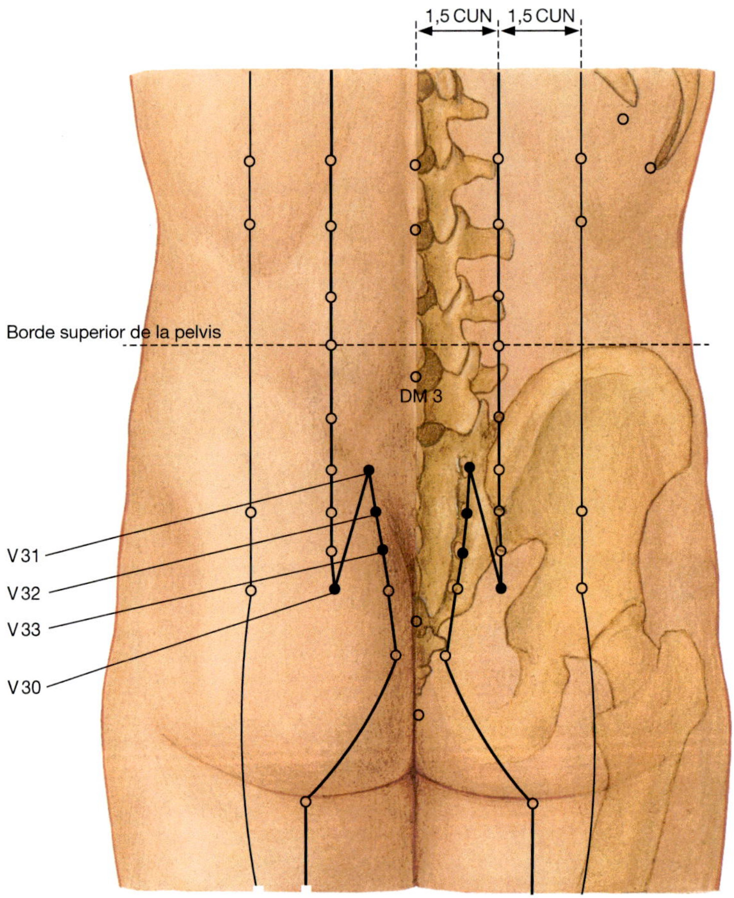
1,5 CUN
1,5 CUN
Borde superior de la pelvis
DM 3
V 31
V 32
V 33
V 30

V30 **Shu de la cintura blanca**
白环俞 *inductorium anuli candidi* *(V 30)*
Po Oann Iu, báihúanshū

Localización:
1,5 CUN laterales a la línea media a nivel del 4º agujero sacro.

Efecto:
Descenso del Qi al Recalentador inferior, eliminación de *viento* y *humedad*, refrigeración de *calor*, alivio de dolores.

Indicaciones:
Trastornos de la micción, enuresis, estreñimiento, dolores en bajo vientre, procesos infecciosos, debilidad en piernas, dolores de cadera, sensación de frío, espasmos, contracturas, flujo vaginal, hemorragias intensas fuera de la menstruación, endometritis, pérdida de semen.

Técnica:
0,5-2 CUN en vertical, moxibustión posible.

V 31 **Hueso superior**
上髎 *cella superior* *(V 31)*
Chang Liou, shàngjiáo, shàngliáo

Localización:
En el 1er agujero sacro al lado de la 1ª VS.

Calificación:
"Punto de cruce" de los meridianos principales de *vejiga* y *vesícula biliar*.

Efecto:
Descenso del Qi a *vejiga* y *riñón*, eliminación de *calor-humedad*.

Indicaciones:
Trastornos de la micción, estreñimiento, náuseas, eructos, vómitos, flujo vaginal, prolapso uterino, dolores en lumbares y rodillas.

Técnica:
0,3-1,5 CUN en vertical, moxibustión posible.

V 32 **Segundo hueso**
次髎 *cella secunda* *(V 32)*
Tseu Liou, cìijiáo, cìliáo

Localización:
En el 2º agujero sacro al lado de la 2ª VS.

Efecto:
Derivación de *calor-humedad* del Recalentador inferior.

Indicaciones:
Trastornos de la micción, orina escasa rojiza, diarrea, dolores abdominales tipo cólicos dolores en lumbares y zona genital, flujos sanguinolentos o purulentos.

Técnica:
0,3-1,5 CUN en vertical, moxibustión posible.

V 33 **Hueso medio**
中髎 *cella media* *(V 33)*
Rchong Liou, zhōngjiáo, zhōngliáo

Localización:
En el 3er agujero sacro.

Calificación:
"Punto de cruce" de los meridianos principales de *vesícula biliar* y *vejiga*.

Efecto:
Tonificación de Qi y Xue en el Recalentador inferior, armonización, compensación de *vacío*, refrigeración de *calor*.

Indicaciones:
Trastornos de la micción de todo tipo, estreñimiento, diarreas, caquexia, dismenorreas y flujos, infertilidad de la mujer.

Técnica:
0,2-1,5 CUN en vertical, moxibustión posible.

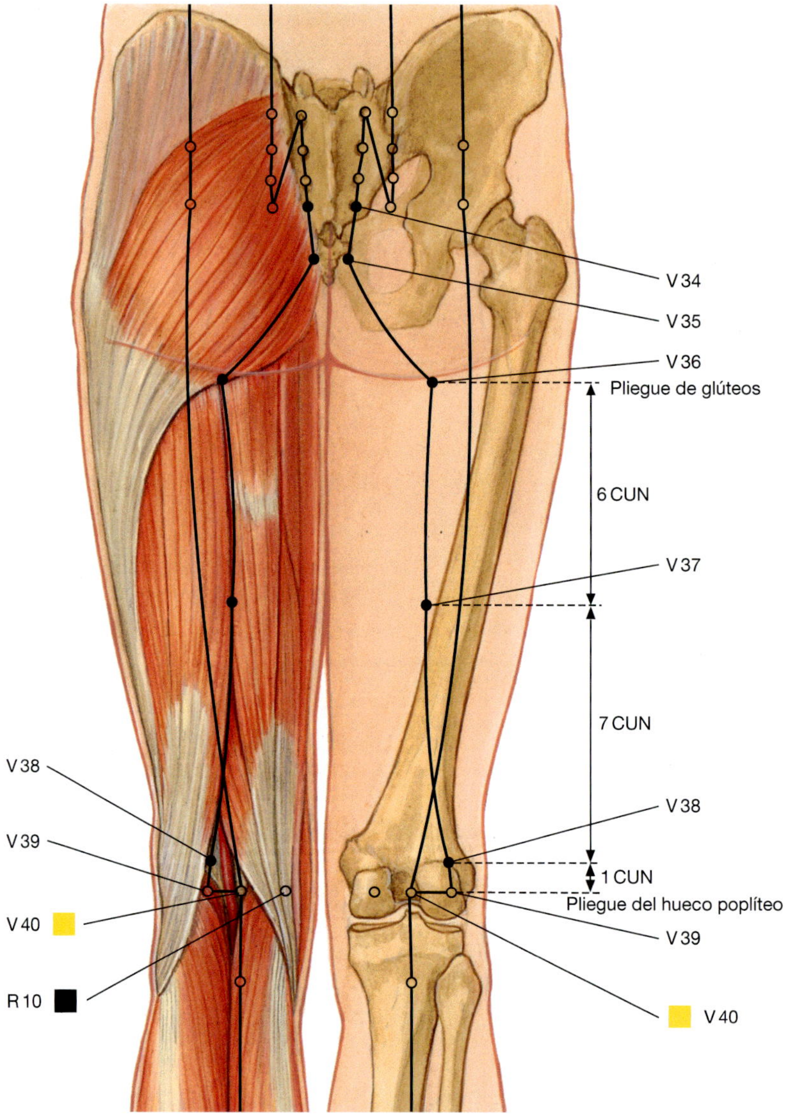
V 34
V 35
V 36
Pliegue de glúteos
6 CUN
V 37
7 CUN
V 38
1 CUN
Pliegue del hueco poplíteo
V 39
V 40
V 38
V 39
V 40
R 10

V 34 **Hueso inferior**
下髎 *cella inferior* *(V 34)*
Cha Liou, xiàjiáo, xiàliáo

Localización:
En el 4º agujero sacro.

Calificación:
"Punto de cruce" de los meridianos principales de *vesícula biliar* y *vejiga*.

Efecto:
Refuerzo del *yin renal*, tonificación del *qi de vejiga*, refrigeración de *calor*.

Indicaciones:
Trastornos de la micción de cualquier tipo, estreñimiento, diarreas, sangre en heces, rigidez en zona lumbar, dolor lumbar, flujos vaginales.

Técnica:
0,2-1,5 CUN en vertical, moxibustión posible.

V 35 **Reunión de los Yang**
会阳 *yang conventa* *(V 35)*
Roe Yang, huìyáng

Localización:
0,5 CUN al lado del cóccix.

Efecto:
Compensación de deficiencia del *yin renal* y *yang renal*, derivación de *calor* y *calor-humedad*.

Indicaciones:
Dismenorreas de cualquier tipo, dolor lumbar durante la menstruación, calor en bajo vientre, sudor frío en genitales, flujo vaginal purulento o sanguinolento, impotencia del hombre, diarreas mezcladas con sangre, hemorroides, dolor de piernas.

Técnica:
0,8-1,5 CUN en vertical, moxibustión posible.

V 36 **Contener y sostener**
承扶, 肉郄 *rima carnis* *(V 36)*
Seng Fou, chéngfú, roùxì

Localización:
En el centro del pliegue glúteo.

Efecto:
Compensación de *vacío* del *riñón*.

Indicaciones:
Estreñimiento, dolor en la zona anal, hemorroides, dolor de espalda y a nivel lumbar, dolor en genitales, frío en la pelvis menor, trastornos de la micción, ciática, sensación de parálisis en piernas.

Técnica:
0,7-3 CUN en vertical, moxibustión posible.

V 37 **Puerta de la prosperidad**
殷门 *porta femoris* *(V 37)*
In Menn, yīnmén

Localización:
En la línea de comunicación entre V 36 y pliegue de la rodilla, 6 CUN por debajo de V 36, 8 CUN por encima del centro del pliegue de la rodilla.

Efecto:
Transformación y canalización de *humedad*, apertura de canales, movilización de Qi y Xue.

Indicaciones:
Ciática, lumbago, cefalea occipital, parálisis y entumecimiento de extremidades inferiores, rigidez de espalda y a nivel lumbar, inflamación del muslo, luxación de la articulación de la cadera, diarreas mezcladas con sangre.

Técnica:
0,7-3 CUN en vertical, moxibustión posible.

V 38 **Oquedad complementaria**
浮郄 *rima superficialis* *(V 38)*
Fou Tsri, fúxì

Localización:
1 CUN por encima de V 39.

Efecto:
Eliminación de *calor-humedad* y los consiguientes bloqueos en el Recalentador inferior, curación de paresias en extremidades.

Indicaciones:
Estreñimiento, orina oscura y escasa, gastroenteritis, calambres, debilidad de la articulación de la cadera, calambres en la zona de la pantorrilla, espasmos en la flexura de la rodilla.

Técnica:
0,5-1,5 CUN en vertical, moxibustión posible.

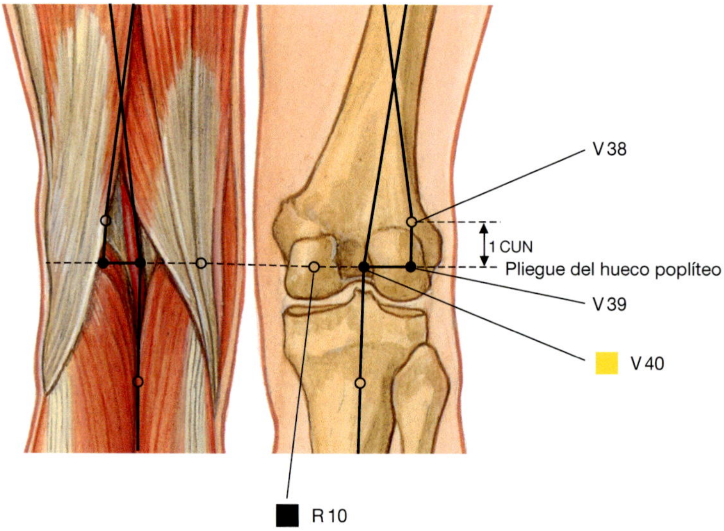
V38
1 CUN
Pliegue del hueco poplíteo
V39
V40
R10

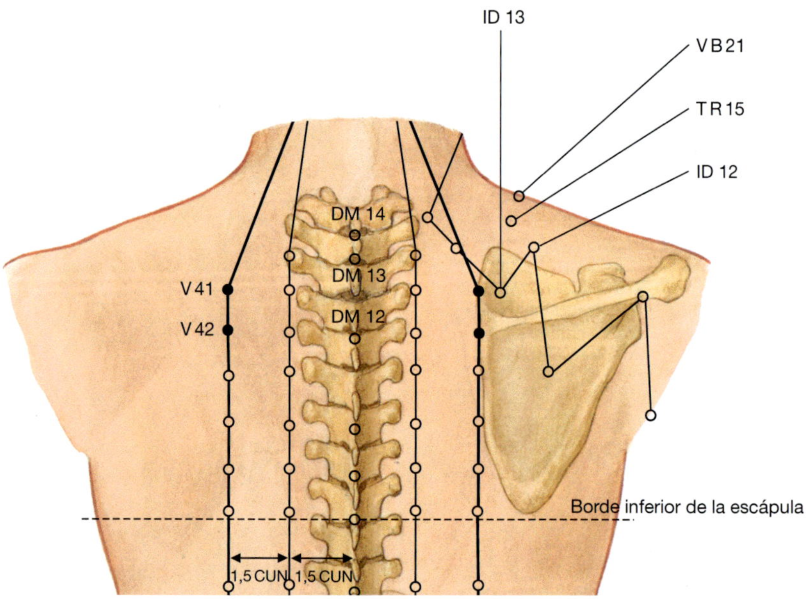
ID 13
VB21
TR15
ID 12
DM 14
DM 13
DM 12
V41
V42
Borde inferior de la escápula
1,5 CUN
1,5 CUN

V 39 **Final del Yang**
委阳 *yang lacunae* *(V 39)*
Oe Yang, weĭyáng

Localización:
En el borde exterior del pliegue de la rodilla, en el borde interno del tendón del bíceps femoral.

Calificación:
1. Punto de partida de *paracardinalis vesicalis* (rama del Meridiano de *Vejiga*).
2. "Punto de reunión o Mar inferior o He inferior" de los Cinco Inductores en extremidad inferior del *Triple Recalentador*.

Efecto:
Canalización del agua, tonificación de *la vejiga*.

Indicaciones:
Trastornos de la micción, orina turbia y lechosa, hinchazón en axilas, tensión y presión en el pecho, sensación de plenitud en bajo vientre, retención de orina, hemorroides, dolores lumbares tirantes, nefritis, cistitis, enuresis.

Técnica:
0,7-1,5 CUN en vertical, moxibustión posible.

V 40 **Final del centro**
委中 *medium lacunae* *(V 40)*
Oe Tchong, weĭzhōng

Localización:
En el centro del pliegue de la rodilla (fosa poplítea), en donde se palpa el pulso.

Calificación:
1. Punto de partida de *paracardinalis vesicalis* (rama del Meridiano *de Vejiga*).
2. "Punto de reunión o Mar inferior o He mar" de los Cinco Inductores, elemento (fase de transformación) Tierra.

Efecto:
Refuerzo y regulación de *riñón* e *hígado*, limitación/control del Yang, refrigeración de *calor*, tonificación de lumbares y rodillas.

Indicaciones:
Dolor de espalda y lumbar, esguinces, luxaciones, lumbalgias, paresias y parálisis de extremidades, hemiplejía, hinchazón de lumbares y piernas, fiebre sin sudor, gastroenteritis, dolores abdominales, enuresis, sudoración espontánea, sudor durante el sueño, fiebre intermitente, úlceras, inflamación de la rodilla.

Técnica:
0,5-1 CUN en vertical, también con inserción de aguja con sangría, moxibustión posible.

V 41 **División suplementaria**
附分 *pars addita* *(V 41)*
Fou Fenn, fùfēn

Localización:
3 CUN laterales a la apófisis espinosa de la 2ª VD.

Calificación:
"Punto de cruce" entre los meridianos principales de *vejiga* e *intestino delgado*.

Efecto:
Apertura de los poros, dispersión de *viento*.

Indicaciones:
Calambres, dolores, tensión en hombros y espalda, tortícolis.

Técnica:
0,3-0,8 CUN en vertical, moxibustión posible.

V 42 **Puerta del alma sensitiva**
魄户 *ostium animae* *(V 42)*
Pac Hou, pòhù

Localización:
3 CUN laterales a la apófisis espinosa de la 3ª VD.

Efecto:
Refuerzo del *qi de pulmón*, movilización de la energía de defensa, apoyo de *po* (componente mental).

Indicaciones:
Rigidez, dolorimiento de la musculatura de la nuca, dolores de espalda y pecho, respiración jadeante, enfisema, náuseas, reflejo de vómito.

Técnica:
0,5-0,8 CUN en vertical, moxibustión posible.

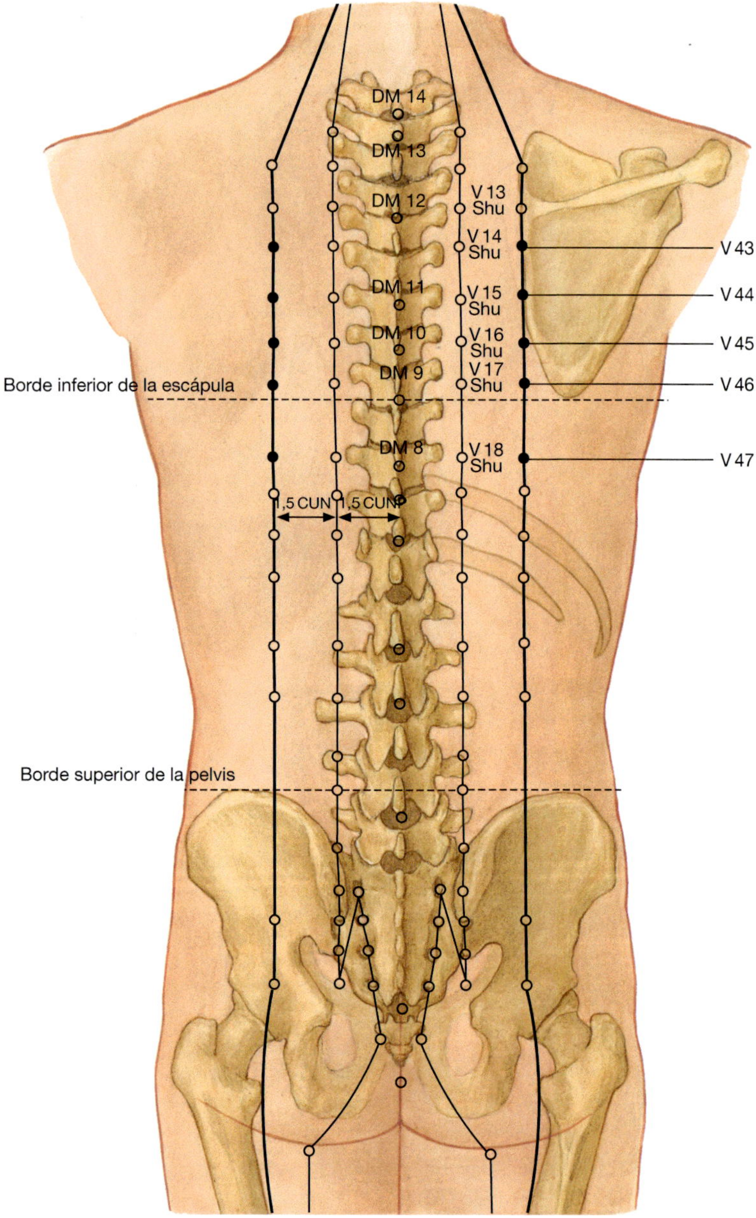
DM 14
DM 13
DM 12
V 13
Shu
V 14
Shu
V 43
DM 11
V 15
Shu
V 44
DM 10
V 16
Shu
V 45
DM 9
V 17
Shu
V 46
Borde inferior de la escápula
DM 8
V 18
Shu
V 47
1,5 CUN
1,5 CUN
Borde superior de la pelvis

V 43 **Shu de los centros vitales**
膏肓 *venae et viscera* *(V 43)*
Kao Roang Iu, gāohuāng, gāohuāngshū

Localización:
3 CUN laterales la apófisis espinosa de la 4ª VD.

Efecto:
Refuerzo de *bazo* e *hígado*, regulación del *qi pulmonar*, tonificación de la fuerza de asimilación.

Indicaciones:
Agotamiento con tos, esputo sanguinolento, tuberculosis, emaciación, pérdida de semen durante el sueño, pérdida de memoria, trastornos de la coordinación, dolor de espalda, bronquitis, asma.

Técnica:
En dirección lateral en inserción inclinada/ oblicua, 0,5-1 CUN, moxibustión recomendable.

V 44 **Palacio mental**
神堂 *atrium shen* *(V 44)*
Chenn Tsrang, shéntáng

Localización:
3 CUN laterales a la apófisis espinosa de la 5ª VD.

Efecto:
Derivación de *viento* y *viento-humedad*.

Indicaciones:
Contracturas, dolorimiento de la musculatura de la espalda, tos, sensación de tensión, hipo.

Técnica:
0,3-0,8 CUN en inserción inclinada/oblicua hacia el exterior, moxibustión posible.

V 45 **Por desgracia**
譩譆 *exoptatum!* *(V 45)*
Y Hi, yìxǐ

Localización:
3 CUN laterales a la apófisis espinosa de la 6ª VD.

Efecto:
Apertura de la superficie, dispersión de *viento* y *viento-calor*, derivación de *calor-humedad*.

Indicaciones:
Sensación de plenitud, timpanismo, ascitis, falta de apetito, escalofríos, dolor en hombro, dolor de espalda, dificultades respiratorias, hallazgos de *mucosidad*, tos, asma, fiebre sin sudor.

Técnica:
0,5 CUN en inserción inclinada/oblicua, moxibustión posible.

V46 **Barrera del diafragma**
膈关 *clusa diaphragmatis* *(V 46)*
Ko Loann, géguān

Localización:
3 CUN laterales a la apófisis espinosa de la 7ª VD.

Efecto:
Tonificación del *qi* de *bazo* y *pulmón*, mantenimiento abierto de la superficie, expulsión de *humedad* y *viento*.

Indicaciones:
Dolores por contractura de la musculatura de la espalda, dolores corporales difusos, náuseas, hipo, eructos ácidos, expulsión de mucosidad fina, sensación de presión en el pecho, sensación de opresión, estreñimiento, diarrea.

Técnica:
0,5-0,8 CUN en vertical, moxibustión posible.

V 47 **Puerta del alma vegetativa**
魂门 *porta animi* *(V 47)*
Hun Menn, húnmén

Localización:
3 CUN laterales a la apófisis espinosa de la 9ª VD.

Efecto:
Refuerzo del *qi del centro del abdomen* (en particular de *hígado*; *hun*, latín. *animus*, aspecto espiritual de *hígado*).

Indicaciones:
Trastornos digestivos, náuseas, reflejo de vómito, diarrea, estreñimiento, orina de color oscuro, disminución de la orina, dolor en hipocondrio.

Técnica:
0,5-0,8 CUN en inserción inclinada/oblicua, moxibustión posible.

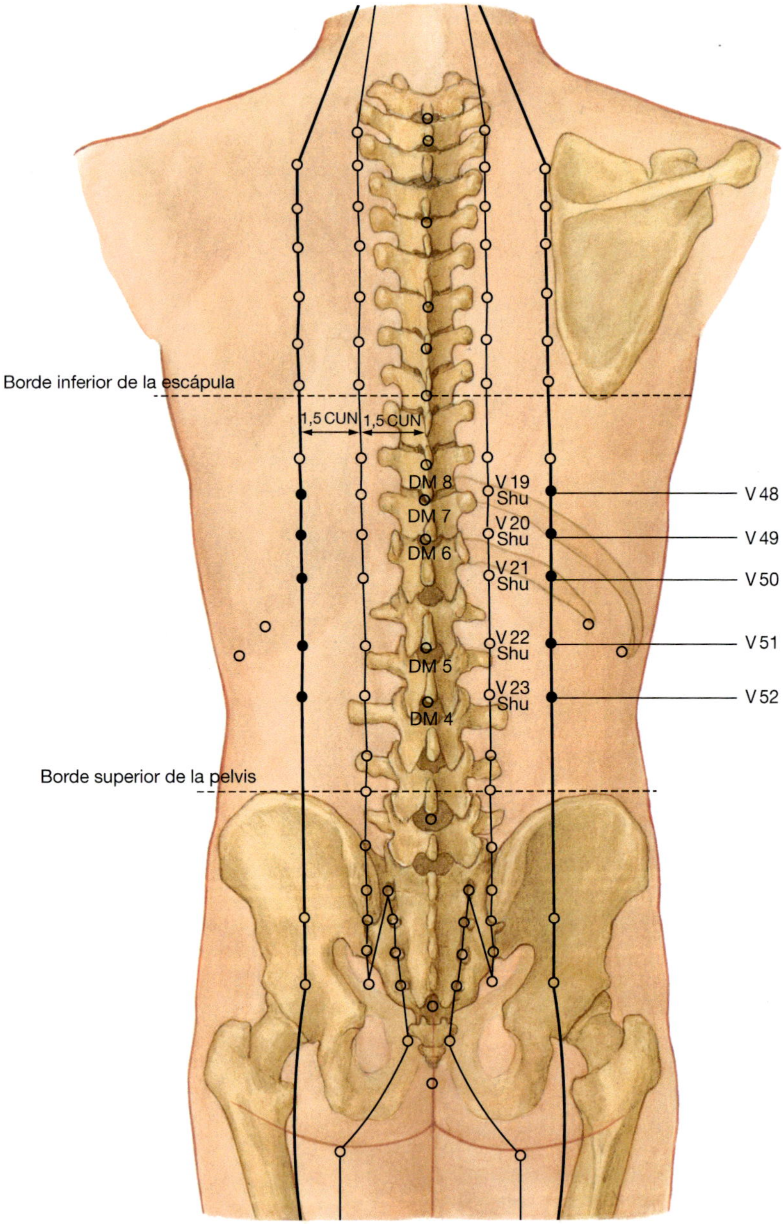
Borde inferior de la escápula
1,5 CUN
1,5 CUN
DM 8
DM 7
DM 6
DM 5
DM 4
V 19
Shu
V 20
Shu
V 21
Shu
V 22
Shu
V 23
Shu
V 48
V 49
V 50
V 51
V 52
Borde superior de la pelvis

V 48 **Yang esencial**
阳纲 *generale yang* *(V 48)*
Yang Kann, yánggāng

Localización:
3 CUN laterales a la apófisis espinosa de la 10ª VD.

Efecto:
Tonificación del Yang de *estómago* e *intestinos*, regulación de eliminaciones.

Indicaciones:
Dolor en bajo vientre, falta de apetito, estreñimiento o diarreas, orina escasa y oscura, distensión del bajo vientre, ictericia, cansancio, colecistitis.

Técnica:
0,5-0,8 CUN en inserción inclinada/oblicua, moxibustión posible.

V 49 **Casa del pensamiento**
意舍 *domus phantasiae* *(V 49)*
Hi Se, yìshè

Localización:
3 CUN laterales a la apófisis espinosa de la 11ª VD.

Efecto:
Regulación del *qi del "Centro"*, y también de *hígado* y *vesícula biliar*, refuerzo del *pulmón*.

Indicaciones:
Sensación de plenitud, timpanismo, diarreas, dolor de espalda, falta de apetito, náuseas, vómitos.

Técnica:
0,5-0,8 CUN en inserción inclinada /oblicua, moxibustión posible.

V 50 **Granero del estómago**
胃仓 *granarium stomachi* *(V 50)*
Oe Tsrang, wèicāng

Localización:
3 CUN laterales a la apófisis espinosa de la 12ª VD.

Efecto:
Tonificación del *estómago*, regulación de la digestión.

Indicaciones:
Sensación de tensión, timpanismo, inapetencia, dolores en la fosa gástrica, dolor de espalda, hinchazón.

Técnica:
0,5-0,8 CUN, moxibustión posible.

V 51 **Puerta de los centros vitales**
肓门 *porta viscerum* *(V 51)*
Roang Menn, huāngmén

Localización:
3 CUN laterales a la apófisis espinosa de la 1ª VL.

Efecto:
Distribución de *calor* y *calor-plenitud* del "Centro".

Indicaciones:
Dolor en el centro del abdomen, estreñimiento, mastopatía.

Técnica:
0,5-0,8 CUN en vertical, moxibustión posible.

V 52 **Casa de la voluntad**
志室 *conclave potentiae* *(V 52)*
Tchi Chi, zhìshì

Localización:
3 CUN laterales a la apófisis espinosa de la 2ª VL.

Efecto:
Mantenimiento y tonificación de *qi renal*.

Indicaciones:
Hinchazón y dolor en genitales, dolor de espalda, calambres, contracturas, pérdida de semen durante el sueño, trastornos de la micción de cualquier tipo, hinchazón, náuseas, reflejo de vómito, dolores y tensión en el centro del abdomen, gastroenteritis.

Técnica:
0,5-0,8 CUN en vertical, moxibustión posible.

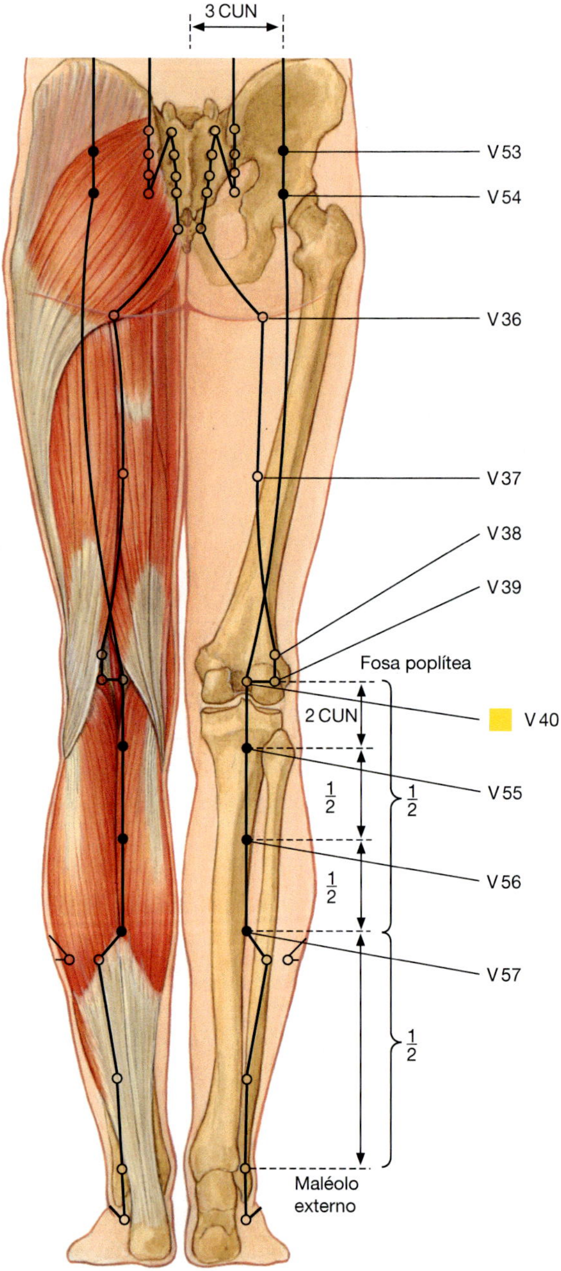
3 CUN
V 53
V 54
V 36
V 37
V 38
V 39
Fosa poplítea
V 40
2 CUN
V 55
1/2
1/2
V 56
1/2
V 57
1/2
Maléolo
externo

V 53 **Envoltura vital**
胞肓 *viscera involuta* *(V 53)*
Pao Rolang, bāohuāng

Localización:
A la altura del 2º agujero sacro, 3 CUN laterales a la línea media.

Efecto:
Expulsión de *humedad* y *calor-humedad* del "Centro" y del Recalentador inferior.

Indicaciones:
Trastornos de la digestión, estreñimiento o diarreas, trastornos de la micción de cualquier tipo, incluso retención de orina, hinchazón, hinchazón en genitales, dolor de espalda y lumbar.

Técnica:
0,5-1,5 CUN en vertical, moxibustión posible.

V 54 **Lado regular**
秩边 *margo subsequens* *(V 54)*
Sie Pinn, zhìbiān

Localización:
A la altura del 4º agujero sacro, 3 CUN laterales a la línea media.

Efecto:
Corrección de *humedad* y *calor-vacío* en el Recalentador inferior.

Indicaciones:
Dolor en cóccix, dolor en genitales, dolor anal y rectal, orina escasa, hemorroides, prolapso rectal, estreñimiento, trastornos motores y dolor en extremidades inferiores.

Técnica:
0,5-2 CUN en vertical.

V 55 **Reunión de los Yang**
合阳 *yang coniuncta* *(V 55)*
Roe Yang, héyáng

Localización:
2 CUN por debajo de V 40.

Efecto:
Regulación del *hígado*, refrigeración de *calor* de Xue, dispersión de *viento*.

Indicaciones:
Contracturas calambroides de la musculatura lumbar y de la espalda, dolores tirantes en el abdomen, dolor e hinchazón de rodilla, flujos vaginales, metrorragias.

Técnica:
0,5-1 CUN en vertical, moxibustión posible.

V 56 **Músculo de apoyo**
承筋 *recipiens nervos* *(V 56)*
Sinn Tinn, chengjīn

Localización:
En el centro entre V 55 y V 57.

Efecto:
Refuerzo del *hígado*, expulsión de *viento*, derivación de *calor-humedad*.

Indicaciones:
Contractura espástica de los músculos lumbares y de la espalda, parálisis en extremidades inferiores, inflamación en la axila, trastornos de la micción, estreñimiento, epistaxis, hemorroides.

Técnica:
Posible en vertical hasta 0,5 CUN, moxibustión recomendable.

V 57 **Montaña de apoyo**
承山, 肉柱 *columna carnis* *(V 57)*
Sing Sann, chéngshān, ròuzhù

Localización:
En la depresión entre las cabezas del gastrocnemio o en el centro de la línea entre V 40 y V 60.

Efecto:
Tonificación y regulación de *qi del "Centro"* y del *hígado*, refrigeración de *calor*, derivación de *humedad*, trata las hemorroides.

Indicaciones:
Hinchazón, úlceras, enrojecimiento de los pies, dolorimiento de pie y pantorrilla, dolor en lumbares y piernas, parálisis de las extremidades inferiores, contracturas musculares, estreñimiento, dolor de garganta, prolapso anal, fisuras anales, hemorroides, trastornos digestivos.

Técnica:
0,5-2 CUN en vertical, moxibustión posible.

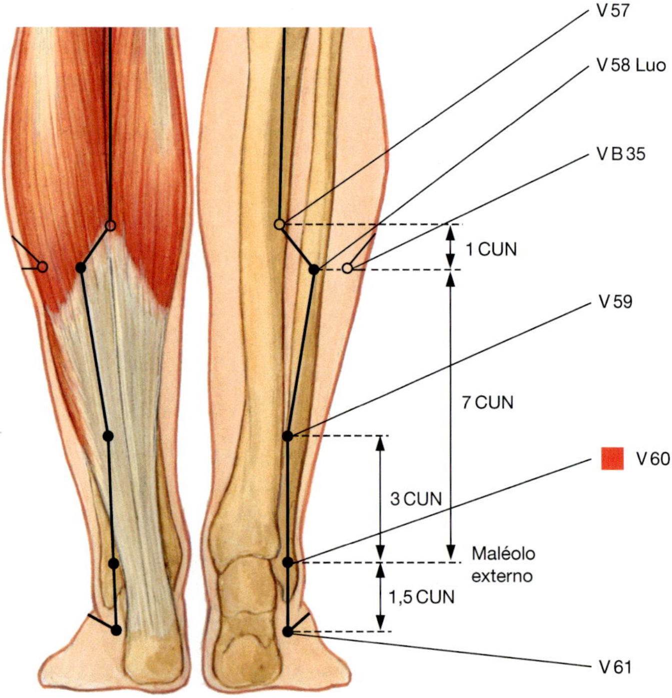
V 57
V 58 Luo
V B 35
1 CUN
V 59
7 CUN
V 60
3 CUN
Maléolo externo
1,5 CUN
V 61

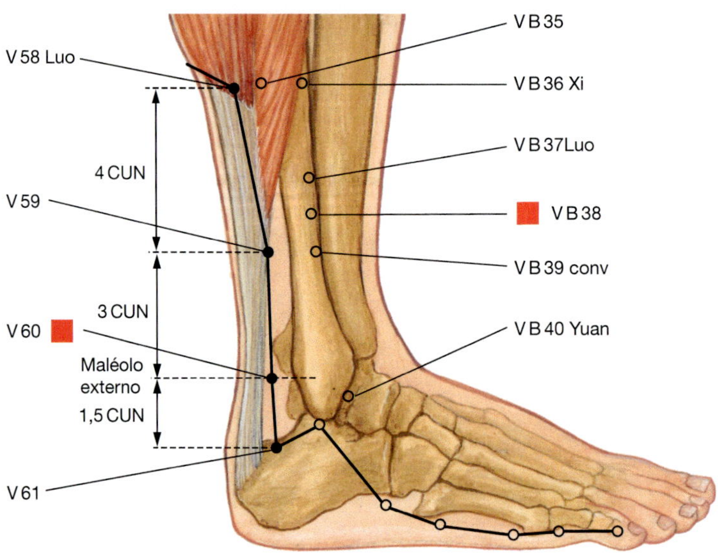
V B 35
V 58 Luo
V B 36 Xi
V B 37Luo
4 CUN
V 59
V B 38
V B 39 conv
3 CUN
V B 40 Yuan
V 60
Maléolo externo
1,5 CUN
V 61

V 58 Dar volteretas y manifestar

飞阳，厥阳 *yang flectens* *(V 58)*
Fei Yang, fēiyáng, júeyáng

Localización:
7 CUN proximales al V 60, en el borde lateral del gastrocnemio, 1 CUN por debajo de V 57, a la misma altura de VB 35 / VB 36.

Calificación:
"Punto de conexión Luo" *(nex)* del meridiano, con lo que se establece conexión con el meridiano Yin acoplado (meridiano principal de *riñón*).

Efecto:
Expulsión de *viento, humedad* y *calor* del Recalentador medio.

Indicaciones:
Dolor de cabeza, visión borrosa, debilidad y dolor en piernas y parte inferior de la espalda, dolor en pantorrillas, trastornos de la micción, dolorimiento y enrojecimiento ocular, contracturas musculares, congestión nasal, epistaxis, convulsiones epileptiformes, artritis reumatoide, nefritis, cistitis.

Técnica:
0,5-2 CUN en vertical, moxibustión posible.

V 59 Yang del pie

跗阳 *yang tarsi* *(V 59)*
Fou Yang, fūyáng

Localización:
3 CUN verticales por encima de V 60.

Calificación:
1."Punto de cruce" entre el meridiano principal de *vejiga* y el "Canal de movilidad Yang" (Yang Qiao Mai).
2. "Punto de hendidura Xi" *rim* del "Canal de movilidad Yang" (Yang Qiao Mai).

Efecto:
Trata el *vacío* de *hígado* y *riñón*, descenso del Qi.

Indicaciones:
Cefalea con sensación de pesadez, sofocos, gastroenteritis, calambres en extremidades, lumbares dolorosas, dolor en muslo, parálisis de las extremidades inferiores, hinchazón y dolor en el maléolo externo.

Técnica:
0,5-1 CUN en vertical, moxibustión posible.

V 60 Montaña Kunlun

昆仑 *olympus* *(V 60)*
Kroun Lioun, kúnlún

Localización:
En la línea horizontal en el centro entre el maléolo externo y el tendón de Aquiles.

Calificación:
"Punto Río (Jing)" de los Cinco Inductores, elemento (fase de transformación) Fuego.

Efecto:
Refuerzo del *hígado*, movilización del Qi, movilización del *qi renal*, expulsión de *viento*, permeabilización de los canales, tonificación del aparato locomotor, tonificación de la cadera, acción sobre la zona occipital.

Indicaciones:
Dolor de cabeza, rigidez de nuca, mareos, contracturas en hombro y espalda, espasmos y paresias en extremidades, dolores punzantes y tirantes en ojos, convulsiones y tics en niños pequeños, epistaxis, hinchazón del tobillo, dolor de pies, dolores inflamatorios de la rodilla, sensación de nudo, inflamación genital, parto complicado.

Técnica:
0,3-1 CUN en vertical, moxibustión posible.

V 61 Sirviente, asistente

仆参 *servi salutatio* *(V 61)*
Pou Sann, púcān

Localización:
1,5 CUN verticales por debajo del V 60, en una depresión en el talón.

Calificación:
"Punto de cruce" entre el meridiano principal de *vejiga* y el "Canal de movilidad Yang" (Yang Qiao Mai).

Efecto:
Refuerzo del *hígado*, armonización, calmar el *viento*, tonificación del aparato locomotor.

Indicaciones:
Sensación de parálisis en pies, dolor en el pie, talón y tobillo, hinchazón de pie y rodilla, gastroenteritis, calambres en pantorrillas, síntomas epileptiformes, alucinaciones, trastornos de la micción.

Técnica:
0,2-0,5 CUN en vertical, moxibustión posible.

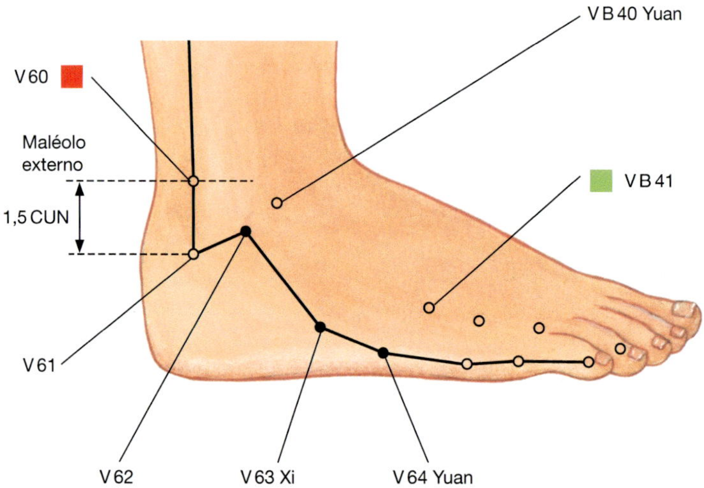
V B 40 Yuan
V 60
Maléolo externo
V B 41
1,5 CUN
V 61
V 62
V 63 Xi
V 64 Yuan

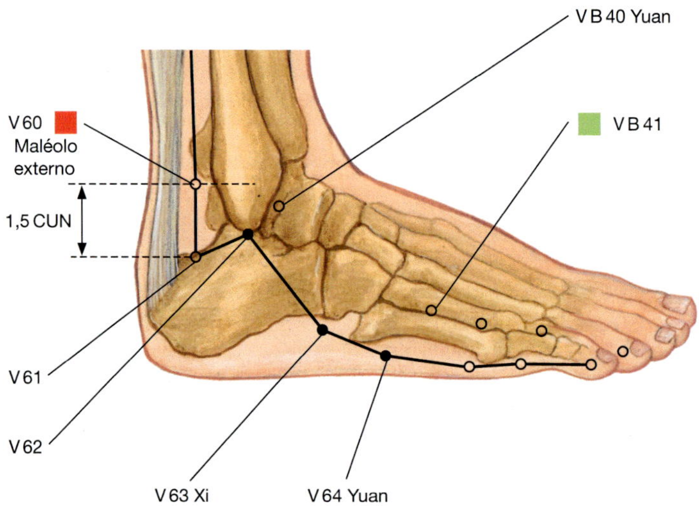
V B 40 Yuan
V 60
Maléolo externo
V B 41
1,5 CUN
V 61
V 62
V 63 Xi
V 64 Yuan

V 62 **Vaso de la hora Shen: 15:00 - 17:00**

申脉 *origo ascendentis yang* *(V 62)*
Chen Mo, shēnmò, shēnmài

Localización:
En una depresión en el borde inferior del maléolo lateral.

Calificación:
Origen o punto llave del "Canal de movilidad Yang" *(sinarteria ascendens yang)* (Yang Qiao Mai).

Efecto:
Refuerzo del *qi hepático*, armonización, efecto relajante muscular, permeabilización del "Canal de movilidad Yang" (Yang Qiao Mai) *(sinarteria ascendens yang)*, aclaramiento de la conciencia.

Indicaciones:
Dolor de cabeza, vértigos, dolor en lumbares y extremidades inferiores, apoplejía, hemiplejía, parálisis facial, afasia, ataques epilépticos diurnos, sudoración espontánea, dolor en piernas, debilidad de caderas y extremidades inferiores, anquilosis de las articulaciones del pie, rigidez del pie y rodilla, dolor en bajo vientre durante la menstruación, acúfenos, palpitaciones, trastornos del sueño, malposición fetal.

Técnica:
0,3-0,5 CUN en vertical, moxibustión posible.

V 63 **Puerta de oro**

金门 *porta metalli* *(V 63)*
Tchin Menn, jīnmén

Localización:
Anteroinferior al maléolo externo en una depresión debajo del cuboides, en el centro entre V 62 y V 64.

Calificación:
"Punto de hendidura Xi" *rim* del meridiano principal de *vejiga*.

Efecto:
Calma del *viento*, refuerzo y regulación del *qi hepático*, resolución de convulsiones y paresias.

Indicaciones:
Epilepsia, convulsiones infantiles, dolor de nuca, dolor en el maléolo externo, gastroenteritis, calambres en pantorrillas, dolor de rodilla.

Técnica:
0,3-0,5 CUN en vertical, moxibustión posible.

V 64 **Hueso capital**

京骨 *os pyramidale* *(V 64)*
Tsing Kou, jīnggŭ

Localización:
En el límite entre "carne blanca y roja" por debajo de la tuberosidad del 5º metatarsiano.

Calificación:
"Punto Yuan" (punto fuente o punto desde donde se accede al Qi original).

Efecto:
Expulsión de *viento*, sedación, aclaramiento de la conciencia.

Indicaciones:
Dolor de cabeza, encefalitis, epilepsia, tortícolis, palpitaciones, fiebre con convulsiones, velo delante de los ojos, enrojecimiento de los ojos, epistaxis, mareos, tendencia al sobresalto, inapetencia, falta de sed, dolor lumbar, de caderas, rodillas y pies.

Técnica:
0,3-1 CUN en vertical, moxibustión posible.

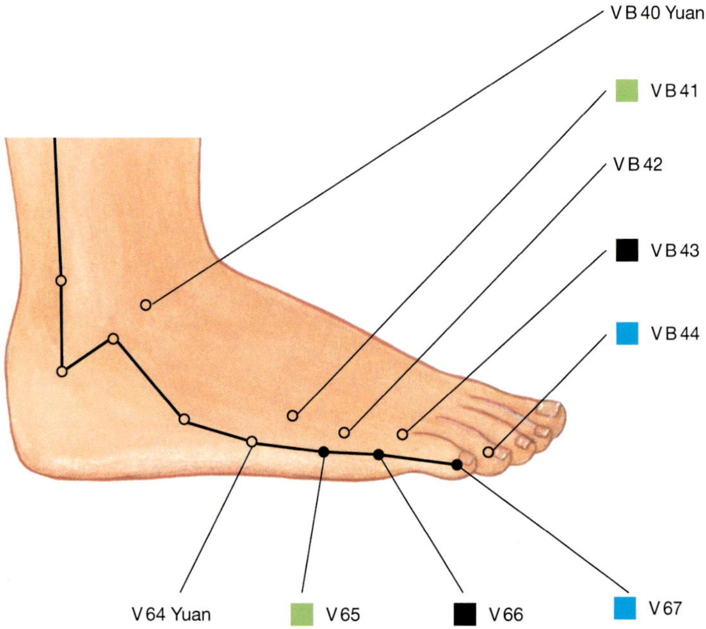
VB 40 Yuan
VB 41
VB 42
VB 43
VB 44
V 64 Yuan
V 65
V 66
V 67

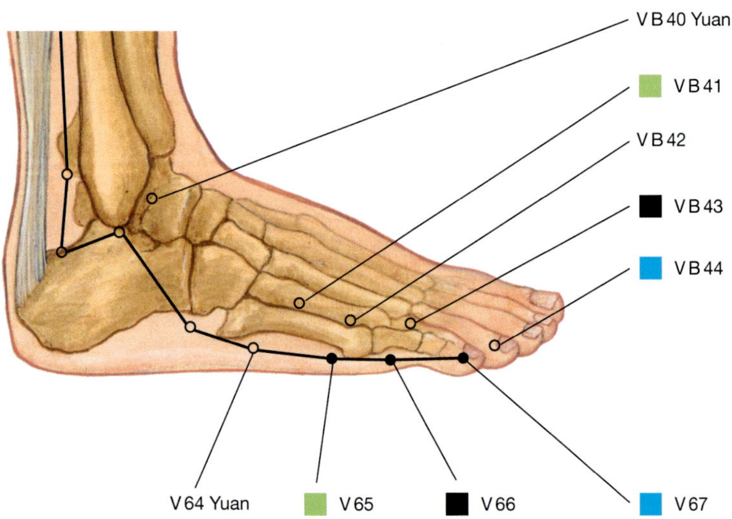
VB 40 Yuan
VB 41
VB 42
VB 43
VB 44
V 64 Yuan
V 65
V 66
V 67

V 65 **Hueso atado**
束骨 *os ligatum* *(V 65)*
Tchou Kou, shùgŭ

Localización:
Por debajo y proximal a la cabeza del 5º metatarsiano, en el límite entre "carne blanca y roja".

Calificación:
"Punto Shu (arroyo)" de los Cinco Inductores, elemento (fase de transformación) Madera.

Efecto:
Apoyo del *qi del "Centro"*, derivación de *viento, humedad* y *calor*.

Indicaciones:
Epilepsia, agitación, vértigo, vértigos rotatorios, contracturas en zona de la nuca, escalofríos, fiebre, enrojecimiento ocular, úlceras y exantemas en la espalda, urticaria, sordera, entumecimiento, escleróticas amarillas, lagrimeo, fiebre intermitente, hemorroides, dolor de cóccix, rigidez de la cadera, dolor lumbar, sensación de nudo en la articulación de la rodilla.

Técnica:
0,3-0,5 CUN en vertical, moxibustión posible.

V 66 **Comunicación del valle**
通谷, 足通谷 *vallis communicans vesicalis* *(V 66)*
Tong Kou, tonggŭ, zútōnggŭ

Localización:
En el lado peroneal del dedo pequeño del pie, distal a la articulación metatarsofalángica.

Calificación:
"Punto Manantial (Ying)" de los Cinco Inductores, elemento (fase de transformación) Agua.

Efecto:
Tonificación de *hígado* y *bazo*, eliminación de *viento* y *humedad*.

Indicaciones:
Obnubilación, mareos, tendencia al sobresalto, dolor y rigidez de nuca, epistaxis, ametropía, fiebre intermitente con tos, opresión torácica, trastornos digestivos.

Técnica:
0,2-0,3 CUN en vertical, moxibustión posible.

V 67 **Llegada o Yin**
至阴 *yin supremum* *(V 67)*
Tche Inn, zhìyīn

Localización:
En el lado peroneal del dedo pequeño del pie, 0,1 CUN proximales al ángulo ungueal.

Calificación:
"Punto Pozo (Jing)" de los Cinco Inductores, elemento (fase de transformación) Metal.

Efecto:
Refuerzo del *yin de riñón*, tonificación de *riñón* e *hígado*, armonización, control de *viento interno*, armonización de embarazo y parto.

Indicaciones:
Trastornos de la micción, polución involuntaria, debilidad de pie y extremidad inferior, calor en planta de los pies, hinchazón de pie y rodilla, fiebre intermitente, falta de sudor, prurito, trastornos del embarazo, sobre todo dolores de parto prematuros, malposición fetal, parto complicado; formación de velo delante del ojo, dolor ocular, especialmente ángulo interno; hallazgos de gripe, dolor de cabeza, congestión nasal, opresión torácica, contracturas musculares, calambres en pantorrillas.

Técnica:
0,1-0,2 CUN en vertical, moxibustión en especial en refuerzo del *yin de riñón*.

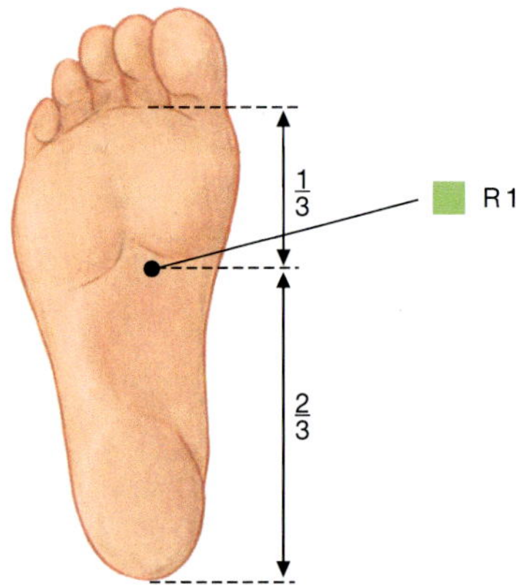
1/3
2/3
R 1

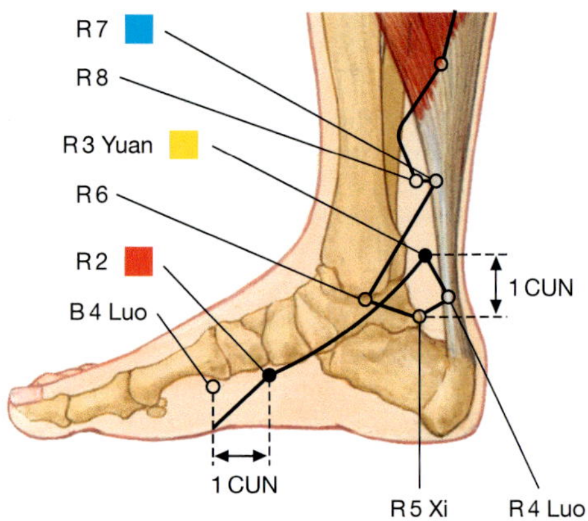
R 7
R 8
R 3 Yuan
R 6
R 2
B 4 Luo
1 CUN
1 CUN
R 5 Xi
R 4 Luo

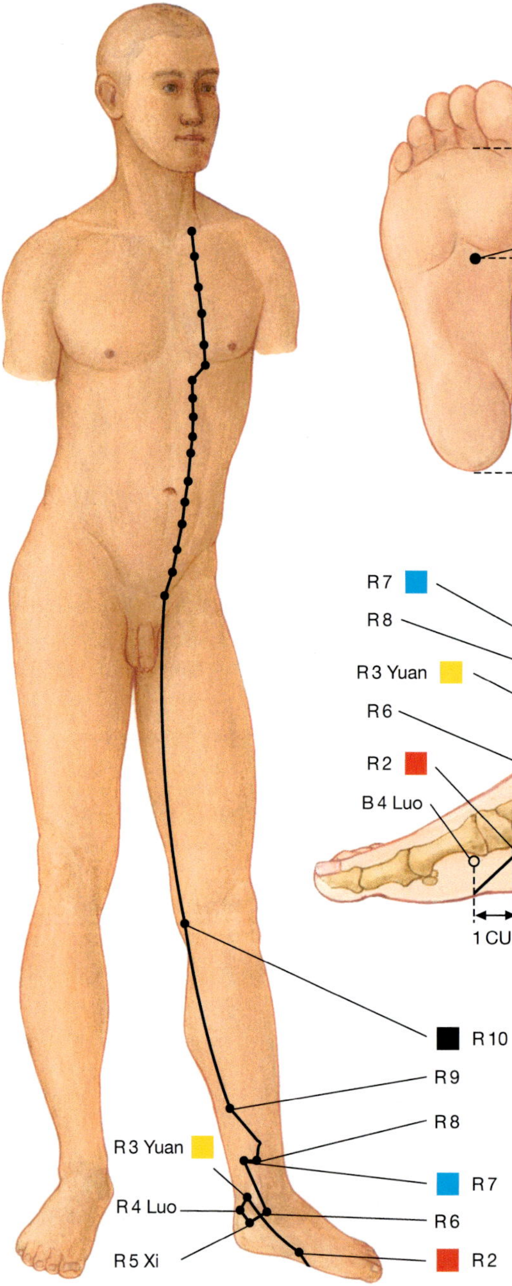
R 10
R 9
R 3 Yuan
R 8
R 7
R 4 Luo
R 6
R 5 Xi
R 2

Puntos de acupuntura del meridiano principal de la función energética Riñón R (*orbis renalis* R)
Meridiano del Pequeño Yin *(yin minor)* de los pies o Shao Yin del pie

R 1 **Fuente que brota**
涌泉 *fons scatens* *(R 1)*
Iong Tsiuann, yǒngquán

Localización:
En una depresión en el centro de la planta del pie entre la 2ª y 3ª articulaciones metatarsofalángicas, aproximadamente en la frontera del primer al segundo tercios de la planta del pie (sin incluir dedos).

Calificación:
"Punto Pozo (Jing)" de los Cinco Inductores, fase de transformación Madera.

Efecto:
Regulación y refuerzo del mecanismo del Qi, favorece la apertura de los sentidos, sedación.

Indicaciones:
Tez oscura, miedos, debilidad de pie y rodilla, falta de memoria, impotencia, dolor lumbar, calor en planta de los pies, trastornos del sueño, dolor en planta de los pies, mareos, dolor de cabeza en vértice, epistaxis, deficiencias visuales, irritabilidad, cólicos, calambres en pantorrillas, contracturas en espalda y nuca, hinchazón de garganta, fiebre, desmayos, shock, cansancio, abatimiento, estreñimiento o diarrea, opresión abdominal, tensión en mama, asma, ictericia, trastornos de la micción, tos, sed, sequedad general, golpe de calor, apoplejía, hipertonía, epilepsia, dolor de muelas.

Técnica:
0,2-1 CUN en vertical, moxibustión posible, masaje.

R 2 **Valle iluminado**
然谷，龙泉 *fons draconis* *(R 2)*
Jenn Lou, rángŭ, lóngqúan

Localización:
En una depresión delante y por debajo del borde inferior del navicular, 1 CUN proximal a B 4.

Calificación:
"Punto Manantial (Ying)" de los Cinco Inductores, fase de transformación Fuego.

Efecto:
Refuerzo y armonización de *hígado* y *riñón*, refresca el Xue.

Indicaciones:
Timidez, miedos, disnea, agotamiento rápido, sudoración espontánea, sudor durante el sueño, debilidad lumbar, debilidad de rodilla, impotencia, dismenorrea, prolapsos, quejas, flujos vaginales, prurito vulvar, sangrados irregulares, polución involuntaria, diabetes, cistitis, inflamación de garganta, nerviosismo, inquietud, dolor abdominal, sangrados, fiebre intermitente, estreñimiento o diarrea, trastornos de la micción, hematuria, ictericia, tendencia a edemas.

Técnica:
0,3-1,5 CUN en vertical, moxibustión posible.

R 3 **Gran hendidura**
太溪 *rivulus maior* *(R 3)*
Tai Ki, taìxī

Localización:
En el centro de la línea que conecta el maléolo medial y el tendón de Aquiles (pulso palpable).

Calificación:
1. "Punto Shu (arroyo)" de los Cinco Inductores, fase de transformación Tierra.
2. "Punto Yuan *orig.*" (punto fuente o punto desde donde se accede al Qi original).

Efecto:
Refuerzo del *qi renal* y *hepático*, regulación, refrigeración de *calor*, tonificación de lumbares y rodilla.

Indicaciones:
Trastornos de la micción, enuresis, infertilidad en hombres y mujeres, pérdida de la líbido, dolores punzantes en bajo vientre y genitales relacionados con *frío*, dolor y laxitud lumbar, constricción de la garganta, tos, esputo sanguinolento, mastitis, dismenorrea, fiebre sin dolor, espasmos musculares, tos, mucha mucosidad, presión en el centro del abdomen, estreñimiento, inapetencia, emaciación, extremidades frías, frecuentes bostezos, abatimiento, hipersomnia, insomnio, nefritis, cistitis, laringitis, sordera, acúfenos, prolapso uterino, parálisis de extremidades inferiores, dolor en planta de los pies, asma, enfisema, diabetes, dolor de muelas.

Técnica:
0,3-1 CUN en vertical, moxibustión posible.

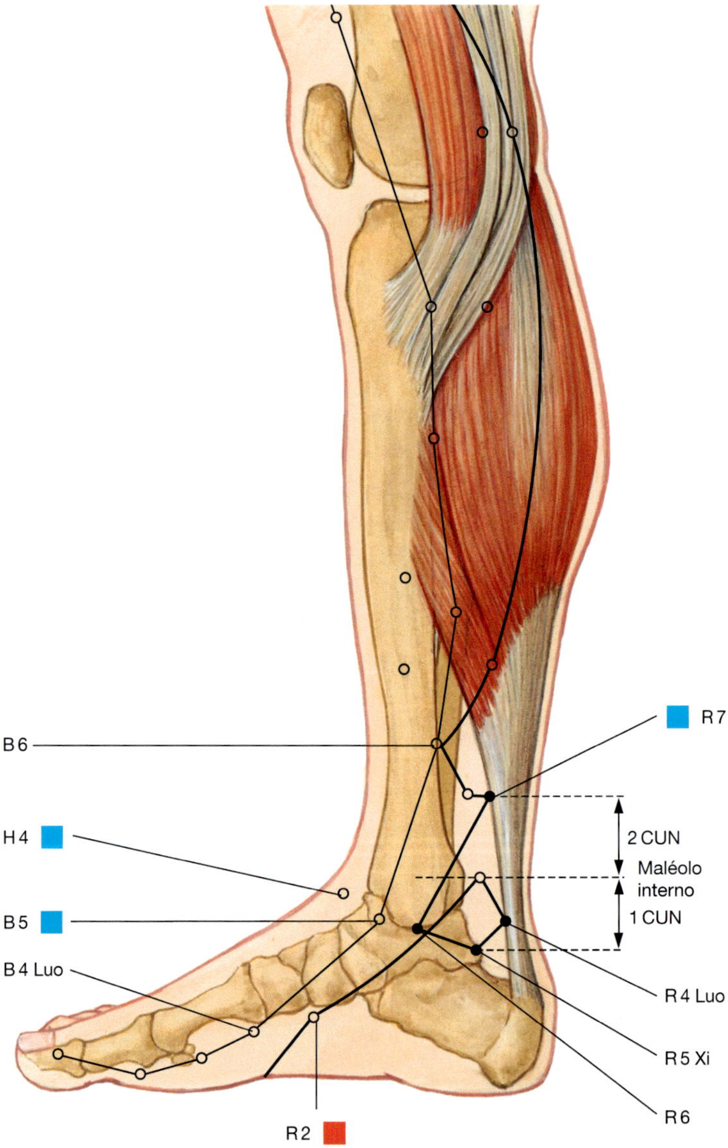
B6
H4
B5
B4 Luo
R7
2 CUN
Maléolo
interno
1 CUN
R4 Luo
R5 Xi
R6
R2

R 4 **Gran campana**
大钟 *campana magna* *(R 4)*
Tae Tchong, dàzhōng

Localización:
En el borde interior de la inserción del tendón de Aquiles, oblicuo por debajo del maléolo medial.

Calificación:
"Punto de conexión Luo" *(nex)* del meridiano, con lo que se establece conexión con el Meridiano Yang acoplado (Meridiano principal de *vejiga*).

Efecto:
Tonificación del *bazo*, refuerzo del *riñón*, eliminación de *humedad* y de *calor-humedad*.

Indicaciones:
Dolor de tensión en el centro del abdomen, timpanismo, asma, hemoptisis, náuseas, reflejo de vómito, cansancio, hipersomnia, sudoración y frío, inapetencia, timidez, miedos, depresión, boca seca, debilidad y dolor en lumbares, trastornos de la micción, dolor en la zona de pie y talón.

Técnica:
0,3-0,5 CUN en vertical, moxibustión posible.

R 5 **Agua de la fuente**
水泉 *fons aquarum* *(R 5)*
Choe Tsiuann, shŭiqúan

Localización:
1 CUN por debajo de R 3.

Calificación:
"Punto de hendidura Xi" (*rim*) del meridiano.

Efecto:
Refuerzo del *riñón* y del *hígado*, regulación del Qi del meridiano.

Indicaciones:
Miopía y otros trastornos de la vista, dismenorreas, amenorreas, trastornos de la micción, prolapso uterino, dolor y presión en el centro del abdomen.

Técnica:
0,3-0,5 CUN en vertical, moxibustión posible.

R6 **Mar iluminado**
照海 *mare illuminationis* *(R 6)*
Tchao hae, zhaòhaĭ

Localización:
Directamente debajo de la punta del maléolo medial, 0,4 CUN por debajo del límite inferior.

Calificación:
"Punto de cruce o llave" en el que se inicia el "Canal de movilidad Yin" (Yin Qiao Mai) *(sinarteria ascendens yin)*.

Efecto:
Ascenso del *qi renal*, regulación del *pulmón, corazón* e *hígado*, refrigeración de *calor*, sedación.

Indicaciones:
Garganta seca, depresión, tristeza, cansancio, pesadez de extremidades, insomnio, inapetencia, extremidades frías, dolor, sensación de cuerpo extraño en el abdomen, trastornos de la micción, orina escasa, poliuria, tendencia al sobresalto, fiebre, ataques epilépticos por la noche, dismenorreas de cualquier tipo, prurito vulvar, prolapso uterino, leucorrea, dolor ocular, obstrucción de la garganta, laringitis, ataxia, trastornos cerebelosos, trastornos de la marcha.

Técnica:
0,3-1 CUN en vertical, moxibustión posible.

R 7 **Vuelta del flujo**
复溜 *amnis recurrens* *(R 7)*
Fou Leou, fùliū

Localización:
En el borde anterior del tendón de Aquiles, en una depresión 2 CUN por encima de R 3.

Calificación:
"Punto Río (Jing)" de los Cinco Inductores, fase de transformación Metal.

Efecto:
Tonificación del *riñón*, en particular del *yin renal*, regulación del metabolismo de fluidos, energía de estructuración y Xue, refrigeración de *calor* y *calor-humedad*.

Indicaciones:
Fiebre, falta de sudor o sudor profuso durante el sueño, dolor en las lumbares y espalda, debilidad de pies, frío en la rodilla, cólicos abdominales, timpanismo, abotargamiento, tendencia a edema, hemorroides sangrantes, hematuria, sangre en heces, estreñimiento o diarrea, epilepsia, ira, dolor de muelas, nefritis, infecciones de las vías urinarias, orquitis, trastornos menstruales, impotencia.

Técnica:
0,3-1,5 CUN en vertical, moxibustión posible.

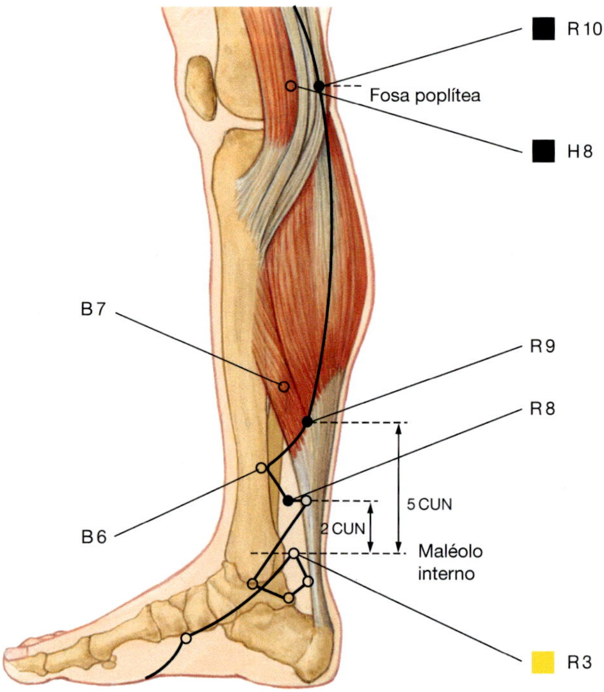
R 10
Fosa poplítea
H 8
B 7
R 9
R 8
5 CUN
2 CUN
B 6
Maléolo
interno
R 3

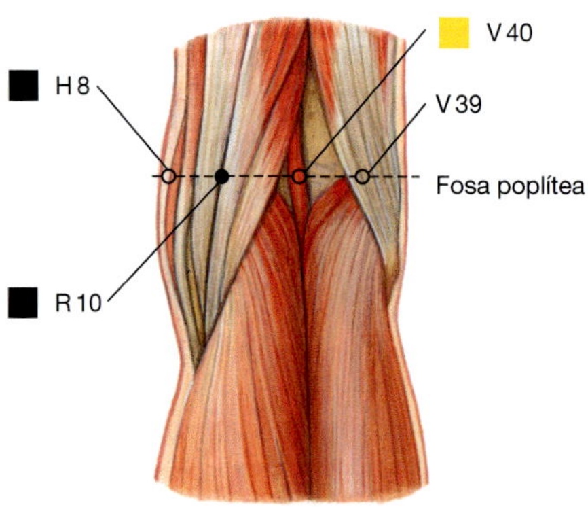
V 40
H 8
V 39
Fosa poplítea
R 10

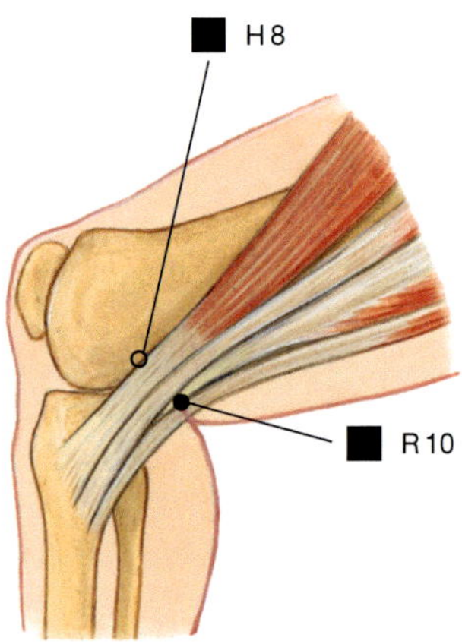
H 8
R 10

R 8 **Dar noticias**
交信 *cursores copulati* *(R 8)*
Tsiao Sinn, jiāoxìn

Localización:
0,5 CUN por delante de R 7.

Calificación:
1. "Punto de cruce" con el Canal de movilidad Yin (Yin Qiao Mai) *(sinarteria ascendens yin)*.
2. "Punto de hendidura Xi" (*rim)* del Canal de movilidad Yin Qiao Mai *(sinarteria ascendens yin)*.

Efecto:
Refrigeración del Recalentador Inferior, derivación de *humedad* y *calor-plenitud*.

Indicaciones:
Trastornos de la micción, goteo de orina, enuresis, orina escasa, turbia, amarilla o roja, estreñimiento, dolor en bajo vientre, diarrea con sangre o pus, dolor en pantorrilla, trastornos ginecológicos, hemorragias, flujo, prolapso uterino, sudor durante el sueño, pies y manos fríos.

Técnica:
0,5-1 CUN vertical, moxibustión posible.

R 9 **Presentes para los casados**
筑宾 *ripa spissa* *(R 9)*
Tchou Penn, zhùbīn

Localización:
5 CUN por encima de R 3 en el borde interior del gastrocnemio (a la misma altura que el V 57), 1 CUN por detrás del borde posterior de la tibia.

Calificación:
"Punto de hendidura Xi" (*rim*) del "Canal defensor Yin" (Yin Wei Mai) *(sinarteria retinens yin)*.

Efecto:
Tonificación de *riñón* e *hígado* y neutralización y eliminación de tóxicos.

Indicaciones:
Hallazgos tóxicos e infecciosos de cualquier tipo, intoxicación por alimentos o fármacos, dolores violentos en bajo vientre, hernias, orquitis, epilepsia, ira, vómitos con gran cantidad de moco, dolor en la pantorrilla.

Técnica:
0,3-1 CUN en vertical, moxibustión posible.

R 10 **Valle Yin**
阴谷 *vallis yin* *(R 10)*
Inn Kou, yīngŭ

Localización:
En el borde interno o medial de la fosa poplítea entre los tendones del semitendinoso y el semimembranoso, con la rodilla flexionada.

Calificación:
"Punto de reunión o He Mar" de los Cinco Inductores, elemento (fase de transformación) Agua.

Efecto:
Tonificación del *yin* de *riñón*, eliminación de *calor-humedad*.

Indicaciones:
Regresión de genitales, trastornos de la micción, trastornos menstruales de la mujer, dolor y sensación de cuerpo extrano en bajo vientre, tensiones del centro corporal, sensación de plenitud, dolor de rodilla, rigidez, impotencia.

Técnica:
0,3-1 CUN en vertical, moxibustión posible.

R 11 **Hueso horizontal**
横骨 *os transversum* *(R 11)*
Roang Kou, hénggŭ

Localización:
En el borde superior del hueso púbico, 0,5 CUN laterales a la línea media del cuerpo.

Calificación:
"Punto de conexión" con el Canal vital (Chong Mai) *(sinarteria impedimentalis)*.

Efecto:
En trastornos de la micción de cualquier tipo: curación mediante refuerzo de *riñón* y *bazo*; enfriamiento de *calor*, canalización de *humedad*.

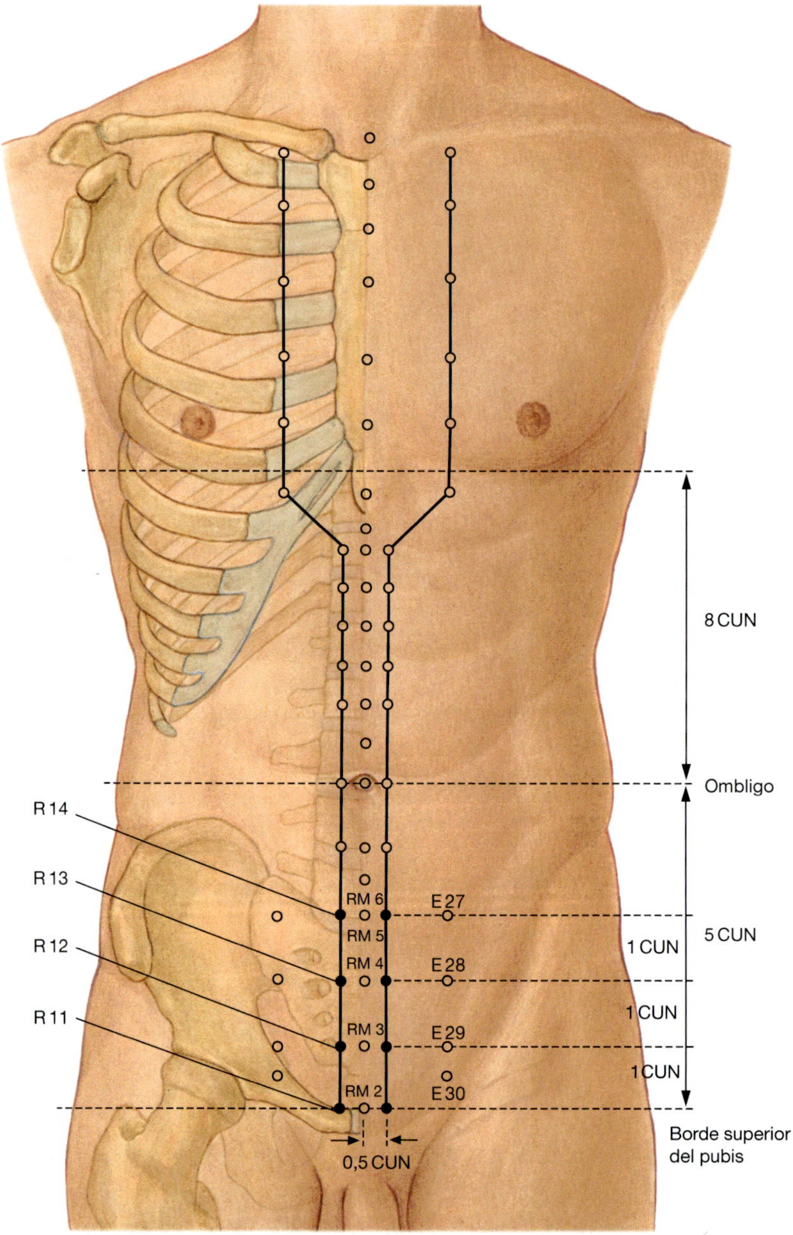
8 CUN
Ombligo
R 14
R 13
R 12
R 11
RM 6
RM 5
RM 4
RM 3
RM 2
E 27
E 28
E 29
E 30
5 CUN
1 CUN
1 CUN
1 CUN
Borde superior
del pubis
0,5 CUN

Indicaciones:
Trastornos de la micción de cualquier tipo, enrojecimiento de los ojos en el canto interno, dolores en genitales externos, impotencia, pérdida de semen.

Técnica:
0,5-1 CUN en vertical, moxibustión posible.

R 12 **Rojo de ira**
大赫，阴关 *clusa yin* *(R 12)*
Tae Ha, dàhè, yīnguān

Localización:
1 CUN por encima de R 11.

Calificación:
"Punto de conexión" con el Chong Mai *(sinarteria impedimentalis)*.

Efecto:
Tonificación y regulación de *riñón* y *vejiga*.

Indicaciones:
Pérdida de semen por agotamiento, regresión de genitales, genitales dolorosos, flujo sanguinolento de la mujer, dolor y enrojecimiento ocular.

Técnica:
0,5-1 CUN en vertical, moxibustión posible.

R 13 **Punto de la energía**
气穴 *foramen qi* *(R 13)*
Tsri Yue, qìxúe

Localización:
Al mismo nivel que RM 4, 0,5 CUN lateralmente.

Calificación:
"Punto de conexión" con el Chong Mai *(sinarteria impedimentalis)*.

Efecto:
Refuerzo y regulación del *riñón* y la *vejiga*.

Indicaciones:
Punzadas, dolores, espasmos en bajo vientre debidos a *frío,* Yang ascendente, palpitaciones, presión en el pecho, dolor de garganta, mareos, inquietud, diarreas, dolor y enrojecimiento ocular, trastornos menstruales, trastornos de la micción.

Técnica:
0,3-1 CUN en vertical, moxibustión posible.

R 14 **Centro exceso**
四满 *plenum quartum* *(R 14)*
Seu Mann, sìmăn

Localización:
1 CUN por encima de R 13.

Calificación:
"Punto de conexión" con el Chong Mai *(sinarteria impedimentalis)*.

Efecto:
Tonificación del Qi en el Triple Recalentador, resolución de densificaciones e induraciones, armonización de la menstruación.

Indicaciones:
Densificaciones, induraciones, neoplasias, dolores, sensación de cuerpo extraño en bajo vientre, acumulación de fluidos (ascitis) en el abdomen, dolor en la zona del ombligo, enrojecimiento del ojo, punzadas, dolores, espasmos abdominales causados por *frío* que se acompañan de palpitaciones, vértigos, inquietud, trastornos ginecológicos de cualquier tipo, trastornos menstruales y flujo.

Técnica:
0,2-1 CUN en vertical, moxibustión posible.

R 15 **Centro del confluente**
中注 *infusto media* *(R 15)*
Tchong Tchu, zhōngzhù

Localización:
1 CUN por encima de R 14, 0,5 CUN laterales a la línea media.

Calificación:
"Punto de conexión" con el Chong Mai *(sinarteria impedimentalis)*.

Efecto:
Refrigeración de *calor-plenitud* de la *vejiga*.

Indicaciones:
Hallazgos de *calor* procedente del Recalentador inferior, estreñimiento, dificultad respiratoria, dolor lumbar y de espalda, trastornos menstruales, enrojecimiento y dolor ocular.

Técnica:
0,5-1 CUN en vertical, moxibustión posible.

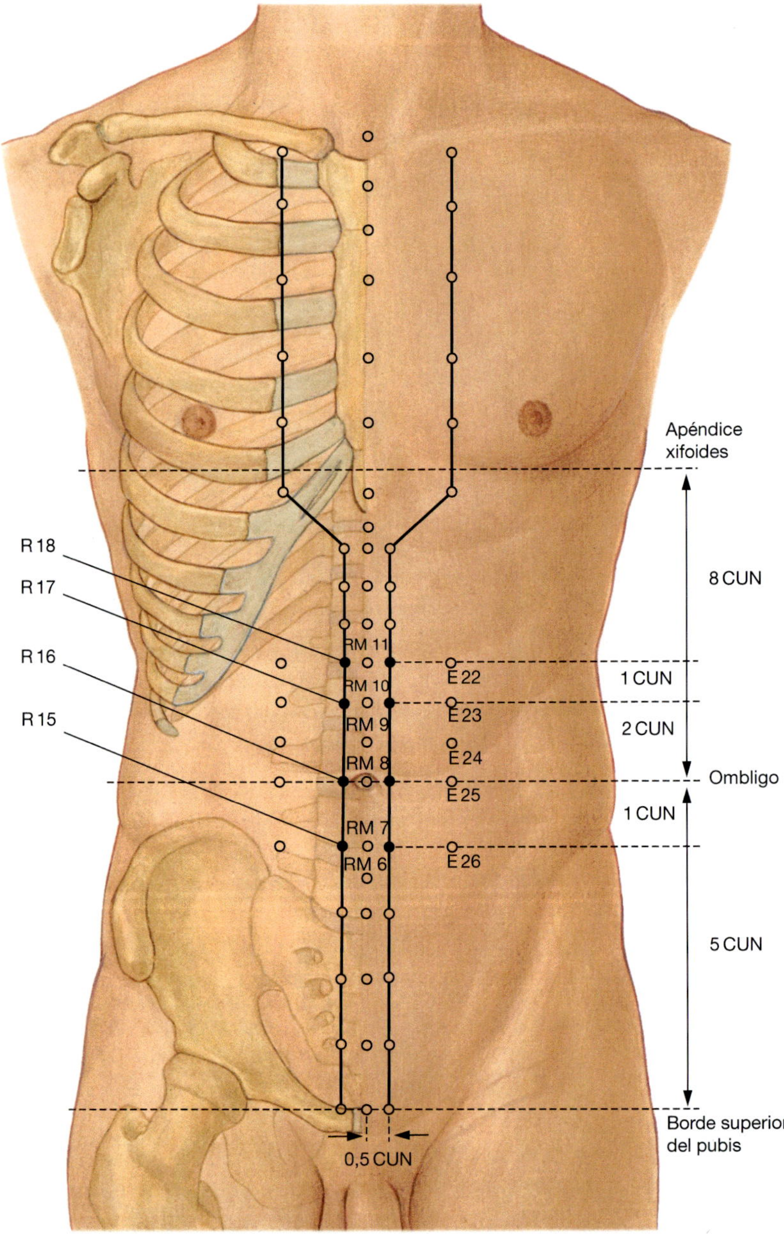
Apéndice
xifoides
R 18
R 17
R 16
R 15
8 CUN
RM 11
RM 10
RM 9
RM 8
RM 7
RM 6
E 22
E 23
E 24
E 25
E 26
1 CUN
2 CUN
Ombligo
1 CUN
5 CUN
Borde superior
del pubis
0,5 CUN

R 16 Shu del rincón de la entraña
肓俞 *inductorium viscerum* *(R 16)*
Chang Kou, huāngshū

Localización:
A nivel del ombligo, 0,5 CUN laterales a la línea media.

Calificación:
"Punto de conexión" con el Chong Mai.

Efecto:
Regulación del Qi en el Recalentador inferior, resolución y eliminación de *calor* y *frío*.

Indicaciones:
Dolores punzantes y cortantes en el abdomen, sensación de frío, estreñimiento, heces en bolas duras, sensación de plenitud, timpanismo, enrojecimiento y dolorimiento ocular.

Técnica:
0,5-1 CUN en vertical, moxibustión posible.

R 17 Comerciante deshonesto
商曲 *curvatura alta* *(R 17)*
Che Koann, shāngqū

Localización:
2 CUN por encima de R 16, 0,5 CUN laterales a la línea media.

Calificación:
"Punto de conexión" con el Chong Mai.

Efecto:
Regulación del Qi en el Recalentador inferior, refrigeración y canalización de *calor* y *calor-humedad*.

Indicaciones:
Congestiones y neoplasias en la zona abdominal, dolor, inapetencia, náuseas, vómitos, estreñimiento o diarreas, enrojecimiento y dolorimiento ocular.

Técnica:
0,8-1 CUN en vertical, moxibustión posible.

R 18 Barrera de piedra
石关 *clusa lapidea* *(R 18)*
shíguān

Localización:
1 CUN por encima de R 17, 0,5 CUN laterales a la línea media.

Calificación:
"Punto de conexión" con el Chong Mai.

Efecto:
Compensación de *vacío* de *bazo* y *riñón*, canalización de *humedad* y *flema*, descenso del Yang.

Indicaciones:
Tensión y sensación de peso en el centro físico, dolor en bajo vientre, náuseas, eructos, vómitos, estreñimiento, trastornos de la micción, condensaciones e induraciones en abdomen medio y bajo, espalda rígida y dolorosa, infertilidad en la mujer, enrojecimiento y dolor ocular.

Técnica:
0,5-1 CUN en vertical.

R 19 Ciudad del interior
阴都 *urbs yin* *(R 19)*
Inn Tsu, yīndū

Localización:
1 CUN vertical por encima de R 18, 0,5 CUN laterales a la línea media.

Calificación:
"Punto de conexión" con el Chong Mai.

Efecto:
Refuerzo y tonificación de *bazo, pulmón* y *riñón*, refrigeración de *calor*.

Indicaciones:
Fiebre intermitente, alternancia entre frío y sofocos, sensación de plenitud en el centro del abdomen, hipo, estreñimiento, infertilidad de la mujer, enrojecimiento y dolor ocular.

Técnica:
0,3-1 CUN en vertical, moxibustión posible.

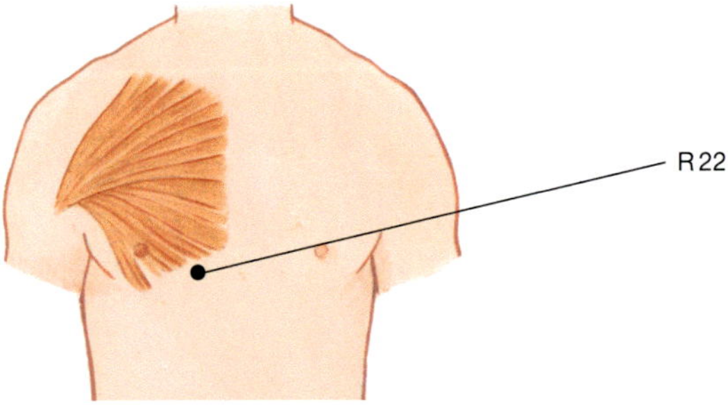
R 22

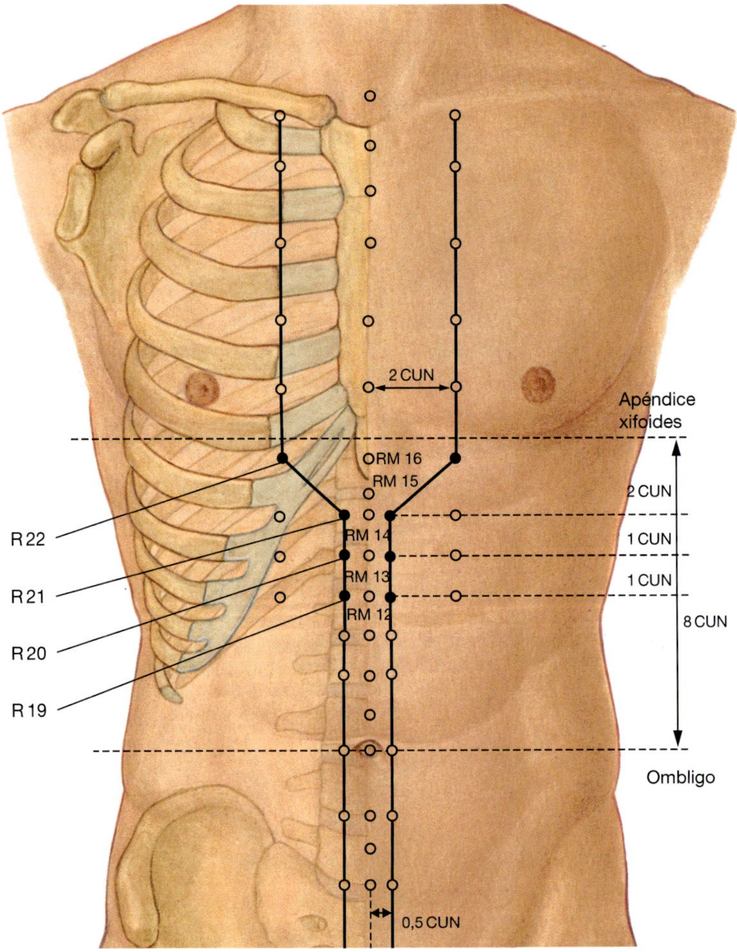
RM 16
RM 15
RM 14
RM 13
RM 12
2 CUN
Apéndice xifoides
2 CUN
1 CUN
1 CUN
8 CUN
Ombligo
0,5 CUN
R 22
R 21
R 20
R 19

R 20 **Valle comunicante**
通谷，腹通谷 *vallis communicans renalis* (R 20)
Trong Kou, tōnggŭ, fùtōnggŭ

Localización:
5 CUN por encima del ombligo, 0,5 CUN laterales a la línea media.

Calificación:
"Punto de conexión" con el Chong Mai.

Efecto:
Hacer circular el *qi del Recalentador medio* en *hígado, bazo y estómago*, derivación de *humedad*, transformación de *mucosidad*, eliminación de *frío* y *calor*.

Indicaciones:
Condensaciones, induraciones, neoplasias, bloqueos por *mucosidad*, sensación de plenitud, sensación de tensión en el pecho con eructos, náuseas, vómitos, trastornos digestivos, cólicos, epilepsia, afasia, espasmos, paresias, inquietud, desorientación, enrojecimiento y dolor ocular.

Técnica:
0,5-1 CUN en vertical, moxibustión posible.

R 21 **Puerta de la oscuridad**
幽门 *porta pylorica* (R 21)
Iou Menn, yōumén

Localización:
6 CUN por encima del ombligo, 0,5 CUN laterales a la línea media (al mismo nivel que RM 14).

Calificación:
"Punto de conexión" con el Chong Mai.

Efecto:
Refuerzo de *bazo* y *corazón*, refrigeración de *calor*, secado de *humedad*.

Indicaciones:
Sensación de tensión, sensación de plenitud, náuseas, dolor torácico, dolor abdominal durante la menstruación, pérdida del apetito, diarreas, heces sanguinolentas o purulentas, condensaciones e induraciones en zona abdominal, falta de memoria, enrojecimiento y dolorimiento de los ojos, contracción gástrica, neuralgia intercostal, irritabilidad, inquietud.

Técnica:
0,5-1 CUN en vertical, moxibustión posible.

R 22 **Galería de marcha**
步廊 *porticus peripatetica* (R 22)
Pou Lang, bùláng

Localización:
En la depresión del 5º espacio intercostal en el borde inferior del pectoral, 2 CUN laterales a la línea media.

Efecto:
Tonificación y regulación del *qi de pulmón y bazo*, eliminación de *humedad* y *mucosidad*.

Indicaciones:
Tensiones y sensación de presión, plenitud, dolores en pecho y flancos, disnea, nariz obstruida, tos, asma, pérdida del apetito, náuseas, vómitos.

Técnica:
0,3-1 CUN en vertical, moxibustión posible.

R 23 **Sello divino**
神封 *altare shen* (R 23)
Chenn Fong, shénfēng

Localización:
En el 4º espacio intercostal, 2 CUN laterales a la línea media.

Efecto:
Apoyo del "Centro", transformación de *humedad*.

Indicaciones:
Tos, asma, sensación de tensión, sensación de plenitud, presión en pecho y flancos, disnea, náuseas, vómitos, mastitis.

Técnica:
0,3-1 CUN en vertical, moxibustión posible.

R 24 **Zona milagrosa**
灵墟，灵墙 *murus vis structivi* (R 24)
Ling Chu, língxū, língqiáng

Localización:
En el 3er espacio intercostal, 2 CUN laterales a la línea media.

Efecto:
Apoyo del *qi del "Centro"*, derivación de *humedad*.

Indicaciones:
Sensación de tensión, dolores y plenitud en pecho y flancos, dificultades respiratorias, disnea, hipo, vómitos, pérdida del apetito, mastitis.

Técnica:
0,3-0,4 CUN en vertical, moxibustión posible.

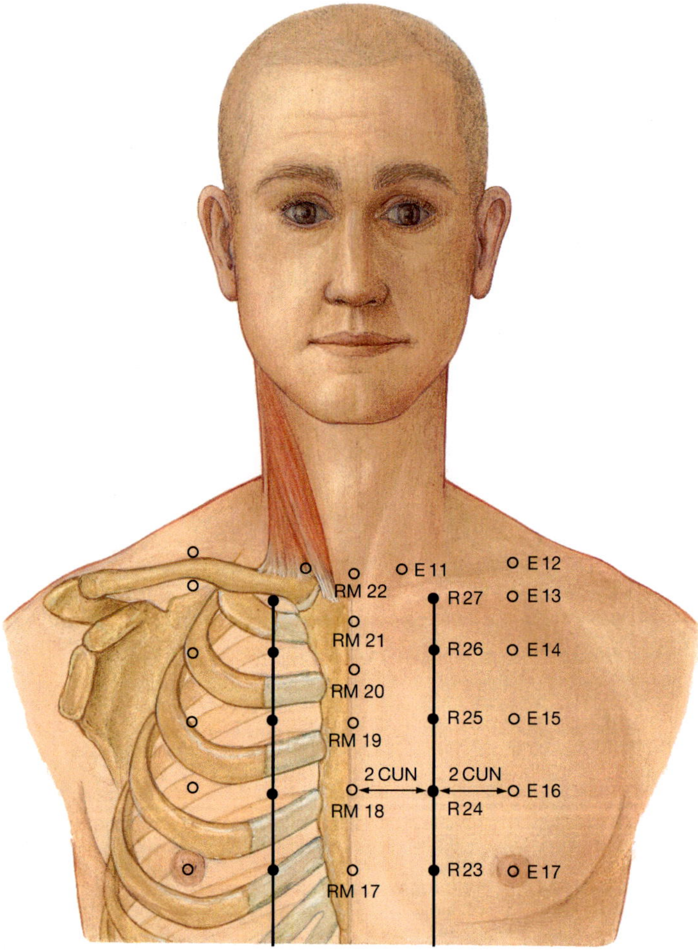
E11
E12
RM 22
R27
E13
RM 21
R26
E14
RM 20
R25
E15
RM 19
2 CUN
2 CUN
E16
RM 18
R24
R23
E17
RM 17

R 25 神藏 **Refugio divino**
horreum shen *(R 25)*
Chenn Tchang, shéncáng

Localización:
En el 2º espacio intercostal, 2 CUN laterales a la línea media.

Efecto:
Tonificación del *yang del bazo*, secado de *humedad*.

Indicaciones:
Sensación de plenitud, presión en el centro abdominal, náuseas, tos, asma, disnea, presión en el pecho.

Técnica:
0,3 CUN en vertical, moxibustión posible.

R 26 彧中 **Lugar eventual**
perflorescens centrum *(R 26)*
Yo Tchong, yùzhōng

Localización:
En el 1er espacio intercostal, 2 CUN laterales a la línea media.

Efecto:
Tonificación y regularización del *bazo-estómago*, eliminación de alteraciones del flujo del Qi.

Indicaciones:
Tensión, sensación de presión en el pecho, tos, asma, respiración jadeante, bloqueos por *mucosidad*, expectoración de moco fino, pérdida del apetito.

Técnica:
0,3-1 CUN en vertical, moxibustión posible.

R 27 俞府 **En el palacio**
aula inductoria *(R 27)*
Tchou Fou, shūfũ

Localización:
Entre la primera costilla y la clavícula, 2 CUN laterales a la línea media.

Efecto:
Secado de *humedad*, transformación de *mucosidad*, calma de respiración jadeante (antidisneico).

Indicaciones:
Tos, náuseas, vómitos, respiración jadeante, asma, tensión en centro del abdomen, vientre y pecho, dolor en el pecho.

Técnica:
0,3-1 CUN en vertical, moxibustión posible.

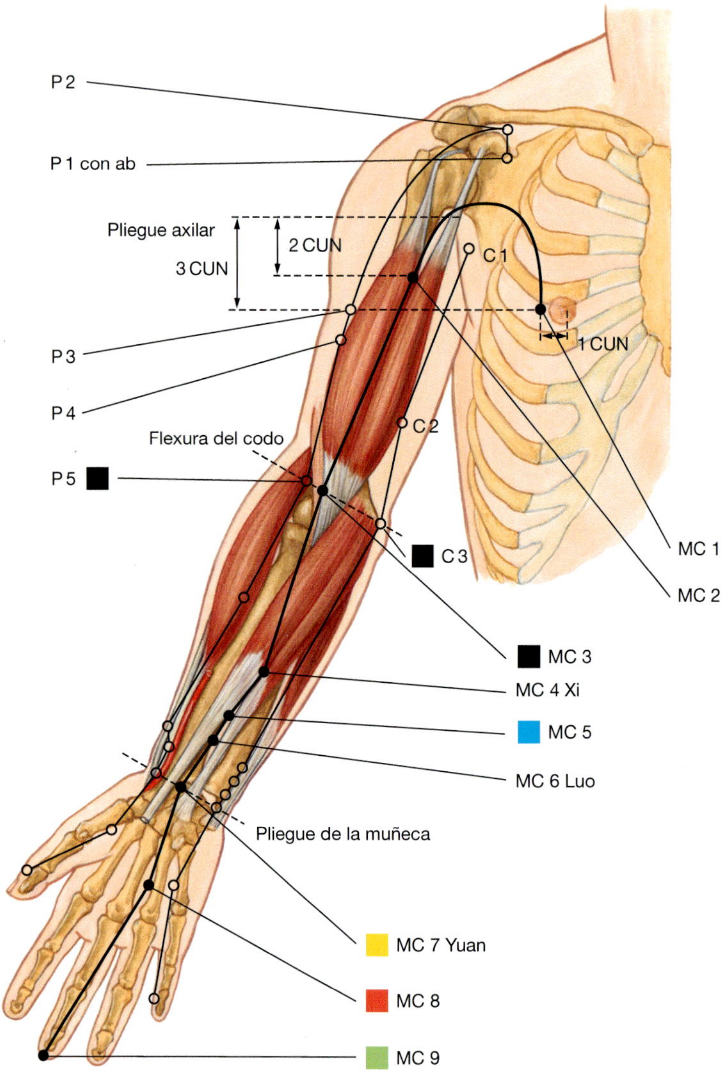
P 2
P 1 con ab
Pliegue axilar
2 CUN
3 CUN
C 1
1 CUN
P 3
P 4
Flexura del codo
C 2
P 5
C 3
MC 1
MC 2
MC 3
MC 4 Xi
MC 5
MC 6 Luo
Pliegue de la muñeca
MC 7 Yuan
MC 8
MC 9

Puntos de acupuntura del meridiano principal de la función energética Maestro del Corazón MC (*orbis pericardialis* Pc)
Meridiano Jue Yin *(yin flectens)* de la mano

MC 1 **Estanque celeste**
天池 *stagnum caeleste* *(Pc 1)*
Tienn Tcheu, tiānchí

Localización:
1 CUN lateral al pezón, 3 CUN por debajo del pliegue axilar, en el 4° espacio intercostal.

Calificación:
"Punto de conexión" con los meridianos principales *de riñón* y *vesícula biliar*.

Efecto:
Apertura de la superficie, dispersión de *viento*, eliminación de *humedad*.

Indicaciones:
Sensación de plenitud en el pecho, sensación de opresión, tos con mucho moco, dolor de cabeza, dolores articulares, hinchazón de la axila, dolor en hipocondrio.

Técnica:
0,3-0,5 CUN, inserción vertical o inclinada/ oblicua, moxibustión posible.

MC 2 **Fuente celeste**
天泉 *fons caelestis* *(Pc 2)*
Tienn Tsiuann, tiānquán

Localización:
2 CUN por debajo del pliegue axilar anterior, en la depresión entre las cabezas del bíceps braquial.

Efecto:
Dispersión de *viento* y *viento-calor*.

Indicaciones:
Tos, dolor en la parte inferior del pecho, sensación de opresión, dolor en hombro y espalda, palpitaciones, dolor en el brazo, dolor cardíaco, dolor en hipocondrio.

Técnica:
0,5-1,5 CUN en vertical, moxibustión posible.

MC 3 **Marisma sinuosa**
曲泽 *lacus curvus* *(Pc 3)*
Kou Tché, qūzé

Localización:
En el centro de la flexura del codo, en el lado cubital del tendón del bíceps braquial.

Calificación:
"Punto de reunión o Mar inferior" de los Cinco Inductores, correspondencia con el elemento Agua.

Efecto:
Refuerzo de *corazón* y *pulmón*, eliminación de *calor* y *viento* del Recalentador superior, eliminación de *calor* o refrigeración del Xue.

Indicaciones:
Angina de pecho, palpitaciones, dolor en brazo y en codo, dolor de cabeza, trastornos del equilibrio, sudor en cuero cabelludo, sequedad de boca, tendencia al sobresalto, inquietud, insomnio, enfermedades infecciosas, dolores epigástricos, gastroenteritis aguda, rubéola, esputo sanguinolento, temblor en manos, diarreas, bronquitis.

Técnica:
0,5-1,5 CUN en vertical, moxibustión posible.

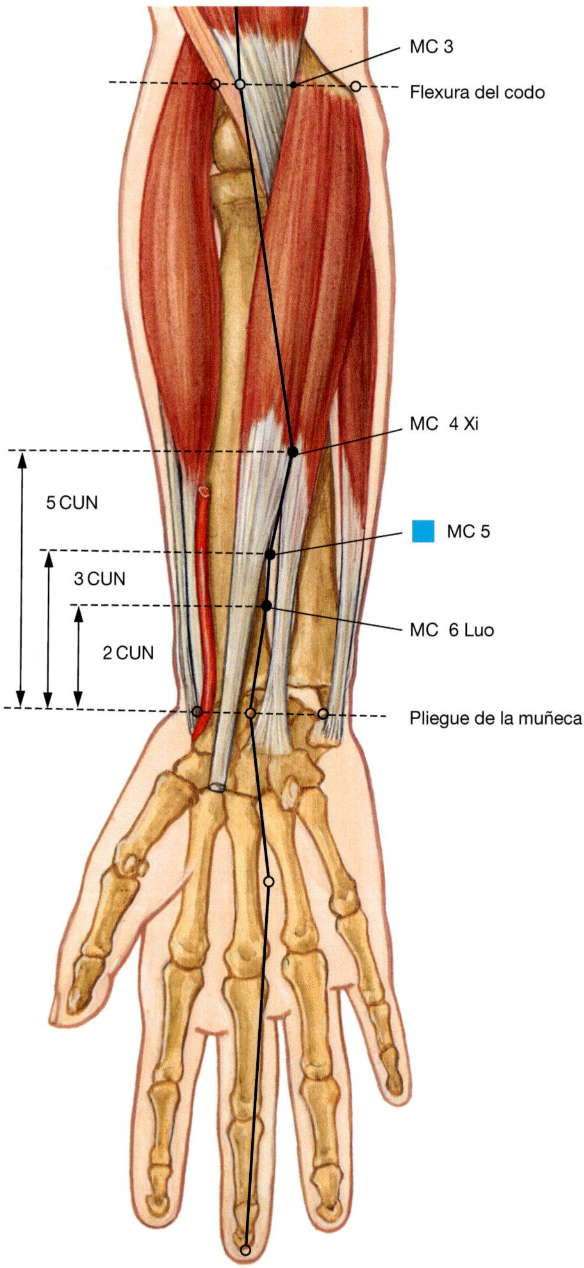
MC 3
Flexura del codo
MC 4 Xi
5 CUN
MC 5
3 CUN
MC 6 Luo
2 CUN
Pliegue de la muñeca

MC 4 **Puerta de la hondonada**
郄门 *porta rimica* *(Pc 4)*
Tsri Menn, xīmén

Localización:
Cara interna del brazo, 5 CUN proximales al pliegue de la muñeca entre los tendones del palmar menor y el palmar mayor.

Calificación:
"Punto de hendidura Xi" *(rim)* del meridiano.

Efecto:
Apoyo y regulación de *pulmón* y *corazón*, refrigeración y sedación de *calor* del Xue.

Indicaciones:
Hemorragias, esputo sanguinolento, epistaxis, úlceras, inflamación, palpitaciones, tendencia al sobresalto, miedos, angina de pecho, mastitis, alteraciones reumáticas, pleuritis.

Técnica:
0,3-1 CUN en vertical, moxibustión posible.

MC 5 **Fiebre con recursos**
间使 *foramen intermedium* *(Pc 5)*
Tsiann Tché,jiānshǐ

Localización:
3 CUN proximales al pliegue de la muñeca entre los tendones del palmar menor y el palmar mayor.

Calificación:
1. "Punto Río" de los Cinco Inductores, elemento (fase de transformación) Metal.
2. "Punto de conexión Luo" *(nex)* de los tres Yin de la mano.

Efecto:
Apoyo y regulación de *corazón* y *pericardio*, calma de *viento*, refrigeración de *calor*, descenso del Qi, expulsión de *mucosidad*, armonización del *estómago*.

Indicaciones:
Tensión y presión en el pecho, miedo, ansiedad, irritabilidad, histeria, locura, esquizofrenia, hinchazón en la axila, calambres en codo, apoplejía sin desmayo, afasia, salivación, fiebre intermitente, náuseas, úlceras, exantema, ataques de epilepsia, ictericia, cardiopatías reumáticas, paludismo, hipertonía.

Técnica:
0,3-1 CUN en vertical, moxibustión posible.

MC 6 **Barrera interna**
内关 *clusa interna* *(Pc 6)*
Nei Koann, nèiguān

Localización:
2 CUN proximales al pliegue de la muñeca entre los tendones del palmar menor y el palmar mayor.

Calificación:
1. "Punto de conexión Luo" *(nex)* del meridiano.
2. "Punto de conexión" con el que se inicia el Canal defensor Yin *(sinarteria retinens yin)*.

Efecto:
Apoyo, armonización y sedación de *corazón* y *bazo*, regulación del Qi, mitigación del dolor, derivación y dispersión de *viento, calor y humedad.*

Indicaciones:
Dolor en la zona de pecho y centro del abdomen, dolores en hipocondrio y epigastrio, ansiedad, desánimo, ojos enrojecidos, náuseas, vómitos, fiebre sin sudor, coma, insomnio, obnubilación, mareos, hipertonía, ictericia, dolores de muñeca, tensión en extremidades superiores, rigidez de nuca, angina de pecho, palpitaciones, hipertiroidismo, menstruación dolorosa, trastornos mentales, epilepsia, histeria, apoplejía, prolapso anal.

Técnica:
0,5-1 CUN en vertical, moxibustión posible.

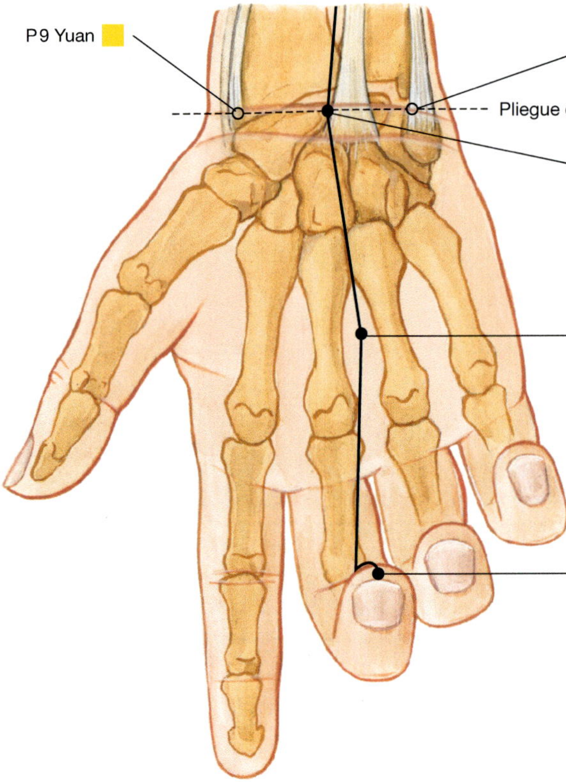
P9 Yuan
C7 Yuan
Pliegue de la muñeca
MC 7 Yuan
MC 8
MC 9

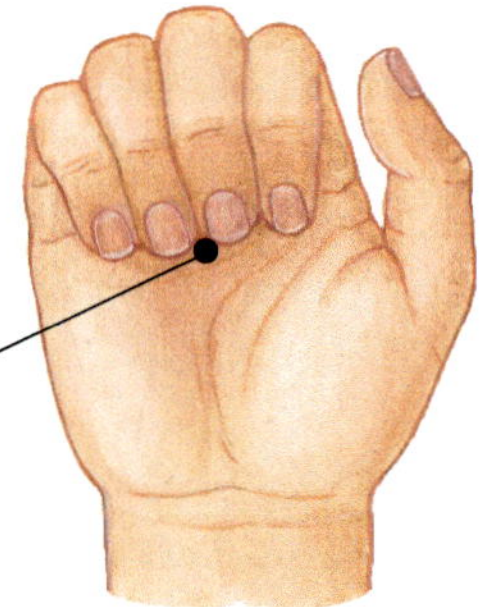
MC 8

MC 7 **Gran coto**

大陵 *tumulus magnus* *(Pc 7)*

Tae Ling, dàlíng

Localización:
En el centro del pliegue de la muñeca entre los tendones del palmar menor y el palmar mayor.

Calificación:
1. "Punto Shu (arroyo)" de los Cinco Inductores, elemento (fase de transformación) Tierra.
2. "Punto Yuan *(orig)*" (punto fuente o punto desde donde se accede al Qi original).

Efecto:
Refrigeración y sedación (elimina o refresca *calor-fuego*) del *corazón*, armonización del *estómago*, apertura de la superficie, derivación de *calor*, dispersión de *viento*, eliminación de presión en el pecho.

Indicaciones:
Trastornos mentales, trastornos de la conciencia, epilepsia, ataques de risa incontrolados, temores, susto, falta de sudor en fiebre, sensación de opresión, dolor en el pecho, palpitaciones, hinchazón de la axila, náuseas, eructos, esputo sanguinolento, ojos enrojecidos, esclerótica de color amarillo, obstrucción de la garganta, dificultad para respirar, disnea, rigidez de hombro y codo, dolores, falta de sensibilidad en zona del meridiano, forúnculos, eccemas en cabeza y brazos, halitosis.

Técnica:
0,3-0,8 CUN en vertical, rara vez moxibustión.

MC 8 **Palacio del trabajo**

劳宫，掌中 *medium palmae* *(Pc 8)*

Io Kong, láogōng, zhǎngzhōng

Localización:
En el centro de la palma entre el 3er y 4º huesos metacarpianos; con el puño cerrado entre la punta del 3er y 4º dedos.

Calificación:
"Punto Manantial" de los Cinco Inductores, elemento (fase de transformación) Fuego.

Efecto:
Refrigeración (elimina o refresca *calor-fuego*) del *corazón*, dispersión de *calor*, eliminación de *viento* y *humedad*.

Indicaciones:
Fiebre con sed, dolor abdominal, pérdida del apetito, halitosis, sangre en orina (hematuria), epistaxis, dolor en el pecho, sensación de opresión, ictericia, inflamación de las encías, úlceras orales, heces sanguinolentas, emociones incontroladas, ataques de risa, ira, ansiedad, miedos, apoplejía, temblores en las manos, sudor en las manos, epilepsia, náuseas, gastritis.

Técnica:
0,3-0,5 CUN en vertical, moxibustión posible.

MC 9 **Medio asalto**

中冲 *impedimentale medium* *(Pc 9)*

Tchong Tchrong, zhōngchōng

Localización:
En la punta del dedo mediano, 0,1 CUN distal al centro de la uña.

Calificación:
"Punto Pozo" de los Cinco Inductores, elemento (fase de transformación) Madera.

Efecto:
Dispersa *calor* y enfría *fuego*; apertura de la superficie, apoyo de *corazón* y *pericardio*.

Indicaciones:
Coma, fiebre, inquietud, ansiedad, angina de pecho, paresias linguales, calor en la palma de la mano, acúfenos, punto de emergencia en caso de apoplejía, convulsiones infantiles.

Técnica:
0,1 CUN en vertical. Se puede sangrar.

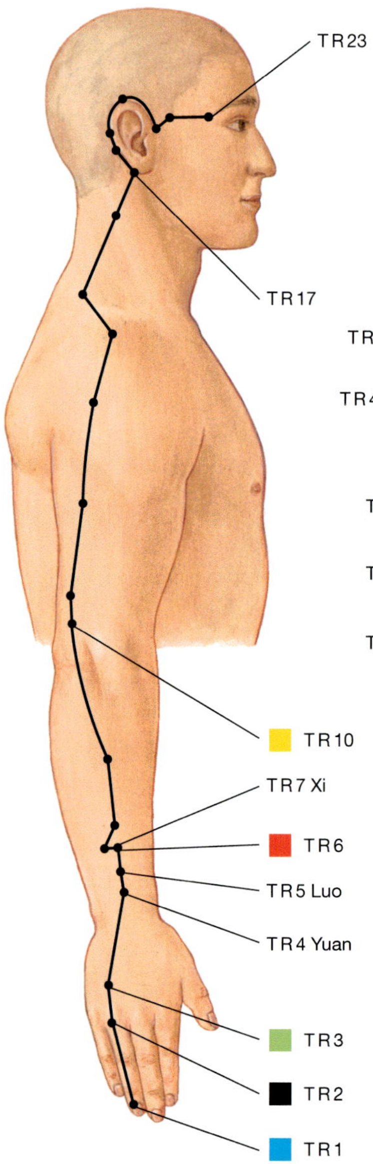
TR23
TR17
TR10
TR7 Xi
TR6
TR5 Luo
TR4 Yuan
TR3
TR2
TR1

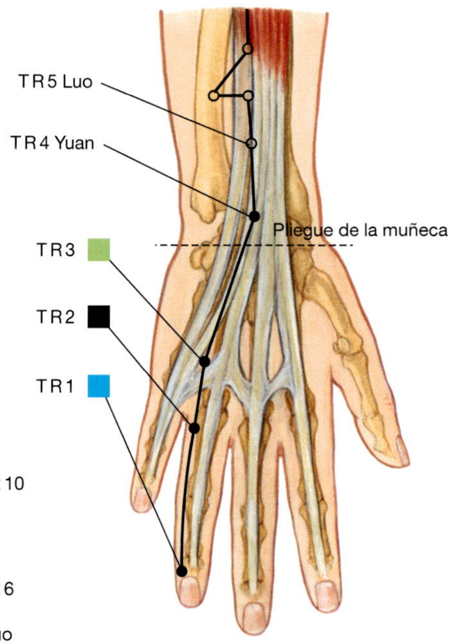
TR5 Luo
TR4 Yuan
Pliegue de la muñeca
TR3
TR2
TR1

Puntos de acupuntura del meridiano principal de la función energética Triple Recalentador TR (*orbis tricalorii* T)
Meridiano del Pequeño Yang *(yang minor)* de la mano

TR 1 **Barrera del salto**
关冲 *impedimentale clusae* *(T 1)*
Koang Tchong, guānchōng

Localización:
Lado cubital del dedo anular, 0,1 CUN proximal al ángulo ungueal.

Calificación:
"Punto Pozo (Jing)" de los Cinco Inductores, elemento (fase de transformación) Metal.

Efecto:
Refrigeración de fluidos, expulsión de *flema-humedad* y *viento*, liberación de órganos de los sentidos, apertura de la garganta.

Indicaciones:
Angustia, contracción de la garganta, boca seca, paresia lingual, dolor lingual, fiebre sin sudor, dolor de cabeza, enrojecimiento ocular, zumbidos en oídos, sordera.

Técnica:
0,1 CUN en vertical, moxibustión posible.

TR 2 **Puerta del líquido**
液门 *porta suci* *(T 2)*
Hi Menn, yèmén

Localización:
Distal a la articulación metacarpofalángica del 4º dedo, 0,5 CUN distal al borde del tendón de entre el dedo anular y el meñique.

Calificación:
"Punto Manantial (Ying)" de los Cinco Inductores, elemento (fase de transformación) Agua.

Efecto:
Refrigeración de fluidos, liberación de canales colaterales, clarificación de los sentidos.

Indicaciones:
Miedo, gran excitación, hablar confuso, ojos enrojecidos y lagrimosos, pérdida de la audición, dolor en mandíbula y encías, dolores de cabeza, dolor de oídos, fiebre intermitente, acúfenos, congestión linfática en el cuello, parotiditis, rigidez de la mano.

Técnica:
0,2-0,5 CUN en vertical, moxibustión posible.

TR 3 **Centro del charco**
中渚 *insula media* *(T 3)*
Tchon Tchou, zhōngzhŭ

Localización:
En el dorso de la mano entre el 4º y el 5º metacarpianos, en una depresión proximal a la articulación metacarpofalángica.

Calificación:
Punto de los Cinco Inductores, que corresponde al elemento (fase de transformación) Madera.

Efecto:
Regulación o liberación del mecanismo del Qi, liberación de las aberturas de los sentidos.

Indicaciones:
Dolor de cabeza, trastornos del equilibrio, fiebre sin sudor, acúfenos, sordera, velo delante de los ojos, hinchazón y dolor en cuello, mejilla o sienes, dolor en nuca, espasmos digitales, dolor en codo y brazo, hipo, desmayo súbito.

Técnica:
0,2-0,5 CUN en vertical, moxibustión posible.

TR 4 **Estanque del Yang**
阳池 *stagnum yang* *(T 4)*
Yang Tcheu, yángchí

Localización:
En una depresión entre el cúbito y el carpo, lateral al tendón del extensor de los dedos.

Calificación:
"Punto Yuan" (o punto desde donde puede accederse al Qi original).

Efecto:
Refrigeración de *calor*, derivación de *humedad*, relajación del aparato musculoesquelético, permeabilización de los canales colaterales.

Indicaciones:
Alternancia entre frío y sofocos, sensación de opresión o ansiedad, hinchazón y enrojecimiento ocular, acúfenos, obstrucción de la garganta, disnea, dolor en muñeca, dolor y rigidez de brazo y hombro, vómitos durante el embarazo, sequedad de boca en diabetes.

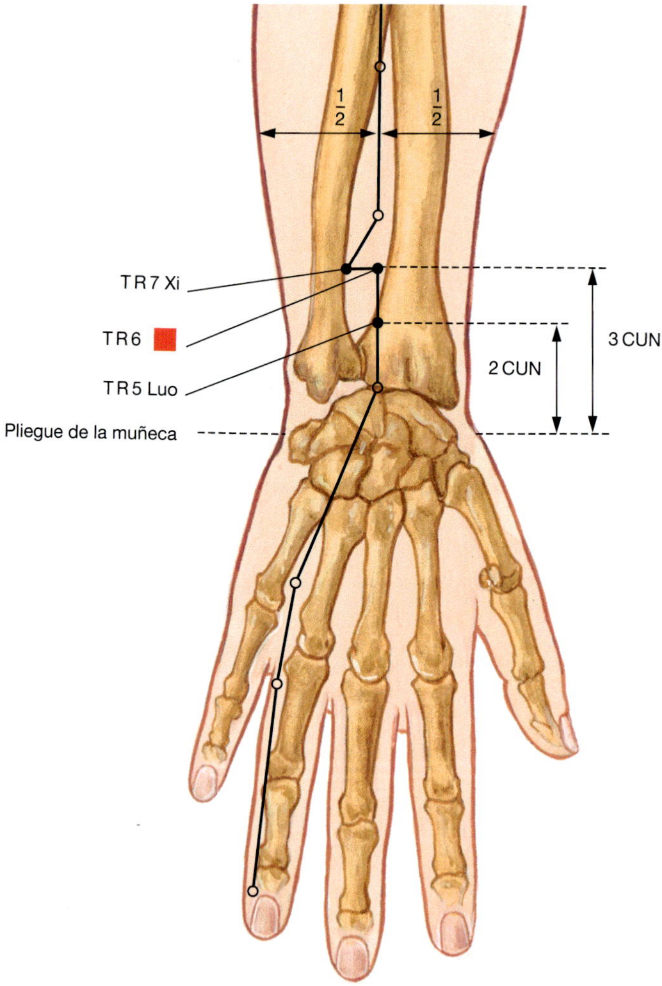
1/2
1/2
TR7 Xi
TR6
TR5 Luo
Pliegue de la muñeca
2 CUN
3 CUN

TR 5 **Barrera externa**

外关 *clusa externa* (T 5)

Oae Koann, waìguān

Localización:
2 CUN proximales al pliegue de la muñeca, en el centro del antebrazo entre el radio y el cúbito.

Calificación:
1. "Punto de conexión Luo" al meridiano Yin complementario (meridiano principal de *pericardio*).
2. "Punto de conexión" con el Canal defensor (Yang Wei Mai) *(sinarteria retinens yang)*.

Efecto:
Apertura de la superficie, dispersión de *calor*, dispersión de *frío*, permeabilización de canales principales y colaterales, eliminación de bloqueos del Qi.

Indicaciones:
Dolor de cabeza, dolor en nuca, acúfenos, sordera, semiparálisis facial, dedos dolorosos y con paresias, dolor en codo, fiebre, dolor abdominal, enuresis, afecciones gripales, neumonía, parotiditis, dolor en hipocondrio, hemiplejía.

Técnica:
0,5-1 CUN en vertical, moxibustión posible.

TR 6 **Ramificación del surco**

飞虎，支沟 *tigris volans* (T 6)

Tsi Kao, fēihǔ, zhīgoū

Localización:
3 CUN proximales al pliegue de la muñeca, en el centro del antebrazo entre el radio y el cúbito.

Calificación:
"Punto Río (Jing)" de los Cinco Inductores, elemento (fase de transformación) Fuego.

Efecto:
Regulación del mecanismo del Qi, apertura de la superficie, resolución de estasis y nódulos, circulación de fluidos, apertura del *yang hepático*, despliegue del *qi hepático*.

Indicaciones:
Fiebre sin sudor, paresias, entumecimiento y dolor en el brazo, afonía tras parálisis, dolor ocular, opresión o sensación de angustia en centro del abdomen y pecho, náuseas, reflejo de vómito, estreñimiento, hinchazón de garganta, desmayos tras hemorragias, falta de secreción de leche, neuralgia intercostal, angina de pecho, pleuritis, retinopatía, acúfenos, depresión.

Técnica:
0,2-1 CUN en vertical, moxibustión posible.

TR 7 **Reunión de los antepasados**

会宗 *genus conventum* (T 7)

Roe Tsong, huìzōng

Localización:
Un dedo transversal al lado de TR 6 en el borde del cúbito.

Calificación:
"Punto de hendidura Xi" (*rim*) del meridiano.

Efecto:
Apertura de la superficie y apertura de los sentidos.

Indicaciones:
Ataques espásticos, epilepsia, dolores difusos en piel y músculos, sensación de entumecimiento.

Técnica:
0,3-1 CUN en vertical, moxibustión posible.

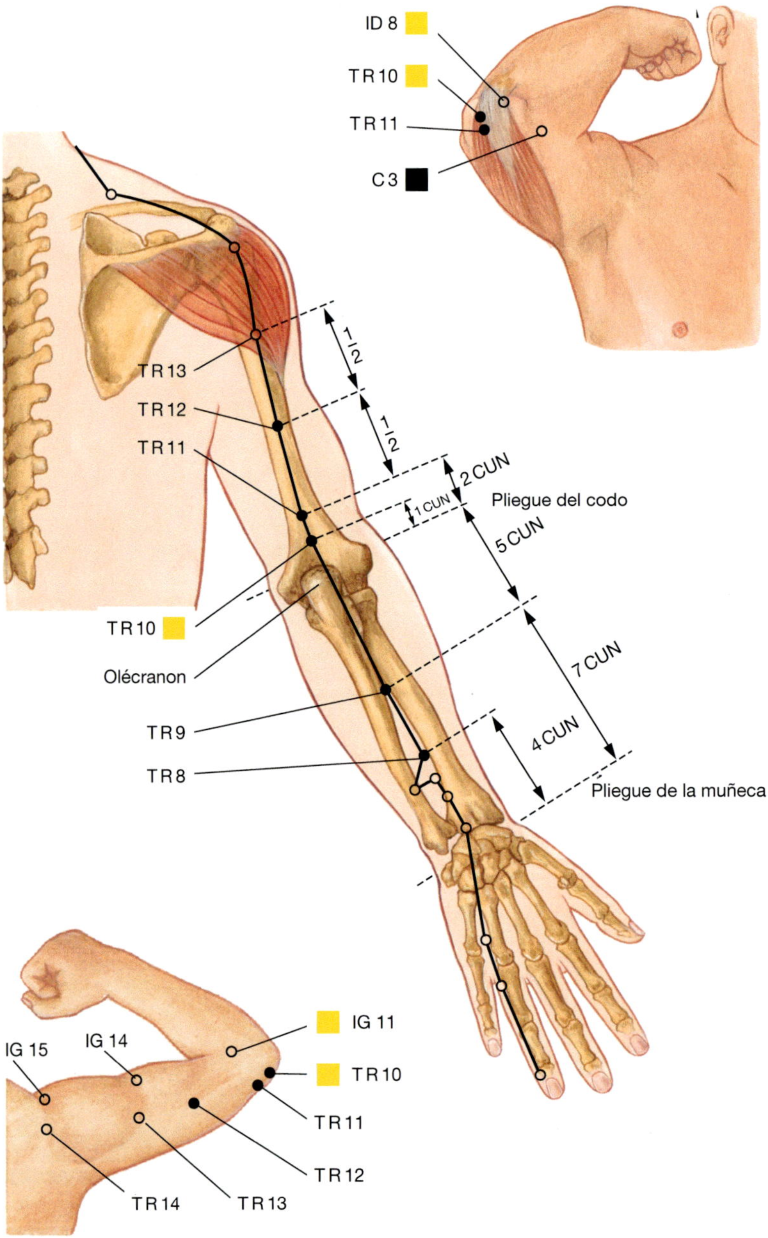
ID 8
TR 10
TR 11
C 3
TR 13
TR 12
TR 11
1/2
1/2
2 CUN
1 CUN
Pliegue del codo
5 CUN
TR 10
Olécranon
7 CUN
TR 9
4 CUN
TR 8
Pliegue de la muñeca
IG 11
IG 15
IG 14
TR 10
TR 11
TR 12
TR 14
TR 13

TR 8 **Reunión de los Lo de los tres Yang**

通门，三阳络 *porta communicans* (*T 8*)
San Yang Lo, tõngmén, sãnyángluò

Localización:
4 CUN proximales al pliegue de la muñeca, en el centro del antebrazo entre el cúbito y el radio.

Calificación:
“Punto de conexión Luo” de los tres meridianos Yang de la mano.

Efecto:
Liberación de las aberturas de los sentidos, mantenimiento abierto de los canales colaterales.

Indicaciones:
Alternancia entre frío y sofocos, abatimiento, hipersomnia, dolor gingival, dolor de muelas, afonía, acúfenos, dolor de brazo, incapacidad de moverse.

Técnica:
1-1,5 CUN en vertical, moxibustión posible.

TR 9 **Cuatro ríos**

四渎 *incilis quarti* (*T 9*)
Seu Tou, sìdú

Localización:
7 CUN proximales al pliegue externo de la muñeca, en una depresión entre el radio y el cúbito, 5 CUN distales al olécranon.

Efecto:
Estabilización del mecanismo del Qi en la cabeza.

Indicaciones:
Espasmos de la musculatura del cuello y la lengua, afonía, dolor de muelas, dolor en mandíbula y cara externa del brazo, sordera, entumecimiento, cefalea hemilateral.

Técnica:
1-1,5 CUN en vertical, moxibustión posible.

TR 10 **Pozo celeste**

天井 *puteus caelestis* (*T 10*)
Tienn Tsing, tiãnjĩng

Localización:
1 CUN por detrás y por encima del olécranon. Con el codo en flexión, en una depresión.

Calificación:
“Punto de reunión (He)” de los Cinco Inductores, elemento (fase de transformación) Tierra.

Efecto:
Estabilización de la circulación de fluidos y del mecanismo del Qi, dispersión de *humedad* y *flema, humedad* y *viento*, y *fuego*.

Indicaciones:
Dolor de cabeza, dolor ocular, espasmos, rigidez, tics, epilepsia, extremidades paréticas con dolores, cefaleas difusas, tortícolis, sensación de estrechez en la garganta, afonía, presión y tensión en el pecho y centro del abdomen, úlceras, erupciones, inapetencia, tos, disnea, estado de ánimo apático y depresivo, linfedema, tendencia a edemas, bocio, densificaciones internas tumorales, trastornos de la micción, dolor en el codo.

Técnica:
0,5-1 CUN en vertical, moxibustión posible.

TR 11 **Pulcritud del abismo**

清泠泉，清泠渊 *fons limpidus ac frigidus* (*T 11*)
Tching Lang Iuann, qĩnglĕngquán,qĩnglĕngyũan

Localización:
2 CUN proximales al olécranon.

Efecto:
Expulsión de *viento* y *viento-calor* de hombro y cuello.

Indicaciones:
Cefalea, dolor en el brazo, dolor en el hombro, dolor de muelas.

Técnica:
0,5-1,5 CUN en vertical, moxibustión posible.

TR 12 **Fundir metal**

消泺 *quod dispellit* (*T 12*)
Siaoluò, xiãoluò

Localización:
En el centro de la línea de conexión entre TR 11 y TR 13.

Efecto:
Dispersión de *viento* y *viento-humedad*.

Indicaciones:
Cefaleas, dolor de muelas, rigidez y dolorimiento de la musculatura del hombro y la nuca, alter-

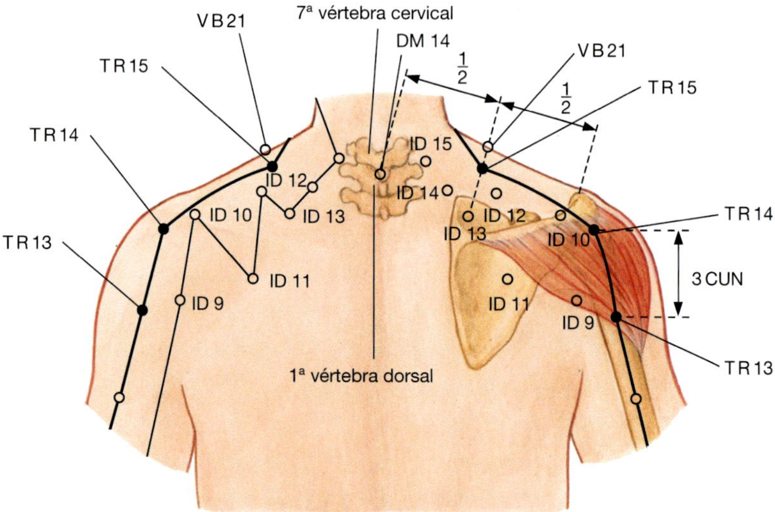
VB21
7ª vértebra cervical
DM 14
TR15
1/2
VB21
1/2
TR15
TR14
ID 15
ID 12
ID 14
ID 13
ID 12
ID 10
ID 13
ID 13
ID 10
TR14
TR13
3 CUN
ID 11
ID 11
ID 9
ID 9
TR13
1ª vértebra dorsal

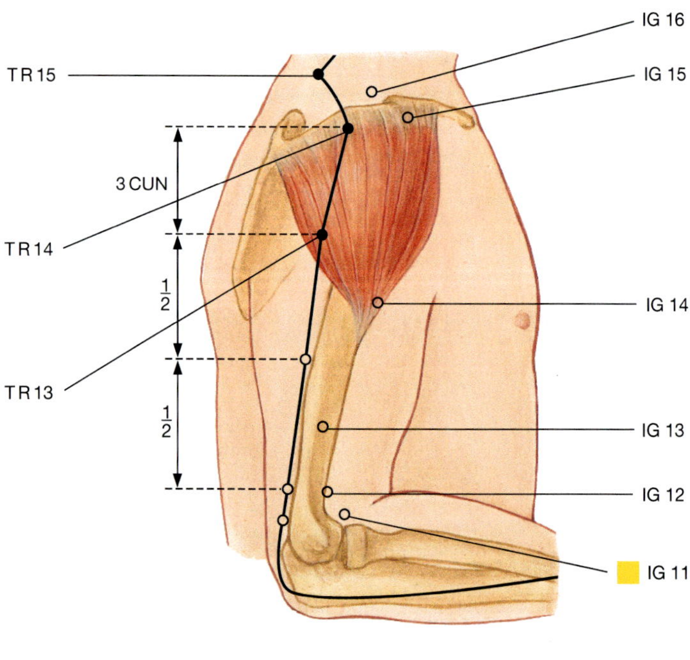
IG 16
TR15
IG 15
3 CUN
TR14
1/2
IG 14
TR13
1/2
IG 13
IG 12
IG 11

nancia entre escalofríos y sofocos, ataques de epilepsia, diabetes.

Técnica:
0,5-1,5 CUN en vertical, moxibustión posible.

TR 13 臑会 **Parte superior del brazo**
conventus lacerti *(T 13)*
No Roe, naòhuì

Localización:
3 CUN distales a TR 14, en el borde posterior del deltoides.

Calificación:
"Punto de cruce" con el Canal defensor Yang (Yang Wei Mai) *(sinarteria retinens yang)*.

Efecto:
Dispersión de *viento,* disolución de *flema* y *humedad*.

Indicaciones:
Dolor en hombro, alternancia entre frío y calor, hinchazón del cuello, bocio.

Técnica:
1-1,5 CUN en vertical, moxibustión posible.

TR 14 肩髎 **Hueso de control**
cella alae *(T 14)*
Tsiann Liou, jiānjiáo, jiānliáo

Localización:
En una depresión entre acromion y tubérculo mayor (tróquiter) del húmero. Con el brazo elevado, en la posterior de dos depresiones en el hombro.

Efecto:
Dispersión de *viento* y *viento-humedad*.

Indicaciones:
Dolor en hombro, dolor en brazos, falta de fuerza, sensación de parálisis.

Técnica:
1-1,5 CUN, inserción vertical en la dirección de la articulación del hombro, moxibustión posible.

TR 15 天髎 **Hueso celeste**
cella caelestis *(T 15)*
Tienn Liou, tiānjiáo, tiānliáo

Localización:
En medio de una línea imaginaria que conecta acromion y DM 14; 1 CUN detrás y por debajo de VB 21.

Calificación:
"Punto de cruce" con el Meridiano de *vesícula biliar* y el Canal defensor Yang (Yang Wei Mai) *(sinarteria retinens yang)*.

Efecto:
Ascenso del Qi, dispersión de *viento* y *humedad*.

Indicaciones:
Fiebre sin sudoración, dolor en la fosa supraclavicular, rigidez, dolorimiento de nuca, pesadez y dolorimiento de hombro y brazo, opresión o sensación de angustia en el pecho.

Técnica:
0,6-0,8 CUN en vertical, moxibustión posible.

TR 16 天牖 **Ventana del cielo**
apertura caeli *(T 16)*
Tienn Iou, tiānyǒu

Localización:
En el borde posterior del esternocleidomastoideo a nivel del ángulo de la mandíbula.

Efecto:
Regulación del mecanismo del Qi, liberación de aberturas de los sentidos, en caso de efectos de shock súbito, con *viento* y *humedad*.

Indicaciones:
Pérdida súbita de la audición, repentina disminución de la agudeza visual, hinchazón de la cara, hemorragias nasales, flujo de secreciones, pérdida de olfato, obstrucción de la garganta, disnea, tortícolis, dolor ocular, hinchazón de ganglios linfáticos.

Técnica:
0,5-1 CUN en vertical, moxibustión posible.

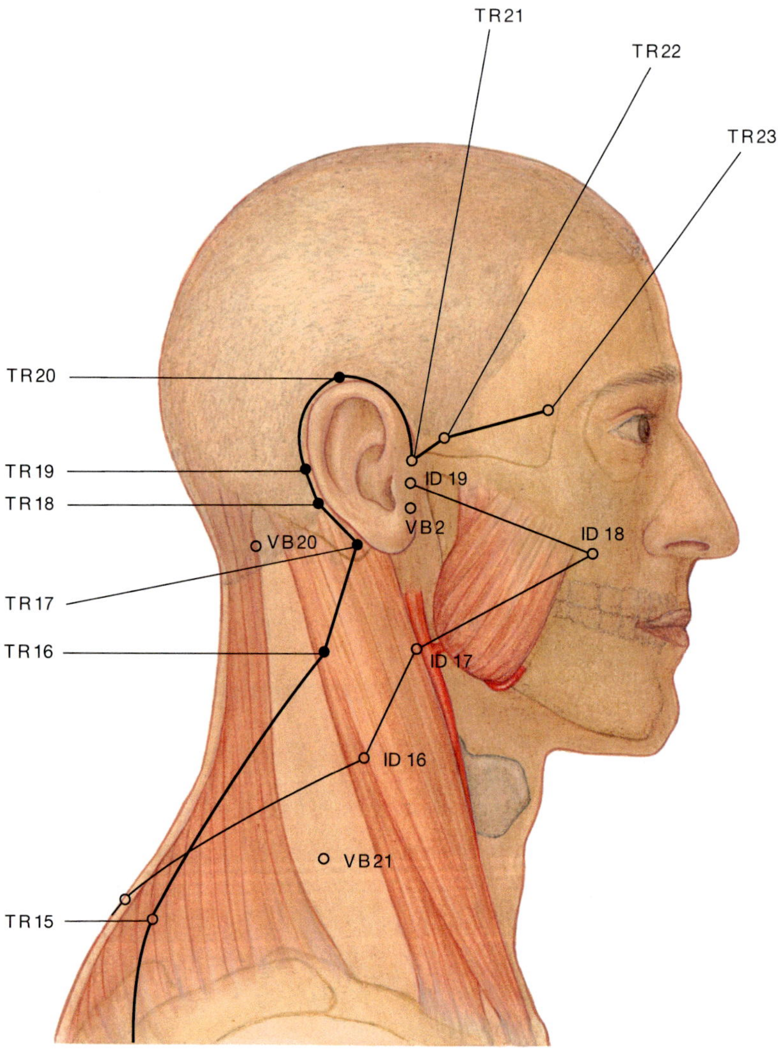
TR21
TR22
TR23
TR20
TR19
TR18
ID 19
VB2
ID 18
VB20
TR17
TR16
ID 17
ID 16
VB21
TR15

TR 17 **Viento escondido**

翳风 *pluteus venti* *(T 17)*
I Fong, yìfēng

Localización:
En el borde anterior de la apófisis mastoides, donde el lóbulo auricular contacta con la apófisis al presionar.

Calificación:
"Punto de conexión" con el meridiano principal de *vesícula biliar*.

Efecto:
Dispersión de *viento*, protección frente a apoplejía, mejora de la agudeza visual y de la audición.

Indicaciones:
Acúfenos, sordera, mareos, zumbidos en oídos, enrojecimiento y dolorimiento del oído, otitis, parálisis facial, hinchazón de garganta, parotiditis, estornudos frecuentes en niños, neuralgia del trigémino.

Técnica:
0,5-1 CUN en vertical, moxibustión posible.

TR 18 **Contractura de los vasos**

瘈脉 *foramen spasticum* *(T 18)*
Tchi Mo, jìmò, jìmaì, chìmò, chìmaì

Localización:
Detrás de la oreja aproximadamente en el centro de la apófisis mastoides, alrededor de 1 CUN por encima de TR 17 en la línea curva de TR 17 a TR 20, paralela al recorrido del hélix en la frontera entre el tercio inferior y el medio.

Efecto:
Dispersión de *viento* y *pavor* (sintomatología por susto) especialmente en edades infantiles, resolución de contracciones.

Indicaciones:
Espasmos y paresias en la infancia, sintomatología por susto en niños, acúfenos, disminución de la agudeza visual, náuseas repentinas, vómitos, tendencia al sobresalto, pesadillas, cefaleas.

Técnica:
0,3-0,5 CUN, inserción inclinada/ oblicua, moxibustión posible.

TR 19 **Fontanelas oprimidas**

颅息 *auriculare posterius* *(T 19)*
Tou Tcheu, lúxī

Localización:
1 CUN por encima de TR 18.

Efecto:
Regulación del mecanismo del Qi, dispersión de *viento* y *humedad-viento*.

Indicaciones:
Cefalea, acúfenos, otalgia, hinchazón de la oreja, espasmos, tics, especialmente en niños, tendencia al sobresalto, dolor, sensación de presión en el pecho.

Técnica:
Acupuntura oblicua posible, con poca salida de sangre, 0,3-0,5 CUN, moxibustión posible.

TR 20 **Ángulo descendiente**

角孙 *temporale superius* *(T 20)*
Tsiao Soun, jiǎosūn

Localización:
Directamente por encima de la punta de la oreja, dentro de la línea del cabello. Doblando la oreja entre dos dedos, por encima de la punta que se forma.

Calificación:
"Punto de conexión" con los meridianos principales de *intestino delgado, intestino grueso* y *vesícula biliar*.

Efecto:
Expulsión de *viento-humedad* y velo, resolución de contracciones.

Indicaciones:
Formación de velo en el ojo (pterigión), dolor de muelas, hinchazón de la mejilla, falta de sensibilidad en labios, hinchazón de encías, enrojecimiento ocular, cefaleas, contracturas en nuca, rigidez.

Técnica:
0,3-0,5 CUN, inserción inclinada/oblicua, moxibustión posible.

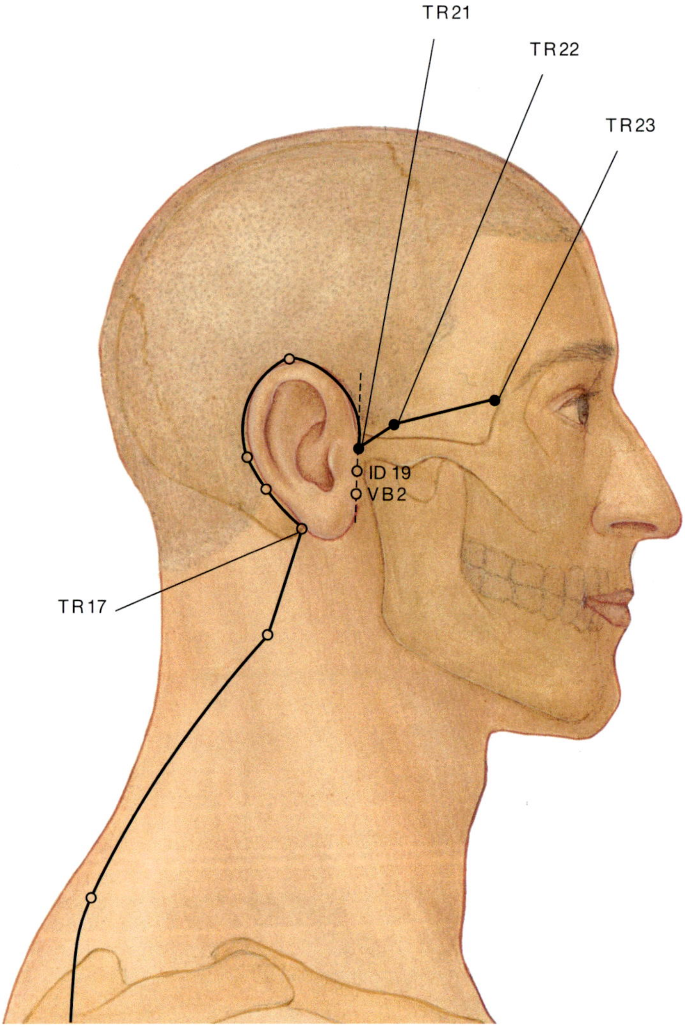
TR21
TR22
TR23
ID 19
VB2
TR17

TR 21 **Puerta del oído**
耳门 *porta auris* *(T 21)*
Eu Menn, ĕrmén

Localización:
En el límite superior del trago, justo ventral con la boca ligeramente abierta, en una depresión palpable.

Efecto:
Apertura del oído, dispersión de *calor*.

Indicaciones:
Acúfenos como zumbidos de insectos, hinchazón y úlcera en y dentro de la oreja, flujo purulento, sordera, úlceras gingivales, otitis media.

Técnica:
0,3-0,8 CUN, inserción vertical o inclinada/ oblicua en dirección de ID 19, VB 2, 1-1,5 CUN, moxibustión posible.

TR 22 **Armonía ósea**
和髎 *cella harmoniae* *(T 22)*
Roa Liou, héjiáo, héliáo

Localización:
Al mismo nivel que la raíz superior de la aurícula, 1 CUN por delante de la raíz, en la línea del cabello, delante y por encima de TR 21. Pulso palpable.

Calificación:
"Punto de conexión" con los meridianos principales de *vesícula biliar* e *intestino delgado*.

Efecto:
Apoyo del Qi, dispersión de *viento*, disolución de *humedad*.

Indicaciones:
Pesadez de la cabeza, cefaleas, resfriados, espasmos de la musculatura de masticación, acúfenos chirriantes, hinchazón de la nariz y la garganta, tics en párpados y ojos, tics espásticos de la boca.

Técnica:
0,3-0,5 CUN, inserción inclinada/oblicua, moxibustión posible.

TR 23 **Bambú vacío**
丝竹空 *fides et fistulae* *(T 23)*
Seu Tchou Rong, sīzhúkōng

Localización:
En una depresión junto al extremo lateral de la ceja.

Efecto:
Dispersión de *viento*, regulación del Qi, movilización del Xue.

Indicaciones:
Dolor de cabeza, vértigo rotatorio, escalofríos y frío, epilepsia, ira con salivación, cefalea repentina hemilateral o que se extiende a toda la cabeza, ojos enrojecidos, debilitamiento de la agudeza visual, dolor de muelas, tics faciales.

Técnica:
0,5-1 CUN inserción inclinada/oblicua subcutánea.

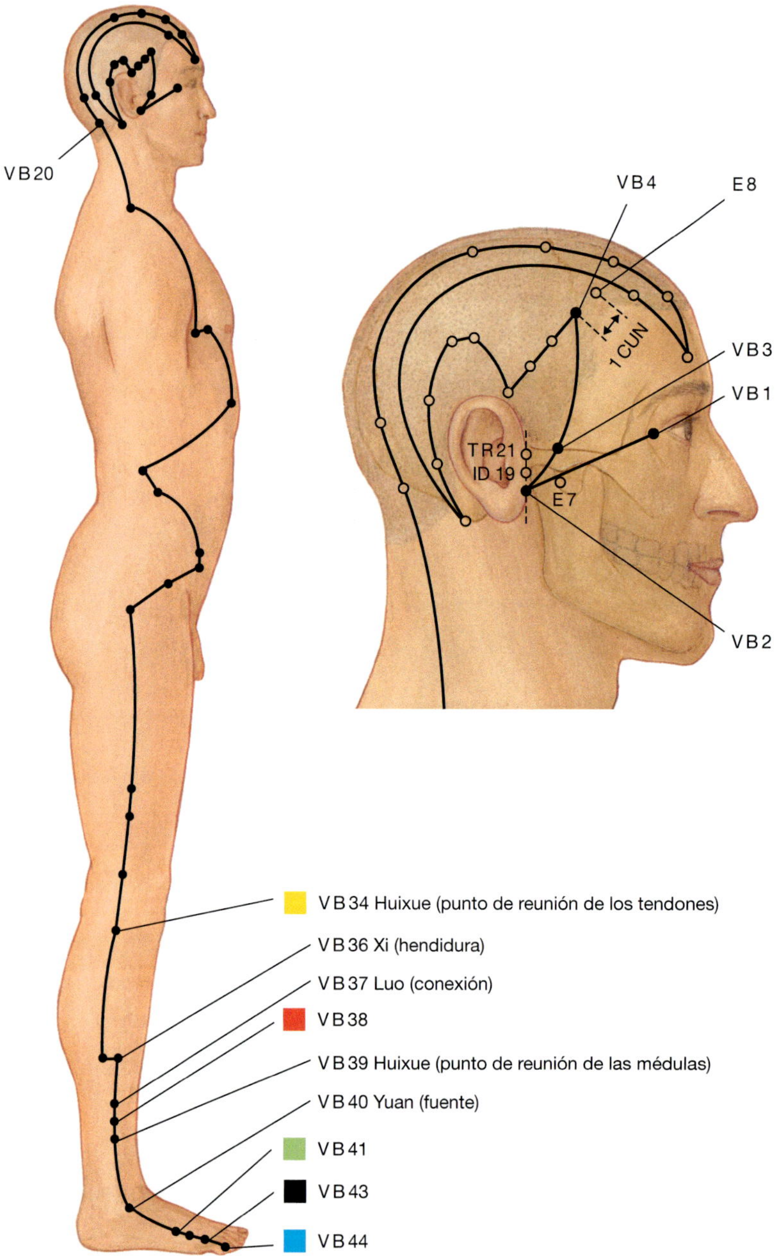
VB 20
VB 4
E 8
1 CUN
VB 3
VB 1
TR 21
ID 19
E 7
VB 2
VB 34 Huixue (punto de reunión de los tendones)
VB 36 Xi (hendidura)
VB 37 Luo (conexión)
VB 38
VB 39 Huixue (punto de reunión de las médulas)
VB 40 Yuan (fuente)
VB 41
VB 43
VB 44

Puntos de acupuntura del meridiano principal de la función energética Vesícula Biliar VB (*orbis felleus* F)
Meridiano del Pequeño Yang *(yang minor)* del pie (Shao Yan del pie)

VB 1 **Hueso de las pupilas de los ojos**
瞳子髎 *cella pupillae* *(F 1)*
Tsong Tseu Liou, tóngzĭjiáo, tóngzĭliáo

Localización:
0,5 CUN laterales al canto lateral del ojo.

Calificación:
1. "Punto de conexión" con los meridianos principales de *intestino delgado* y del *triple recalentador*.
2. "Punto de reunión o Mar inferior" con *paracardinalis hepatica* (meridiano secundario de *hígado*).

Efecto:
Dispersión de *viento* y *viento-calor*, mejora de la agudeza visual.

Indicaciones:
Enfermedades oculares, velo ante los ojos (pterigión), ceguera nocturna, conjuntivitis, miopía, cefalea.

Técnica:
0,2-0,4 CUN, inserción inclinada/oblicua, moxibustión posible.

VB 2 **Reunión auditiva**
听会 *conventus auditus* *(F 2)*
Ting Roe, tīnghùi

Localización:
Inmediatamente delante de la incisura intertrágica, en una línea por debajo de TR 21 e ID 19. Con la boca ligeramente abierta, en una depresión.

Efecto:
Dispersión de *viento*, circulación del Qi, armonización de la audición.

Indicaciones:
Acúfenos, sordera, otalgia con flujo purulento, otitis, espasmos de la musculatura de masticación, luxación de la articulación mandibular, dolor de muelas, calambres o espasmos, parálisis facial, neuralgia del trigémino, parotiditis.

Técnica:
0,3-1 CUN en vertical, moxibustión posible.

VB 3 **Barrera superior**
上关 *clusa superior* *(F 3)*
Chang Koann, shàngguān

Localización:
En el borde superior del arco cigomático, delante de la oreja, por encima de E 7.

Calificación:
"Punto de conexión" con los meridianos principales de *estómago* y *triple recalentador*.

Efecto:
Dispersión de *viento*, resolución de espasmos, recuperación de la audición.

Indicaciones:
Acúfenos, sordera, entumecimiento, cefalea hemilateral, parálisis facial con desviación de la boca y ojos, dolor de muelas, incluida caries, escalofríos y congelación, síntomas epileptiformes, trastornos de la vista.

Técnica:
0,3-1 CUN en vertical, moxibustión posible.

VB 4 **Mentón**
颔厌 *in angulo sphenoidalis* *(F 4)*
Ham Ienn, hànyàn

Localización:
En la línea del cabello, 1 CUN vertical por debajo de E 8.

Calificación:
"Punto de conexión" con los meridianos principales de *triple recalentador y estómago*.

Efecto:
Dispersión de *viento*.

Indicaciones:
Cefalea hemilateral, acúfenos, debilitamiento de la agudeza visual, síntomas epileptiformes, dolor de muelas, estornudos frecuentes, tics, temblores.

Técnica:
0,3-1 CUN, inserción transversal, moxibustión posible.

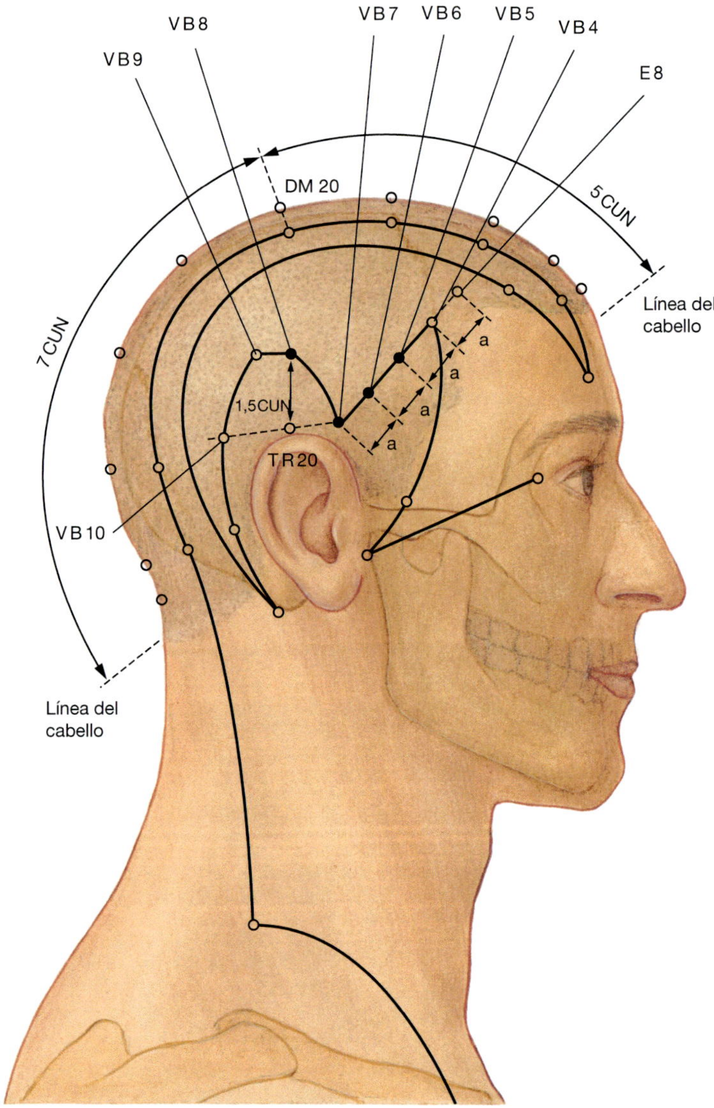
VB7
VB6
VB5
VB8
VB4
VB9
E8
DM 20
5CUN
Línea del cabello
7CUN
a
a
1,5CUN
a
a
TR20
VB10
Línea del cabello

VB 5 **Cabeza suspendida**
悬颅 *foramen medullae* (F 5)
Iuann Lo, xúanlú

Localización:
En el centro de la línea de conexión entre E 8 y VB 7.

Calificación:
"Punto de conexión" con los meridianos principales de *estómago* y *triple recalentador*.

Efecto:
Regulación del mecanismo del Qi, apertura de la superficie, dispersión de *viento*, refrigeración de *calor*.

Indicaciones:
Cefaleas unilaterales o generales, dolor ocular, dolor de mandíbula y dientes, enrojecimiento del borde externo del ojo, resfriados, ametropía.

Técnica:
0,3-1 CUN, inserción transversal, moxibustión posible.

VB 6 **Balanza suspendida**
悬厘 *lobulus suspensus* (F 6)
Iuann Li, xúanlí

Localización:
En la línea de conexión entre VB 4 y VB 7 en el tercio inferior.

Calificación:
"Punto de conexión" con los meridianos principales de *estómago* y *triple recalentador*.

Efecto:
Refrigeración de *calor* o *calor-humedad* del Centro (Bazo/Estómago).

Indicaciones:
Enrojecimiento e hinchazón de la cara, cefalea unilateral, tensión en el pecho, fiebre intermitente, dolor y enrojecimiento del borde externo del ojo, eructos, náuseas, afecciones gripales, síntomas epileptiformes.

Técnica:
0,3-1 CUN, inserción inclinada/oblicua hacia atrás, moxibustión posible.

VB 7 **Curvatura de los pelos de los temporales: patillas**
曲鬓 *curvatura coruli* (F 7)
Kou Penn, qūbìn

Localización:
En una depresión en la sien que forma un arco con la línea del cabello por delante, y por encima de la oreja; un dedo transversal antes de TR 20.

Calificación:
"Punto de conexión" con el meridiano principal de *vejiga*.

Efecto:
Resolución de sintomatología apopléjica y de trismus.

Indicaciones:
Cefalea hemilateral, trismus, rigidez de la musculatura de la nuca, trastornos de la vista, náuseas, vómitos, dolor de mandíbula y dientes.

Técnica:
0,3-1 CUN, inserción transversal, moxibustión posible.

VB 8 **Límite del valle**
耳尖，率谷 *apex auriculi* (F 8)
Chen Kou, ěrjiān, shuàigŭ

Localización:
1,5 CUN por encima de la punta de la oreja.

Calificación:
"Punto de conexión" con el meridiano principal de *vejiga*.

Efecto:
Destrucción de bloqueos de *mucosidad*, dispersión de *viento-humedad* y de *viento*.

Indicaciones:
Digestión detenida, sensación de presión en estómago, náuseas, vómitos, hinchazón, pesadez de la cabeza, obnubilación, dolor de cabeza en sienes, cefalea hemilateral, afecciones oculares.

Técnica:
0,4-0,8 CUN transversales en tejido subcutáneo, moxibustión posible.

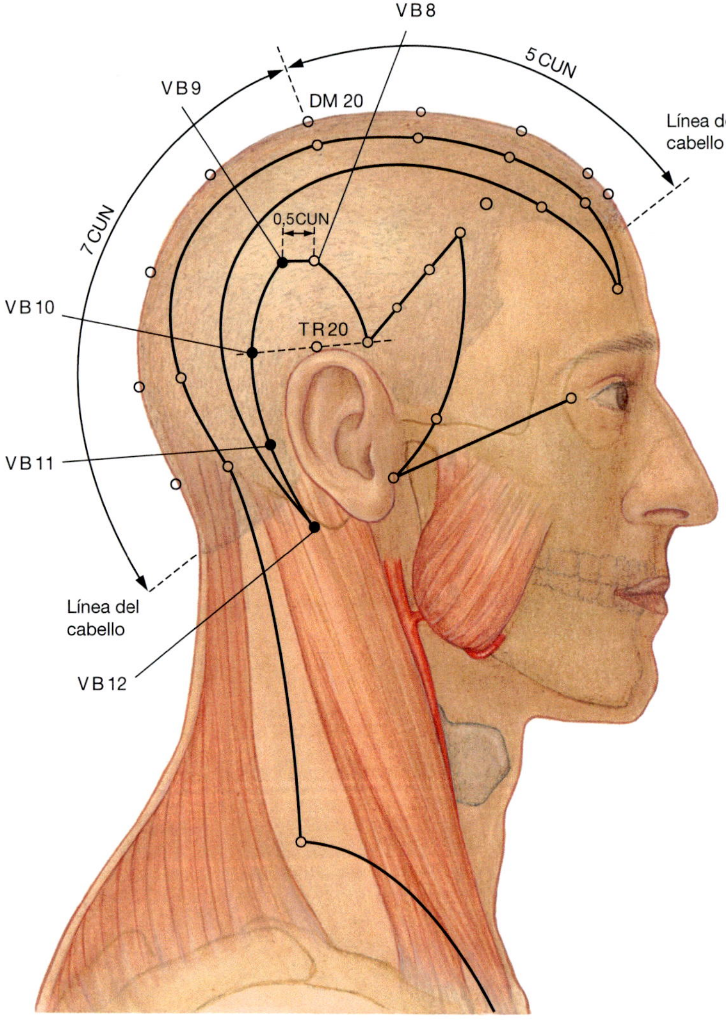
VB8
5 CUN
VB9
DM 20
Línea del cabello
7 CUN
0,5CUN
VB10
TR20
VB11
Línea del cabello
VB12

VB 9 **Asalto celeste**
天冲 *impedimentale caeleste* *(F 9)*
Tienn Tchong, tiānchōng

Localización:
0,5 CUN por detrás de VB 8 y más arriba, por lo que se sitúa 2 CUN dentro de la línea del cabello.

Calificación:
"Punto de conexión" con el meridiano principal de *vejiga*.

Efecto:
Dispersión de *viento*, resolución de convulsiones.

Indicaciones:
Síntomas epileptiformes, ataques convulsivos, inflamación de las encías, dolor de cabeza, tendencia al sobresalto.

Técnica:
0,3-0,8 CUN, inserción transversal, moxibustión posible.

VB 10 **Blanco superficial**
浮白 *candor superficialis* *(F 10)*
Fou You, fúbái

Localización:
A nivel de la punta de la oreja,1 CUN dentro de la línea del cabello en una línea curva entre VB 9 y VB 11.

Calificación:
"Punto de conexión" con el meridiano principal de *vejiga*.

Efecto:
Regulación del mecanismo del Qi, eliminación de *viento* y *viento-humedad*.

Indicaciones:
Pesadez de la cabeza, cefalea, acúfenos como zumbido de insectos, sordera, hinchazón de garganta, bocio, dolor de hombro y espalda, obstrucción de la garganta, dolor de muelas, disnea, dolor en pecho.

Técnica:
0,5-0,8 CUN, inserción inclinada/oblicua, moxibustión posible.

VB 11 **Cavidad de Yin**
窍阴, 头窍阴 *yin penetrans capitis* *(F 11)*
Tsino Inn, qiaòyīn, tóuqiaòyīn

Localización:
Detrás y por encima de la apófisis mastoides, entre VB 10 y la apófisis mastoides (VB 12).

Calificación:
"Punto de conexión" con los meridianos principales de *vejiga* y *triple recalentador*.

Efecto:
Regulación del Qi, tonificación de la energía nutritiva y Xue, eliminación de *viento* y *calor-humedad*.

Indicaciones:
Espasmo de las extremidades, dolor ocular, hinchazón de garganta y mejilla, parotiditis, acúfenos, zumbidos como de insectos en oído, sordera, entumecimiento, sangrado en la boca, calor en manos y pies, obstrucción de la garganta, sabor de boca amargo, dolor en flancos.

Técnica:
0,5-0,8 CUN, inserción transversal, moxibustión posible.

VB 12 **Hueso perfecto**
完骨 *processus mastoideus* *(F 12)*
Iuann Kou, wángŭ

Localización:
Un poco más abajo y detrás de la punta de la apófisis mastoides.

Calificación:
"Punto de conexión" con el meridiano principal de *vejiga*.

Efecto:
Regulación del *qi hepático*, expulsión de *viento* y *viento-calor*.

Indicaciones:
Trismus, tortícolis, cefalea, parálisis hemilateral, obstrucción de la garganta, disfagia o trastornos de la deglución, dolor de muelas, insomnio, parálisis de extremidades inferiores, ataques epileptiformes, orina oscura y de color rojizo, hinchazón de garganta, hinchazón de la cara, dolor en la apófisis mastoides.

Técnica:
0,5-0,8 CUN, inserción inclinada/oblicua, moxibustión posible.

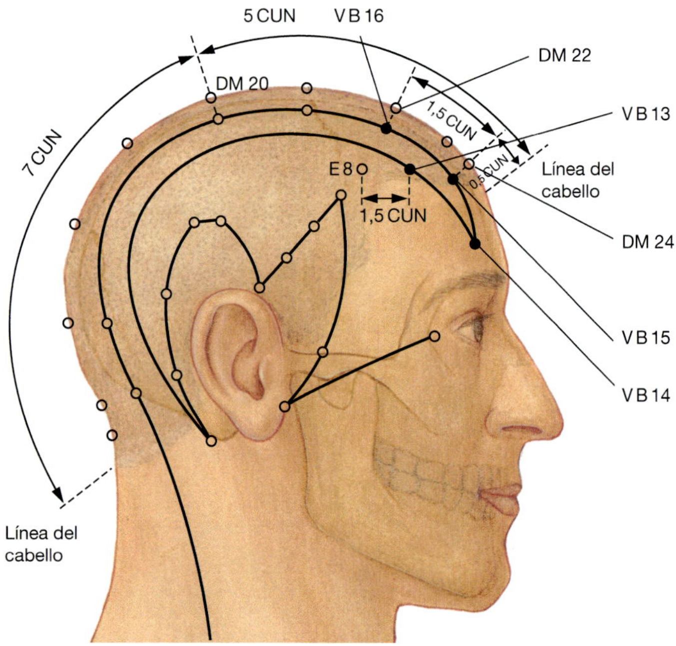
5 CUN
VB 16
DM 22
DM 20
VB 13
1,5 CUN
7 CUN
E 8
0,5 CUN
Línea del cabello
1,5 CUN
DM 24
VB 15
VB 14
Línea del cabello

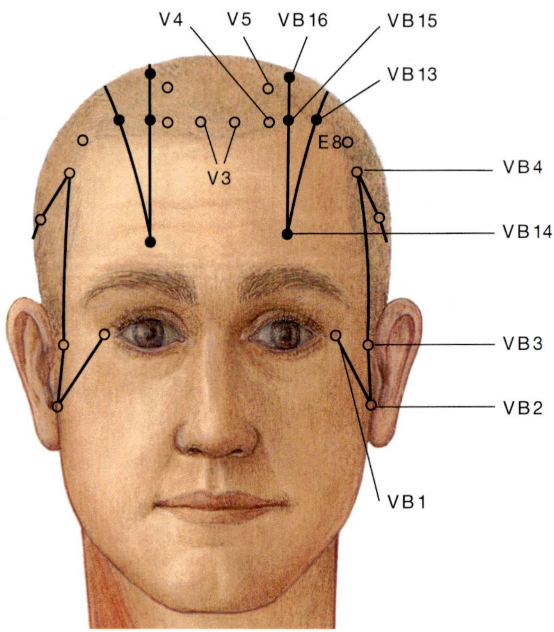
V 4
V 5
VB 16
VB 15
VB 13
E 8
VB 4
V 3
VB 14
VB 3
VB 2
VB 1

VB 13 **Actividades mentales del ser**
本神 *shen stirpis* *(F 13)*
Pounn Chenn, běnshén

Localización:
Vertical por encima del canto lateral del ojo, 0,5 CUN dentro de la línea del cabello.

Calificación:
"Punto de conexión" con el Canal defensor Yang (Yang Wei Mai) *(sinarteria retinens yang)*.

Efecto:
Apoyo y regulación del *yin hepático*, dispersión de *viento*.

Indicaciones:
Síntomas por susto, ataques convulsivos, salivación, tortícolis, epilepsia, vértigos rotatorios, hemiplejía.

Técnica:
0,3-0,5 CUN, inserción transversal, moxibustión posible.

VB 14 **Yang blanco**
阳白 *candor yang* *(F 14)*
Yang Po, yángbái

Localización:
1 CUN por encima del centro de la ceja.

Calificación:
"Punto de conexión" con los meridianos principales de *estómago, intestino delgado, triple recalentador* y el Canal defensor Yang (Yang Wei Mai) *(sinarteria retinens yang)*.

Efecto:
Dispersión de *viento*, mejora de la agudeza visual.

Indicaciones:
Dolor de cabeza, dolor en el globo ocular, ardor en ojos, giro involuntario de los ojos hacia arriba, tics de los párpados, ametropía, visión borrosa, ceguera nocturna, náuseas, vómitos, frío interno.

Técnica:
0,3-0,5 CUN, inserción transversal en dirección caudal, moxibustión posible.

VB 15 **Inclinarse para llorar**
临泣 *lacrimarum instantium capitis* *(F 15)*
Lam Lap, línqì, tóulínqì

Localización:
Vertical por encima de VB 14, 0,5 CUN dentro de la línea del cabello, en el centro entre E 8 y DM 24.

Calificación:
"Punto de conexión" con el meridiano principal de *vejiga* y el Canal defensor Yang o Yang Wei Mai *(sinarteria retinens yang)*.

Efecto:
Apoyo y regulación de *hígado* y *vesícula biliar*, dispersión de *viento*.

Indicaciones:
Lagrimeo, visión borrosa, velo delante de los ojos, ojos girados hacia arriba, ataques convulsivos, paresias, espasmos, parálisis, síntomas tipo apoplejía, desmayos, cefalea occipital, congestión nasal, hipoacusia, sordera, entumecimiento.

Técnica:
0,3-0,5 CUN, inserción transversal, moxibustión posible.

VB 16 **Ventana ocular**
目窗 *fenestra oculi* *(F 16)*
Mou Tchang, mùchūang

Localización:
1,5 CUN por detrás de VB 15.

Calificación:
"Punto de conexión" con el Canal defensor Yang o Yang Wei Mai *(sinarteria retinens yang)*.

Efecto:
Apoyo y regulación de *hígado* y *vesícula biliar*, dispersión de *viento*.

Indicaciones:
Enrojecimiento ocular, pérdida de la agudeza visual, glaucoma, vértigos rotatorios, miopía, cefalea, dolor de muelas, sordera, obstrucción nasal, hinchazón de la cara.

Técnica:
0,3-0,5 CUN, inserción transversal, moxibustión posible.

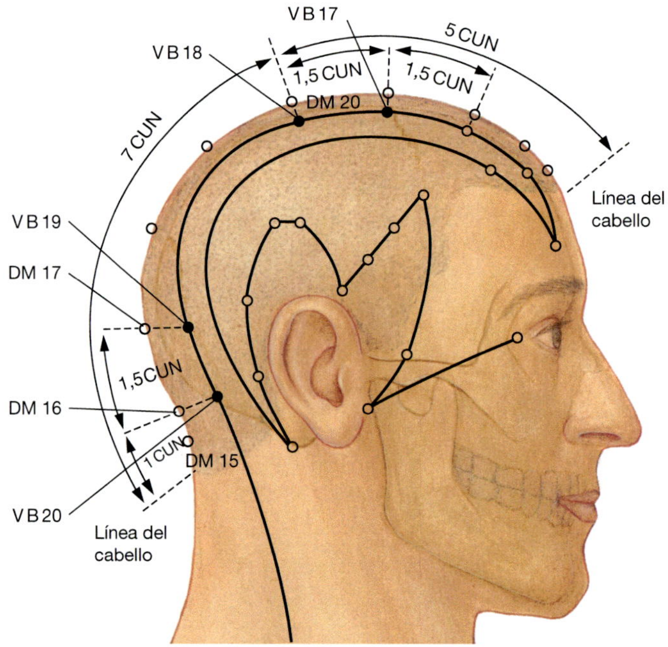
VB 17
5 CUN
VB 18
1,5 CUN
1,5 CUN
DM 20
7 CUN
Línea del cabello
VB 19
DM 17
1,5 CUN
DM 16
1 CUN
DM 15
VB 20
Línea del cabello

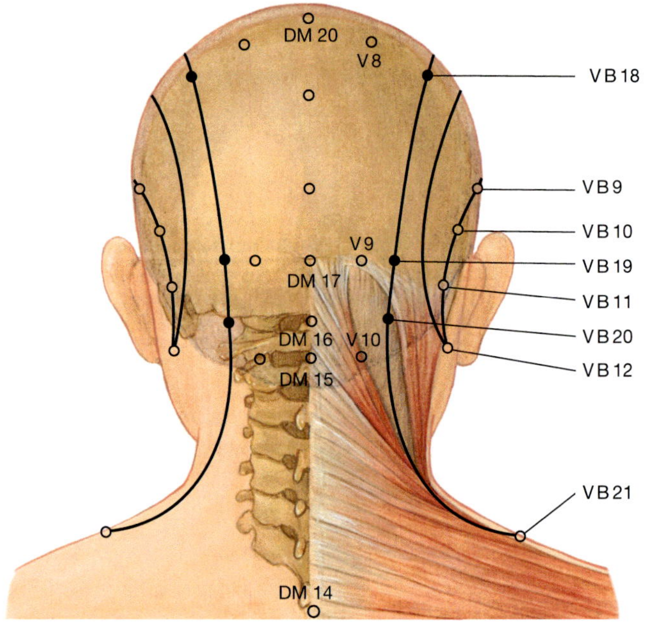
DM 20
V 8
VB 18
VB 9
VB 10
V 9
VB 19
DM 17
VB 11
VB 20
DM 16
V 10
VB 12
DM 15
VB 21
DM 14

VB 17 **Rong principal**
正营 *castra praetoriana* *(F 17)*
Tching Yong, zhèngyíng

Localización:
1,5 CUN por detrás de VB 16.

Calificación:
"Punto de conexión" con el Canal defensor Yang o Yang Wei Mai *(sinarteria retinens yang)*.

Efecto:
Dispersión de *viento*, alivio del dolor.

Indicaciones:
Cefalea hemilateral, mareos, desmayos, dolor de nuca, náuseas, vómitos, dolor por caries, dolor y enrojecimiento ocular.

Técnica:
0,2-0,5 CUN, inserción transversal, moxibustión posible.

VB 18 **Contener el alma**
承灵 *recipiens vim structivam* *(F 18)*
Sing Ling, chénglíng

Localización:
1,5 CUN por detrás de VB 17.

Calificación:
"Punto de conexión" con el Canal defensor Yang o Yang Wei Mai *(sinarteria retinens yang)*.

Efecto:
Regulación del *qi hepático*, limitación de *viento* y *viento-calor*.

Indicaciones:
Cefalea, congestión nasal, flujo abundante, epistaxis, tos, mareos y desmayos, dolor ocular, fiebre, enrojecimiento del ojo.

Técnica:
0,3-0,5 CUN, inserción inclinada/oblicua, moxibustión posible.

VB 19 **Cerebro vacío**
脑空 *hiatus cerebri* *(F 19)*
No Rang, nǎokōng

Localización:
En una depresión por encima de la protuberancia occipital, 1,5 CUN por encima de VB 20.

Calificación:
"Punto de conexión" con el Canal defensor Yang o Yang Wei Mai *(sinarteria retinens yang)*.

Efecto:
Apoyo del *riñón*, regulación del *hígado*, descenso del Yang, dispersión de *viento*.

Indicaciones:
Sintomatología de estrés, caquexia, temperaturas subfebriles, rigidez de nuca, dolor de cabeza, síntomas epileptiformes, afecciones gripales, respiración jadeante, acúfenos, dolor en la nariz.

Técnica:
0,3-0,5 CUN, inserción oblicua, moxibustión posible.

VB 20 **Estanque ventoso**
风池 *stagnum venti* *(F 20)*
Fong Tcheu, fēngchí

Localización:
En la depresión entre el esternocleidomastoideo y el trapecio, al mismo nivel que DM 16.

Calificación:
"Punto de conexión" con el meridiano principal de *triple recalentador*, así como con el Canal defensor Yang *(sinarteria retinens yang)* Yang Wei Mai y el Canal de movilidad Yang *(sinarteria ascendens yang)* Yang Qiao Mai.

Efecto:
Dispersión de *viento*, refrigeración de *calor*, mejora de audición y agudeza visual.

Indicaciones:
Fiebre sin sudor en enfermedades infecciosas, dolor de cabeza, contractura hemilateral de la nuca, dolor de nuca, miopía y otros trastornos de la vista, conjuntivitis, síntomas de apoplejía, hemiplejía, espasmos, pérdida de la agudeza auditiva, sordera, dolor lumbar y de espalda, epistaxis, desmayos, estornudos frecuentes, congestión nasal, hinchazón del cuello, bocio, trastornos del sueño, resfriados, rinitis, hipertensión.

Técnica:
0,8-1,2 CUN en dirección a la punta de la nariz, moxibustión posible.

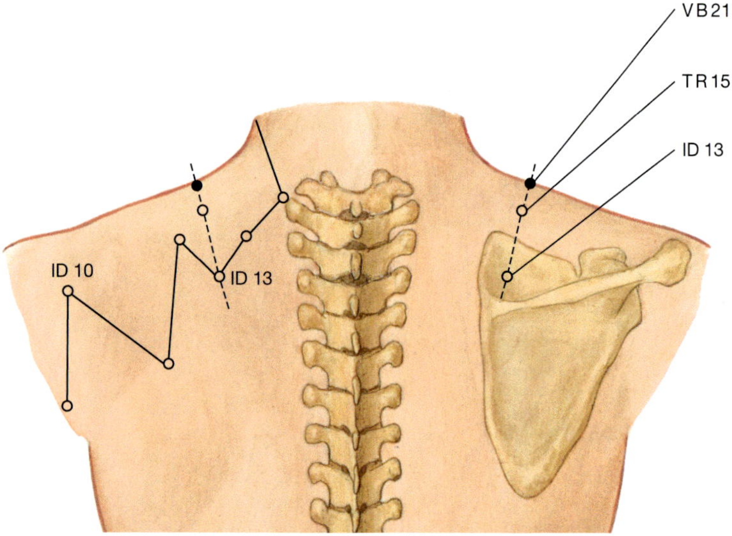
VB21
TR15
ID 13
ID 10
ID 13

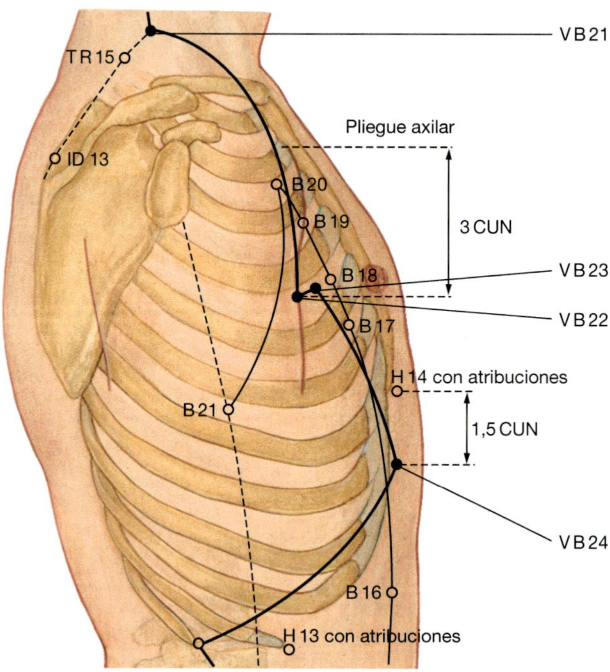
VB21
TR15
Pliegue axilar
ID 13
B20
3 CUN
B19
B18
VB23
VB22
B17
H 14 con atribuciones
B21
1,5 CUN
VB24
B16
H 13 con atribuciones

VB 21 **Pozo del hombro**
肩井 *puteus alae* *(F 21)*
Tsienn Tsing, jiānjǐng

Localización:
En la depresión en el punto más alto del hombro, en el centro entre DM 14 y acromion.

Calificación:
"Punto de conexión" con los meridianos principales de *triple recalentador* e *intestino grueso*, y el Canal defensor Yang (Yang Wei Mai).

Efecto:
Regulación del mecanismo del Qi y del metabolismo de fluidos, dispersión de *viento*, refrigeración de *calor* (en este lugar se reúne el Qi ortopático o correcto).

Indicaciones:
Dolor en hombro, mareos, frío, tendencia a resfriados, dolores en nuca, rigidez, dolores en hombros, espalda y brazos, sintomatología de apoplejía, ataques convulsivos, afasia, úlceras, inflamaciones, mastitis, hinchazón de ganglios linfáticos en axila, molestias durante el embarazo, aborto con pérdida de sangre, eclampsia, hemorragias uterinas, sudoración axilar abundante, bocio, hipertensión, apoplejía.

Técnica:
0,5-0,8 CUN en vertical, a ser posible en tonificación [de apoyo], moxibustión posible.

VB 22 **Axila profunda**
渊腋, 腋门 *porta axillae* *(F 22)*
Iuann Ié, yūanyè, yèmén

Localización:
3 CUN por debajo del pliegue anterior axilar, en el 4º espacio intercostal.

Efecto:
Dispersión de *viento* y *viento-humedad*.

Indicaciones:
Fiebre con escalofríos, plenitud, sensación de tensión, presión en pecho e hipocondrio, falta de fuerza en brazos, hinchazón en axilas.

Técnica::
0,3 CUN en vertical ó 0,5-0,8 CUN en inserción inclinada/oblicua.

VB 23 **Conexión de los músculos**
辄筋 *atrium axillae* *(F 23)*
Tchré Tsinn, zhéjīn

Localización:
En el 4º espacio intercostal, 1 CUN por delante de VB 22.

Calificación:
"Punto de conexión" con el meridiano principal de *vejiga*.

Efecto:
Regulación del *qi del Centro (Bazo)*, derivación de *humedad* y *calor*.

Indicaciones:
Angustia en el pecho, miedo a ahogarse, depresión, estado de ánimo lloroso, náuseas, reflejo de vómito, mucosidad y saliva finas, sabor de boca ácido, hablar entrecortado.

Técnica:
0,3-0,8 CUN en inserción vertical inclinada/oblicua, moxibustión posible.

VB 24 **Sol y luna**
日月 *sol et luna* *(F 24)*
Je iué, rìyuè

Localización:
1,5 CUN por debajo de H 14 en la línea mamilar en el 7º espacio intercostal.

Calificación:
1."Punto de concentración o alarma Mu" (ventral) de *vesícula biliar*.
2."Punto de conexión" con el meridiano principal de *bazo* y el Canal defensor Yang (Yang Wei Mai).

Efecto:
Regularización del *qi del Centro (Bazo)*, refrigeración de *calor*.

Indicaciones:
Suspiros frecuentes, respiración fatigosa, estado de ánimo deprimido, dolor en flancos, eructos ácidos, hipo, náuseas, reflejo de vómito, abdomen distendido, tendencia a parálisis, ictericia, dolor en hipocondrio.

Técnica:
0,3-0,8 CUN, inserción oblicua, moxibustión posible.

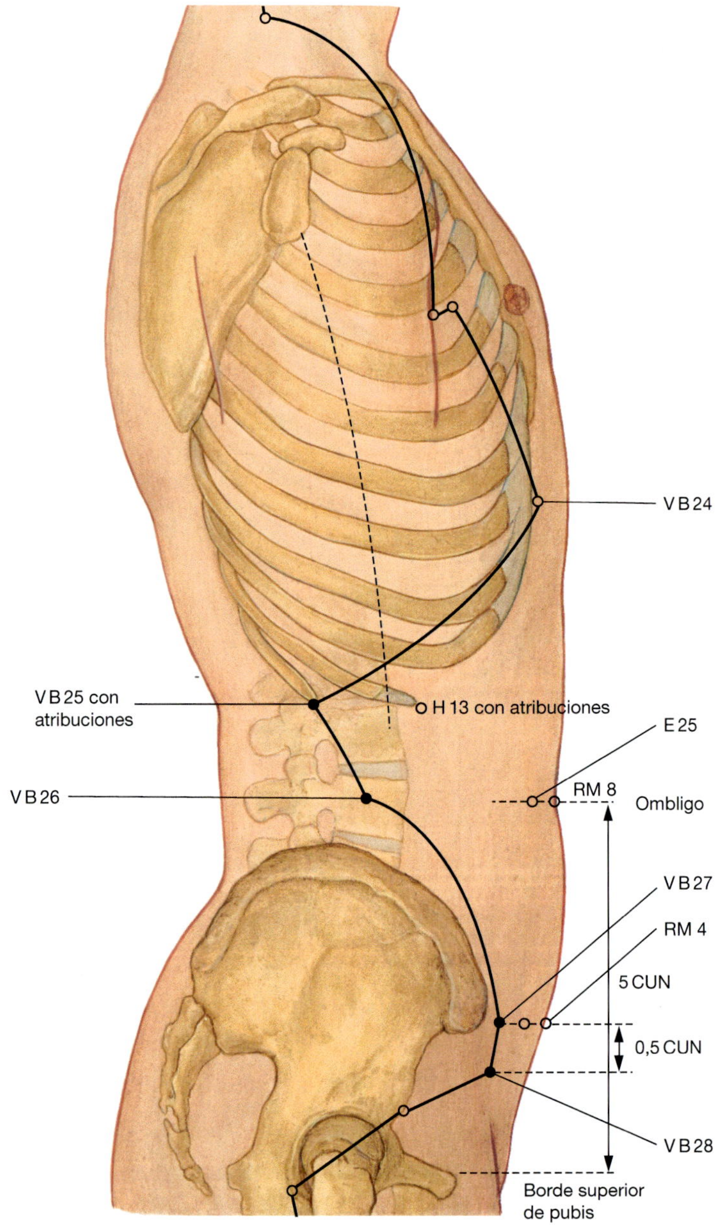
VB24
VB25 con
atribuciones
H 13 con atribuciones
E25
VB26
RM 8
Ombligo
VB27
RM 4
5 CUN
0,5 CUN
VB28
Borde superior
de pubis

VB 25 Puerta de la capital

京门 *porta pyramidis* *(F 25)*
Tsing Menn, jīngmén

Localización:
En el borde inferior de la punta de la 12 ª costilla.

Calificación:
"Punto de concentración o alarma Mu" (ventral) del *riñón*.

Efecto:
Dirección del Qi al Recalentador Inferior, tonificación del *riñón*, regularización de los intestinos *(oo. intestinorum)*.

Indicaciones:
Borborigmos y ruidos en el abdomen, dolor abdominal, tensiones en el pecho, trastornos de la micción, micción escasa, hinchazón de cara, diarreas, dolorimiento de lumbares y piernas, dolores en espalda, dolores de la articulación de la cadera.

Técnica:
0,3-0,8 CUN en vertical, moxibustión posible.

VB 26 Vaso cintura

带脉 *foramen sinarteriae zonalis (F 26)*
Tae Mo, daìmò, daìmaì

Localización:
A nivel del ombligo entre los extremos de las costillas 11 y 12.

Calificación:
"Punto de conexión" con el Canal del cinturón (Dai Mai).

Efecto:
Regulación del Dai Mai, dirección del Qi al Recalentador Inferior, apoyo y armonización del Recalentador Inferior, refrigeración de *calor*, canalización de *humedad*.

Indicaciones:
Abdomen distendido y tenso, tendencia a estreñimiento, diarreas, dolores en bajo vientre, dolores en lumbares y flancos, espasmos, paresias, hemiplejía, trastornos menstruales y amenorrea, flujo, endometritis, cistitis.

Técnica:
0,5-1,5 CUN en vertical, moxibustión posible.

VB 27 Cinco bisagras

五枢 *cardi quintus* *(F 27)*
Wou Chu, wŭshū

Localización:
A nivel de RM 4 y E 28, 0,5 CUN por encima de la espina ilíaca anterosuperior.

Calificación:
"Punto de conexión" con el Canal del cinturón (Dai Mai).

Efecto:
Descenso del Qi al Recalentador Inferior, calentamiento de *frío*, dispersión de *viento*, canalización de *humedad*.

Indicaciones:
Dolor abdominal, también tipo cólico, criptocele, estreñimiento, dolor en zona de lumbares y espalda, tics musculares, espasmos, flujo, endometritis, orquitis, hemorragias uterinas.

Técnica:
0,5-1 CUN en vertical, moxibustión posible.

VB 28 Camino de enlace

维道 *via retenta* *(F 28)*
Oe Tao, wéidào

Localización:
0,5 CUN por debajo de VB 27.

Calificación:
"Punto de conexión" con el Canal del cinturón (Dai Mai).

Efecto:
Regularización del metabolismo de los fluidos, canalización de *humor*.

Indicaciones:
Hinchazón, dolores violentos, úlceras en abdomen, ascitis, dolores en lumbares y piernas, náuseas, vómitos, flujo, dolor abdominal, prolapso uterino.

Técnica:
0,5-1,5 CUN en vertical, moxibustión posible.

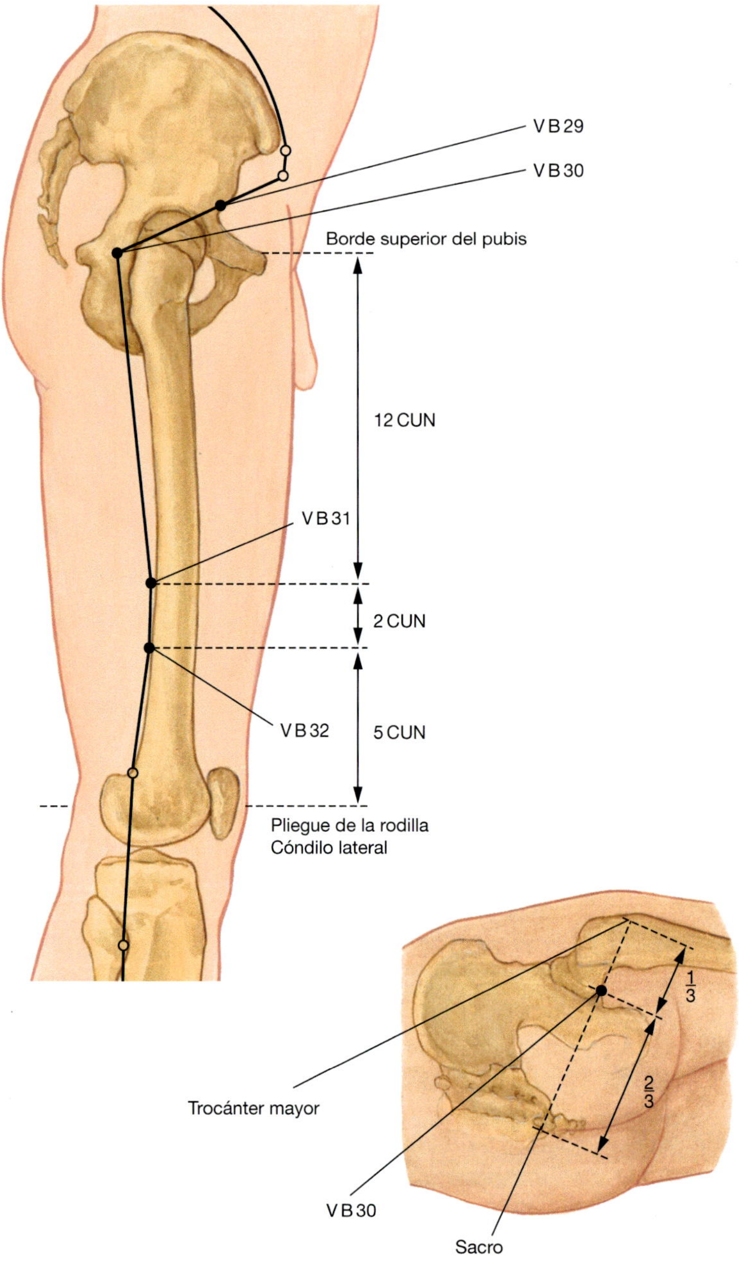
VB 29
VB 30
Borde superior del pubis
12 CUN
VB 31
2 CUN
VB 32
5 CUN
Pliegue de la rodilla
Cóndilo lateral
1/3
2/3
Trocánter mayor
VB 30
Sacro

VB 29 **Hueso del habitáculo**
居髎 *cella habitationis* *(F 29)*
Kou Liou, jūjiáo, jūliáo

Localización:
En el centro de la línea de conexión entre la espina ilíaca anterosuperior y el trocánter mayor.

Calificación:
"Punto de conexión" con el Canal de movilidad Yang (Yang Wei Mai) *(sinarteria ascendens yang)*.

Efecto:
Dirección del Qi al Recalentador Inferior, corrección de *frío* y *calor-vacío*.

Indicaciones:
Dolor en bajo vientre, molestias reumáticas, espasmos desde el hombro hasta el tórax y los brazos, parálisis de las extremidades inferiores, diarreas, orquitis, endometritis, cistitis.

Técnica:
0,5-1,5 CUN en vertical, moxibustión posible.

VB 30 **Salto de la anilla**
环跳, 髀枢 *cardo femoralis* *(F 30)*
Roann Tiao, húantiào, bìshū

Localización:
En la línea de conexión entre el trocánter mayor y el sacro, entre el primer y el segundo tercios.

Calificación:
"Punto de conexión" con el meridiano principal de *vejiga*.

Efecto:
Tonificación y regularización del *hígado*, dispersión de *viento*, derivación de *humedad*, liberación de los meridianos de la extremidad inferior.

Indicaciones:
Hemiplejía, molestias reumáticas en cadera, muslo y rodilla, ciática, bloqueo de energía en los meridianos, hinchazón de extremidades, enrojecimiento, hinchazón, formación de úlceras, rubéola.

Técnica:
2-3,5 CUN en vertical, moxibustión posible.

VB 31 **Ciudad del viento**
风市 *forum ventorum* *(F 31)*
Fong Seu, fēngshì

Localización:
En la cara externa del muslo, 7 CUN por encima del pliegue de la rodilla; con el paciente en bipedestación y con los brazos a los lados, en el punto en donde la punta del dedo mediano toca la costura del pantalón.

Efecto:
Dispersión de *viento y viento-humedad*, expulsión de *viento-frío*, resolución de paresias y parálisis.

Indicaciones:
Sintomatología de apoplejía con paresias, parálisis espástica, falta de fuerza en piernas, parálisis de los músculos de la pantorrilla, hemiplejía, prurito, parestesias, dolor de cabeza, enrojecimiento e hinchazón de los ojos.

Técnica:
0,5-2 CUN en vertical, moxibustión posible.

VB 32 **Surco medio**
中渎 *incile medium* *(F 32)*
Tchong Tou, zhōngdú

Localización:
Lateral en el muslo, 2 CUN por debajo de VB 31, 5 CUN por encima del pliegue externo de la rodilla.

Efecto:
Liberación de los meridianos, eliminación de *viento* y *frío*.

Indicaciones:
Dolores musculoesqueléticos en la extremidad inferior, paresias, hemiplejía.

Técnica:
0,5-2 CUN en vertical, moxibustión posible.

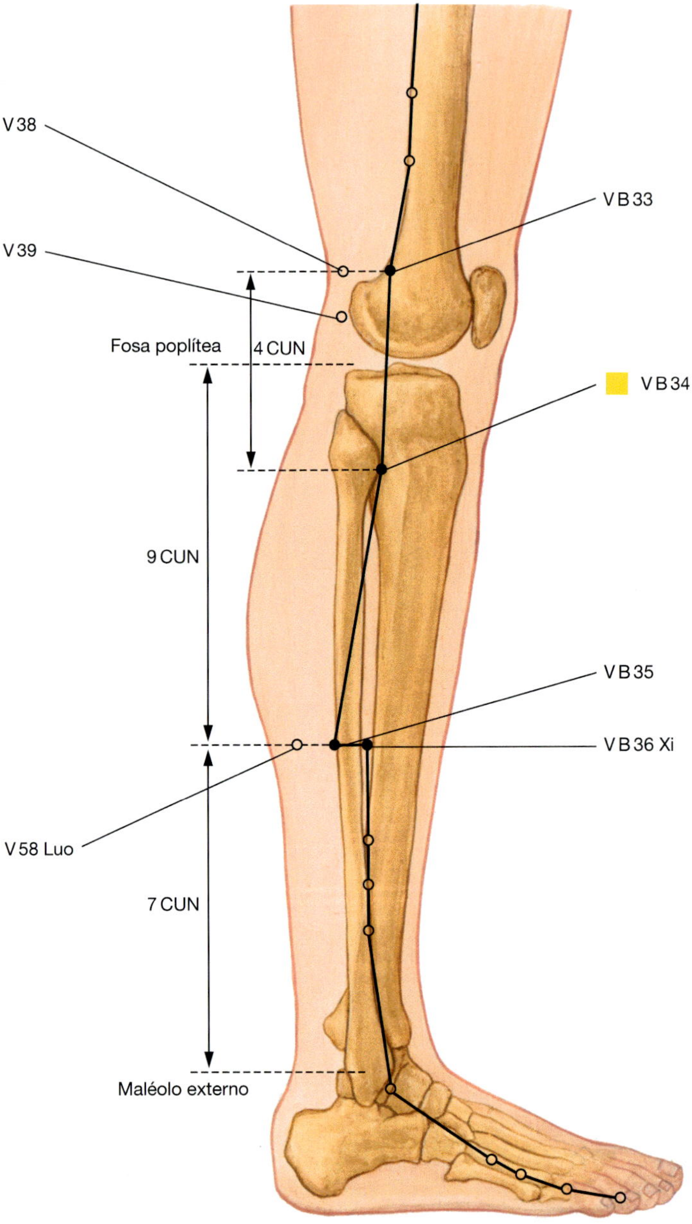
V 38
V 39
VB 33
Fosa poplítea
4 CUN
VB 34
9 CUN
VB 35
VB 36 Xi
V 58 Luo
7 CUN
Maléolo externo

VB 33 **Barrera del yang**
膝阳关 *clusa yang fellea* *(F 33)*
Yang Koann, xīyángguān

Localización:
Con la rodilla flexionada, en una depresión entre el fémur y los tendones del bíceps femoral.

Efecto:
Apertura de los meridianos, eliminación de *viento* y *viento-frío*.

Indicaciones:
Dolores violentos, paresias y parestesias en pierna, dolor e hinchazón de la articulación de la rodilla, náuseas, vómitos.

Técnica:
0,5-2 CUN en vertical, moxibustión posible.

VB 34 **Fuente de la colina**
阳陵泉 *fons tumuli yang* *(F 34)*
Yang Ling Tsiuann, yánglíngquán

Localización:
En una depresión delante de la cabeza del peroné.

Calificación:
1. "Punto de reunión (He)" de los Cinco Inductores, elemento (fase de transformación) Tierra.
2. "Punto de reunión Huixue" (conv) del aparato locomotor (de los tendones).

Efecto:
Tonificación del Qi de los Recalentadores Medio e Inferior, apoyo y regularización del *bazo-estómago, riñón, hígado* y *vesícula biliar*, firmeza del aparato locomotor y huesos, eliminación de *humedad, viento* y *calor*.

Indicaciones:
Hinchazón de la cara, sabor de boca amargo e insípido, náuseas, reflejo de vómito, hinchazón de la lengua, estreñimiento, sensación de plenitud, presión en pecho y flancos, bloqueos del flujo de energía con dolores, parálisis, espasmos en cadera, muslo y rodilla, ciática, parálisis hemipléjica, colecistitis, colelitiasis, cefalea hemilateral, migrañas, hipertensión, neuralgia intercostal, dolor de hombro.

Técnica:
0,7-2 CUN en vertical, moxibustión posible.

VB 35 **Cruce de los Yang**
阳交 *copulatio yang* *(F 35)*
Yang Tsiao, yángjiāo

Localización:
7 CUN por encima del maléolo externo en el borde posterior del peroné.

Calificación:
"Punto de hendidura Xi" *(rim)* del Canal defensor Yang (Yang Wei Mai) *(sinarteria retinens yang)*.

Efecto:
Ascenso del Qi, dispersión de *viento*, eliminación de *humedad*, calentamiento de *frío*, liberación del pecho.

Indicaciones:
Presión, angustia, sensación de tensión en el pecho, miedo a ahogarse, enrojecimiento, hinchazón, abotargamiento, úlceras en los pies, frío en pies y manos, tendencia a parálisis de extremidades inferiores.

Técnica:
0,5-1,5 CUN en vertical, moxibustión posible.

VB 36 **Montículo externo**
外丘 *monticulus externus* *(F 36)*
Oaé Iao, wàiqīu

Localización:
7 CUN por encima del maléolo externo en el borde anterior del peroné.

Calificación:
"Punto de hendidura Xi" *(rim)* del meridiano.

Efecto:
Refrigeración de *calor*, dispersión de *viento*, neutralización de tóxicos.

Indicaciones:
Fiebre con escalofríos, contracturas de la musculatura de la nuca, dolor cutáneo, alternancia entre frío y sofocos, dolor torácico, dolor en muslo, síntomas epileptiformes.

Técnica:
0,5-1,5 CUN en vertical, moxibustión, en particular para la desintoxicación después de mordedura de perro, etc.

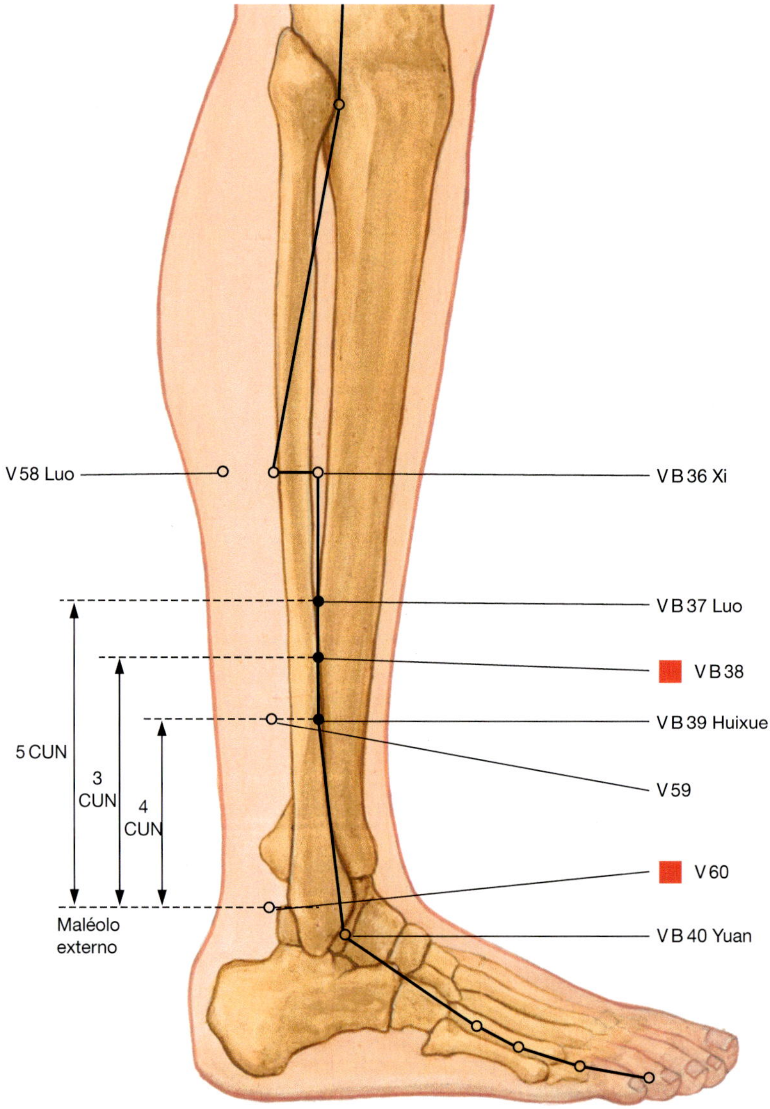
V 58 Luo
VB 36 Xi
VB 37 Luo
VB 38
VB 39 Huixue
V 59
5 CUN
3 CUN
4 CUN
V 60
VB 40 Yuan
Maléolo externo

VB 37 Claridad, luz

光明 *lumen ac splendor* *(F 37)*
Koann Ming, guāngmíng

Localización:
5 CUN por encima del maléolo externo.

Calificación:
"Punto de conexión Luo" *(nex)*, con conexión con el meridiano Yin acoplado (meridiano principal de *hígado*).

Efecto:
Tonificación y regularización del *qi hepático*, tonificación del aparato locomotor, mejora de la agudeza visual, dispersión de *viento*, apertura de la superficie.

Indicaciones:
Debilidad, dolorimiento de la musculatura de la pierna, dolores, paresias y espasmos en el aparato locomotor, afecciones oculares, formación de velo en los ojos, cataratas, picores y punzadas en ojos, ataques convulsivos, sintomatología epileptiforme, fiebre con escalofríos, cefalea hemilateral, dolor tensional en pecho, especialmente durante la lactancia.

Técnica:
0,5-1,5 CUN en vertical, moxibustión posible.

VB 38 Yang complementario

阳辅 *subsidia yang* *(F 38)*
Yang Fou, yángfŭ

Localización:
4 CUN por encima del maléolo externo.

Calificación:
"Punto Río (Jing)" de los Cinco Inductores, elemento (fase de transformación) Fuego.

Efecto:
Despliegue enorme del mecanismo del Qi, calentamiento de *frío*, eliminación de *humedad*, dispersión de *viento*, eliminación de *fuego hepático*.

Indicaciones:
Hinchazón, abotargamiento, dolores, contracturas, calambres en articulaciones, hinchazón axilar, hinchazón de garganta, bocio, obstrucción de la garganta, miedo a ahogarse, sabor de boca amargo e insípido, cara sucia, dolor en ángulos oculares, dolor e hinchazón de la fosa supraclavicular, cefalea hemilateral, dolor en cara externa de la pierna, dolores y tensión en pecho e hipocondrio.

Técnica:
0,5-1,5 CUN en vertical, moxibustión posible.

VB 39 Campana suspendida

悬钟 *campana suspensa* *(F 39)*
Iuann Tchong, xuánzhōng

Localización:
3 CUN por encima del maléolo externo.

Calificación:
1. "Punto de reunión Huixue" *(conv)* de las médulas.
2. "Punto de conexión Luo" *(nex)* de los tres meridianos Yang del pie.

Efecto:
Desbloqueo del Qi especialmente en Recalentador Medio y Superior, dispersión de *viento*, limitación de Yang, transformación de *mucosidad*, eliminación de *humedad*.

Indicaciones:
Sensación de tensión y plenitud en el centro del abdomen, sensación de tensión y plenitud en el pecho, inapetencia, tendencia a la depresión, diarreas, estreñimiento, trastornos de la micción, sequedad de boca, hemorroides, obstrucción de la garganta, rigidez, dolorimiento de la nuca, congestión nasal, resfriados, sintomatología de apoplejía y hemiplejía, paresias, parestesias, dolor de hombro, dolor en piernas, alternancia entre calor y frío.

Técnica:
0,5-1,5 CUN en vertical, moxibustión posible.

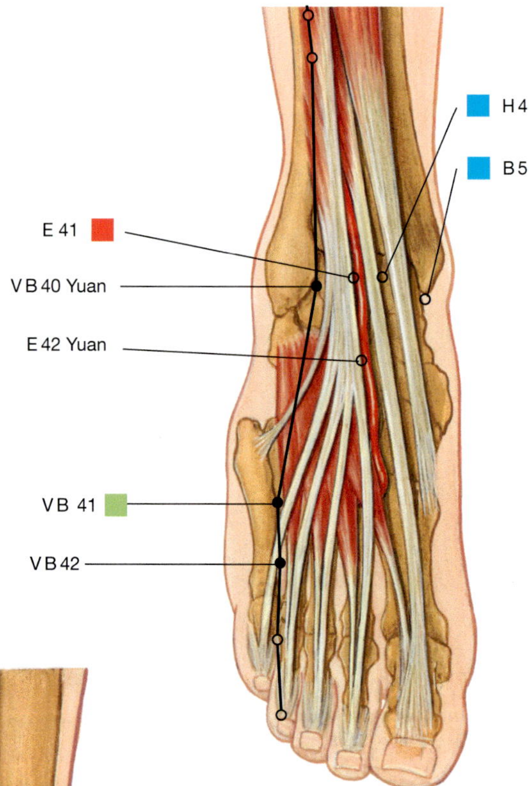
H 4
B 5
E 41
VB 40 Yuan
E 42 Yuan
VB 41
VB 42

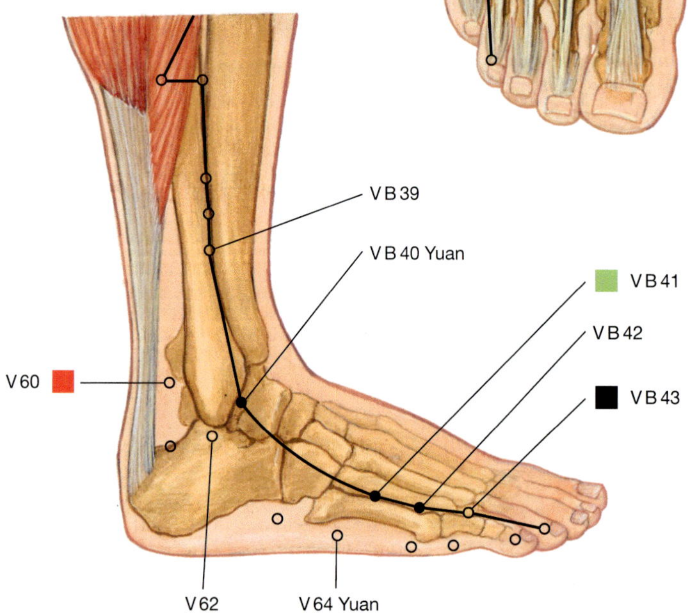
VB 39
VB 40 Yuan
VB 41
VB 42
VB 43
V 60
V 62
V 64 Yuan

VB 40 **Zona de la colina**
丘墟 *ager monticuli* (F 40)
Iao Chu, qīuxū

Localización:
Delante y por debajo del maléolo externo, en una depresión lateral al tendón del extensor largo de los dedos.

Calificación:
"Punto Yuan" *(orig)* (punto fuente o punto desde donde se accede al Qi original).

Efecto:
Resolución de congestiones, estados de *exceso* o *plenitud* en *hígado y vesícula biliar*, permeabilización de los canales colaterales.

Indicaciones:
Fiebre, tos, sensación de angustia, escalofríos, presión en el pecho, hinchazón en la axila, hinchazón de pie y talón, dolor en el recorrido del meridiano, ictericia, dolor en la cadera, calambres en pantorrilla, colecistitis, hinchazón de ganglios linfáticos de la axila.

Técnica:
0,5-1,5 CUN, inserción ligeramente inclinada/oblicua, moxibustión posible.

VB 41 **Llorar**
临泣,
足临泣 *lacrimarum instantium pedis* (F 41)
Tsou Lamp Iap, línqì, zúlínqì

Localización:
En una depresión de las articulaciones distales de las articulaciones tarsometarsianas 4ª y 5ª, lateral al tendón del extensor largo de los dedos.

Calificación:
1. "Punto Shu" de los Cinco Inductores, elemento (fase de transformación) Madera.
2. "Punto de conexión" a través del que puede iniciarse el Canal del cinturón (Dai Mai).

Efecto:
Dispersión de congestiones y estados de *plenitud* de *hígado y vesícula biliar*, permeabilización y armonización del Canal del cinturón (Dai Mai).

Indicaciones:
Dolor en cantos oculares laterales, trastornos del equilibrio, mareos, tensión y plenitud en el pecho, hinchazón de la axila, hinchazón del cuello y nuca, dolores de cabeza, dolores corporales erráticos, dolor de muelas, enrojecimiento ocular, úlceras en el pecho, trastornos menstruales, falta de secreción de leche, conjuntivitis, mastitis, tonificación en el embarazo, refuerzo del Canal del cinturón (Dai Mai).

Técnica:
0,3-0,5 CUN en vertical, moxibustión posible.

VB 42 **Cinco reuniones terrestres**
地五会 *conventus quintus terrae* (F 42)
Ti Wou Roe, dìwŭhuì

Localización:
Entre el 4º y el 5º metatarsianos, 0,5 CUN distal a VB 41, en la cara interna o medial del tendón extensor largo de los dedos.

Efecto:
Regulación del metabolismo de los fluidos, canalización de *humedad*.

Indicaciones:
Dolor lumbar, hinchazón de la axila, esputo sanguinolento, hinchazón y dolorimiento del dorso del pie, hinchazón y úlceras de glándulas mamarias, molestias oculares, conjuntivitis, prurito, acúfenos.

Técnica:
0,3-0,5 CUN en vertical, moxibustión posible.

VB 43 **Riachuelo enderezador de las faltas**
侠溪 *rivulus coercitus* (F 43)
Sie Tsri, xiáxī

Localización:
Entre el 4º y el 5º metatarsianos inmediatamente detrás de la articulación metatarsofalángica.

Calificación:
"Punto Manantial (Ying)" de los Cinco Inductores, elemento (fase de transformación) Agua.

Efecto:
Refuerzo y regulación del *qi del Centro (Bazo)*, eliminación de *humedad, viento* y *calor*.

Indicaciones:
Tensión y sensación de presión en pecho y flancos, fiebre, escalofríos, dolor y punzadas en el pecho, dolores erráticos, hinchazón de garganta, vértigo rotatorio, pérdida de la audición, acúfenos, dolor del dorso del pie, amenorrea.

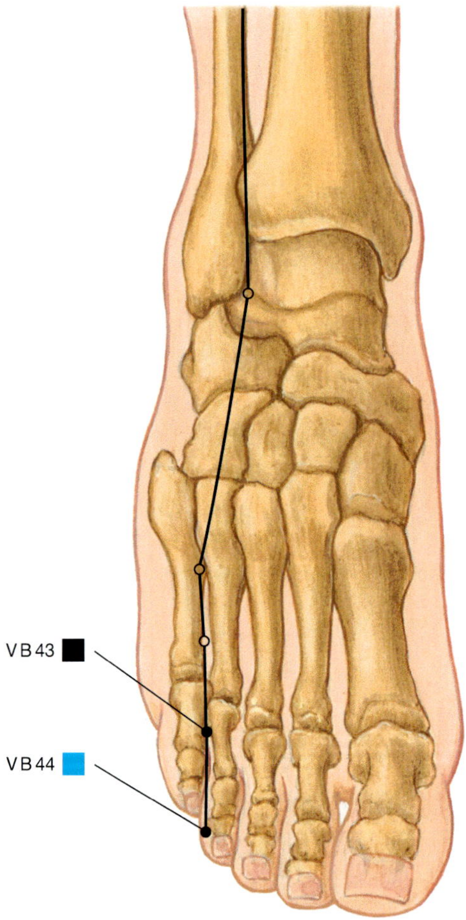
VB 43
VB 44

Técnica:
0,3-0,5 CUN en vertical, moxibustión posible.

VB 44 Cavidad Yin

窍阴，足窍阴 *yin penetrans pedis* *(F 44)*
Tsiao Inn, qiàoyīn, zúqiaòyīn

Localización:
En la punta del 4º dedo del pie, 0,1 CUN proximales al ángulo ungueal.

Calificación:
"Punto Pozo (Jing)" de los Cinco Inductores, elemento (fase de transformación) Metal.

Efecto:
Refuerzo de *hígado* y *vesícula biliar*, mantenimiento abierto de la superficie, dispersión de *viento*.

Indicaciones:
Dolor y tensión en flancos, tos, disnea, manos y pies calientes, sensación de obstrucción de la garganta, disfagia o trastornos de la deglución, rigidez de la lengua, boca seca, fiebre sin sudoración, inquietud, nerviosismo, dolores de cabeza, calambres en pantorrillas, dolor en rodilla y codo, dolor ocular en el ángulo externo del ojo, sordera, úlceras en pie y tronco, hinchazón de pies, mareos, pesadillas.

Técnica:
0,1 CUN, inserción inclinada/oblicua, posiblemente con sangría, moxibustión posible.

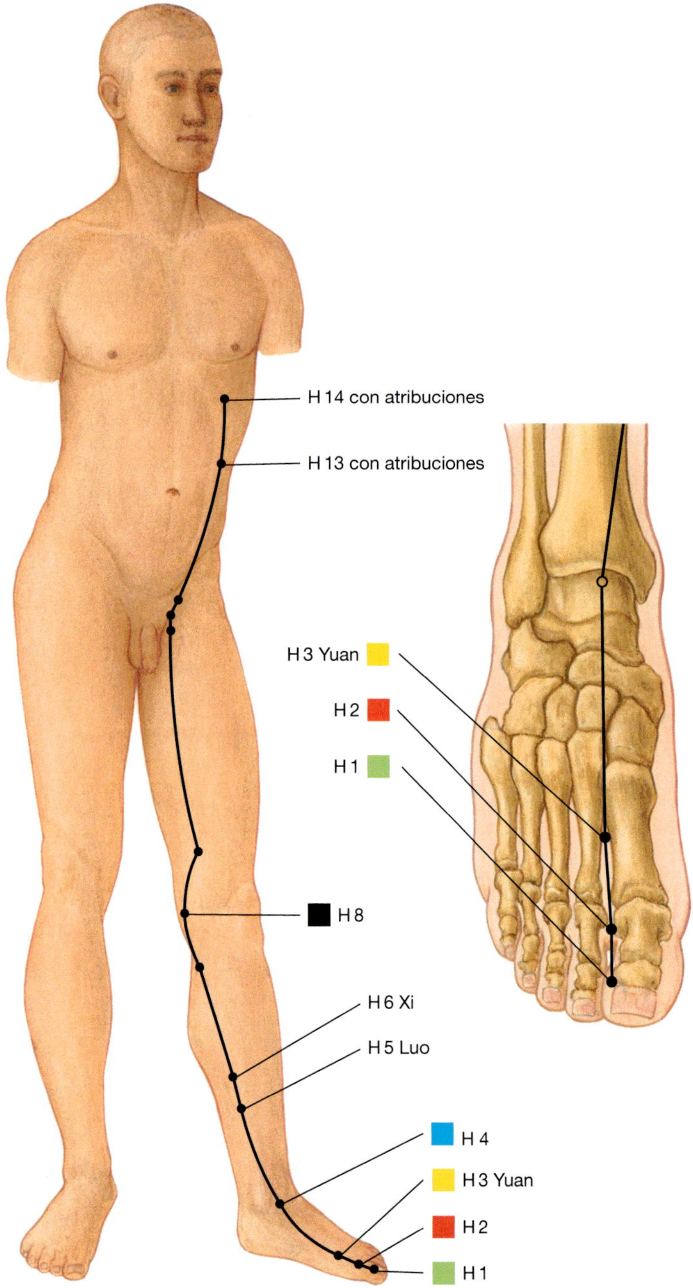
H 14 con atribuciones
H 13 con atribuciones
H 3 Yuan
H 2
H 1
H 8
H 6 Xi
H 5 Luo
H 4
H 3 Yuan
H 2
H 1

Puntos de acupuntura del meridiano principal de la función energética Hígado H (*orbis hepaticus* H)

Meridiano del Jue Yin *(yin flectens)* del pie

H 1 Gran sinceridad

大敦 *lanx magna* *(H 1)*
Tae Toun, dàdūn

Localización:
En el lado peroneal del dedo gordo del pie, alrededor de 0,1 CUN proximal al ángulo ungueal.

Calificación:
"Punto Pozo (Jing)" de los Cinco Inductores, elemento (fase de transformación) Madera.

Efecto:
Tonificación del *qi hepático*, armonización de los movimientos de Xue, dispersión de *viento*.

Indicaciones:
Trastornos urogenitales, hemorragias masivas ininterrumpibles en la mujer, amenorrea, dolor y sensación de tensión, prolapso uterino, atrofia genital, dolores en zona genital, dolores punzantes en bajo vientre, trastornos de la micción, enuresis, desmayos, ataques convulsivos, trastornos de la visión, mareos, *yang hepático* ascendente.

Técnica:
0,1 CUN en vertical, moxibustión posible.

H 2 Intervalo activo

行间 *interstitium ambulatorium* *(H 2)*
Sing Tsienn, xíngjiān

Localización:
Entre el 1er y el 2° dedos del pie, distal a la articulación metatarsofalángica, alrededor de 0,5 CUN proximales a la fascia intertendinosa.

Calificación:
"Punto Manantial (Ying)" de los Cinco Inductores, elemento (fase de transformación) Fuego.

Efecto:
Refuerzo y armonización del *hígado*, mantenimiento del Xue, dispersión de *fuego*.

Indicaciones:
Dolores en la zona genital, trastornos de la micción como retención urinaria o enuresis, tendencia a la ira, irritabilidad, paresias y espasmos en extremidades, dolor en pecho y flancos, rigidez de espalda, tez deslucida, sintomatología de apoplejía, ataques convulsivos, epilepsia, trastornos visuales, ojos enrojecidos, lagrimeo, glaucoma, disnea, dolor de cabeza, dolor de garganta, hemoptisis, diarreas, sabor de boca amargo, insomnio, hinchazón y dolorimiento en lumbares y rodillas, menorragia.

Técnica:
0,3-0,6 CUN, inserción inclinada/oblicua, moxibustión posible.

H 3 Gran asalto

太冲 *impedimentale maius* *(H 3)*
Tae Tchrong, tàichōng

Localización:
Entre el 1er y el 2° metatarsianos en una depresión aproximadamente a 1,5 CUN proximales a las articulaciones metatarsofalángicas.

Calificación:
1. "Punto Shu *(arroyo)*" de los Cinco Inductores, elemento (fase de transformación) Tierra.
2. "Punto Yuan" *(orig)* (punto fuente o punto desde donde se accede al Qi original).

Efecto:
Refuerzo y armonización de *hígado* y *vesícula biliar*, regulación y refrigeración del Xue, descenso del *yang hepático*.

Indicaciones:
Dolor y tensión en pecho y flancos, tez deslucida, cefaleas, trastornos de la defecación, como diarreas o estreñimiento, sed persistente, náuseas, reflejo de vómito, cólico biliar, sangre en el esputo o heces, retención urinaria, orina oscura, dolor de rodilla, dolor en bajo vientre hasta región genital, hemorragias ginecológicas persistentes, hinchazón de la axila, hinchazón de la garganta, bocio, hipertonía, obnubilación y vértigos, insomnio, ataques convulsivos, esquizofrenia.

Técnica:
0,5-1 CUN en vertical, moxibustión posible.

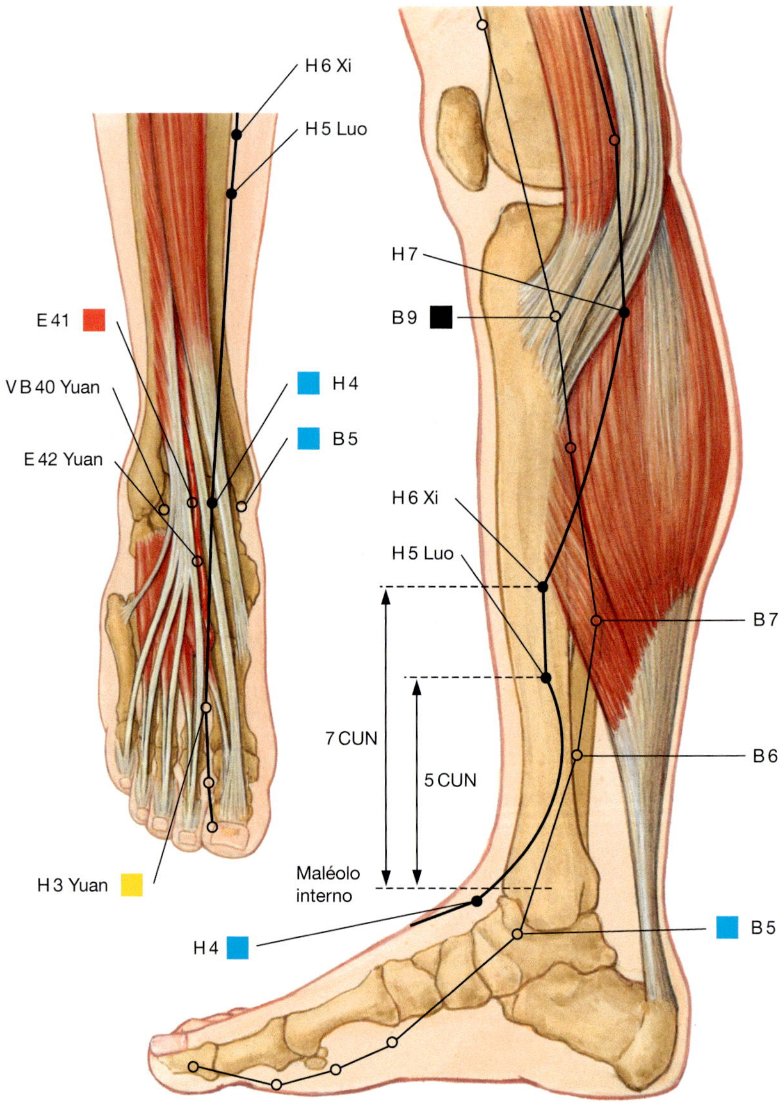
H 6 Xi
H 5 Luo
E 41
V B 40 Yuan
E 42 Yuan
H 4
B 5
H 3 Yuan
H 7
B 9
H 6 Xi
H 5 Luo
B 7
7 CUN
5 CUN
B 6
Maléolo
interno
H 4
B 5

H 4 Límite del centro

中封 *altare medium* (H 4)
Tchong Fou, zhōngfēng

Localización:
Aproximadamente 1 CUN por delante del maléolo interno, en la cara tibial entre los tendones del tibial anterior y el largo del dedo gordo del pie.

Calificación:
"Punto Río (Jing)" de los Cinco Inductores, elemento (fase de transformación) Metal.

Efecto:
Resolución de *plenitud* del *hígado*, permeabilización de canales colaterales, dispersión de *viento*.

Indicaciones:
Temperaturas subfebriles, tez verdosa, escalofríos, hinchazón del abdomen, inapetencia, ictericia, fatiga, dolor en lumbares, espasmos y paresias en extremidades, criptorquidia con dolor, trastornos de eyaculación, hernias, litiasis en región urogenital, trastornos de la micción como enuresis, retención urinaria y goteo urinario, pies fríos, dolor en el tobillo.

Técnica:
0,4-0,8 CUN en vertical, moxibustión posible.

H 5 Surco final

蠡沟 *canalis teredinis* (H 5)
Li Kao, lígōu

Localización:
5 CUN por encima del maléolo interno, en la cara interna de la tibia.

Calificación:
"Punto de conexión Luo" *(nex)* del meridiano, con lo que se establece conexión con el meridiano Yang acoplado (meridiano principal de *vesícula biliar*).

Efecto:
Desbloqueo del *qi hepático*, permeabilización de los canales colaterales.

Indicaciones:
Dolores tironeantes en región lumbar y espalda, dolor súbito en bajo vientre que irradia a genitales, dolor punzante insoportable, sensación de presión debajo del ombligo, frío y dolorimiento en piernas y pies, sensación de plenitud y tensión en abdomen, dolor hepático y biliar, trastornos menstruales, leucorrea, prolapso uterino, trastornos de la micción, erecciones involuntarias, inflamación testicular, impotencia, ansiedad, endometritis, orquitis.

Técnica:
0,3-0,8 CUN, inserción inclinada/oblicua, moxibustión posible.

H 6 Centro de la ciudad

中都 *urbs media* (H 6)
Tchong Tou, zhōngdū

Localización:
7 CUN por encima de la punta del maléolo interno, en la cara interna de la tibia.

Calificación:
"Punto de hendidura Xi" *(rim)* del meridiano.

Efecto:
Regulación del Xue.

Indicaciones:
Trastornos de la defecación: estreñimiento, heces con sangre, dolores insoportables en bajo vientre, dolor en la región hepática, trastornos menstruales, leucorrea.

Técnica:
0,3-0,8 CUN, inserción inclinada/oblicua, moxibustión posible.

H 7 Barrera de la rodilla

膝关 *clusa genus* (H 7)
Si Koann, xīguān

Localización:
1 CUN por detrás de B 9.

Efecto:
Expulsión de *viento externo*.

Indicaciones:
Dolores erráticos en diferentes partes del cuerpo, dolorimiento de la rodilla, dolor de garganta.

Técnica:
0,5-1,5 CUN en vertical, moxibustión posible.

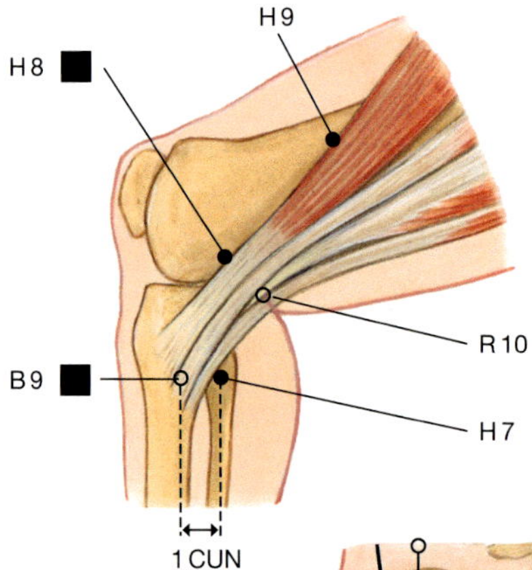
H 9
H 8
R 10
B 9
H 7
1 CUN

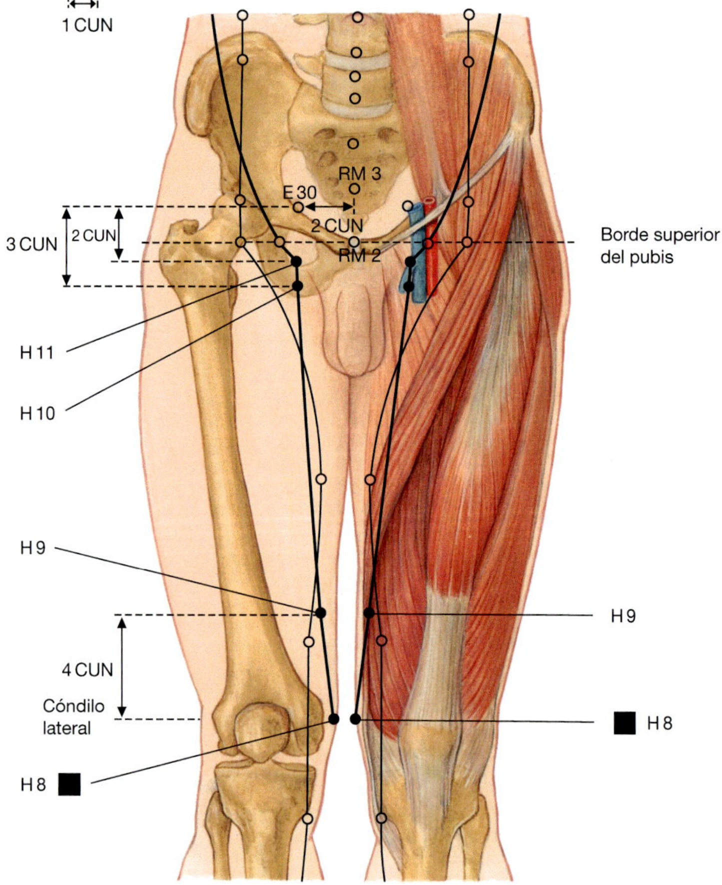
RM 3
E 30
2 CUN
3 CUN
2 CUN
RM 2
Borde superior del pubis
H 11
H 10
H 9
H 9
4 CUN
Cóndilo lateral
H 8
H 8

H 8 **Fuente en recodo**
曲泉 *fons curvus* *(H 8)*
Kou Tsiuann, qūquán

Localización:
Con la rodilla flexionada, en el extremo interno del pliegue de la rodilla en una depresión palpable entre el borde anterior del semimembranoso y el cóndilo medial del fémur.

Calificación:
"Punto de reunión (He mar)" de los Cinco Inductores, elemento (fase de transformación) Agua.

Efecto:
Refuerzo y armonización del *qi hepático*, dispersión de *viento*, regulación del Xue, tonificación del aparato locomotor, refuerzo del *yin hepático*.

Indicaciones:
Dolor en bajo vientre, trastornos de la micción como enuresis y orina escasa, hematuria, diarreas, dolores erráticos en diferentes regiones del organismo, espasmos, paresias, tendencia a parálisis, mareos, epistaxis, hinchazón y dolor en genitales, prolapso uterino, prurito vulvar, pérdida de semen, impotencia, neoplasias y sensación de presión en bajo vientre, ataques convulsivos, ira, dolor de rodilla, trastornos del sueño.

Técnica:
0,6-1,5 CUN en vertical, moxibustión posible.

H 9 **Envoltura del Yin**
阴包, 阴胞 *foramen uteri* *(H 9)*
Inn Pao, yīnbāo

Localización:
4 CUN proximales a H 8, en una depresión entre el vasto medial y el sartorio.

Efecto:
Armonización de Qi y Xue en el Recalentador inferior.

Indicaciones:
Dolor en bajo vientre, dolores lumbares, trastornos de la micción, dismenorrea.

Técnica:
0,6-1,5 CUN en vertical, moxibustión posible.

H10 **Cinco lugares**
五里 *vicus quintus pedis* *(H 10)*
Wou Li, wŭlĭ

Localización:
3 CUN por debajo de E 30.

Efecto:
Regulación del *Centro (Bazo)*, canalización de *humedad*.

Indicaciones:
Sensación de plenitud en el abdomen, tenesmo vesical, cansancio.

Técnica:
0,6-1,5 CUN en vertical, moxibustión posible.

H 11 **Yin en forma de trapecio**
阴廉 *angustiae yin* *(H 11)*
Inn Lienn, yīnlián

Localización:
2 CUN en vertical por debajo de E 30 (el lugar está marcado por un pulso).

Efecto:
Regularización del Xue, facilitación del parto.

Indicaciones:
Trastornos menstruales, parto retrasado o difícil, leucorrea, dolor en bajo vientre, dolor de piernas.

Técnica:
0,8-2 CUN en vertical, moxibustión posible.

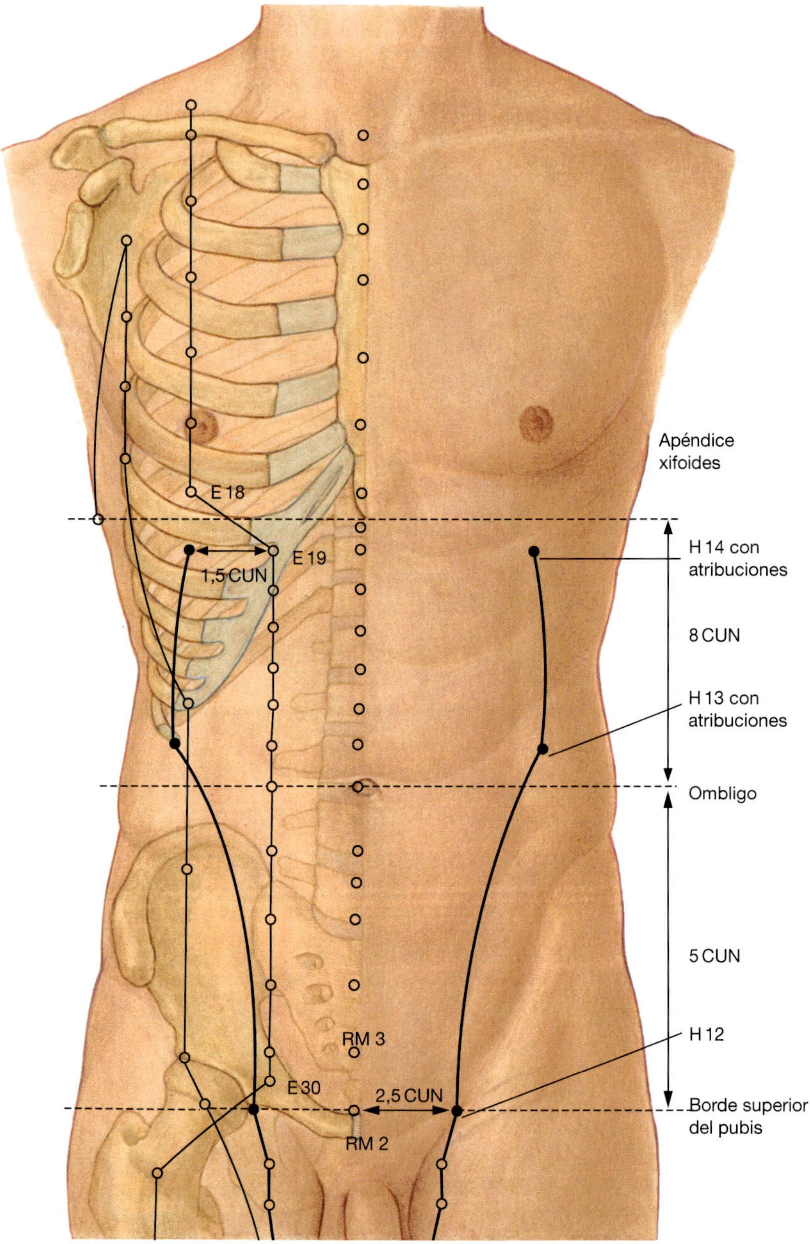
Apéndice xifoides
E 18
H 14 con atribuciones
E 19
1,5 CUN
8 CUN
H 13 con atribuciones
Ombligo
5 CUN
RM 3
H 12
E 30
2,5 CUN
Borde superior del pubis
RM 2

H 12 **Pulso apresurado**

急脉 *pulsus excitatus* *(H 12)*
Ti Mo, jímài, jímò

Localización:
1 CUN por debajo de la cresta del pubis, 2,5 CUN laterales a la línea media abdominal.

Efecto:
Refuerzo del *yin renal* y *yin hepático*, dispersión de *viento*.

Indicaciones:
Dolores en extremidades, prolapso uterino, dolores punzantes en bajo vientre, hernias.

Técnica:
En general, sólo moxibustión.

H 13 **Puerta del refugio, sombrilla**

章门 *conquisitorium lienale* *(H 13)*
Tchang Menn, zhāngmén

Localización:
En el extremo libre de la 11ª costilla; con el codo flexionado y el brazo aducido, la punta del codo toca este punto.

Calificación:
1. "Punto de concentración Mu" (ventral) del *bazo*.
2. "Punto de reunión Huixue" *(conv)* de todos los *órganos* de almacenamiento *(Zang)*.
3. "Punto de conexión" con el Canal del cinturón (Dai Mai).

Efecto:
Refuerzo y armonización del *bazo*, estabilización de la energía de estructuración, transformación y canalización de *humedad*, dirección del Qi a *pulmón* y *riñón*.

Indicaciones:
Tensión, sensación de plenitud y dolor en pecho y flancos, timpanismo, inapetencia, náuseas, vómitos, obesidad, congestiones en el centro del abdomen, esplenomegalia, sed abundante, trastornos respiratorios, emaciación, diarreas, poliuria, dolor muscular en hombro y brazo, hepatitis.

Técnica:
0,6-1 CUN en vertical, moxibustión posible.

H 14 **Puerta del cielo**

期门，肝募 *conquisitorium hepaticum* *(H 14)*
Tchimen, qīmén, gānmù

Localización:
En el 6º espacio intercostal, verticalmente por debajo del pezón, 1,5 CUN laterales al lado de E 19.

Calificación:
1. "Punto de concentración o alarma Mu" (ventral) del *hígado*.
2. "Punto de conexión" con el meridiano principal de *vesícula biliar* y el Canal defensor Yin (Yin Wei Mai).

Efecto:
Tonificación del *qi hepático*, enfriamiento de *calor* Xue, descenso de *fuego*.

Indicaciones:
Calor insoportable en el tórax, fiebre, diarreas, punzadas y dolor en bajo vientre debido a *frío*, Yang ascendente con palpitaciones, vértigo, inquietud, trastornos del sueño, gastroenteritis, vientre tenso, disnea, eructos ácidos, inapetencia, hemorragias menstruales abundantes debidas a *calor* Xue, dolor en región hepática.

Técnica:
0,4-0,8 CUN en vertical o en inserción inclinada/oblicua, moxibustión posible.

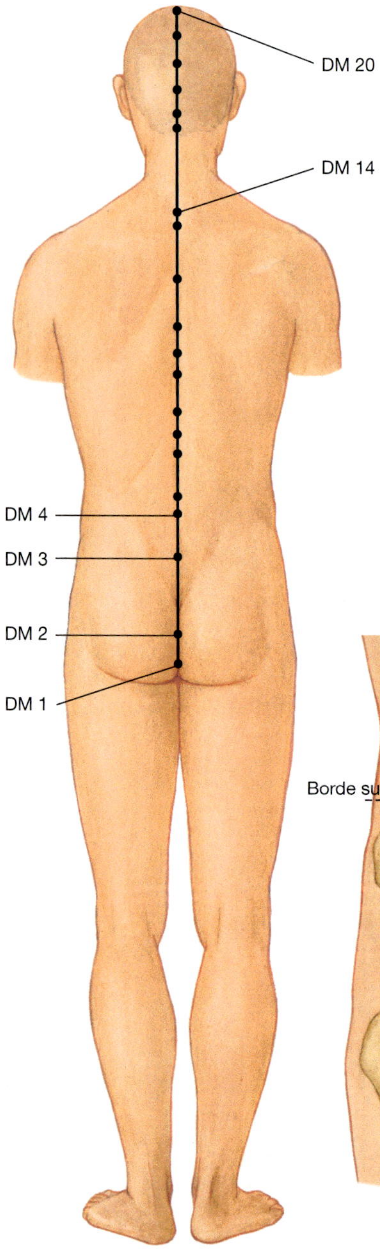
DM 20
DM 14
DM 4
DM 3
DM 2
DM 1

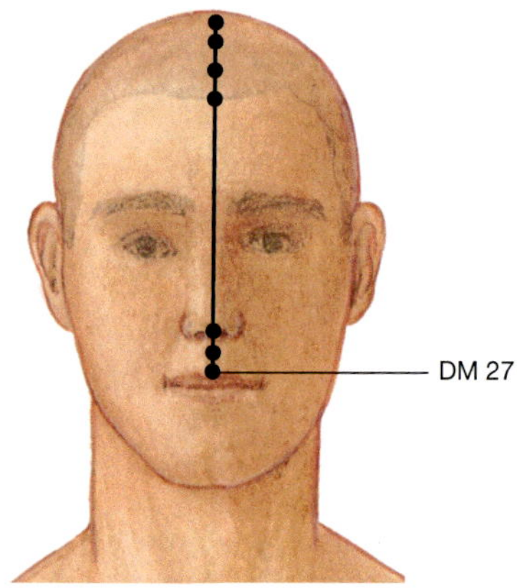
DM 27

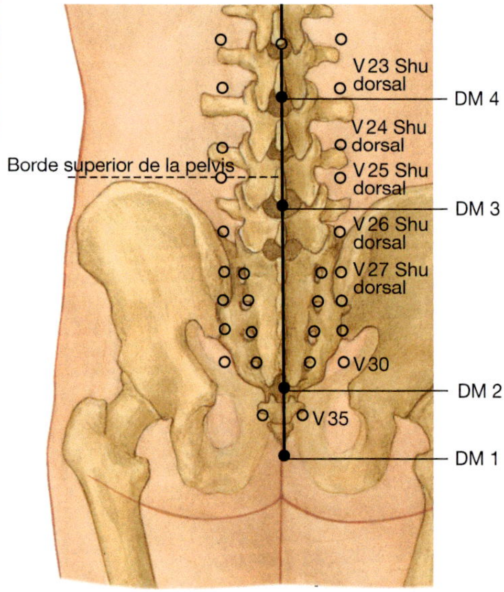
V23 Shu dorsal
DM 4
V24 Shu dorsal
Borde superior de la pelvis
V25 Shu dorsal
DM 3
V26 Shu dorsal
V27 Shu dorsal
V30
DM 2
V35
DM 1

Puntos de acupuntura del meridiano de dirección Vaso Gobernador (Du Mai) DM *(sinarteria regens Rg)*

DM 1 Fuerza eterna

长强 *incrementum et vigor* *(Rg 1)*
Tchiang Siang, chángqiáng

Localización:
Entre la punta del cóccix y el ano.

Calificación:
"Punto de conexión" con los meridianos principales de *riñón* y *vesícula biliar*.

Efecto:
Eliminación de *vacío* de Yin, *vacío* del Recalentador Inferior y *riñón*, permeabilización del Vaso Concepción *(sinarteria respondens)*, armonización de los *intestinos*.

Indicaciones:
Heces sanguinolentas, estreñimiento, micción difícil, hemorroides, prolapso anal, eccemas húmedos de escroto, retracción genital, impotencia, inducción del parto, tendencia al sobresalto, carácter timorato, esquizofrenia, sintomatología epileptiforme, espasmos, esputo sanguinolento, fontanelas abiertas y hundidas en bebés, dolor en cóccix, priapismo.

Técnica:
1-2 CUN en vertical, moxibustión posible.

DM 2 Shu de la región lumbar

腰俞 *inductorium lumbale* *(Rg 2)*
Iao Iu, yāoshū

Localización:
Entre el sacro y la el cóccix.

Efecto:
Corrección de *vacío* y *frío* por *vacío* en Recalentador Inferior *(Calorium inferior)*.

Indicaciones:
Menstruación irregular, hemorroides, tirones espasmódicos en lumbares y espalda, dolor y paresias en extremidades inferiores, enuresis, orina de color rojizo.

Técnica:
0,5-1 CUN, inserción inclinada/oblicua hacia arriba, moxibustión posible.

DM 3 Barrera del Yang

腰阳关 *clusa yang regentis* *(Rg 3)*
Iao Yang Kann, yāoyángguān

Localización:
Debajo de la apófisis espinosa de la 4ª VL.

Efecto:
Compensación de *vacío* en Recalentador Inferior.

Indicaciones:
En heteropatías de *viento* de cualquier tipo, dolores erráticos, calambres, paresias en extremidades inferiores, dolor de espalda, dolor en cóccix.

Técnica:
0,5-0,8 CUN en vertical ó 1-2 CUN en inserción inclinada/oblicua hacia arriba, moxibustión posible.

DM 4 Puerta de la vida

命门 *porta fortunae* *(Rg 4)*
Ming Menn, mìngmén

Localización:
Por debajo de la apófisis espinosa de la 2ª VL.

Efecto:
Refuerzo del *hígado*, aumento del Xue, tonificación del *riñón*, dispersión de *viento*, descenso del Qi.

Indicaciones:
Dolor de cabeza insoportable, fiebre alta, falta de sudoración, fiebre con escalofríos, opistótonos, epilepsia, sintomatología por susto, acúfenos, dolor lumbar, dolor en bajo vientre, contracturas de la musculatura de la espalda, flujo sanguinolento, leucorrea, diarreas, pérdida de semen, hemorroides, impotencia, enuresis, menstruación irregular.

Técnica:
0,5-0,8 CUN en vertical, 1-2 CUN en inserción inclinada/oblicua hacia arriba, moxibustión posible.

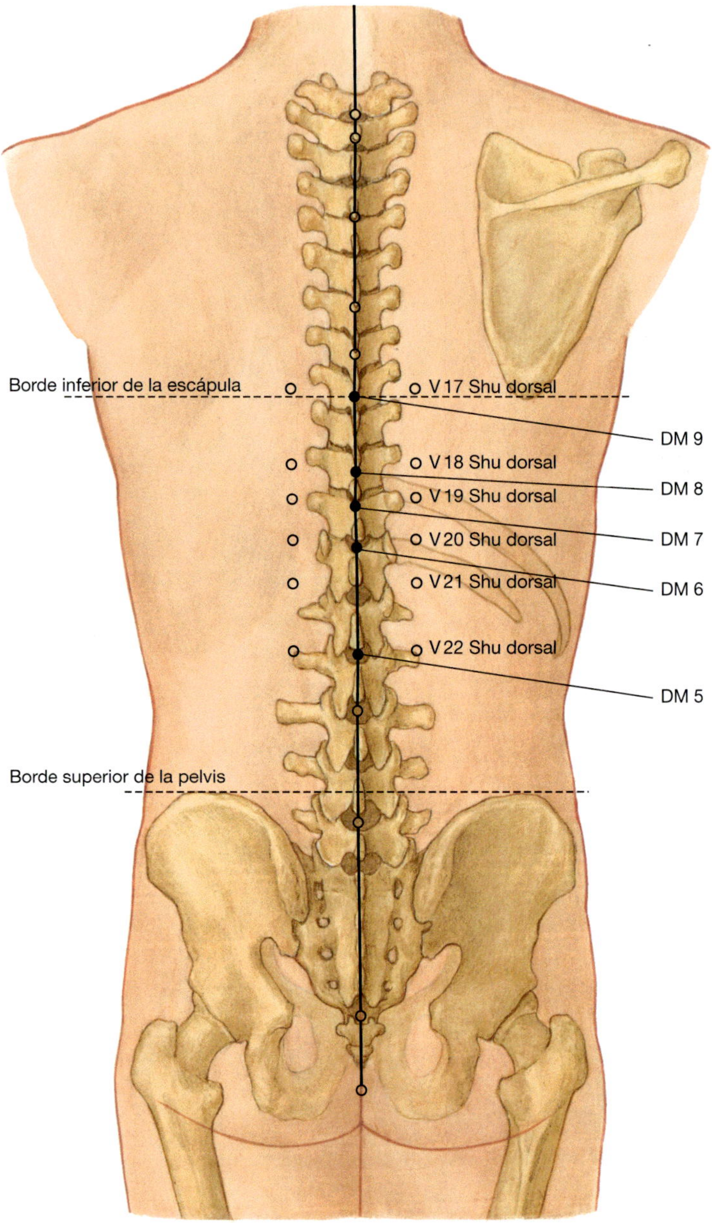
Borde inferior de la escápula
V 17 Shu dorsal
DM 9
V 18 Shu dorsal
DM 8
V 19 Shu dorsal
DM 7
V 20 Shu dorsal
DM 6
V 21 Shu dorsal
DM 6
V 22 Shu dorsal
DM 5
Borde superior de la pelvis

DM 5 **Pivote suspendido**
悬枢 *cardo suspensus* *(Rg 5)*
Iuann Tchou, xuánshū

Localización:
Por debajo de la apófisis espinosa de la 1ª VL.

Efecto:
Permeabilización del Qi en la espalda, expulsión de *viento* y *humedad*.

Indicaciones:
Contracturas y dolorimiento de la musculatura lumbar y de la espalda, induraciones en el centro de abdomen, sensación de presión, sensación de cuerpo extraño en bajo vientre, diarreas, prolapso anal.

Técnica:
0,3-0,5 CUN en vertical, moxibustión posible.

DM 6 **Vértebra del medio**
脊中 *medium spinae* *(Rg 6)*
Tsi Tchong, jǐzhōng

Localización:
Por debajo de la apófisis espinosa de la 11ª VD.

Efecto:
Tonificación del *qi del bazo*, eliminación de heteropatías de cualquier tipo de *humedad*, alivio del dolor.

Indicaciones:
Tensión y sensación de plenitud en el centro del abdomen, pérdida del apetito, induraciones y condensaciones en bajo vientre, diarreas, sangre en heces, hemorroides, esputo sanguinolento, ictericia, afecciones por *viento* con convulsiones, prolapso anal en niños pequeños.

Técnica:
0,5-1,5 CUN en vertical.

DM 7 **Zona del centro**
中枢 *cardo medius* *(Rg 7)*
Tchong Tchou, zhōngshū

Localización:
Por debajo de la apófisis espinosa de la 10ª VD.

Efecto:
Tonificación y regulación del *qi de bazo, estómago* e *hígado*, transformación y canalización de *humedad*.

Indicaciones:
Fiebre con escalofríos, ictericia, sensación de plenitud, vómitos, dolor lumbar, disminución de la capacidad o agudeza visual.

Técnica:
0,5-1,5 CUN en vertical, moxibustión posible.

DM 8 **Músculo retraído**
筋缩 *nervi constricti* *(Rg 8)*
Tinn Chou, jīnsūo

Localización:
Por debajo de la apófisis espinosa de la 9ª VD.

Efecto:
Armonización del *hígado*, dispersión de *viento*, resolución de espasmos.

Indicaciones:
Dolorimiento y contracturas de los músculos de la espalda, dolor abdominal, ataques convulsivos, ira, locura desenfrenada, contracturas espasmódicas de la nuca, retroflexión de la cabeza, espasmo lingual.

Técnica:
0,5-1,5 CUN en vertical, moxibustión posible.

DM 9 **Llegada al Yang**
至阳 *yang supremum* *(Rg 9)*
Tchi Yang, zhìyáng

Localización:
Por debajo de la apófisis espinosa de la 7ª VD.

Efecto:
Apoyo del *qi del Centro (Bazo)*, derivación de *humedad*, refrigeración de *calor*, dispersión de *viento*.

Indicaciones:
Sensación de plenitud y presión, dolor en pecho, dolor abdominal, inapetencia, dolores, calambres y paresias de la pantorrilla, dolor que irradia desde la zona lumbar hacia la espalda, hinchazón en extremidades, falta de aliento, fatiga, ictericia, colecistitis, dolor en la región del estómago, dolor cardíaco.

Técnica:
0,5-1,5 CUN, inserción inclinada/oblicua hacia arriba, moxibustión posible.

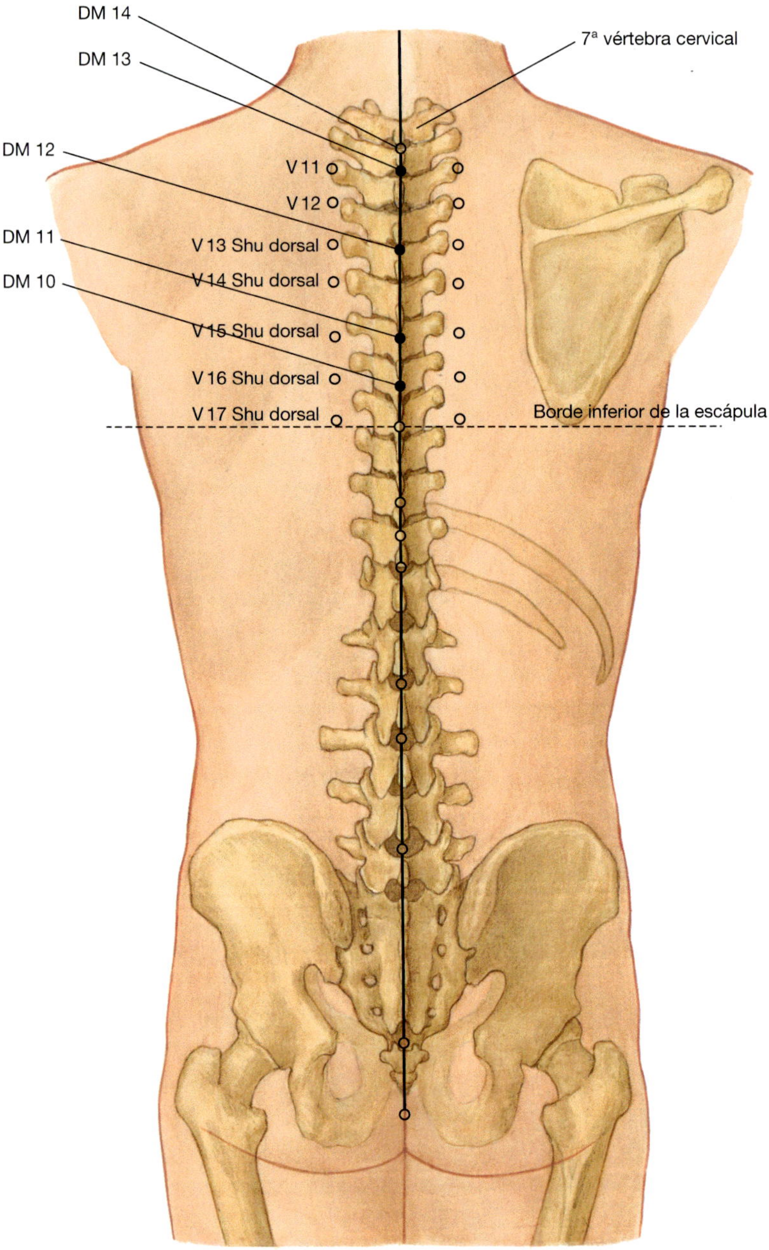
DM 14
DM 13
7ª vértebra cervical
DM 12
V 11
V 12
DM 11
V 13 Shu dorsal
DM 10
V 14 Shu dorsal
V 15 Shu dorsal
V 16 Shu dorsal
V 17 Shu dorsal
Borde inferior de la escápula

DM 10 Terraza sagrada

灵台
turris vis structivae *(Rg 10)*
Ling Tai, língtái

Localización:
Por debajo de la apófisis espinosa de la 6ª VD.

Efecto:
Apoyo del *Centro (Bazo)*, dinamización del Qi.

Indicaciones:
Tos, resfriados con escalofríos, dolor de la musculatura de la espalda, rigideces, contractura de la musculatura de la nuca, síntomas tipo asma, úlceras en diversas partes del cuerpo.

Técnica:
Sólo moxibustión.

DM 11 Vía divina

神道
via shen *(Rg 11)*
Chenn Tao, shéndào

Localización:
Por debajo de la apófisis espinosa de la 5ª VD.

Efecto:
Refuerzo del *corazón*, tonificación de la fuerza.

Indicaciones:
Carácter pusilánime o timorato, tendencia al sobresalto, desorientación, olvidos, fiebre con dolor de cabeza, dolor de espalda, molestias oculares.

Técnica:
0,5-1 CUN, sólo excepcionalmente inserción inclinada/ oblicua, moxibustión posible.

DM 12 Columna corporal

身柱
columna personae *(Rg 12)*
Chenn Tchu, shēnzhù

Localización:
Por debajo de la apófisis espinosa de la 3ª VD.

Efecto:
Apoyo del qi de *pulmón, hígado* y *corazón*, refrigeración de *calor*, mantenimiento del Yang, dispersión de *viento*.

Indicaciones:
Ataques de epilepsia, ira, convulsiones, tics, conducta kamikaze, alucinaciones, hablar confuso, dolores en musculatura lumbar y de espalda, fiebre, epistaxis, respiración jadeante, forúnculos, carbunco.

Técnica:
0,5-1,5 CUN, inserción inclinada/oblicua hacia arriba, moxibustión posible.

DM 13 Cavar la vía

陶道
via figulina *(Rg 13)*
Thao Tao, táodào

Localización:
Por debajo de la apófisis espinosa de la 1ª VD.

Calificación:
"Punto de conexión" con el meridiano principal de *vejiga*.

Efecto:
Tonificación del *qi del Centro (Bazo)*, eliminación de *calor-humedad* y *viento*, apertura y liberación de la superficie.

Indicaciones:
Fiebre con escalofríos, dolor de cabeza, dolor de espalda, falta de sudoración, tendencia a espasmos, apatía, agotamiento, sudoración espontánea, hipersomnia, paludismo.

Técnica:
0,5-1,5 CUN, inserción inclinada/oblicua, moxibustión posible.

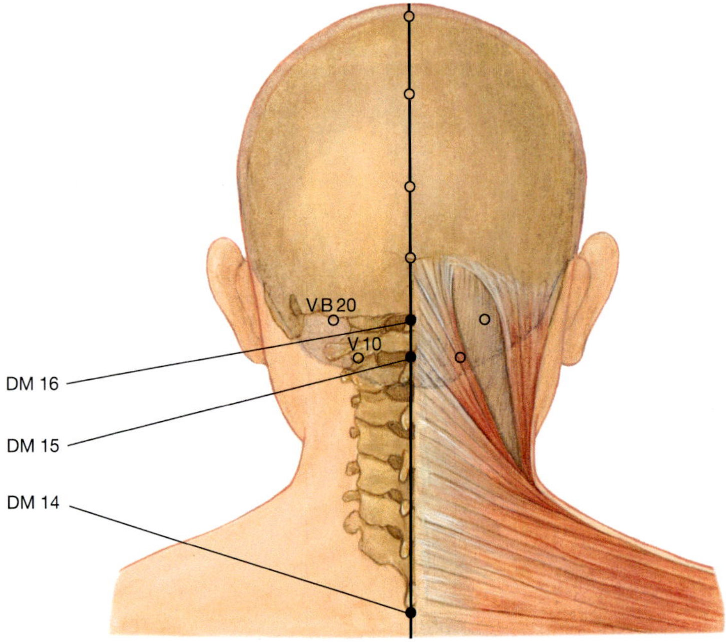
VB 20
V 10
DM 16
DM 15
DM 14

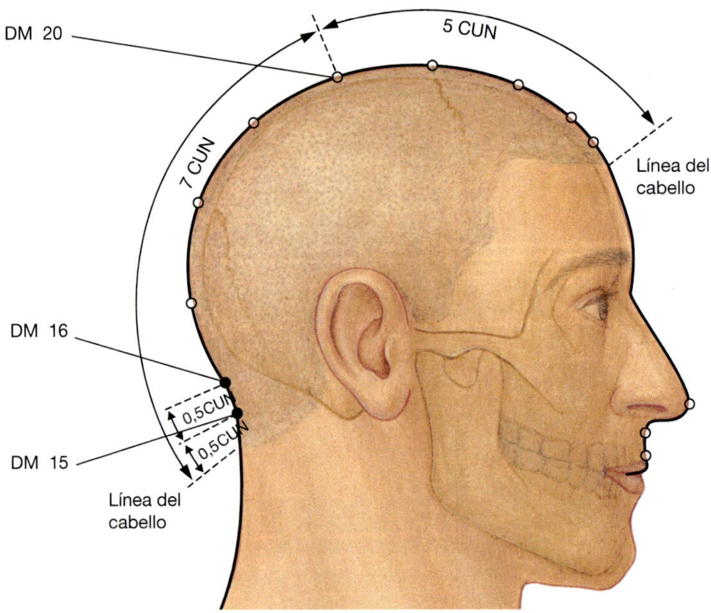
DM 20
5 CUN
7 CUN
Línea del cabello
DM 16
0,5CUN
0,5CUN
DM 15
Línea del cabello

DM 14 **Gran vértebra**
大椎，百劳 *omnium defatigationum* *(Rg 14)*
Ta Toui, dàzhūi, baĭláo

Localización:
Por debajo de la apófisis espinosa de la 7ª VC.

Calificación:
“Punto de conexión” con todos los meridianos Yang.

Efecto:
Apoyo y regulación del *qi del Centro (Bazo)*, derivación de *calor-humedad*, descenso de *fuego*, tonificación de *hígado y pulmón*, resolución de espasmos, apertura de la superficie, despertar de los sentidos.

Indicaciones:
Consecuencias de esfuerzos extremos, sobrecarga, lesiones, fiebre, náuseas, agotamiento, falta de fuerza, vómitos, extremidades frías, sensación de tensión o presión en pecho y flancos, contracturas en espalda, dificultad respiratoria, tortícolis, sudoración espontánea, ataques de vértigo, tos, ataques convulsivos, fiebre intermitente, calambres en extremidades superiores, golpe de calor, paludismo, esquizofrenia, epilepsia, bronquitis, asma, tuberculosis, enfisema, parálisis, paresias, paraplejía, pies sin fuerza.

Técnica:
0,5-1,5 CUN en vertical (ligeramente inclinada hacia arriba, moxibustión posible).

DM 15 **Puerta de mutismo**
哑门 *porta infantiae* *(Rg 15)*
Ia Menn, yămén

Localización:
0,5 CUN dentro de la línea del cabello entre la apófisis espinosa de la 1ª y la 2ª VC, 0,5 CUN por debajo de DM 16.

Calificación:
“Punto de conexión” con el Canal defensor Yang (Yang Wei Mai) *(sinarteria retinens yang)*.

Efecto:
Apoyo y regulación del *qi hepático* y *cardíaco*, descenso de *fuego* y *calor*, resolución de espasmos, despertar de los sentidos.

Indicaciones:
Cefalea occipital, trastornos del equilibrio, ataques de vértigo, ataques convulsivos, espasmos locales, opistótonos, ira, locura irrefrenable, epistaxis, rigidez de la lengua, fiebre sin sudor, desmayos, afecciones gripales, úlceras, forúnculos, epilepsia, parálisis en caso de lesiones centrales, histeria, esquizofrenia, sordera, afasia.

Técnica:
0,2-0,5 CUN en vertical (extrema precaución).

DM 16 **Palacio del viento**
风府 *aula venti* *(Rg 16)*
Fong Fou, fēngfŭ

Localización:
1 CUN dentro de la línea del cabello en la línea media, directamente por debajo de la protuberancia occipital.

Calificación:
“Punto de conexión” con el Canal defensor Yang (Yang Wei Mai) *(sinarteria retinens yang)* y el meridiano principal de *vejiga*.

Efecto:
Dispersión de heteropatías de *viento* de cualquier tipo, con lo que se resuelven espasmos y alivian dolores.

Indicaciones:
Estados de apoplejía o preapoplejía, pérdida del habla, hemiplejía, dolores de cabeza, tortícolis, escalofríos con sudores, ataques convulsivos, epistaxis, ictericia, mareos, síntomas epileptiformes, resfriados.

Técnica:
0,4-0,8 CUN en vertical.

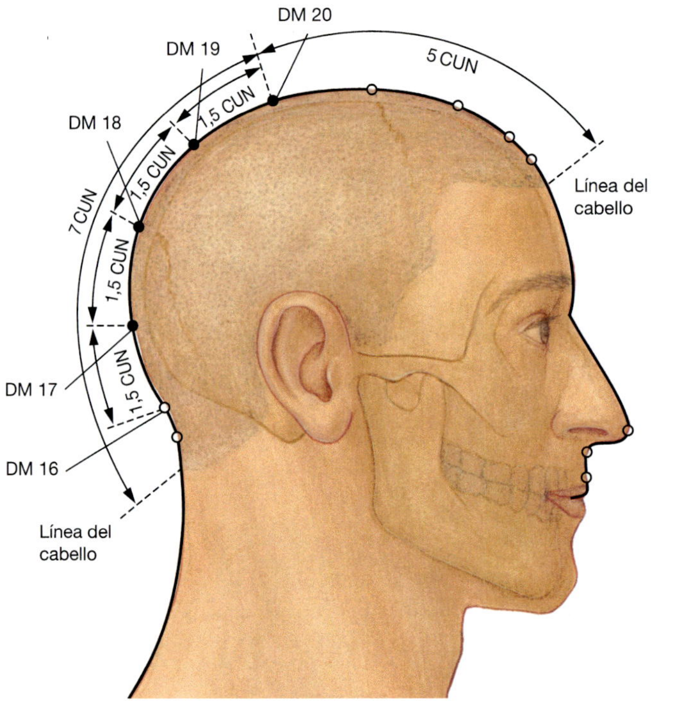
DM 20
DM 19
5 CUN
1,5 CUN
DM 18
1,5 CUN
7 CUN
1,5 CUN
Línea del cabello
1,5 CUN
DM 17
DM 16
Línea del cabello

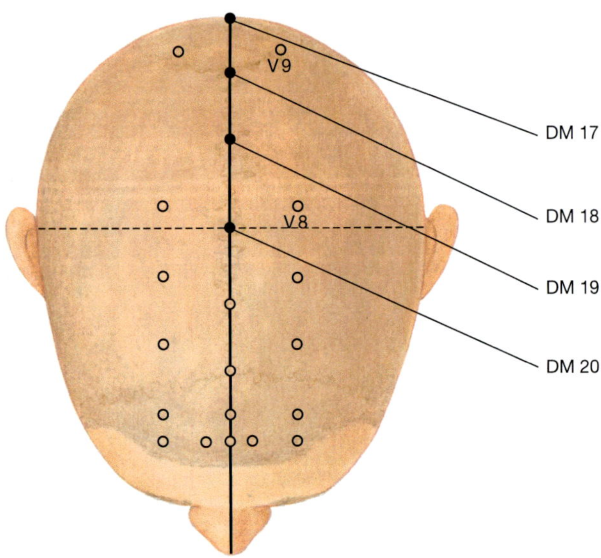
V9
V8
DM 17
DM 18
DM 19
DM 20

DM 17 **Puerta del cerebro**
脑户 *ostium cerebri* *(Rg 17)*
Nao Hou, nǎohù

Localización:
En el occipital, 1,5 CUN por detrás de DM 18, 1,5 CUN por encima de DM 16.

Calificación:
"Punto de conexión" con el meridiano principal de *vejiga*.

Efecto:
Refuerzo y regulación del *hígado* y *bazo*, dispersión de *viento*, derivación de *calor-humedad*.

Indicaciones:
Cara enrojecida, abotargada o hinchada, escleróticas amarillas, tortícolis, dolor ocular, pérdida de la agudeza visual, ataques convulsivos, bocio.

Técnica:
0,3-0,5 CUN en vertical.

DM 18 **Fuerza interna**
强间 *interstitium vigoris* *(Rg 18)*
Tsiang Tsienn, qiangjian

Localización:
1,5 CUN por encima de DM 17, 1,5 CUN por debajo de DM 19.

Efecto:
Calma del *viento*, alivio de dolor e ira.

Indicaciones:
Dolor de cabeza, movimientos oculares no coordinados, vértigo rotatorio, náuseas, rigidez de nuca, ataques convulsivos, inquietud, insomnio.

Técnica:
0,3-0,5 CUN, inserción oblicua, moxibustión posible.

DM 19 **Detrás del vértex**
后顶 *parietale posterius* *(Rg 19)*
Chao Ting, hoùdǐng

Localización:
Por encima del occipital, 1,5 CUN por detrás de DM 20, 1,5 CUN por delante de DM 18.

Efecto:
Calma del *viento*, regulación del *qi hepático*.

Indicaciones:
Rigidez y contracturas de la musculatura de la nuca, escalofríos, mareos, trastornos de la vista, dolor de cabeza, ataques convulsivos, ira, cefalea hemilateral, resfriados, insomnio.

Técnica:
0,3-0,5 CUN, inserción oblicua, moxibustión posible.

DM 20 **Cien reuniones**
百会 *conventus omnium* *(Rg 20)*
Pae Roé, bǎihùi

Localización:
En el centro de la bóveda craneal, a una distancia de alrededor de 7 CUN desde la línea del cabello posterior y de 5 CUN desde la anterior, en la intersección de la línea de conexión de los puntos más altos del pabellón auricular con la línea media de la cabeza.

Calificación:
"Punto de conexión" con todos los meridianos Yang y el meridiano principal de *hígado*.

Efecto:
Estabilización y regulación del *hígado*, descenso del *yang hepático*, calma del *viento*, refuerzo del *corazón*, liberación y sedación de las aberturas de los sentidos, ascenso del *yang merum* del Recalentador Inferior, ascenso del Qi.

Indicaciones:
Dolores de cabeza, resfriados, obnubilación, sintomatología de apoplejía con trastornos del habla, trismus, paresia hemilateral, parálisis, estado de inquietud, contracturas de la musculatura de la nuca, opistótonos, tendencia al sobresalto, olvidos, falta de coordinación, ataques de lipotimia, ataques convulsivos, acúfenos, trastornos del equilibrio, prolapso anal, prolapso uterino, hemorroides, obnubilación tras ingesta de alcohol, congestión nasal, pérdida del gusto, vértigos, pesadez de la cabeza.

Técnica:
0,5-1,5 CUN, inserción transversal, moxibustión posible.

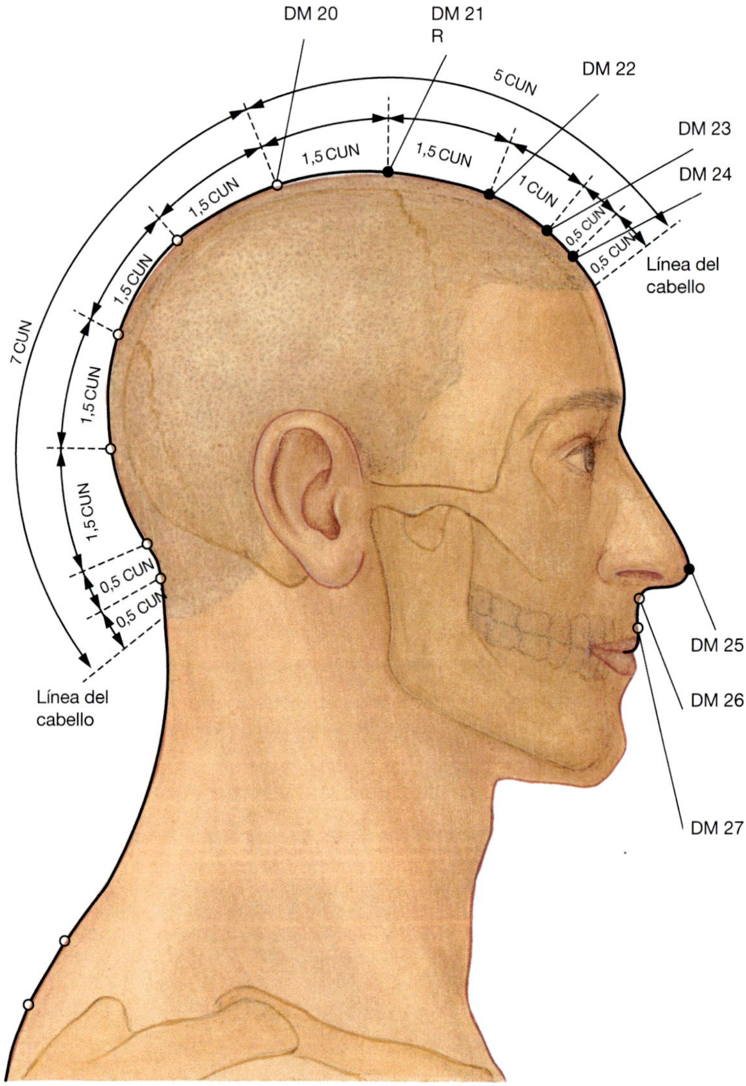
DM 20
DM 21
R
5 CUN
DM 22
DM 23
DM 24
1,5 CUN
1,5 CUN
1,5 CUN
1 CUN
0,5 CUN
0,5 CUN
Línea del cabello
1,5 CUN
7 CUN
1,5 CUN
1,5 CUN
0,5 CUN
0,5 CUN
Línea del cabello
DM 25
DM 26
DM 27

DM 21 **Delante del vértex**
前顶 *parietale anterius* *(Rg 21)*
Tsienn ting, qiándǐng

Localización:
1,5 CUN por delante de DM 20, 1,5 CUN por detrás de la gran fontanela.

Efecto:
Calma del *viento*, canalización de *humedad*.

Indicaciones:
Vértigos rotatorios, enrojecimiento de la cara, resfriados con gran cantidad de secreciones, sinusitis, convulsiones infantiles.

Técnica:
0,1-0,3 CUN, inserción inclinada/oblicua, moxibustión posible.

DM 22 **Reunión de las fontanelas**
囟会 *fonticulus maior* *(Rg 22)*
Seun Roe, xìnhùi

Localización:
En la gran fontanela, 1 CUN por detrás de DM 23, ó 2 CUN por dentro de la línea del cabello, 3 CUN por delante de DM 20.

Efecto:
Dispersión de *humedad* y *viento-humedad*.

Indicaciones:
Cefalea, como si fuera a explotar la cabeza, enrojecimiento de la cara, epistaxis, abotargamiento de la cara, pérdida del olfato, mareos, palpitaciones, pérdida de la conciencia, convulsiones infantiles.

Técnica:
0,2-0,4 CUN, inserción transversal, moxibustión posible.

DM 23 **Estrella superior**
上星 *stella superior* *(Rg 23)*
Chang Sing, shàngxīng

Localización:
1 CUN por detrás de la línea anterior del cabello, 4 CUN por delante de DM 20.

Efecto:
Dispersión de *viento-calor*, desobstrucción de la nariz.

Indicaciones:
Dolor de cabeza asociado a cara muy roja y abotargada, dolor de cara y cuero cabelludo, congestión nasal, epistaxis, pólipos nasales, dolor ocular, miopía, trastornos de la vista.

Técnica:
0,3-0,6 CUN, inserción inclinada/oblicua, moxibustión posible.

DM 24 **Sala del espíritu**
神庭 *vestibulum shen* *(Rg 24)*
Chenn Ting, shéntíng

Localización:
En la línea media de la cabeza, 0,5 CUN dentro de la línea del cabello anterior.

Calificación:
"Punto de conexión" con los meridianos principales de *vejiga* y *estómago*.

Efecto:
Descenso del Yang ascendido, calma del *viento*.

Indicaciones:
Ataques convulsivos, ira, locura desenfrenada, tics, ataques de vértigo, espasmos, opistótonos, náuseas, reflejo de vómito, estados de agitación, nerviosismo, insomnio, dolores de cabeza, respiración jadeante ruidosa, trastornos visuales, velo delante de los ojos, sudores, dificultades respiratorias.

Técnica:
0,3-0,5 CUN en inserción inclinada/oblicua hacia arriba, moxibustión posible.

DM 25 **Hueso elemental**
素髎, 面王 *rex faciei* *(Rg 25)*
So Liou, sùjiáo, sùliáo, miànwáng

Localización:
En la punta de la nariz.

Efecto:
Desobstrucción de la nariz.

Indicaciones:
Congestión y pólipos nasales, inflamación, grandes cantidades de secreción.

Técnica:
0,3-0,5 CUN en vertical.

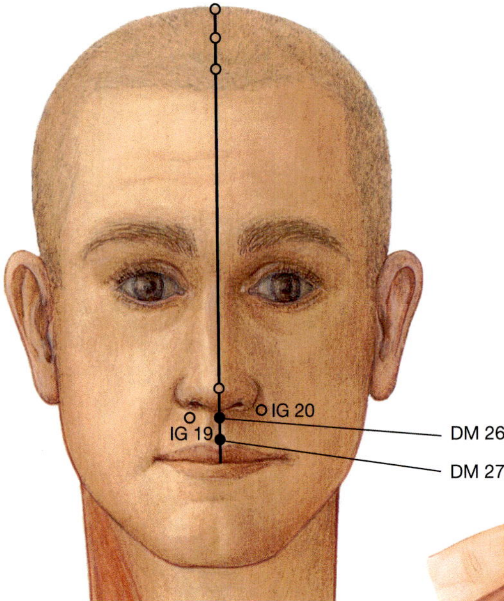
IG 20
IG 19
DM 26
DM 27

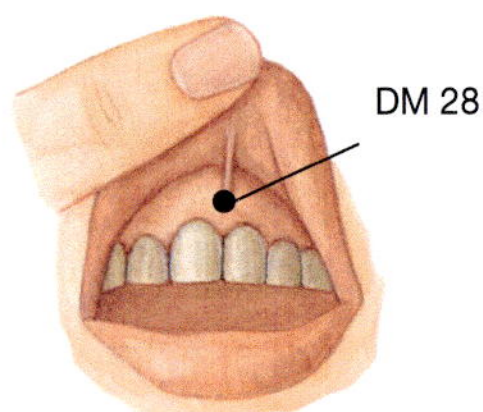
DM 28

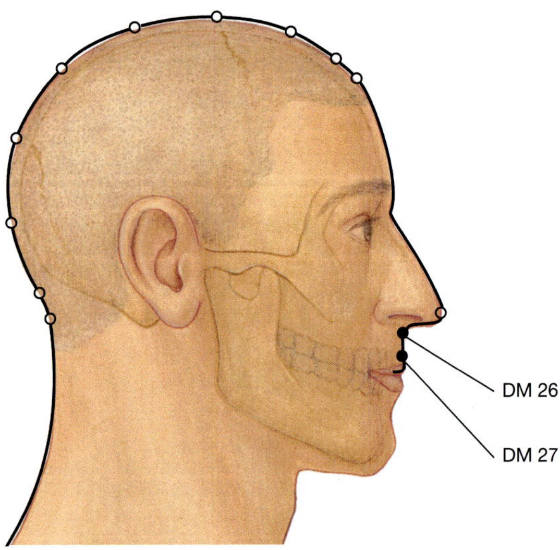
DM 26
DM 27

DM 26 Centro del ser

水沟，人中 *cimalis aquae* *(Rg 26)*
Jen Tchong, shuǐgoū, rénzhōng

Localización:
En el surco nasolabial, un poco por encima de su centro.

Calificación:
"Punto de conexión" con los meridianos principales de *estómago* e *intestino grueso*.

Efecto:
Regulación y estabilización de *bazo* y *estómago*, calma del *viento*, transformación de *humor* y *mucosidad*, liberación de las aberturas de los sentidos, descenso y sedación de *calor* y *fuego*, movilización de la espalda.

Indicaciones:
Sintomatología diabética con sed insaciable (polidipsia), hinchazón, acumulación de líquido, tendencia a espasmos, náuseas repentinas, ataques de risa, llorar y reír sin motivos, trismus, tics, desmayos, espasmos de la musculatura ocular, dolor de espalda, tendencia a colapso, convulsiones infantiles, golpe de calor, mareos por movimiento.

Técnica:
0,2-0,5 CUN, inserción inclinada/oblicua hacia arriba, moxibustión posible.

DM 27 Extremidad del surco nasolabial

兑端 *promontorium laetitiae* *(Rg 27)*
Toe Toann, duìdūan

Localización:
En la línea central, límite entre labio superior y surco nasolabial donde cambia piel por mucosa.

Efecto:
Regulación de *hígado y riñón*, descenso del Yang, ascenso del Qi, calma del *viento*, derivación de *humedad* o *calor-humedad*.

Indicaciones:
Síntomas diabéticos con lengua seca, orina oscura y escasa, pterigión, ictericia, congestión nasal por pólipos y secreciones, epistaxis, dolor de muelas, trismus.

Técnica:
0,2-0,3 CUN en vertical.

DM 28 Encías

龈交 *copulatio gingivalis* *(Rg 28)*
Gann Tsiao, yínjiāo

Localización:
Por dentro del labio superior, en el pliegue entre el maxilar y el labio.

Calificación:
"Punto de conexión" con el Vaso Concepción *(sinarteria respondens)* y el meridiano principal de *estómago*.

Efecto:
Derivación de *calor* del *hígado, vesícula biliar, bazo y estómago*.

Indicaciones:
Congestión nasal por pólipos y secreciones, dolor en la frente y raíz nasal, ictericia, contracturas, tortícolis, ataques convulsivos, hinchazón gingival, lagrimeo, enrojecimiento ocular interno, dolores lumbares agudos, fisura anal.

Técnica:
0,2-0,3 CUN en inserción inclinada/oblicua.

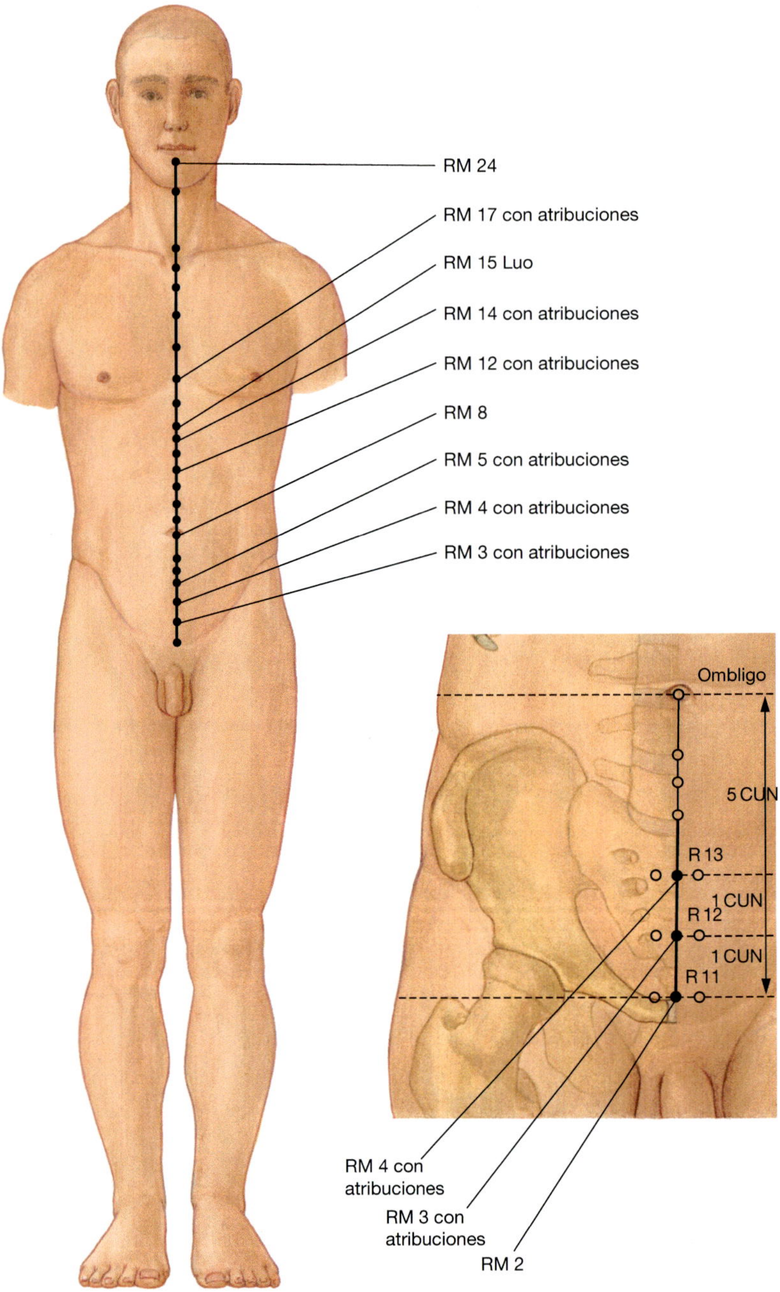
RM 24
RM 17 con atribuciones
RM 15 Luo
RM 14 con atribuciones
RM 12 con atribuciones
RM 8
RM 5 con atribuciones
RM 4 con atribuciones
RM 3 con atribuciones
Ombligo
5 CUN
R 13
1 CUN
R 12
1 CUN
R 11
RM 4 con atribuciones
RM 3 con atribuciones
RM 2

Puntos de acupuntura del meridiano de control Vaso Concepción (Ren Mai) *(sinarteria respondens Rs)*

RM 1 **Reunión de los tres Yin**
会阴 *yin conventi* *(Rs 1)*
Roé Innhùiyīn

Localización:
En el centro del perineo.

Calificación:
"Punto de conexión" con el Vaso Gobernador *(sinarteria regens)* y el Canal vital (Chong Mai) *(sinarteria impedimentalis)*.

Efecto:
Enorme refuerzo del *riñón*.

Indicaciones:
Dolor, sudor e hinchazón en región genital, prolapso uterino, prolapso anal, prurito, prurito anal, trastornos de la menstruación, trastornos de la micción, enuresis, prostatitis, hemorroides.

Técnica:
0,5-1 CUN en vertical, moxibustión posible.

RM 2 **Sínfisis pubiana**
曲骨 *os curvum* *(Rs 2)*
Ku, Kou, qūgŭ

Localización:
En la sínfisis púbica en la línea media

Calificación:
"Punto de conexión" con el meridiano principal de *hígado*.

Efecto:
Refuerzo del *yin renal*, tonificación y regulación del Xue.

Indicaciones:
Debilidad general, rápido agotamiento, frío de extremidades, dolor en bajo vientre y lumbares, flujo seminal, trastornos de la micción, impotencia, frigidez, leucorrea, incontinencia, enuresis, trastornos menstruales.

Técnica:
0,3-1 CUN en vertical, moxibustión posible.

RM 3 **Polo del centro de los órganos genitales**
中极，膀胱募 *conquisitorium vesicale* *(Rs 3)*
Tchong Tsi, zhōngjí, pángguāngmù

Localización:
1 CUN por encima del borde de la sínfisis del pubis, 4 CUN por debajo del ombligo.

Calificación:
1. "Punto de concentración o alarma Mu" (ventral) de *vejiga*.
2. "Punto de conexión" con los meridianos principales de *hígado, bazo* y *riñón*.

Efecto:
Regulación de fluidos, refuerzo del *yin renal*, tonificación del Xue, derivación de *humedad*, refuerzo del *yang renal*.

Indicaciones:
Trastornos ginecológicos, trastornos menstruales de cualquier tipo, infertilidad, prurito vulvar, hinchazón y dolorimiento en genitales, leucorrea, hemorragias tras parto, placenta retenida, amenaza de parto prematuro, amenaza de aborto, tumoraciones y neoplasias en bajo vientre, dolores punzantes abdominales en la región umbilical, aumento del deseo sexual antes de la menstruación, desmayos súbitos, trastornos de la micción, goteo de orina, retención urinaria, dolores en bajo vientre por lesiones por *frío* con Yang ascendente como palpitaciones, mareos, inquietud, insomnio, nerviosismo, irritabilidad, impotencia, enuresis.

Técnica:
0,8-2 CUN en vertical, moxibustión posible.

RM 4 **Barrera de la fuente**
关元 *prima clusarum* *(Rs 4)*
Koann Iuann, guānyuán

Localización:
3 CUN por debajo del ombligo.

Calificación:
1. "Punto de concentración o alarma Mu" (ventral) de *intestino delgado*.
2. "Punto de conexión" con los meridianos principales de *hígado, bazo* y *riñón*.

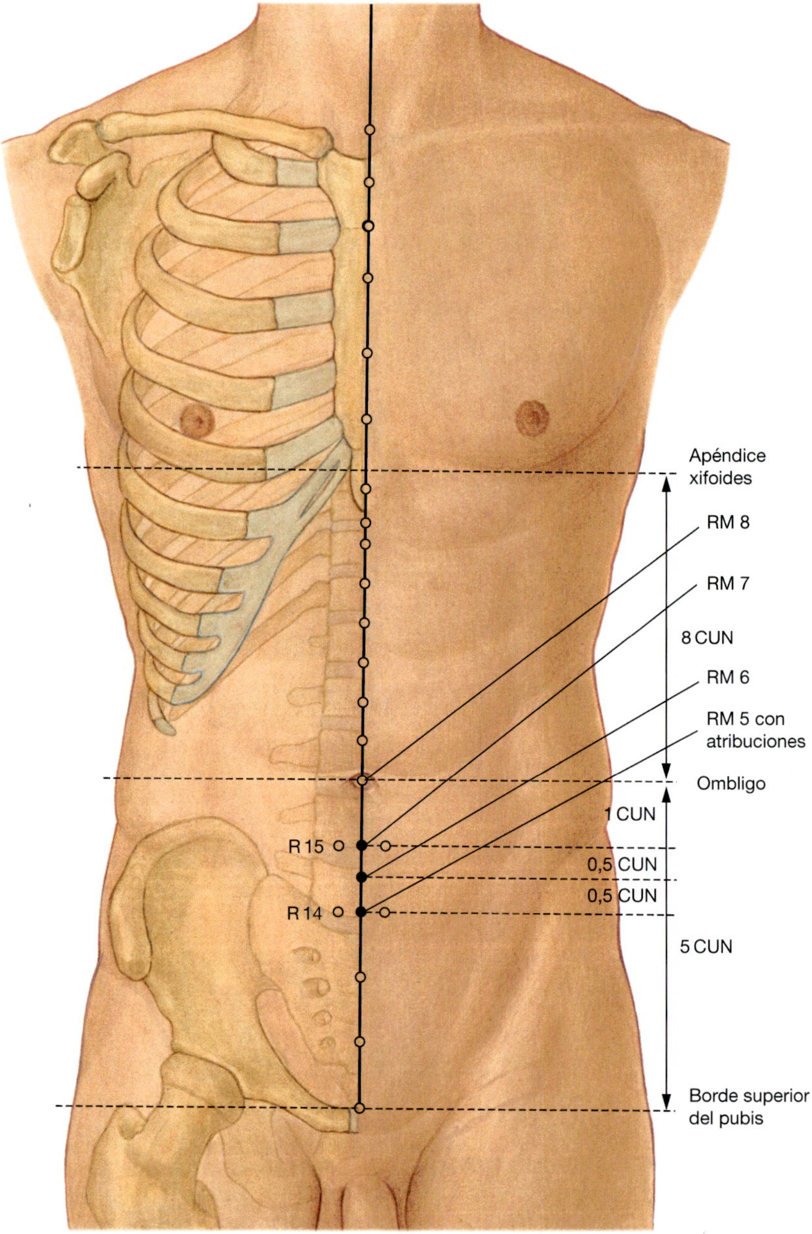
Apéndice xifoides
RM 8
RM 7
8 CUN
RM 6
RM 5 con atribuciones
Ombligo
1 CUN
R 15
0,5 CUN
0,5 CUN
R 14
5 CUN
Borde superior del pubis

Efecto:
Refuerzo del *riñón*, consolidación del *qi hereditario*, regulación del Qi, limitación y descenso del Yang.

Indicaciones:
Lesiones por *frío* en el bajo vientre con dolores violentos y cortantes, sensación de frío, diarreas, trastornos de la micción, bloqueos de Qi y Xue por tumoraciones, congestiones, neoplasias en bajo vientre sobre todo en mujeres, hematuria, retención de orina, enuresis, trastornos menstruales, síndrome premenstrual, infertilidad, hemorragias persistentes (incluso tras parto), placenta retenida, leucorrea, Yang ascendente con palpitaciones, vértigo, agitación, tendencia al sobresalto, insomnio, debilitamiento, sintomatología diabética, extremidades frías con calor en la cabeza, prolapso uterino, impotencia en el hombre.

Técnica:
0,8-2 CUN en vertical, moxibustión posible.

RM 5 Shimen

石门 *porta lapidea* *(Rs 5)*
Che Menn, shímén

Localización:
2 CUN por debajo del ombligo.

Calificación:
"Punto de concentración o alarma Mu" (ventral) del *triple recalentador*.

Efecto:
Refuerzo del *yin renal*, movilización del *yang renal*, refrigeración de *calor* en Recalentador Inferior

Indicaciones:
Trastornos de la micción de cualquier tipo, retención urinaria, enuresis, dolor y picor en región genital, hinchazones, retracción del escroto, dolor en bajo vientre con irradiación hacia el centro del abdomen, hematuria, neoplasias en bajo vientre, diarrea, loquios profusos.

Técnica:
Exclusivamente moxibustión.

RM 6 Mar de la energía

气海 *mare qi* *(Rs 6)*
Tsri Hae, qìhăi

Localización:
1,5 CUN por debajo del ombligo.

Calificación:
Reservorio del *qi vital* del varón.

Efecto:
Refuerzo y regulación del *riñón*, consolidación del *yin merum*, movilización del *yang merum*, descenso del Yang.

Indicaciones:
Poca capacidad de sobrecarga, rápido agotamiento, tendencia al sobresalto, frío en extremidades, palidez, voz débil, desánimo, infertilidad en ambos sexos, tendencia a hemorragias, leucorrea, menstruación irregular, dolores cólicos violentos alrededor del ombligo, neoplasias y tumores en bajo vientre, dolor de estómago, dolores y punzadas en región cardíaca, gran nerviosismo y ansiedad, contracciones en bajo vientre, Yang ascendente con vértigo, inquietud, insomnio, aumento de loquios, estado de apoplejía y preapoplejía, colapso.

Técnica:
1-2 CUN en vertical, moxibustión posible.

RM 7 Cruce de los Yin

阴交 *copulatio yin* *(Rs 7)*
Inn Tsiao, yīnjiāo

Localización:
1 CUN por debajo del ombligo.

Calificación:
"Punto de conexión" con el Canal vital (Chong Mai) y el meridiano principal de *riñón*.

Efecto:
Enorme refuerzo del *riñón*, eliminación de *frío*.

Indicaciones:
Debilidad, agotamiento, tendencia a sobresalto, carácter timorato, insomnio, pesadillas, inquietud, trastornos de la micción, estreñimiento, dolores cortantes en bajo vientre, prurito en genitales, trastornos de la menstruación, infertilidad, leucorrea, epistaxis, aumento de loquios.

Técnica:
0,8 CUN en vertical, moxibustión posible.

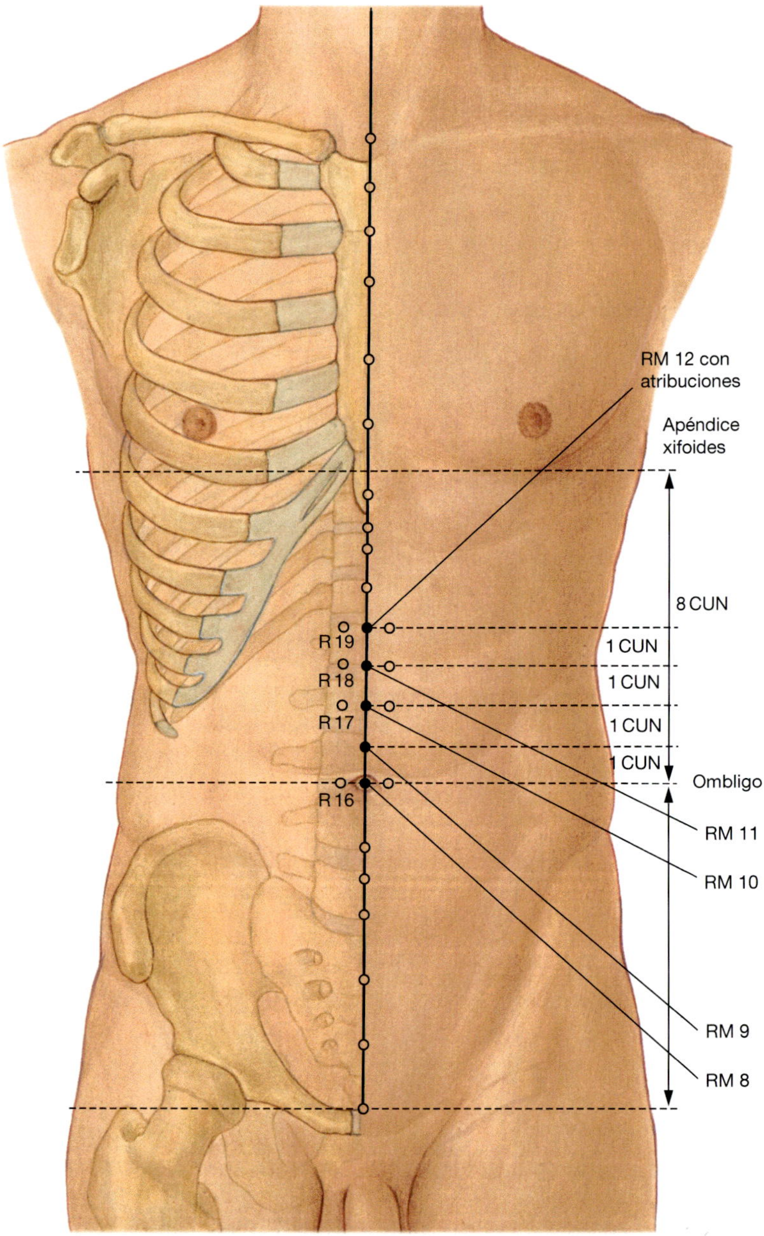
RM 12 con
atribuciones
Apéndice
xifoides
8 CUN
R 19
1 CUN
R 18
1 CUN
R 17
1 CUN
1 CUN
Ombligo
R 16
RM 11
RM 10
RM 9
RM 8

RM 8 **Puerta del espíritu**
神阙，脐中 *medium umbilici* *(Rs 8)*
Chen Rcheu, shénquè, qízhōng

Localización:
En el ombligo.

Efecto:
Estabilización de molestias violentas debidas al *vacío* del Centro (Bazo) y el Yin.

Indicaciones:
Sintomatología de apoplejía con desmayos, golpe de calor, desmayos súbitos, dolores en bajo vientre, borborigmos, diarreas, prolapso anal, trastornos de la micción de cualquier tipo, ataques convulsivos, opistótonos.

Técnica:
Exclusivamente moxibustión, llenando el ombligo con sal.

RM 9 **Repartición líquida**
水分 *aquae divisae* *(Rs 9)*
Choe Fenn, shŭifēn

Localización:
1 CUN por encima del ombligo.

Efecto:
Regulación de fluidos, estabilización del metabolismo de los líquidos.

Indicaciones:
Trastornos del metabolismo de los líquidos: ascitis, abotargamiento, edemas, sensación de tensión, tendencia a espasmos, borborigmos, diarreas, disminución de la excreción urinaria, náuseas, reflejo de vómitos.

Técnica:
0,5-2 CUN en vertical, moxibustión posible.

RM 10 **Canal inferior del estómago**
下脘 *foramen pyloricum* *(Rs 10)*
Cha Iuenn, xiàwăn

Localización:
2 CUN verticales por encima del ombligo.

Calificación:
"Punto de conexión" con los meridianos principales de *bazo* e *intestino delgado*.

Efecto:
Derivación de *calor-humedad* del Centro (Bazo).

Indicaciones:
Dolores, sensación de tensión en bajo vientre, dolores epigástricos, trastornos digestivos, anorexia, emaciación, estreñimiento, sensación de presión en el abdomen, náuseas, reflejo de vómito, disminución de la excreción urinaria.

Técnica:
0,8-2 CUN en vertical, moxibustión posible.

RM 11 **Vía sólida**
建里 *vicus constitutus* *(Rs 11)*
Tsienn Li, jìanlĭ

Localización:
3 CUN por encima del ombligo.

Efecto:
Armonización de *estómago e intestinos*.

Indicaciones:
Eructos, náuseas, falta de apetito, distensión y dolorimiento en el centro del abdomen, dolores punzantes en pecho y centro del abdomen, edema, anorexia.

Técnica:
0,5-2 CUN en vertical, moxibustión posible.

RM 12 **Centro del estómago**
中脘，胃募 *conquisitorium stomachi* *(Rs 12)*
Tchong Iuenn, zhōngwăn, wèimù

Localización:
4 CUN por encima del ombligo y 4 CUN por debajo del apéndice xifoides.

Calificación:
1. "Punto de concentración o alarma Mu" (ventral) de *estómago*.
2."Punto de conexión" con los meridianos principales de *estómago, intestino delgado* y *triple recalentador*.
3. "Punto de reunión Huixue" *(conv)* de todas las funciones energéticas externas, funciones energéticas de tránsito y funciones energéticas Yang *(órganos Fu)*.

Efecto:
Regulación del *estómago,* armonización del Qi, canalización de *humedad*, normalización del Qi a contracorriente.

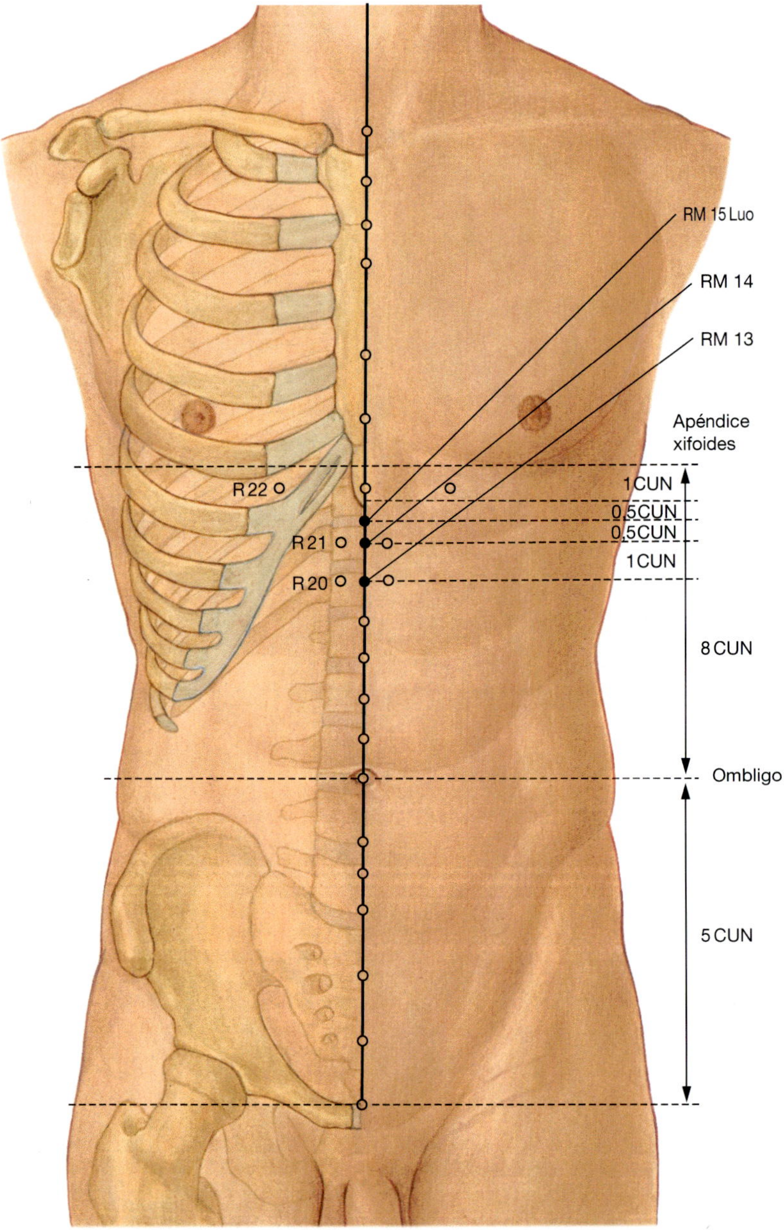
RM 15 Luo
RM 14
RM 13
Apéndice xifoides
1 CUN
0,5 CUN
0,5 CUN
1 CUN
8 CUN
Ombligo
5 CUN
R 22
R 21
R 20

Indicaciones:
Dolor, sensación de tensión y plenitud en estómago e intestinos, borborigmos, vómitos, eructos ácidos, pérdida del apetito, gastroenteritis, diarrea sanguinolenta, presión en bajo vientre, sensación de presión en el centro del abdomen, desmayos, fiebre, espasmos, tendencia al sobresalto, ansiedad.

Técnica:
0,8-2 CUN en vertical, moxibustión posible.

RM 13 Canal superior del estómago

上脘 *foramen cardiacum* *(Rs 13)*
Chang Iuenn, shàngwăn

Localización:
5 CUN por encima del ombligo, 3 CUN por debajo de la apófisis xifoides.

Calificación:
"Punto de conexión" con los meridianos principales de *estómago* e *intestino delgado*.

Efecto:
Tonificación del *qi del Centro (Bazo)*, refuerzo y regulación de *bazo, estómago, hígado* y *triple recalentador*, estabilización del metabolismo de los fluidos, refrigeración del Xue, descenso de *calor-humedad*.

Indicaciones:
Dolor en la parte inferior y media del abdomen, borborigmos, náuseas, reflejo de vómito, gastroenteritis, dolores, punzadas y contracciones en bajo vientre causados por *frío*; por ello, Yang ascendente con palpitaciones, vértigo, inquietud, insomnio, irritabilidad, sensación de presión en el centro del abdomen con condensaciones o induraciones, contracturas de la musculatura, tendencia al sobresalto, ataques de epilepsia, ictericia, pérdida del apetito.

Técnica:
0,8-1,5 CUN en vertical, moxibustión posible.

RM 14 Palacio inmenso

巨阙，心募 *conquisitorium cardiale* *(Rs 14)*
Ju Chue, jùquè, xīnmù

Localización:
6 CUN por encima del ombligo, 2 CUN por debajo del apéndice xifoides.

Calificación:
"Punto de concentración o alarma Mu" (ventral) del *corazón*.

Efecto:
Refuerzo y regulación del *qi* de *corazón*, *bazo* y *pulmón*, armonización de *estómago*, relajación y sedación del centro del abdomen.

Indicaciones:
Tendencia al sobresalto, ansiedad, miedo, timidez, nerviosismo o falta de concentración, falta de memoria, ira, irritabilidad, temperamento violento, tos, eructos ácidos, disnea, náuseas, gastroenteritis con dolores, sensación de tensión en el centro del abdomen y bajo vientre, ictericia, punzadas en pecho y espalda, ataques convulsivos, crisis epileptiformes, hemoptisis, hipo, palpitaciones, molestias de angina de pecho.

Técnica:
0,5-1 CUN en vertical, moxibustión posible.

RM 15 Cola de urraca

鸠尾 *cauda columbina* *(Rs 15)*
Tsiuo Mi, jīuwěi

Localización:
0,5 CUN por debajo del apéndice xifoides.

Calificación:
"Punto de conexión Luo" del Vaso Concepción *(sinarteria respondens)*.

Efecto:
Regularización del *qi del Centro (Bazo)*, refuerzo de *hígado, corazón* y *bazo*, calma del *viento*, derivación de *calor* y *humedad*.

Indicaciones:
Conducta ansiosa, miedosa, desconfiada y sobresaltada, síntomas epileptiformes, ataques de ira irrefrenable, accesos de gritos, cefalea hemilateral, sensación de presión y tensión en el pecho, hemoptisis, tensión y sensación de plenitud en el abdomen, obstrucción de la garganta, hinchazón de garganta, disfagia o trastornos de la deglución.

Técnica:
0,3-0,5 CUN, inserción inclinada/oblicua hacia abajo, moxibustión posible.

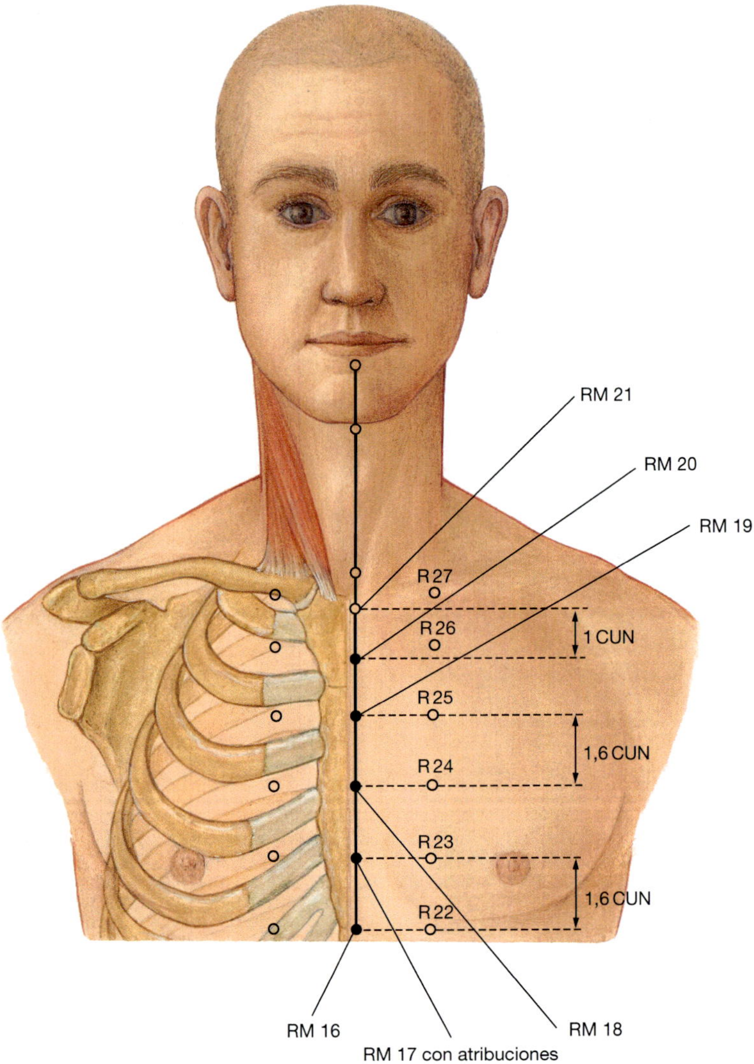
RM 21
RM 20
RM 19
R 27
R 26
1 CUN
R 25
1,6 CUN
R 24
R 23
1,6 CUN
R 22
RM 16
RM 17 con atribuciones
RM 18

RM 16 **Gran sala central**
中庭 *vestibulum medium* *(Rs 16)*
Tchong Ting, zhōngtíng

Localización:
1,6 CUN por debajo de RM 17, en el 5º espacio intercostal.

Efecto:
Refuerzo del *qi del estómago*, descenso del Qi a contracorriente, derivación de *humedad*.

Indicaciones:
Sensación de presión, sensación de tensión en el pecho, sensación de plenitud, inapetencia, vómitos.

Técnica:
0,3-0,5 CUN, inserción transversal, moxibustión posible.

RM 17 **Centro del tórax**
膻中 *atrium pectoris* *(Rs 17)*
Trann Tchong, tánzhōng,shānzhōng

Localización:
En esternón, a nivel de los pezones o el 4º espacio intercostal.

Indicaciones:
1. "Punto de concentración o alarma Mu" (ventral) del *pericardio*.
2. "Punto de reunión Huixue" *(conv)* del Qi.
3. "Punto de conexión" con los Meridianos principales de *bazo, riñón, triple recalentador* e *intestino delgado*.

Efecto:
Regularización del Qi, descenso del Qi a contra corriente, eliminación de la presión en el pecho, relajación del centro del abdomen.

Indicaciones:
Disnea, falta de aliento, tos, respiración jadeante, sensación de plenitud, dolores difusos y punzantes en pecho y flancos, sibilancias de mucosidad, moco amarillo fino o espeso, esputo sanguinolento, bocio, disminución de la secreción láctea durante la lactancia, mastitis, bronquitis.

Técnica:
0,3-0,5 CUN, inserción transversal, moxibustión posible

RM 18 **Palacio de Jade**
玉堂 *atrium iaspidis* *(Rs 18)*
Iou Trang, yùtáng

Localización:
1,6 CUN por debajo de RM 19 a nivel del 3er espacio intercostal.

Efecto:
Liberación del *qi* de *corazón y pulmón*.

Indicaciones:
Sensación de tensión, sensación de plenitud, sensación de presión en pecho y flancos, incapacidad para tragar, náuseas, hipo, eructos, tos, malestar general, nerviosismo.

Técnica:
0,3-0,5 CUN en inserción inclinada/oblicua, moxibustión posible.

RM 19 **Palacio púrpura**
紫宫 *conclave purpureum* *(Rs 19)*
Tseu Kong, zǐgōng

Localización:
En la línea media del tórax a nivel del 2º espacio intercostal.

Efecto:
Refuerzo del *qi* de *bazo* y *pulmón*, refrigeración de *calor*, descenso de *calor-humedad*, transformación de *mucosidad*.

Indicaciones:
Sensación de tensión y dolor en pecho y flancos, tos, eructos, esputo sanguinolento, disfagia o trastornos de la deglución.

Técnica:
0,3 CUN en inserción inclinada/oblicua, moxibustión posible.

RM 20 **Corona suntuosa**
华盖 *tegmen floreum* *(Rs 20)*
Roa Kae, húagài

Localización:
1 CUN por debajo de RM 21.

Efecto:
Tonificación del *qi pulmonar*, liberación de garganta y faringe.

Indicaciones:
Tos, respiración jadeante, dificultades respiratorias, obstrucción de la garganta, disfagia o trastornos de la deglución, sensación de plenitud.

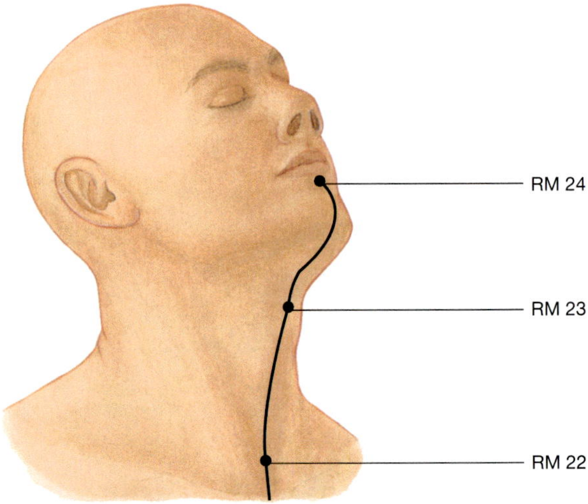
RM 24
RM 23
RM 22

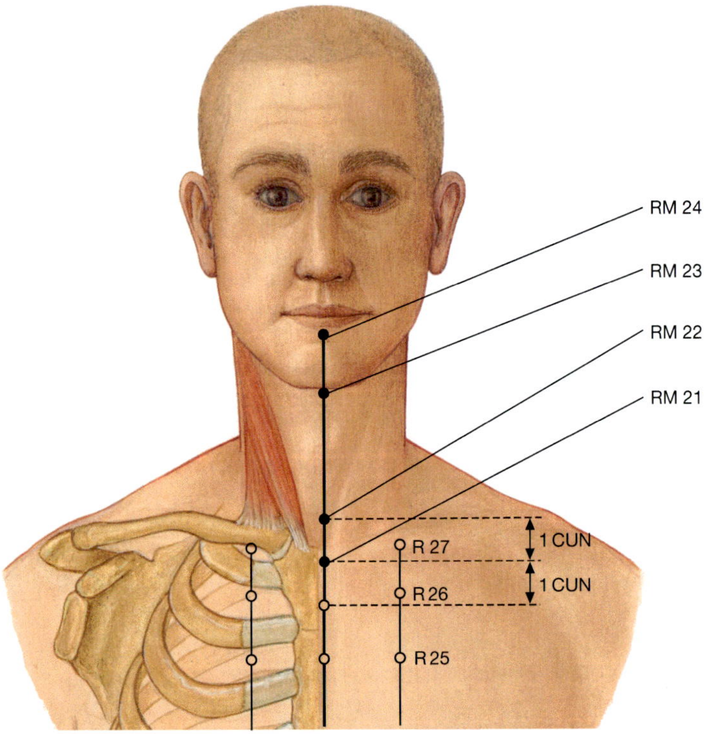
RM 24
RM 23
RM 22
RM 21
R 27
1 CUN
R 26
1 CUN
R 25

Técnica:
0,3 CUN en inserción inclinada/oblicua, moxibustión posible.

RM 21 Joya preciosa

璇玑 *dioptra mobilis* *(Rs 21)*
Siuann Ki, xúanjī

Localización:
En el extremo superior del esternón, 1 CUN por debajo de RM 22.

Efecto:
Estabilización del *qi* de *bazo y pulmón*, descenso del Qi a contracorriente.

Indicaciones:
Tos, hipo, eructos, obstrucción de la garganta con hinchazón y dolor, disfagia o trastornos de la deglución, sensación de plenitud, disnea, sensación de presión en el centro del abdomen, trastornos digestivos.

Técnica:
0,3 CUN en inserción inclinada/oblicua, moxibustión posible.

RM 22 Elevación celeste

天突 *ruina caelestis* *(Rs 22)*
Tienn Tou, tiāntū

Localización:
0,5 CUN por encima del esternón, en el centro de la fosa supraesternal.

Calificación:
"Punto de conexión" con el Canal defensor Yin (Yin Wei Mai) *(sinarteria retinens yin)*.

Efecto:
Tonificación y regularización del *qi* de *bazo* y *pulmón*, liberación de la garganta.

Indicaciones:
Respiración jadeante, asma, tos, esputo de moco, pus y sangre, hinchazón interna y externa del cuello, formación de úlceras en la garganta, afonía, bocio, ruidos en la garganta, dificultades respiratorias, ictericia, bronquitis, laringitis, afecciones de las cuerdas vocales, espasmo esofágico, ronquera, voz áspera, hipo.

Técnica:
Inserción de la aguja detrás del esternón, primero 0,3 CUN en vertical, luego 1-2 CUN inclinada/oblicua detrás del esternón, moxibustión posible.

RM 23 Fuente íntegra

廉泉 *fons in angustiis* *(Rs 23)*
Lienn Tsiuan, liánquán

Localización:
En una fosita por encima de la nuez.

Calificación:
"Punto de conexión" con el Canal defensor Yin (Yin Wei Mai) *(sinarteria retinens yin)*.

Efecto:
Regulación del *qi hepático*, refuerzo del *bazo*, eliminación de *calor*, dispersión de *calor-humedad*.

Indicaciones:
Induraciones en la lengua, contracción de la raíz de la lengua, salivación, aftas, disfagia o molestias en la deglución, dificultades para hablar, ronquera.

Técnica:
0,3 CUN en inserción inclinada hacia arriba.

RM 24 Contener la bebida

承浆 *recipiens liquoris* *(Rs 24)*
Sing Tsiang, chéngjiāng

Localización:
En el centro de la mandíbula, en una depresión por debajo del labio.

Calificación:
"Punto de conexión" con los meridianos principales de *intestino delgado* y *estómago* y el Vaso Gobernador *(sinarteria regens)*.

Efecto:
Refuerzo y regulación del *hígado*, calma del *viento*.

Indicaciones:
Síntomas de apoplejía con hemiplejía, paresia unilateral en la zona de la cara, dolor de muelas, hinchazón gingival, hinchazón de la cara, afonía repentina, sialorrea.

Técnica:
0,2-0,3 CUN, inserción inclinada/oblicua hacia arriba, moxibustión posible.

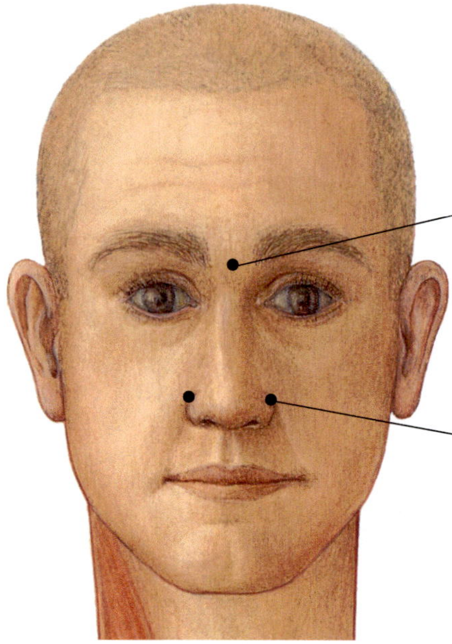
PS 1
PS3

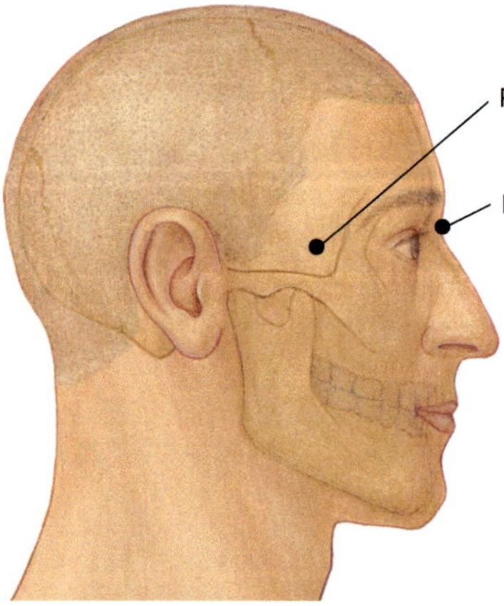
PS 2
PS 1

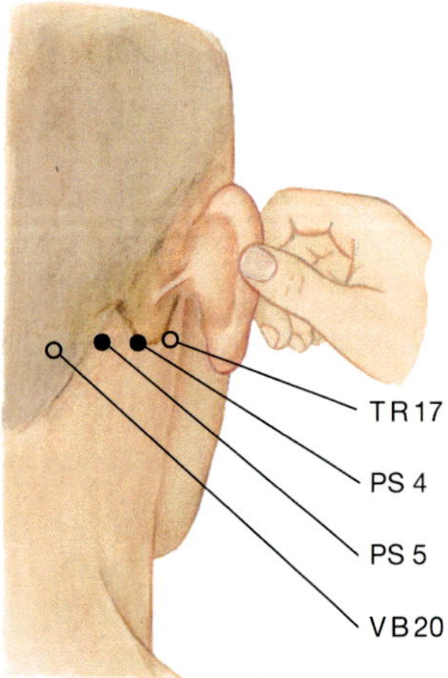
TR17
PS 4
PS 5
VB20

Puntos secundarios: cabeza y nuca

Se consideran puntos secundarios aquellos que se sitúan fuera de los catorce meridianos principales. En la actualidad, en la extensa bibliografía se mencionan hasta 1.500 puntos secundarios. Los más relevantes para la práctica son los siguientes:

Cabeza y nuca

PS 1 印堂 **Trazo de la frente**
atrium impressionis
Inn Trang, yìntáng

Localización:
En la línea media entre las cejas.

Efecto:
Derivación de *viento-calor*, enfriamiento de *calor*, sedación de Shen.

Indicaciones:
Cefalea frontal, vértigo, todas las afecciones nasales, congestión nasal, epistaxis, sinusitis, enfermedades oculares, hipertensión, convulsiones infantiles, insomnio.

Técnica:
0,5-0,8 CUN, en inserción oblicua hacia abajo.

PS 2 太阳 **Gran Yang**
yang maior
Trae Yang, taìyáng

Localización:
Desde el punto central entre el canto externo del ojo y el extremo lateral de la ceja, alrededor de 1 CUN lateral a una depresión.

Efecto:
Mejora de la agudeza visual, derivación de *viento* y *calor* y enfriamiento de *calor*.

Indicaciones:
Cefalea, migraña, afecciones oculares, neuralgia del trigémino, parálisis facial, vértigo, conjuntivitis, hipertonía.

Técnica:
Inserción inclinada/oblicua, 0,5-0,8 CUN, o con leve sangría con la aguja en punta de flecha.

PS 3 鼻通 **Encima de IG 20**
nasus patens
Ty Thong, *Chang Inn Siang, bítōng*

Localización:
En el extremo superior del pliegue nasolabial.

Efecto:
Desobstrucción de la nariz.

Indicaciones:
Rinitis, sinusitis, pólipos nasales.

Técnica:
0,3-0,6 CUN, inserción inclinada/oblicua en dirección de IG 20.

PS 4 翳明 **Cuidar la luz**
splendor oculi
Yí ming, yìmíng

Localización:
1 CUN por detrás de TR 17, en el borde inferior de la apófisis mastoides.

Efecto:
Mejora de la agudeza visual, calma del Shen.

Indicaciones:
Miopía e hipermetropía, ceguera nocturna, cataratas, estadios iniciales de glaucoma, acúfenos, insomnio, parotiditis, dolores de cabeza, somnolencia, vértigo.

Técnica:
Inserción inclinada/oblicua en dirección a la punta de la nariz 0,5-1 CUN.

PS 5 安眠 **Sueño tranquilo**
somnus tranquillus
ānmián

Localización:
Entre el PS 4 y el VB 20.

Efecto:
Calma del Shen, clarificación de los sentidos.

Indicaciones:
Insomnio, cefaleas, obnubilación, vértigo, palpitaciones, inquietud, hipertonía.

Técnica:
Inserción inclinada/oblicua 0,8-1 CUN.

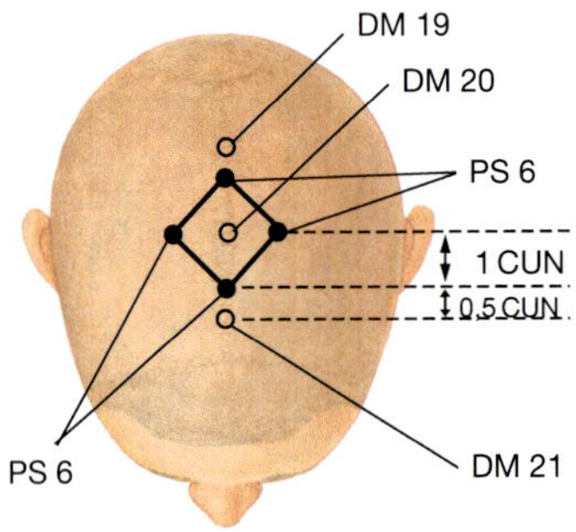
DM 19
DM 20
PS 6
1 CUN
0,5 CUN
PS 6
DM 21

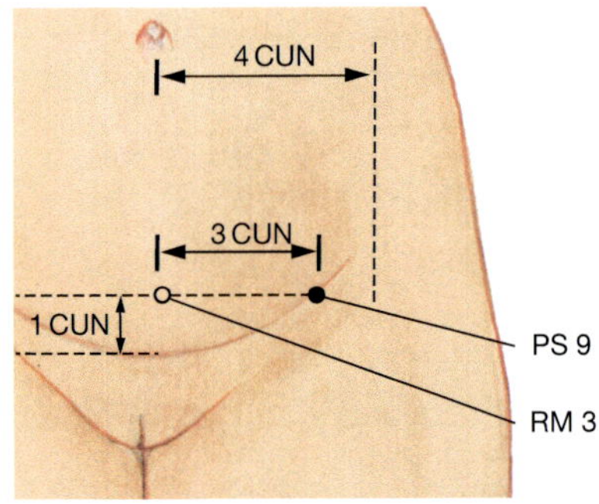
4 CUN
3 CUN
1 CUN
PS 9
RM 3

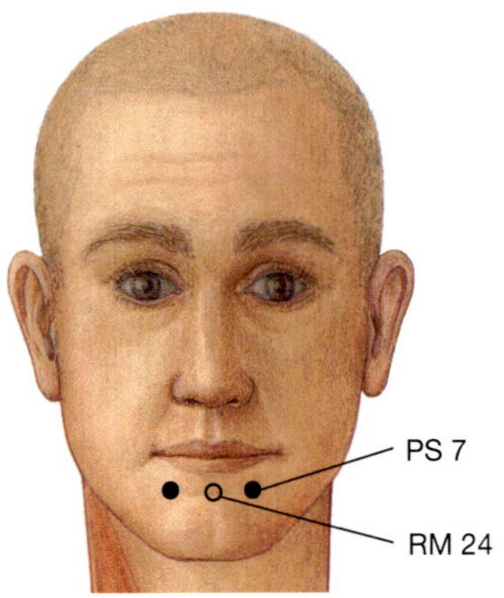
PS 7
RM 24

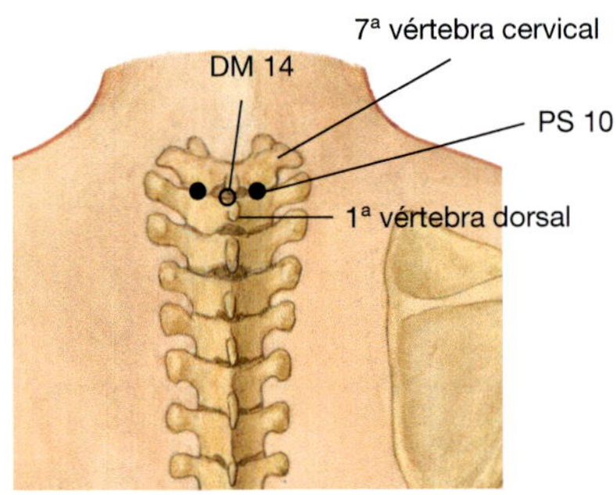
7ª vértebra cervical
DM 14
PS 10
1ª vértebra dorsal

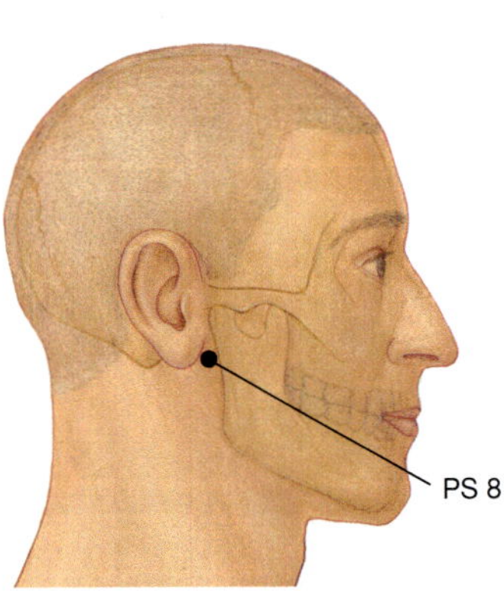
PS 8

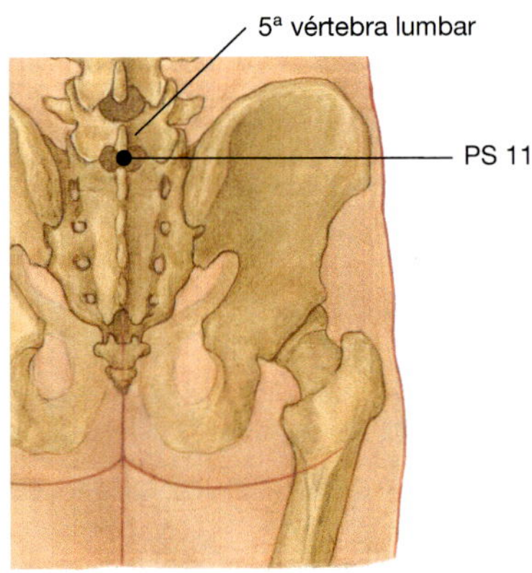
5ª vértebra lumbar
PS 11

PS 6 **Reunión de los 4 dioses**
四神聪 *quattuor foramina sagaces*
Se Chenn Tong, sì shéncōng

Localización:
En la bóveda craneal, 1 CUN respectivamente por delante, detrás y lateralmente al DM 20.

Efecto:
Descenso del Yang, calma y sedación de *viento*, alivio del dolor, resolución de espasmos.

Indicaciones:
Dolor de cabeza, obnubilación y mareos, insomnio, trastornos de la memoria, epilepsia, hemiplejía, estados postapoplejía.

Técnica:
0,3-1 CUN horizontales en dirección a DM 20.

PS 7 **Al lado del que contiene la bebida**
夹承浆 *iuxta foramen recipiens liquores*
jía chéngjiāng

Localización:
0,5 CUN al lado de RM 24.

Efecto:
Alivio del dolor, dispersión de *viento*.

Indicaciones:
Parálisis facial, ulceraciones en la cavidad bucal, neuralgia del trigémino.

Técnica:
0,5-1 CUN, inserción oblicua.

PS 8 **Qianzheng**
牵正 *foramen recte trahens*
qīanzhèng

Localización:
0,5-1 CUN por delante del lóbulo auricular, donde puede palparse un punto sensible o un tubérculo.

Efecto:
Dispersión de *viento*.

Indicaciones:
Parálisis facial, úlceras en la boca, dolor de muelas.

Técnica:
0,5-1 CUN en vertical.

Tronco y espalda

PS 9 **Útero**
子宫 *uterus*
Se Kong, zǐgōng

Localización:
3 CUN al lado de RM 3.

Efecto:
Regulación de la menstruación, refrigeración de *calor*, transformación de *calor-humedad*, elevación del *qi del Centro (Bazo)*.

Indicaciones:
Anexitis, cistitis, infertilidad, menstruación irregular, menorragias, dismenorrea, prolapso uterino.

Técnica:
1-1,5 CUN en vertical.

PS 10 **Detener el asma**
定喘 *stabiliens anhelitum*
Ding Chuan, dìngchŭan

Localización:
0,5 CUN laterales a DM 14.

Efecto:
Eliminación de factores patógenos externos del *pulmón*.

Indicaciones:
Bronquitis, asma, tosferina, tos, tortícolis, urticaria, dolor en extremidades superiores.

Técnica:
0,5-1 CUN en vertical, moxibustión posible.

PS 11 **Encima de la 17ª vértebra**
十七椎下 *XVII vertex*
Che Tsi Tchouí, shíqī zhuīxìa

Localización:
Debajo de la apófisis espinosa de la 5ª VL.

Efecto:
Fortalecimiento de la espalda, regulación del Recalentador Inferior.

Indicaciones:
Dolor sacrolumbar, dolor que irradia a la extremidad inferior, paraplejía traumática, parálisis infantil, hemorroides, hemorragias uterinas, dismenorrea, disuria.

Técnica:
0,5-1 CUN en vertical, moxibustión posible.

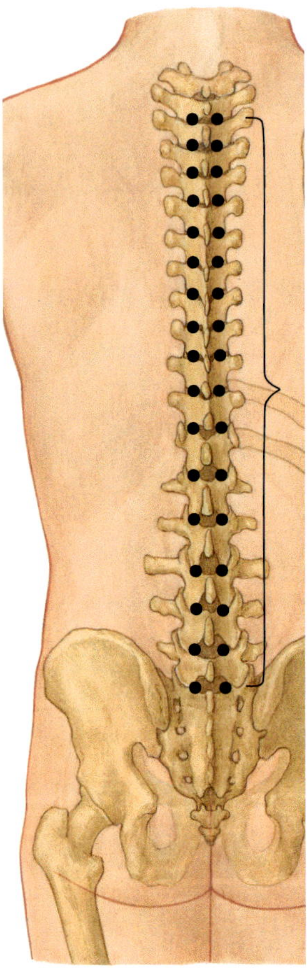
PS 12

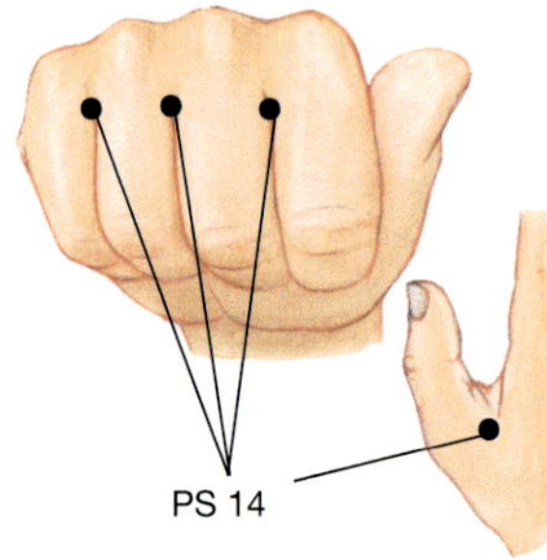
PS 14

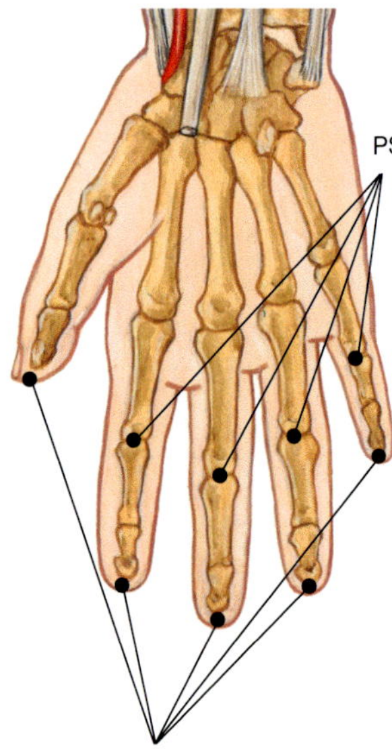
PS 13
PS 15

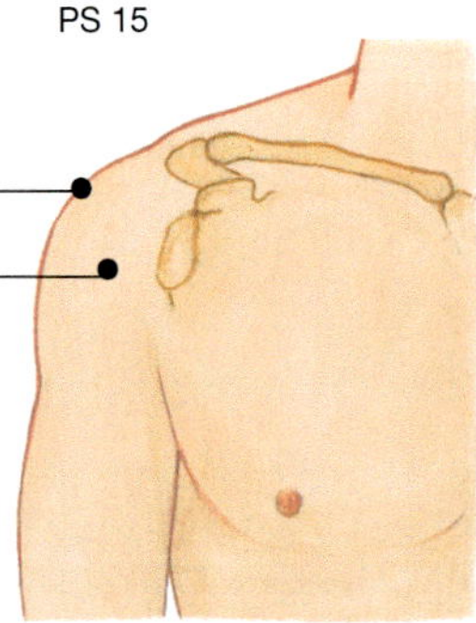
IG 15
PS 16

PS 12 **Puntos paravertebrales de Hoatuo**
华佗夹脊 *foramina iuxta spinam*
Hoa Tuo Tsia Tsi, huá tuō jíajǐ

Localización:
Un grupo de puntos que se sitúan a 0,5-1 CUN al lado de los correspondientes extremos inferiores de la apófisis espinosa de las vértebras dorsales y lumbares. Gracias a su localización, se establecen conexiones entre el Vaso Gobernador *(s. regens)* y el meridiano de *vejiga*.

Efecto:
Regulación del Qi entre *ss. vesicalis et regens* (meridianos principales de *vejiga* y Vaso Gobernador).

Indicaciones:
Las mismas que las del meridiano del Vaso Gobernador *(s. regens)* y del meridiano de *vejiga (s. vesicalis)*, trastornos de órganos internos, aparato locomotor y columna vertebral.

Técnica:
1-1,5 CUN en vertical.

Extremidad superior

PS 13 **Cuatro suturas**
四缝 *quattuor rimae articulares*
Se Fong, sìfèng

Localización:
En el lado palmar, en el centro de las articulaciones interfalángicas proximales de los dedos índice, mediano, anular y meñique.

Efecto:
Favorecimiento del flujo de Qi y Xue, reducción del estancamiento digestivo, eliminación de parásitos.

Indicaciones:
Errores de alimentación y malnutrición infantil, tosferina, diarrea infantil, asma, parásitos intestinales; local: molestas artríticas.

Técnica:
Inserción con sangría con aguja en punta de flecha.

PS 14 **Ocho demonios**
八邪 *octo (foramina contra) heteropathias*
Pa Sjá, bāxié

Localización:
En el dorso de la mano entre los cinco dedos, en el límite entre "la carne blanca y la roja", con el puño cerrado sin fuerza.

Efecto:
Expulsión de *viento*, refrigeración de *calor*, decontracción de músculos y tendones.

Indicaciones:
Dificultades en las articulaciones de los dedos, entumecimiento de los dedos, dolor de cabeza, dolor de nuca, dolor de muelas, ojos dolorosos y fiebre con inquietud.

Técnica:
Inserción inclinada/oblicua de la aguja 0,5-0,8 CUN o con sangría, moxibustión posible.

PS 15 **Diez anuncios**
十宣 *decem (foramina) detractionis*
Siuann, shíxūan

Localización:
En el centro de la punta de cada uno de los dedos de la mano, alrededor de 0,1 CUN por encima de la uña.

Efecto:
Refrigeración de *calor* y *calor estival*, reanimación en caso de pérdida de la conciencia.

Indicaciones:
Entumecimiento de los dedos, enfermedades febriles, coma, pérdida de la conciencia, golpe de calor, convulsiones infantiles, estado de schock.

Técnica:
Inserción de aguja en punta de flecha con sangría.

PS 16 **Punto del hombro**
肩内陵 *(foramen) intra alam*
jīanneìlíng

Localización:
En el centro entre el extremo del pliegue axilar anterior e IG 15.

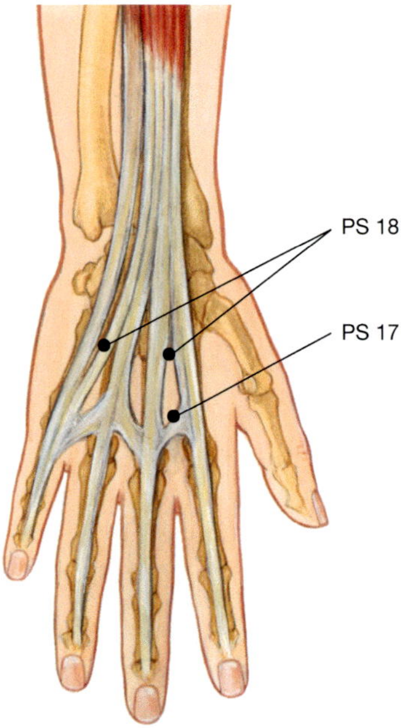
PS 18
PS 17

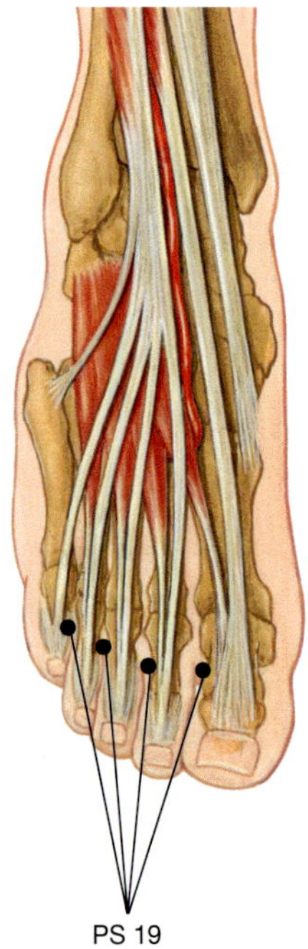
PS 19

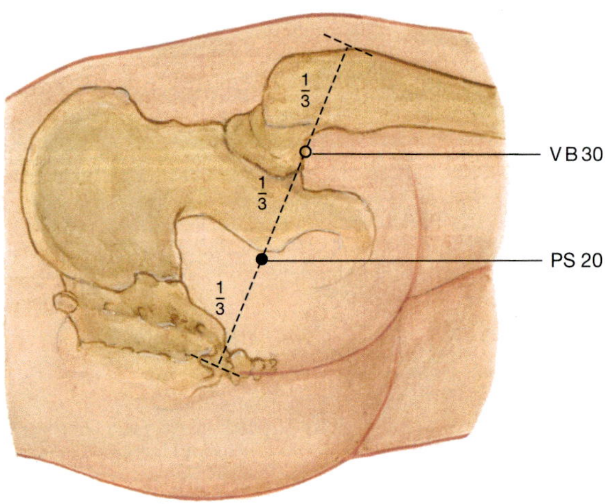
1/3
1/3
1/3
VB 30
PS 20

Efecto:
Expulsión de *viento*, eliminación de *frío* y *humedad*, refuerzo del hombro, decontracción (ablandamiento) del aparato locomotor.

Indicaciones:
Dolores, atrofia, inflamación y limitación del movimiento del hombro, hombro congelado, rigidez en extremidades superiores.

Técnica:
Inserción vertical, calentamiento de la aguja.

PS 17 MC 8 externo

落枕
distorsio colli
Waj Lo Kong, luòzhěn

Localización:
Entre el 2º y el 3er huesos metacarpianos, 0,5 CUN proximales a la articulación metacarpofalángica.

Efecto:
Expulsión de *viento*.

Indicaciones:
Rigidez de nuca, molestias de hombro-brazo, molestias gástricas agudas, dolores laríngeos y faríngeos.

Técnica:
0,5-1 CUN en vertical.

PS 18 Puntos del lumbago

腰痛
foramen lumbaginis
Ya Trong, yāotòng

Localización:
En el dorso de la mano, 1 CUN distal al pliegue de la muñeca, a ambos lados del tendón del digital común, así como entre los metacarpos del 2º y 3er dedos, y los del 4º y 5º dedos.

Efecto:
Resolución del flujo del Qi en la región lumbar.

Indicaciones:
Lumbago, dolores de espalda bilaterales en zona inferior.

Técnica:
0,5-0,8 CUN en vertical hacia el centro de la palma de la mano.

Extremidad inferior

PS 19 Ocho vientos

八风
octo venti
Pa Fong, bāféng

Localización:
Entre los diez dedos de los pies, en el límite entre "carne blanca y roja".

Efecto:
Expulsión de *viento*, refrigeración de *calor*, transformación de *calor-humedad*.

Indicaciones:
Dolores en el dorso del pie, debilidad en los pies, dolor de muelas, menstruación irregular, sensación de entumecimiento y dolor en los dedos de los pies, trastornos circulatorios, gangrena en extremidades inferiores y en pies.

Técnica:
Inserción de la aguja ligeramente inclinada/oblicua, 0,5-0,8 CUN, o inserción con sangría con una aguja en punta de flecha (en este grupo de puntos se incluyen H 2, E 44 y VB 43).

PS 20 Centro entre cóccix y fémur

环中
foramen intermedius sacro-femoralis
húanzhōng

Localización:
En el punto medio entre el VB 30 y el cóccix.

Efecto:
Dispersión de *viento*, eliminación de *humedad*, desbloqueo de los meridianos.

Indicaciones:
Ciática, bloqueo de energía en los meridianos de las extremidades inferiores, molestias reumatoides en la región de la cadera, hemiplejía.

Técnica:
3-4 CUN en vertical.

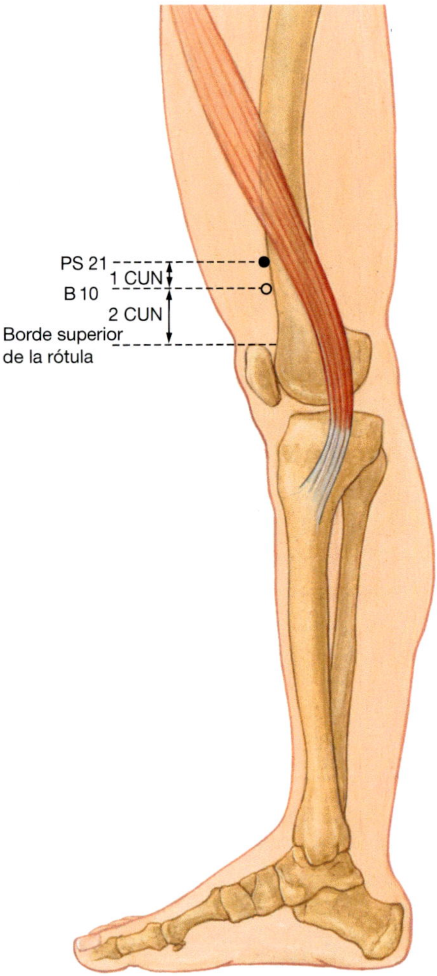
PS 21
1 CUN
B 10
2 CUN
Borde superior
de la rótula

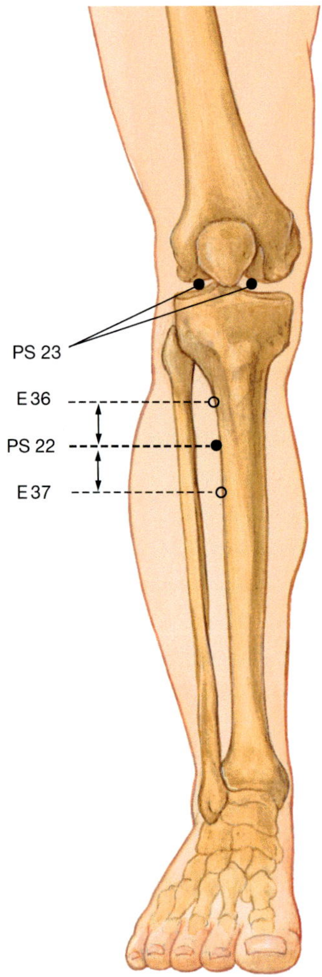
PS 23
E 36
PS 22
E 37

PS 21 **Hogar microbiano**
百虫窝 *nidus bestiolorum*
Paj Tchong Wo, baǐchóng wō

Localización:
1 CUN por encima de B 10.

Efecto:
Regulación del Xue, eliminación de *viento*.

Indicaciones:
Prurito, urticaria, rubéola, eflorescencias cutáneas.

Técnica:
1-2 CUN en vertical, moxibustión posible.

PS 22 **Apéndice**
阑尾穴 *appendicitis*
Latín Oe, lánweǐ xúe

Localización:
En una zona de dolor a la presión palpable entre E 36 y E 37, en general 2 CUN distales a E 36.

Indicaciones:
Apendicitis aguda y crónica, dolor epigástrico, atrofia muscular, por ejemplo: hemiparesia, paresia de las extremidades inferiores.

Técnica:
1-2 CUN en vertical.

PS 23 **Ojo de la rodilla**
膝眼 *oculus genus*
Si Ienn, xīyăn

Localización:
Ojos externo e interno de la rodilla, hasta exterior e interior al lado del ligamento de la rótula, con la rodilla ligeramente flexionada (el lateral coincide con E 35).

Indicaciones:
Dolor en la articulación de la rodilla, artritis de la rodilla, dolor en piernas.

Técnica:
0,5-1 CUN en vertical, moxibustión posible.

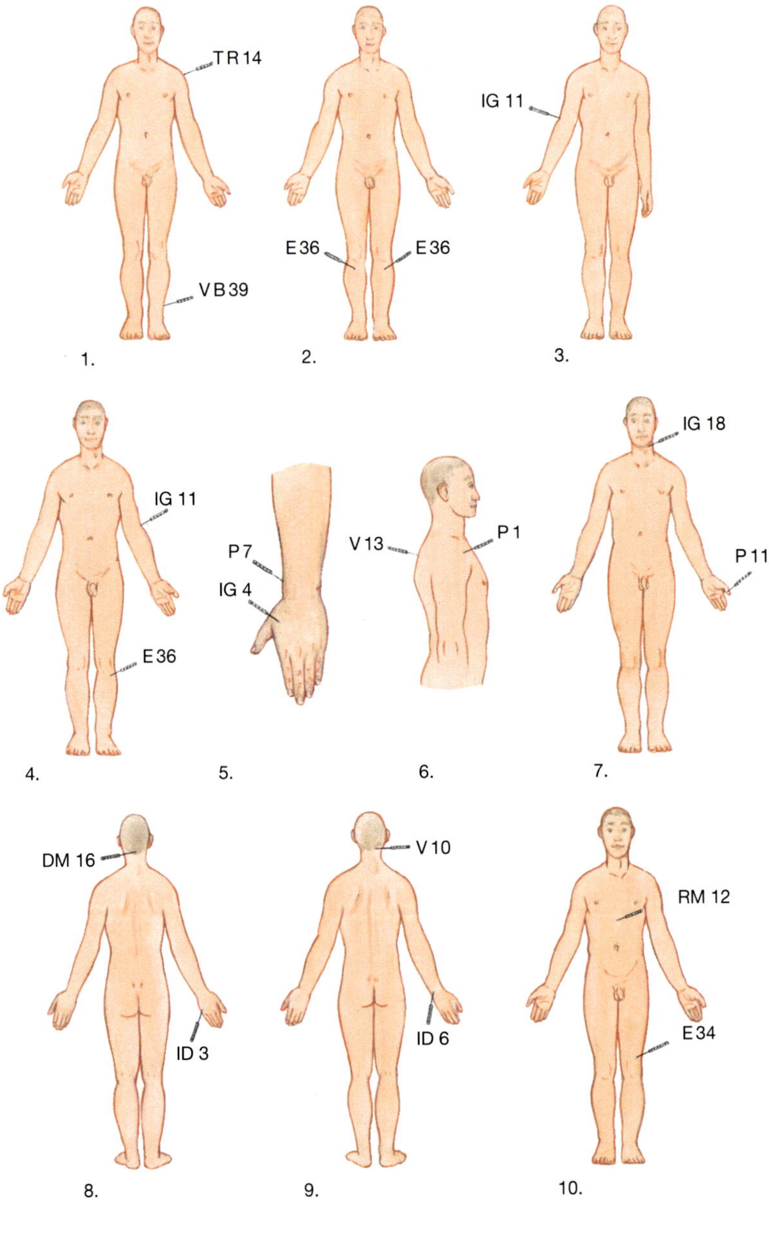

Posibilidades de combinación de puntos de acupuntura (ejemplos)

Efectuar un diagnóstico chino preciso (ver pág. 25) es condición *sine qua non* para un tratamiento eficaz. Únicamente después del mismo puede establecerse un plan de tratamiento fundamentado y **seleccionar** correctamente los **puntos de acupuntura**. Para dicha selección, se dispone de ayudas naturales:

1. Con frecuencia, el **propio nombre** del punto de acupuntura ofrece informaciones relevantes sobre su importancia diagnóstica o también terapéutica.
2. **Topografía** de determinadas molestias (por ejemplo, dolores) y la consiguiente relación con el o los meridianos.
3. **Conocimiento de los puntos de categorización**, en especial los Cinco Inductores o 5 puntos Shu (ver pág. 63).
4. **Sintomatología**, descripción de hallazgos e indicaciones.
5. **Descripción del efecto** de cada punto.

En este concepto central se expresa para cada punto de acupuntura exactamente el **efecto** clínicamente relevante, demostrado durante milenios, para la medicina china. Si este patrón de efecto coincide con el propósito terapéutico, queda justificada la elección del correspondiente punto.

Cualquier punción con una aguja supone una intervención, una lesión, para el paciente. Por ello, el terapeuta debe meditar concienzudamente sobre el punto que debe tratar, y toda aguja adicional requiere justificación. Dado que la aguja provoca un orificio, la calidad básica de un tratamiento de acupuntura siempre es una ***dispulsio***, es decir, una dispersión de la energía. Por lo tanto, el estado energético de debilidad (sintomatología de *depletio* o *vacío*) siempre es una contraindicación relativa. La complementación energética necesaria en este caso *(tonificación)* requiere una técnica especial.

La **moxibustión** es un calentamiento, es decir, una complementación *(suppletio)* de valencias energéticas activas. Por ello, está indicada en:

1. Debilitamiento de la dinámica *(vacío* de *yang* y/o de *qi)*.
2. Caso de hallazgos Yin evidentes (procesos de Frío *(algor)*, neoplasias, densificaciones sustanciales).

La moxibustión está contraindicada en todos los procesos de Calor *(calor)* y en casos de reducción de lo sustancial, sustractivo, fluidos *(depletio* o *vacío* de *yin)*.

La **punción con agujas**, así como la **moxibustión**, se aplican en función de los hallazgos o manifestaciones:

Manifestaciones *externas:* punción superficial, leve; moxibustión suave.
Manifestaciones *internas:* profundidad media de punción; moxibustión moderada.
Manifestaciones de *vacío:* técnica de punción de *tonificación*; moxibustión extensa.
Manifestaciones de *exceso* o *plenitud:* punción fuerte, sin moxibustión.
Manifestaciones de *frío:* profundidad máxima de punción, permanencia prolongada; moxibustión extensa.
Manifestaciones de *calor:* permanencia breve, posible punción con sangría; contraindicación de moxibustión.

Posibilidades de combinación de puntos de acupuntura

1. Puntos próximos y distales al trastorno.
2. Punción simétrica (es decir, en ambas mitades del cuerpo el mismo punto o los mismos puntos).
3. Punción contralateral (antitética), por ejemplo, en caso de paresias sólo tratamiento en el lado sano.
4. Punción superior e inferior, es decir, en extremidad superior e inferior.
5. Tratamiento del *externo-interno*, es decir, eventualmente de los meridianos Yin y Yang acoplados, es decir, el punto de conexión (Luo) de un meridiano y el punto acoplado por donde sale el Qi original (Yuan).
6. Puntos abdominales y dorsales, por ejemplo, los puntos abdominales de concentración (Mu ventrales) (carácter Yin) y los puntos Shu dorsales correspondientes (carácter Yang) y que influyen en la misma función energética (*f. inductorium dorsal*, ver pág. 61).
7. Puntos relacionados con el trastorno combinados con uno de los Cinco Inductores o puntos Shu (ver pág. 63).
8. Punto relacionado con el trastorno combinado con un punto de conexión y reunión (ver pág. 65) también llamado punto llave de los meridianos extraordinarios (ver pág. 51).
9. Punto relacionado con el trastorno combinado con un punto de hendidura Xi (*f. rimicum*, ver pág. 63).
10. Punto de hendidura Xi *(f. rimicum)* combinado con un punto de reunión (de influencia) (*f. conventorium*, ver pág. 63).

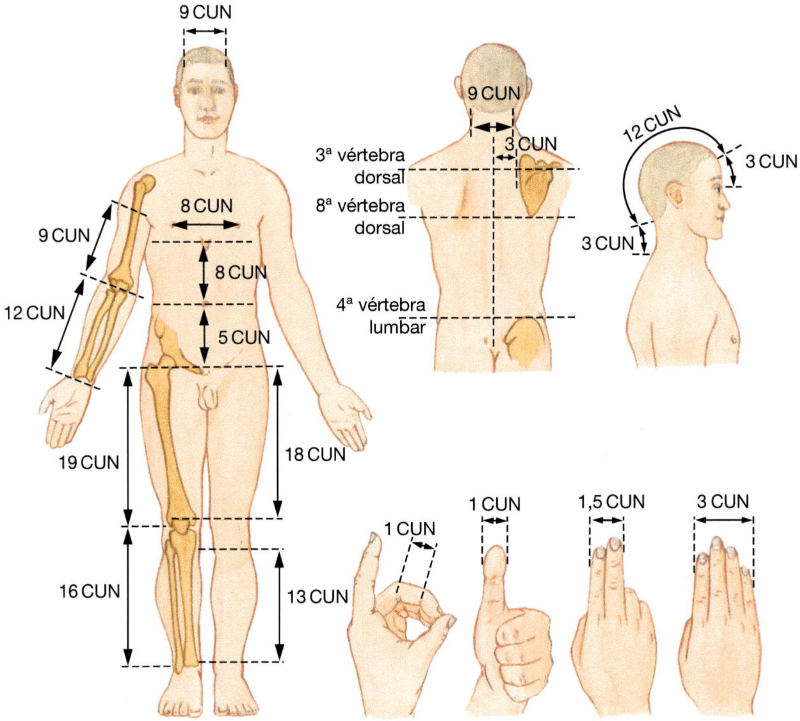

A. Unidad de medición: unidad de medida proporcional (CUN)

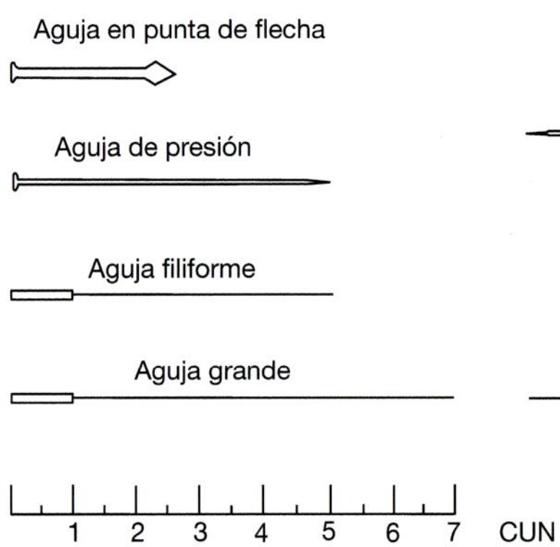

B. Tipos de agujas

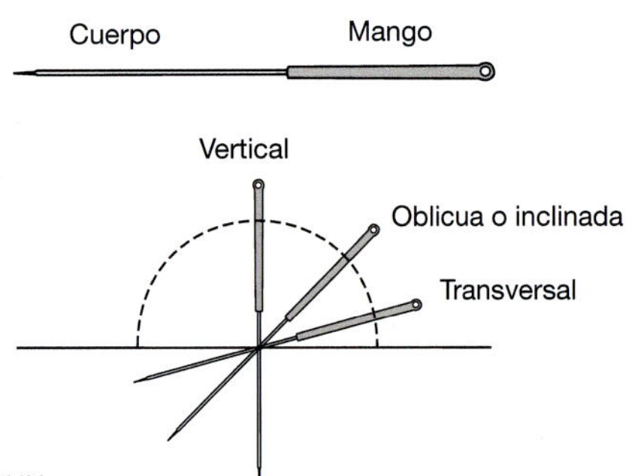

C. Ángulo de punción

Tratamiento
1. El tratamiento de acupuntura siempre debe realizarse con el paciente en decúbito. Incluso en el tratamiento con una sola aguja con el paciente en sedestación, se han dado casos de colapso con caídas y lesiones.

2. Con la utilización de pocas agujas, y en casos extremos de una única aguja, puede efectuarse el tratamiento una vez al día. Lo más frecuente, sobre todo en casos crónicos, es utilizar varias agujas y efectuar el tratamiento a intervalos mayores, varios días o incluso semanas.

Localización de los puntos
1. Descripción topográfica (ver pág. 67 y ss.).
2. Utilización de unidades de medida estandarizadas y subjetivas (unidad de medida proporcional = CUN) (A). En las diferentes extremidades pueden darse distintas distancias CUN debido a diferencias individuales en el crecimiento.
3. Palpación: en general, todos los puntos de acupuntura son palpables, muestran depresiones leves, cambios de tensión, hendiduras o similares.

Agujas
Se diferencian cuatro tipos de agujas (B):

1. Aguja filiforme, de 0,5-6 CUN de longitud.

2. Aguja grande, de 5-20 CUN de longitud.

3. Aguja en punta de flecha.

4. Aguja de presión.

La aguja filiforme, que es la más frecuentemente utilizada, se presenta en las siguientes medidas de cuerpo.

Tamaño: 0,5; 1; 1,5; 2; 2,5; 3; 4; 5; 6 CUN.
Longitud: 15; 25; 40; 50; 65; 75; 100; 125; 150 mm.

Las agujas filiformes más utilizadas son las que tienen un tamaño de cuerpo de 1-2,5 CUN.
El grosor del cuerpo de la aguja oscila entre 0,28 mm y 0,32 mm. Si bien en Occidente, actualmente, suelen recomendarse agujas desechables para el tratamiento, debe darse preferencia a buenas agujas reutilizables. No hay nada que objetar al uso de agujas reutilizables siempre que se esterilicen correctamente tras cada tratamiento (aproximadamente 1 hora a 200 °C en esterilizador de aire caliente). La razón es que la calidad de estas agujas, en particular la elasticidad y la transmisión de estímulos (alcanzando el Qi), es significativamente mejor que la de las agujas desechables.

Técnica de punción
La aguja debe colocarse bajo control reflejo permanente por parte de la mano ejecutora. Es muy importante que el terapeuta perciba los diferentes tejidos. Este proceder cuidadoso también es obligado para alcanzar el Qi. El ángulo de punción (C) debe elegirse según las indicaciones para los respectivos puntos (ver pág. 67 y ss.). Se diferencia entre:

1. Punción vertical: el cuerpo de la aguja y la superficie de la piel forman un ángulo de 90°.

2. Punción inclinada u oblicua: el cuerpo de la aguja y la superficie de la piel forman un ángulo de 30-60º.

3. Punción transversal: el cuerpo de la aguja y la superficie de la piel forman un ángulo de 5-20º.

La profundidad de la punción depende de:
1. Las correspondientes indicaciones en los respectivos puntos de acupuntura.

2. La constitución del tejido.

3. El objetivo terapéutico.

4. La constitución física del paciente.

Alcanzar el Qi *(deqi)*
La intención terapéutica es modular el Qi; naturalmente el requisito para ello es alcanzarlo. Las sensaciones más habituales que nota el paciente son: dolor sordo en la región de punción, sensación de entumecimiento, presión y tensión.

Dirección o control del efecto de la acupuntura
La principal labor del terapeuta consiste en conseguir un efecto de apoyo complementario *(tonificación)* o, por el contrario, un efecto de dispersión, derivación.

1. Punción y retirada de la aguja
Tonificación. Avance de la aguja de forma cuidadosa y sin movimientos bruscos hasta llegar al Qi, a continuación, retirada rápida.
Dispersión. Avance rápido hasta llegar al Qi, después retirada cuidadosa y en etapas.

2. Elevación y descenso (con aguja insertada)
Tonificación. Descenso rápido y súbito, retirada lenta en fases.
Dispersión. Descenso lento y cuidadoso, retirada rápida y enérgica.

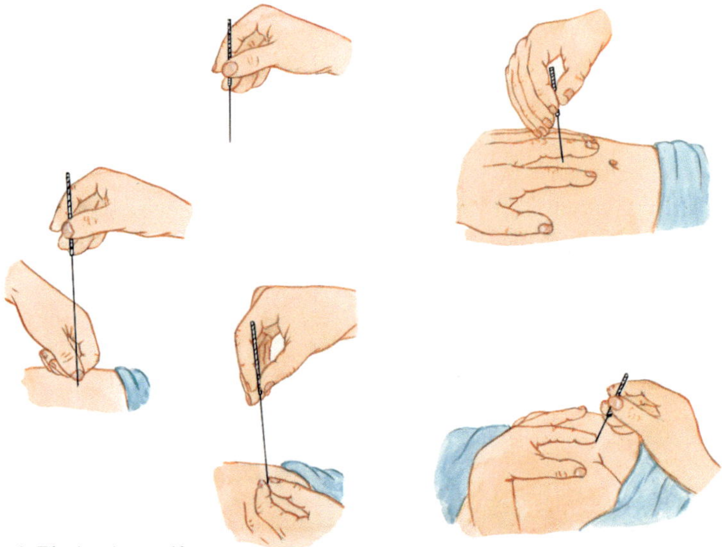

A. Técnica de punción

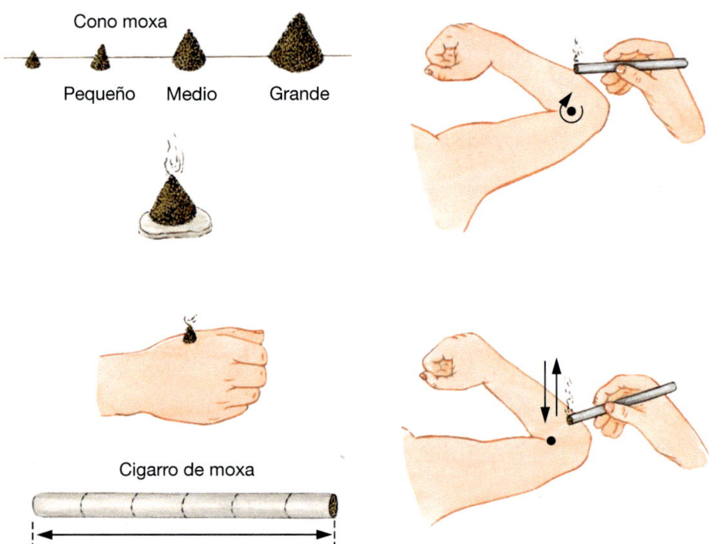

B. Moxibustión

3. Giro y vibración (la aguja debe estar libre, no fija)
Tonificación. Giro cuidadoso entre el dedo índice y el pulgar.
Dispersión. Fuertes vibraciones entre el dedo índice y el pulgar.

4. Acercamiento y persecución
Tonificación. Inserción de la aguja en la dirección del meridiano.
Dispersión. Inserción de la aguja en dirección contraria.

5. Apertura y cierre del punto
Tonificación. Tras retirar la aguja, masajear de inmediato el punto y cerrarlo.
Dispersión. Mediante manipulación, abrir el punto, provocar eventualmente salida de sangre, no cerrar con masaje.

6. Punción y retirada ajustadas al ritmo de la respiración
Tonificación. Introducir en espiración, retirar en inspiración.
Dispersión. Introducir en inspiración, retirar en espiración.

7. Tiempo de permanencia
El período normal de permanencia es de aproximadamente 10-30 minutos. Un período más prolongado da lugar más bien a *dispersión*. Sin embargo, depende de la correspondiente técnica de punción aplicada.

8. "Método del fuego que quema el bosque de la montaña"
Mediante una *tonificación* acumulada, puede generarse una sensación de calor y ardor generalizada permanente. Para ello, se subdivide la profundidad de punción necesaria en el correspondiente punto de acupuntura en tres niveles, calificándose el nivel superior como "cielo", el medio como "persona" y el inferior como "tierra".
La aguja se introduce vigorosamente hasta el límite inferior del nivel superior, se retira con precaución y se vuelve a avanzar enérgicamente hasta la misma profundidad; se repite hasta un total de 9 veces. Con la décima punción, se avanza la aguja hasta el límite inferior del nivel medio y se repiten a este nivel las nueve maniobras descritas (elevación y repunción enérgica). Por último, con la 20ª repunción, se penetra hasta el punto más bajo y se repiten también las 9 elevaciones y repunciones. En general, esto da lugar al desarrollo de una sensación de calor intensa en el paciente.

9. "Método para hacer penetrar el frescor de la naturaleza"
En este caso, se trata a grandes rasgos de la inversión del método anterior. Se efectúa una punción cuidadosa hasta el límite inferior del nivel inferior, y se retira seis veces enérgicamente la aguja. Con la séptima elevación, se pasa al nivel medio, y se repite seis veces el mismo proceso. A continuación, se efectúan las seis elevaciones en el nivel superior. De este modo, se induce una *dispersión* masiva y un enfriamiento (A).

Moxibustión (B)
El término "Moxa" procede de la palabra japonesa *mogusa* que corresponde al término chino *jiu*. Esto significa:

1. El procedimiento, es decir, quemar y aplicar un material hipertérmico.

2. El propio material utilizado, es decir, la hierba como cono o como cigarro.

3. El efecto que se genera clínicamente con el calentamiento.

El material utilizado es la hierba *Artemisia vulgaris* (artemisa). Para utilizar la hierba se forman conos con la mano, diferenciándose entre conos pequeños, del tamaño de un grano de arroz o trigo; conos medios, del tamaño de un guisante, y conos grandes, del tamaño de una avellana.
Antaño, en los puntos de acupuntura previstos para la moxibustión, se aplicaba el correspondiente cono directamente y se quemaba encendiéndolo con una cerilla o un incienso. Esto se denomina moxibustión directa. Hoy en día, se da preferencia a la moxibustión indirecta, en la que se coloca una base entre el cono de moxa y la piel. Se ha demostrado que la mejor base es un disco de jengibre fresco de un grosor de 1-2 mm.
Otra posibilidad es el uso de los llamados cigarros de moxa. Estos cigarros, de unos 15 cm de largo y un diámetro de 1-1,5 cm, se encienden por uno de los extremos. Después de conseguir brasa suficiente, se acerca el extremo ardiente al punto de acupuntura efectuando movimiento circulares lentos.

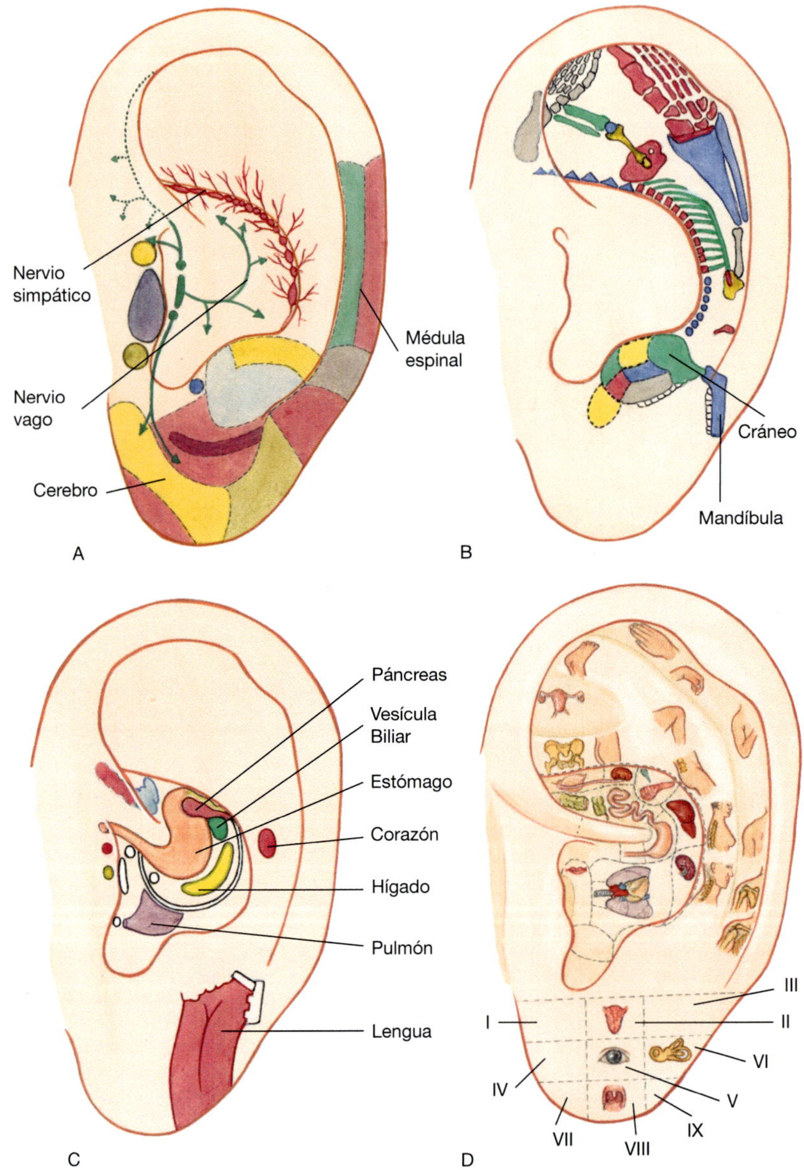

Topografía de la oreja

La proyección del cuerpo humano en la oreja se utiliza, en especial, para propósitos diagnósticos y, sobre todo, terapéuticos (**auriculomedicina, auriculopuntura**). Lo más probable es que la auriculopuntura, muy popular entre nosotros, proceda del mundo árabe. Las fuentes chinas sobre este tema son muy escasas.
En los años cincuenta del siglo XX, Paul Nogier (Lyon, Francia) observó cicatrices de cauterización en la oreja de pacientes que habían sido tratados por molestias ciáticas por otros terapeutas. Tras largos años de estudios propios, se percató de que toda la columna vertebral está proyectada en el antehélix de la oreja y que los puntos de proyección patológicos son sensibles a la presión. Pudo comprobar esto con un palpador de presión porque el paciente reaccionaba con una mueca. Como resultado describió puntos insensibles al frío en la oreja, que corresponderían a un estrechamiento vascular de los correspondientes lugares reflejos, así como puntos insensibles al calor, que corresponderían a un ensanchamiento vascular, por ejemplo, en caso de inflamaciones y dolores.
En 1958, Hsiao-Lin Yeh publicó por primera vez los trabajos de Nogier en China (Shanghai). En los años siguientes, se crearon **mapas topográficos** tanto en Francia como en China y Alemania (Bahr).
El primer mapa general de la oreja fue publicado por Nogier en 1969. Mostraba todo el organismo en posición fetal, con la cabeza hacia abajo en la zona del lóbulo, los órganos internos en la concha y las extremidades situadas en las circunvoluciones del antehélix y la escafa. El segundo mapa general modificado de Nogier se creó a partir de 1977. Se representan de forma diferenciada: sistema nervioso (A), sistema vascular, músculos y huesos (B), sistema endocrino y órganos internos (C).
El mapa general chino (1977, Academia de Pekín de MTC) se basa en gran medida en las publicaciones de Nogier. Subdivide el lóbulo en nueve campos (D), siendo los más importantes clínicamente:

Zona 1 = Punto analgésico de los dientes del maxilar superior.
Zona 2 = Lengua.
Zona 4 = Punto analgésico de los dientes de la mandíbula.
Zona 5 = Ojo.
Zona 6 = Oído interno.
Zona 8 = Amígdalas.

Como los puntos de proyección de las diferentes regiones corporales en el oído, a menudo, tienen un diámetro pequeño, de tan sólo 0,1-0,3 mm, el siguiente paso consistió en encontrar **métodos de detección** para ubicar los puntos relevantes correspondientes.
Después de la palpación por presión (reacción de dolor), el interés se centró en el método de medición eléctrica, suponiendo que un punto auricular patológico mostraría la denominada diferencia de potencial con su entorno. Mediante los correspondientes aparatos de medición eléctrica (puntoscopios) se intentaba aprovechar este fenómeno.
Otro logro de Paul Nogier fue su descubrimiento en 1968 del *reflex auriculocardiaque* (RAC) (también denominado reflejo de Leriche-Nogier): mediante microestimulaciones, pueden percibirse de forma refleja respuestas de estimulación del cuerpo a través del pulso palpable en la arteria radial.
Gracias a ello, se había abierto el camino para, con ayuda de estimulaciones dirigidas, desarrollar un sistema de detección claro, reproducible, preciso y fácilmente utilizable para la localización de los puntos de acupuntura en el pabellón auricular. Para una manipulación sencilla, hoy en día, se ha impuesto la estimulación con metales nobles (martillo de oro-plata), con luz (martillo negro-blanco) o la estimulación con una carga eléctrica baja (martillo de 3 voltios).

En general, el **tratamiento** se realiza con agujas (o masaje, calentamiento, láser, corriente), utilizándose agujas más cortas y más gruesas que en la acupuntura tradicional.
En el caso de enfermedades crónicas, es habitual el uso de agujas permanentes, las cuales, cubiertas con una tirita, se dejan durante tres a siete días en el lugar de la punción.

Las **indicaciones** de auriculopuntura son especialmente estados álgicos del aparato locomotor, neuralgias, dolores postoperatorios, síndromes de la columna vertebral o también trastornos por adicciones.

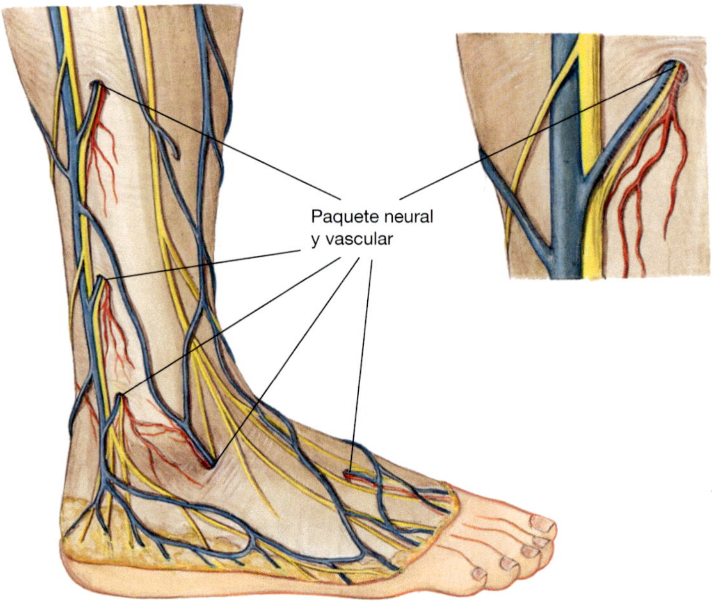

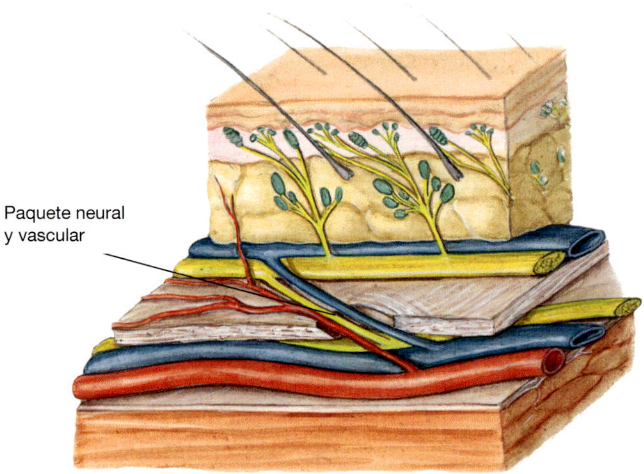

Perforaciones en la fascia corporal superficial

Como es lógico, no podía evitarse el deseo de investigar y explicar el fenómeno del efecto de la acupuntura, así como los meridianos, desde la perspectiva de la medicina occidental. Se planteó la exigencia de una explicación científica: o bien se aportaba un concepto neurofisiológico coherente, o era impensable la aceptación de la terapia de acupuntura en el mundo occidental. Esta dicotomía parece injustificada en vista de la amplia experiencia clínica positiva.

Investigación del dolor

El mayor reto del estudio de la acupuntura en Occidente ha sido y es especialmente el dolor y, en particular, el tratamiento del dolor crónico. Aproximadamente el 70% de todos los dolores responden positivamente al uso de la morfina y de sus derivados, y el 35% de todos los pacientes con dolor responden incluso a un tratamiento con placebo; sin embargo, un tratamiento tradicional con acupuntura es eficaz en el 55-85% de todos los pacientes, tal como demuestran varios estudios. De ello se desprende el motivo por el cual la acupuntura es un tema importante en la investigación del dolor.

Se ha comprobado que sólo la utilización de los puntos de acupuntura tradicionales y la adecuada aplicación de la técnica, incluyendo el desencadenamiento de la denominada sensación deqi (alcanzar el Qi), han dado lugar a resultados terapéuticos positivos. La "acupuntura falsa", es decir, la utilización de zonas cutáneas no clásicas, sólo ha demostrado eficacia en el llamado rango placebo.

Puntos de acupuntura

En los inicios de la investigación se intentó encontrar una correlación anatómica o histológica con los puntos de acupuntura tradicionales. Melzack y cols. (ver pág. 281) observaron en 1977 que el 71% de los puntos de acupuntura se correspondían con los denominados puntos gatillo.

En 1987, Hartmut Heine, anatomista de la Universidad de Witten-Herdecke, señaló que alrededor del 80% de todos los puntos de acupuntura tradicionales poseen una correlación anatómica. Morfológicamente, pueden representarse como perforaciones de la fascia superficial corporal a través de un paquete neurovascular. Estas perforaciones tienen un diámetro de 3-8 mm y representan impresiones de la fascia superficial corporal bien delimitadas por tiras colágenas organizadas en retícula de cizalla. Dependiendo del grosor de la fascia, se produce un canal transfascial de 0,3-1,5 mm de longitud. En caso de paso perpendicular del paquete neurovascular, la perforación fascial es redonda, y cuando aquél se produce en ángulo agudo, ésta tiene forma de rendija. En la zona de perforación, el paquete neurovascular está rodeado de tejido conectivo mesenquimatoso laxo. En los extremos de las extremidades y en la cara no se ha desarrollado fascia superficial. A este nivel, también pueden representarse paquetes neurovasculares comparables que, envueltos en una vaina de tejido conectivo laxo, pasan de territorios circunscritos cutáneos a la profundidad.

Además, se ha examinado la superficie cutánea en cuanto a fenómenos eléctricos. Se ha supuesto que la resistencia cutánea (impedancia) en los diferentes puntos de acupuntura es claramente distinta a la de la restante superficie cutánea. Sin embargo, repetidos estudios han evidenciado que esto todavía no ha podido demostrarse. Por ello, no es certera la utilización de los denominados aparatos de localización de puntos que se basan en la existencia de este fenómeno.

Otra teoría parte de la base de que los puntos de acupuntura son fuentes de tensión activa, de las que parte una corriente, debido a un aumento de la carga propia. Según las investigaciones realizadas hasta la fecha, esta teoría no es sostenible.

Meridianos

La investigación médica occidental también ha intentado demostrar los meridianos anatómicamente, histológicamente o mediante pruebas electrofisiológicas. Sin embargo, a diferencia de los puntos de acupuntura, hasta la fecha, no se ha podido identificar ningún sustrato anatómico. No obstante, algunas observaciones permiten al espectador occidental aceptar con una mayor probabilidad la existencia de los meridianos.

1. Clínicamente, con la aguja pueden desencadenarse en los pacientes sensaciones en lugares muy remotos, lo que los médicos chinos hoy en día denominan "*propagated Sensation along the Channel, PSA*". Las sensaciones descritas por los pacientes, por ejemplo, desde la mano subiendo por el brazo hasta la cara, a menudo se corresponden con la descripción del transcurso de un meridiano tradicional.

2. Se dispone de extensos tratados de dermatología en los que se describen diferentes eccemas, erupciones de neurodermatitis o similares que se desarrollan de forma sorprendentemente exacta sobre el recorrido descrito de los meridianos clásicos.

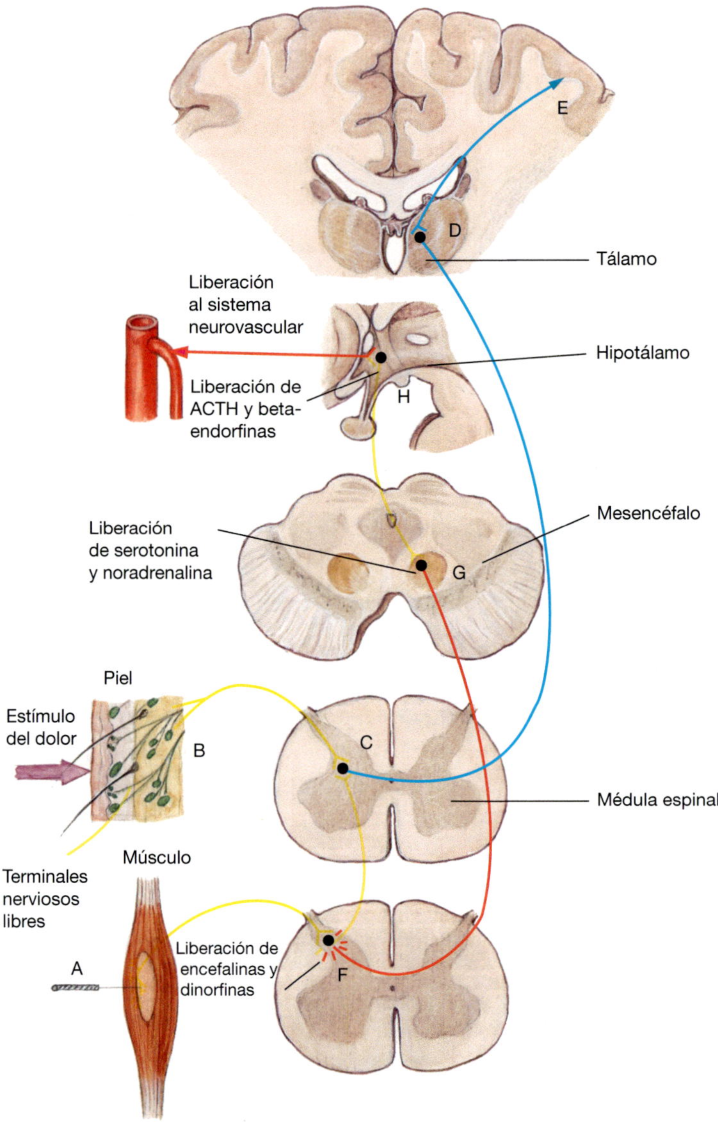

Explicaciones neurofisiológicas

3. En muchos pacientes, los ejercicios de fisioterapia chinos (Chi-Kung, Tai-Chi) generan sensaciones que también pueden explicarse únicamente a través de un sistema de flujo energético bien formulado, como lo es el sistema de meridianos.

4. En un trabajo francés, se inyectó tecnecio 99 radiactivamente marcado en determinados puntos de acupuntura en la pierna, y se observó seguidamente la difusión de este material con una cámara gamma. Resulta sorprendente que también en este caso la distribución demostrable se diera a lo largo del transcurso tradicionalmente postulado de los meridianos.

Explicaciones neurofisiológicas
La fenomenología del efecto de la acupuntura es la que, en especial, ha inspirado a los investigadores del dolor a realizar trabajos de investigación en el campo de la neurofisiología. La hipótesis actualmente vigente (Pomeranz y cols.) es la siguiente:
Con la estimulación periférica mediante una aguja de acupuntura (A) se activan células nerviosas aferentes de los tipos 2 y 3. Una verdadera estimulación sólo se produce cuando se genera la sensación de Qi (alcanzar el Qi), con sensaciones como entumecimiento, dolor sordo, presión o sensación de tensión.
A continuación, desde la periferia se envían impulsos hacia la médula espinal (B). Se informa directamente a la médula espinal (C) de dolores periféricos (piel, articulaciones, órganos). En la zona de los cuernos posteriores de la médula espinal se produce el paso a una segunda neurona, que dirige el estímulo al tálamo (D) y la corteza cerebral (E). Con la estimulación por acupuntura, se produce una liberación de encefalinas y dinorfinas (F) en la médula espinal (a este nivel, no se liberan endorfinas). Con la liberación de sustancias, se produce un bloqueo de la transmisión del dolor a nivel de la médula espinal, y así, un efecto analgésico. Diferentes péptidos están implicados en este proceso, entre ellos, colecistoquinina, somatostatina, neurotensina, calcitonina y angiotensina. Sin embargo, en la analgesia provocada por acupuntura, sólo la colecistoquinina parece desempeñar un papel, ya que interviene en los acontecimientos de modo similar a la naloxona (el antagonista opiáceo más conocido). Se está debatiendo si de este modo se vuelve a bloquear la analgesia inducida por las endorfinas en dirección opuesta.
Los impulsos son transmitidos desde la zona de la médula espinal hacia el mesencéfalo (G), a cuyo nivel se produce la liberación de monoaminas debido a la influencia de las encefalinas. Los representantes más importantes son la serotonina y la noradrenalina, que son capaces de ejercer un efecto retroactivo en las células de la médula espinal y evitar la transmisión del dolor.
La región situada inmediatamente por encima es el hipotálamo. En el hipotálamo (H) se produce la liberación de beta-endorfinas y ACTH (hormona adrenocorticotropa). Como se sabe, la ACTH ejerce un efecto estimulante en la corteza suprarrenal y da lugar a una liberación de cortisol. Todas las células productoras de beta-endorfinas se encuentran en el hipotálamo. Ahora, las sustancias se distribuyen a través del sistema vascular, con lo que se produce un efecto sistémico. La actual investigación del dolor atribuye una función muy importante a las endorfinas: éstas son capaces de propiciar un bloqueo completo de la transferencia del dolor. Por su parte, el antagonista más famoso es la naloxona (también un antagonista de los opiáceos). A nivel clínico, se ha demostrado que, en pacientes pretratados con naloxona, no es eficaz la analgesia con un tratamiento de acupuntura.
En la actualidad, probablemente, una pequeña parte del efecto de la acupuntura, a saber, la analgesia, puede explicarse, en parte, con modelos occidentales de neurofisiología. Al parecer, en algunos tratamientos de acupuntura, la liberación de endorfinas, cortisol y monoaminas desempeña un papel. Sin embargo, con ello no puede explicarse en modo alguno la inmensa variedad y variabilidad del efecto de la acupuntura. Además, este planteamiento de explicación aparentemente convertiría en superflua la localización diferenciada que puede encontrarse en los puntos de acupuntura.

Tratamientos de demostrada eficacia

En las enfermedades de frecuente manifestación, los siguientes puntos de acupuntura han demostrado ser eficaces; sin embargo, todas las recomendaciones dadas deben verificarse en cada caso individual, teniendo en cuenta los siguientes criterios:
- Diagnóstico chino
- Descripción de la acción del correspondiente punto de acupuntura
- Transcurso del meridiano
- Importancia categórica, sistemática
- Importancia local

No deben utilizarse todos los puntos, sino sólo los seleccionados.

Puntos topográficos de demostrada eficacia

	Local	**Periférico**
Abdomen inferior a medio	V 25, V 27, E 25, RM 4	E 37, E 36
Cabeza frontal	VB 14, DM 20, DM 23	IG 4, E 44, IG 3, E 43
Cabeza occipital (nuca)	VB 20, V 10, V 11	ID 3, V 65, V 66, P 7
Cabeza temporal	VB 8, VB 20	TR 3, VB 41, TR 5, VB 43
Extremidad inferior	VB 30, VB 34, VB 39, V 40	
Extremidad superior	IG 15, IG 4, IG 11	
Garganta	ID 17, RM 22, RM 23, DM 15	IG 4, P 11, R 6
Hipogastrio	V 18, V 19	H 3, VB 34
Muñeca	TR 4, TR 5	
Región cardíaca	V 15, V 14, RM 17	MC 6, C 7, MC 5, MC 4
Región gástrica (epigastrio)	V 21, RM 12	MC 6, E 36
Región lumbar	V 40	
Región ocular	V 1, VB 20, E 1, DM 23, TR 23	IG 4, ID 6, VB 37
Región oídos	TR 17, VB 2, ID 19, ID 17	TR 3, TR 5, VB 41
Región pulmonar	V 13, RM 17, RM 22	P 7, P5
Región renal	V 23, V 52	R 3
Región vesical	V 32, RM 3	B 6
Vértice	DM 20	H 3
Zona anal	DM 1,V 35	V 57
Zona de boca, paladar	E 6, E 7, E 4, ID 17	IG 4, E 44
Zona de rodilla	E 35, VB 34	
Zona del codo	IG 11, TR 10	
Zona genital	RM 3, RM 4	B 6
Zona lingual	RM 23	IG 4
Zona nasal	IG 20, V 7, IG 19	IG 4, IG 11, E 45
Zona traqueal	RM 22	P 7

Puntos sintomáticos importantes

Abdomen tenso	E 25, RM 6, MC 6, E 36
Aumento de los sueños	V 15, C 7, H 3
Calambres en las pantorrillas	V 40
Debilidad generalizada	RM 4, E 36
Desmayo	DM 26
Disfagia	RM 22, MC 6
Dolor costal	TR 6
Dolor en pecho	RM 17, MC 6
Enuresis	RM 2, B 6
Espermatorrea	RM 4, B 6
Estornudos	IG 20, MC 6
Estreñimiento	E 25, TR 6

Fiebre	DM 14, IG 11, IG 4
Hipo	V 17, MC 6, MC 8
Insomnio	C7, B 6, R 3
Intolerancias	E 36, B 4
Molestias para tragar	RM 15, RM 23, IG 4
Náuseas y vómitos	MC 6, E 36
Obstrucción de la garganta	RM 22, IG 18, IG 4
Palpitaciones	MC 6, MC 4
Prolapso anal	DM 1, V 57, DM 20
Prurito	IG 11, B 6, B 10
Retención urinaria	B 6, B 9
Ronquera	IG 18, IG 4, MC 5
Sensación de plenitud en el pecho	RM 12, MC 6
Shock	DM 20, RM 8, RM 4, E 36
Sialorrea	DM 26, E 6, IG 4
Sudor durante el sueño	ID 3, C 6
Sudor espontáneo	IG 4, R 7
Tos	RM 22, P 7
Trismus	E 7, E 6, IG 4

Ejemplos de tratamiento de cuadros patológicos occidentales

Medicina de urgencias

Dolor de muelas	IG 4, E 44, IG 1, E 6, E 7, VB 20, PS 19
Epistaxis	IG 4, E 44, P 11, DM 23, H 2, H 3, R 3
Pérdida de la conciencia	MC 9, TR 3, PS 15, C 9
Shock	DM 26

Afecciones tipo resfriado

Gripe	TR 5, IG 4, DM 16, V 12, IG 11, P 7
- y congestión nasal	IG 20, PS 3
- y dolor de garganta, ronquera	P 10, P 11
- y dolores de cabeza	VB 20, VB 3, PS 1

Afecciones del aparato respiratorio

Asma *plenitud*	V 23, RM 4, RM 6, DM 4, V 43, E 36
Asma *vacío*	V 12, V 13, DM 14, PS 10, P7, RM 22, E 40, PB B
Dolor de garganta, amigdalitis	IG 4, IG 11, P 11, ID 17, E 44, P 10, R 3, RM 23, IG 18
Resfriado	IG 4, IG 20, V 7, P 7, PS 3
Sinusitis frontal	H 2, VB 20, DM 20, IG 4, V 2, IG 11, PS 1, V 60, VB 14, E 44
Sinusitis maxilar	IG 20, IG 4, E 2, E 3, IG 11, ID 18, B 10, PS 3, P 7
Tos	V 12, DM 16, P 9, P 7, V 13, P 10, R 7, P 5, H 2, E 36

Corazón, circulatorio

Angina de pecho	RM 17, MC 6, MC 5, C 8, MC 4, C 7
Hipertensión	H 3, VB 20, E 36, IG 11, H 2, VB 34, MC 6, E 40, B 9, R 3, V 23, PS 6, DM 20
Hipotensión	DM 26, TR 3, E 36, RM 4, RM 8, C 7, C 9, MC 9, V 23, IG 11, RM 6, R 7
Trastornos circulatorios	
-extremidad inferior	VB 34, E 36, B 9, B 6, VB 39, PS 19
-extremidad superior	IG 11, TR 5, TR 6, C3, MC 6, P 9, PS 14

Afecciones gastrointestinales	
Dolor de estómago	E 36, RM 12, MC 6, V 21, V 20, H 3, E 44, B 6
Diarrea	RM 6, RM 12, E 25, B 9, B 4, V 20, V 21, B 1
Disentería	E 36, B 1, B 9, E 37, E 25, B 4
Estreñimiento	E 25, V 25, TR 6, E 44
Hipo	RM 22, V 17, MC 6, TR 17, RM 17
Náuseas, vómitos	E 36, MC 6, RM 12, H 13, RM 13, V 21, E 40, R 17, B 4
Trastornos neurológicos	
Apoplejía	
- Cara	E 6, E 4, VB 20, TR 17, IG 20, E 2, H 3
- Extremidades	IG 11, IG 15, VB 34, VB 30, VB 31, IG 4, TR 5, VB 39, V 60
- General	DM 20, PE 6, PE 15, DM 26, IG 11, IG 4, E 36, E 40, DM 16, MC 6, MC 8, E 6, H 2, H 3, RM 8, RM 6, R 4, R 1
Dolor de cabeza	
- *calor*	IG 11, E 44, H 2
- Cara, frente	IG 4, E 44, E 8, DM 23, PS 1, V 2, VB 20
- *fuego hepático*	H2, H 3,VB 40, VB 41, VB 4, VB 5
- *humedad/flema*	E 40, E 8, VB 3, RM 12
- Occipucio	VB 20,V 62, ID 3, DM 19
- Sienes	E8, VB 7, VB 8, TR 5, VB 20, VB 41
- *vacío de riñón*	V 23, R 3, H 2
- vértice	DM 20, V 7, PS 6, R1, ID 3,V 67
- *viento*	IG 4, T 5, VB 20, DM 16, VB 3, PS 2
Neuralgia del trigémino	VB 14, V 2, IG 4, TR 5, PS 7, E 2, E 3, E 7, PS 2, IG 20, ID 18, DM 26, E 44, H 2, H 3, VB 20
Neuralgias intercostales	TR 6, VB 34, H 5
Parálisis facial	PS 8, IG 4, E 4, E 40, IG 20, VB 20, E 6, TR 17, ID 18, V 2, PE 7
Enfermedades reumáticas	
Articulación del hombro	IG 15, IG 11, IG 14, ID 9, E 38, VB 39, VB 34, PS 16
Cadera	VB 30, VB 29, VB 31, VB 34, VB 39, V 37, V 54, V 40, V 60, PS 20
Común	R7, B 6, RM 6, RM 8, DM 14, ID 3, V 62, V 17, IG 11, E 36, VB 34, IG 4, B 10, V 23, DM 4, PS 13
Lumbar	DM 3, V 30, V 29, V 40, V 60, V 27, V 28, PS 12
Muñeca	TR 4, TR 5, ID 5, IG 5, IG 10, ID 3, ID 4, MC 7, PS 13, PS 14
Pie	B 4, V 65, VB 38, B 5, PS 19
Rodilla	E 35, E 34, E 36, B 9, H 8, VB 34, VB 33, V 40
Tobillo	E 41, B 5, VB 40, V 60, R 3, VB 41, R 4, R 8
Zona del codo	IG 11, P 5, TR 10, TR 5, IG 4, IG 10, MC 3, C 3
Otros	
Diabetes	V 13, P5, P 11, P 10, V 17, V 20, B 2, E 43, RM 12, E 44, V 23, RM 4, R1, R2, R 7, H2
Ictericia	H3, V 19, VB 34, B 9, V 23, V 20, E 36, V 18, H 19, RM 11, RM 12
Insomnio	R 6, C 7, PS 5, V 62, PS 6, B 6, B 10, V 17, V 15, V 23, R 3, H 2, H 3, V 18, V 19, E 40, E 36, RM 12, MC 6, V 21

Afecciones urológicas	
Cistitis	RM 3, B 6, H 8, V 39, V 28, R 7
Enuresis	RM 3, B 9, V 23, V 28, RM 4, B 6, R 3
Dolores musculoesqueléticos	
Codo, epicondilitis	IG 11, IG 10, IG 4, TR 5, E 36, TR 10, C 3, C 7, ID 8, VB 34
Cuello	V 10, V 12, PS 17, ID 3, ID 6, V 60, PS 14, VB 20, TR 5, VB 39, VB 21,TR14
Espalda	TR 6, VB 34, VB 40, H 5, H 14, H 3, MC 6, ID 3, ID 6, V 60, V 40, V 57, PS 12, PS 11
Hombro	P5, P 9, IG 11, IG 4, TR 14, TR 5, VB 34, ID 9, E 38, VB 39, PS 16
Lumbar	V 40, ID 3, DM 26, V 62, V 27, V 28, V 37, V 58, VB 30, VB 34, VB 41, VB 40, H 3, B 6, V 60, PS 12, PS 18, PS 11
Mano	IG 4, TR 5, P 9, E 41, ID 5, ID 3, V 62, PS 14
Pie	B 2, B 3, H 2, H 3, V 60, R 4, VB 40, E 41, E 44, VB 43
Rodilla	V 40, E 35, B 9, E 36, H 2, E 44, VB 34, VB 33
Afecciones cutáneas	
Eccema	IG 11, B 6, B 10, E 36, DM 14
Forunculosis, acné	DM 12, DM 10, IG 4, IG 11, V 40, MC 4, B 10
Herpes Zoster	IG 11, B 10, V 40
Urticaria	IG 4, IG 11, TR 10, PS 21, B 10, V 40
Enfermedades ginecológicas	
Amenorrea	
- *plenitud*	B 6, H 8, H 2, B 8, E 30, E 29, PS 9
- *vacío*	RM 4, RM 6, B 10, V 18, V 20, V 23
Dismenorrea	H 2, B 8, PE 9, RM 3, RM 6, B 6, E 29, B 10, E 25, E 36, H 3, RM 4, V 20, V 23, DM 4
Flujo	
- *plenitud*	RM 3, B 6, B 9, PS 9, H 2, V 30, VB 26
- *vacío*	E 36, B 6, RM 6,V 20, VB 26
Hipermenorrea	RM 4, B 6, B 1, V 20, V 23, RM 6, B 8, R 2, DM 4, E 36, H 3, E 30
Malposición del feto	V 67
Mastitis	H 3 ,VB 41, H 2, E 18, RM 17, VB 21, IG 4, TR 5, IG 11
Vómitos durante embarazo	TR4, MC 6, RM 12, E36, E 40
Órganos de los sentidos	
Acúfenos, sordera	
- bloqueo del Qi	TR 3, TR 17, ID 19, VB 2, TR 21
- *flema, calor*	E 40, H 2, IG 4, MC 7, MC 6, TR 3, VB 2
- vacío de *Qi*	DM 20, E 36, RM 6
- *vacío de riñón*	V 23, RM 4, R 3
- *viento*	TR 5, P 7, IG 4, VB 20, TR 17
- Yang ascendente	H 2, H 3, VB 43, VB 2, R 3
Conjuntivitis	IG 4, VB 20, V 1, VB 8, E 1, TR 23
Glaucoma	IG 4, VB 20, V 2, VB 1, H 3, R 3, B 6, V 18
Miopía	VB 20, IG 4, V 1, E 1, VB 1, VB 37

Recomendaciones de la Organización Mundial de la Salud (OMS)

La Organización Mundial de la Salud ha recomendado acupuntura en las siguientes enfermedades:

Afecciones bucales
- Dolor de muelas
- Dolores tras extracción dental
- Gingivitis
- Faringitis aguda y crónica

Afecciones gastrointestinales
- Colitis aguda y crónica
- Diarreas
- Disentería bacteriana aguda
- Espasmos de esófago y cardias
- Estreñimiento
- Gastritis aguda y crónica
- Gastroptosis
- Hiperacidez gástrica
- Hipo
- Íleo paralítico
- Úlcera duodenal aguda (sin complicaciones)
- Úlcera duodenal crónica (alivio del dolor)

Afecciones neurológicas y de la musculatura esquelética
- Cefaleas
- Ciática
- Codo de tenista
- Disfunción vesical neurógena
- Dolores en zona lumbar
- Enuresis nocturna
- Hombro congelado *(frozen Shoulder)*
- Migraña
- Neuralgia del trigémino
- Neuralgias intercostales
- Neuropatías periféricas
- Osteoartritis
- Parálisis facial (estadio precoz, es decir, en 3-6 meses)
- Parálisis tras apoplejía
- Secuelas de la poliomielitis (estadio precoz, es decir, en 6 meses)
- Síndrome de Menière
- Síndrome nuca-brazo

Afecciones oculares
- Cataratas
- Conjuntivitis aguda
- Miopía (en niños)
- Retinitis

Afecciones respiratorias
- Amigdalitis aguda
- Asma bronquial (en especial en niños y pacientes sin síntomas concomitantes)
- Bronquitis aguda
- Resfriados
- Rinitis aguda
- Sinusitis aguda

Bibliografía

Academy of Traditional Chinese Medicine (1975). An Outline of Chinese Acupuncture, Beijing. Foreign Languages Press, Beijing
— (1980). Essentials of Chinese Acupuncture. Foreign Languages Press, Beijing
Azmani, M. (2008). Acupuntura 1: Bases fundamentales. Editorial Paidotribo, Badalona
— (2008). Acupuntura 2: Circuitos energéticos principales. Editorial Paidotribo, Badalona
— (2008). Acupuntura 3: Circuitos energéticos secundarios. Editorial Paidotribo, Badalona
— (2007). Manual de acupuntura del deporte. Editorial Paidotribo, Badalona
Bachmann, G. (1959). Die Akupunktur. Eine Ordnungstherapie. Haug, Heidelberg
Bahr, F. (1989). Skripten, Systematik und Praktikum der wissenschaftlichen Ohrakupunktur. Eigenverlag München
— (1994). Loci auriculo-medicinae. Tafel, Eigenverlag, München
Bischko, J. (1979). Einführung in die Akupunktur. Haug, Heidelberg
Bossy, J. (1982). Atlas anatomique des points d'acupuncture. Masson, Paris
— Lafont, J.-L., Maurel, J.-C. (1980). La Semiologie en acupuncture. Doin, Paris
Chen Jing (1982). Anatomical Atlas of Chinese Acupuncture Pointver Shandong Science and Technology Press, Jinan, China
Cleyer, A. (1682). Specimen Medicinae Sinicae. Zubrodt, Frankfurt
Cross, J. R. Acupresión: Aplicaciones clínicas en los trastornos músculo-esquelético. Editorial Paidotribo, Badalona
Despeux, C. (1994). Taoisme et corps humain. Guy Tredaniel, Paris
Ellis, A., Wiseinan, N. (1989). Grasping the wind. Paradigm Publications, Brokline, Masver
Ferreyrolls, P. (1953). Vacupuncture chinoise, Lille
Feucht, G. (1977). Die Geschichte der Akupunktur in Europa. Haug, Heidelberg
Granet, M. (1971). Das chinesische Denken. Inhalt, Form, Charakter. 7. Auflage 2004. Suhrkamp, Frankfurt a. M.
Heine, H. (1988). Akupunkturtherapie. Perforationen der oberflächlichen Körperfascie durch kutane Gefäß-Nerven-BUndel. Therapeutikon 4, 238-244. G. Braun, Karlsruhe
— (1993). Punto de acupunturae. Gibt es sie überhaupt? Therapiewoche 43, 26/27. G. Braun, Karlsruhe
Hempen, C.-H. (1988). Die Medizin der Chinesen. Bertelsmann, München
— (1992). Akupunktur. U & S Tafeln für die Klinik und Praxis, Urban & Schwarzenberg, München
— (2010). Atlas de acupuntura. Editorial Paidotribo, Badalona
Kampik, G. (1988). Propädeutik der Akupunktur. 4. Auflage 1998. Hippokrates, Stuttgart
Kaptchuk, T. J. (1983). Chinese Medicine. The Web that has no Weaver. Hutchinson Publishing Group, London
König, G., Wancura, 1. (1979). Praxis und Theorie der Neuen Chinesischen Akupunktur, Band 1. 3. Auflage 1995. Maudrich, Wien
— (1984). Praxis und Theorie der Neuen Chinesischen Akupunktur, Band 2. 3. Auflage 1994. Maudrich Wien
Lade, A. (1989). Images & Functions. Eastland Press, Seattle.
Li Ding (1991). Acupuncture, Meridian Theory and Acupuncture Pointver Foreign Language Press, Beijing, China
Maciocia, G. (1989). The Foundations of Chinese Medicine. Churchill Livingstone, New York
Manaka, Y., Urquhart, I. (1972). The Layman's Guide to Acupuncture. Weatherhill, New York
Melzack, R. (1978). Das Rätsel des Schmerzes. Hippokrates, Stuttgart.
—, Stillwell. D. M., Fox, E. J. (1977). Trigger Points and Acupuncture Points for Pain: Correlations and Implications. Pain 3, 3-23.
—, Wall, P. D. (1965). Pain Mechanism: A New Theory. Science 150, 971-979
National Symposion of Acupuncture, moxibustión and Acupuncture Anaesthesia (1979). Collection of 534 Abstracts of Latest Research Papers. Foreign Language Press, Beijing
Needham, J. (1956). Science and Civilization in China. History of Scientific Thought. Cambridge University Press, Cambridge
—, Gwei-Djen, L. (1980). Celestial Lancetver A History and Rationale of Acupuncture and Moxibustión. Cambridge University Press, Cambridge

Nogier, P. F. M. (1972). Treatise of Auriculotherapy. Maisonneuve, Moulin-les-Metz, France
O'Connor, J., Bensky, D. (1981). Acupuncture. A Comprehensive Text. Shanghai College of Traditional Medicine. Eastland-Press, Chicago
Omura, Y. (1982). Acupuncture Medicine. Japan Publications, Tokyo
Porkert, M. (1982). Die chinesische Medizin. Econ, Düsseldorf
— (1982). Die theoretischen Grundlagen der chinesischen Medizin, 2. Auflage. Hirzel, Stuttgart
— (1993). Neues Lehrbuch der chinesischen Diagnostik. Phainon, Dinkelscherben
—, Hempen, C.-H. (1985). Systematische Akupunktur. Urban & Schwarzenberg, München
—, Hempen, C.-H. (1995). Classical Acupuncture. The Standard Textbook. Phainon, Dinkelscherben
Ross, J. (1990). Zang fu. Churchill Livingstone, Edinburgh, New York
Schmidt, J. (1990). Die klassischen Punto de acupunturae. M. L. Verlag, Uelzen
Second National Symposion of Acupuncture and moxibustión and Acupuncture Anaesthesia (1984). All-China Society of Acupuncture and moxibustión, Beijing, China
Shanghai College of Traditional Medicine (1981). Acupuncture - A Comprehensive Text. Trans, and ed. by John O'Connor and Dan Bensky, Chicago
Sivin, N. (1987). Traditional Medicine in Contemporary China. Center for Chinese studies, University of Michigan
Sobotta, J. (1982). Atlas der Anatomie des Menschen, Band 1 und 2. 22. Auflage 2005. Urban & Schwarzenberg, München
Soulie de Morant, G. (1972). L, acupuncture chinoise. Maloine, Paris
Stux, G., Stiller, N., Pomeranz, B. (1992). Akupunktur, Lehrbuch und Atlaver 6. Auflage 2003. Springer, Berlin, Heidelberg, New York, Tokyo
ten Rhyne, W. (1683). Dissertatio de Arthritide, mantissa schematica de acupuncture. Leers, London
Unschuld, P. U. (1980). Medizin in China. Eine Ideengeschichte. Beck, München
— (1986). Nan-Ching. The Classic of Difficult Issues. University of California Press, Berkeley, Los Angeles, London
Van Nghi, N. (1975). Pathogenese und Pathologie der Energetik in der chinesischen Medizin. M. L. Verlag, Uelzen
Volf, N. (2007). Manual básico de digitopuntura. Editorial Paidotribo, Badalona
Wiseman, N., Ellis, A. (1985). Fundamentals of Chinese Medicine. Paradigm Publications, Brookline, Masver
Xu, R., Chen, G., Mu, J. (1998). Praxis und Theorie der Neuen Chinesischen Akupunktur, Band 3. 2. Auflage. Maudrich, Wien

Descripción de los 361 puntos de acupuntura clásicos

Abreviatura española	Abreviatura latina	Página
V 51	V 51	153
V 52	V 52	153
V 53	V 53	155
V 54	V 54	155
V 55	V 55	155
V 56	V 56	155
V 57	V 57	155
V 58	V 58	157
V 59	V 59	157
V 60	V 60	157
V 61	V 61	157
V 62	V 62	159
V 63	V 63	159
V 64	V 64	159
V 65	V 65	161
V 66	V 66	161
V 67	V 67	161
VB 1	F 1	195
VB 2	F 2	195
VB 3	F 3	195
VB 4	F 4	195
VB 5	F 5	197
VB 6	F 6	197
VB 7	F 7	197
VB 8	F 8	197
VB 9	F 9	199
VB 10	F 10	199
VB 11	F 11	199
VB 12	F 12	199
VB 13	F 13	199
VB 14	F 14	201
VB 15	F 15	201
VB 16	F 16	201
VB 17	F 17	203
VB 18	F 18	203
VB 19	F 19	203
VB 20	F 20	203
VB 21	F 21	205
VB 22	F 22	205
VB 23	F 23	205
VB 24	F 24	205
VB 25	F 25	207
VB 26	F 26	207
VB 27	F 27	207
VB 28	F 28	207
VB 29	F 29	209
VB 30	F 3O	209
VB 31	F 31	209
VB 32	F 32	209
VB 33	F 33	211
VB 34	F 34	211
VB 35	F 35	211
VB 36	F 36	211
VB 37	F 37	213
VB 38	F 38	213
VB 39	F 39	213
VB 40	F 40	215
VB 41	F 41	215
VB 42	F 42	215
VB 43	F 43	215
VB 44	F 44	217

Índice alfabético

N

O

FOREWORD

January, 1981

The following pages contain profiles of Local Initiatives. As explained more fully in the introduction, these are associations of local people or institutions formed with the general purpose of promoting economic and social development.

The initiatives fall into three main categories:

1) **Local Enterprise Trusts**

   These are associations formed for the purpose of advising and supporting small enterprises in a particular locality. Most, but not all, are associations of local firms.

2) **Community Co-operatives**

   These are multi-purpose local Co-operative or Friendly Societies, or are functioning in a similar way.

3) **Others**

   This category includes a number of local trusts and informal associations which have not yet separated out into clear categories, but which are often playing an important pioneering role.

As a general rule we do not include in the profiles public sector initiatives, national and regional initiatives, single and limited purpose initiatives where this purpose is less than the promotion of economic and social development (e.g. a bakery co-op or a community bus scheme), or private for-profit enterprises.

The set of profiles will be updated annually at the beginning of each year. We believe that these profiles represent the small beginnings of an important movement, and should be encouraged in every possible way both by government and by private supporting agencies.

The publication of these profiles is intended to strengthen the network, multiply initiatives, and provide a basis for constructive policy decisions.

Stan Windass,
Foundation for Alternatives,
The Rookery,
Adderbury,
Banbury,
Oxfordshire.

INTRODUCTION

What are Local Initiatives?

The following pages contain profiles of a small number of projects which we believe carry great significance for all our futures. They are "local initiatives", a phrase which we use in a particular sense.

First, to be local an initiative must derive its vitality from the energy and commitment of people whose sole or principal dwelling is in its immediate locality. Of course, outside agencies can play an important part in sparking off or making possible these initiatives, and government benevolence may be essential to enable them to function properly. But there is nevertheless a crucial difference between projects which derive their energy from within and those which derive it from without.

Second, we see an important difference between projects undertaken by an individual entrepreneur primarily for his own benefit, no matter how many other benefits accrue to others as a result, and initiatives undertaken by local people acting co-operatively primarily for the benefit of the locality, and subject to the approval, as far as possible, of the local community itself. This does not mean that any particular legal structure is favoured, and we certainly do not discount the crucial importance of leadership.

Third, local initiatives in our sense of the phrase are concerned with economic issues such as work, food, housing and survival rather than for example just with social service, education or recreation. This is not because we think the latter unimportant, but rather because we think we can no longer rest on the comfortable assumption that society owes us all a living, and must positively set about ensuring a living for all. Local initiatives are concerned with creating real jobs and real wealth (whether or not these are in the "formal economy"), as a basis for the well-being of the community.

All these initiatives are underpinned by a growing awareness of the potential value of local resources and a desire to see them used more responsibly than hitherto for the benefit of both present and future generations.

Why are they important?

We believe that releasing local energy and initiative is a bit like splitting the atom. It is hard to do; but once it is done, the results in terms of energy release are incalculable, and we need all the energy and initiative we can get to solve the problems that lie ahead. It is important that local energy should be released and used constructively for the benefit of communities as well as for individuals.

As fuel, raw material and transport costs continue to rise our centralised industrial system is going to be subjected to increasing strain, and many areas which have been dependent on the system will be starved of resources. At the same time industrial developments are leading to increasing urban unemployment which could become chronic if an alternative process of economic development is not adopted.

In such a situation there must of course be some large-scale relocation of productive resources of a kind which requires government initiative. Experience shows however that we cannot depend on government initiatives, nor can we afford to wait for them.

The very nature of the economic game has to change. People can no longer necessarily expect conventional employment in conventional large-scale industry. There will have to be a resurgence of small-scale economic activity, especially of the kind which reduces energy consumption, capital investment and transport costs. Maximum use must be made of local resources, each district must capitalise on what it has, and retain where possible value-added with the community. At the same time local communities must assume more responsibility for their own health, employment and social policies.

Development of this kind will not come about alone through top-down planning or government programmes, though government has a duty to facilitate them. They depend in essence on local initiatives. And while so far it has mostly been in the relatively deprived areas that these initiatives have first appeared, they represent a regenerative process of the highest relevance to society as a whole. They are the lifeboats we need as we face the storms ahead.

What can be done to help?

The Foundation for Alternatives has assembled the following profiles of Local Initiatives in co-operation with the Intermediate Technology Development Group.

The Local Initiatives movement is still in its infancy. The present collection of 49 profiles includes virtually all the Local Initiatives in Great Britain which meet our criteria, and many of these are in embryonic form.

However, the most important developments always begin small; and at this stage there is a great deal that can be done to help.

First of all, by setting up a communications network between otherwise isolated projects we can greatly strengthen them; and a communications network does not just mean bits of paper — it means personal contact, transfer of technical information, sharing of inspiration, clarification of common goals.

The present publication of profiles is based on personal contact with each project and is the first step in forming a network. On the basis of this contact certain needs will emerge which can be assisted from outside.

Some of these needs will be financial. Many Local Initiatives are in areas which have been drained of local resources by a centralised industrial and financial system. It is only just that means should be found of returning resources to them, or at least of allowing them to retain more of what they generate — provided this is always done in accordance with the principle of maximising local self-reliance.

Direct government funding is not generally appropriate. The top-down planning, bureaucratic administration, and delays normally associated with direct government funding are inimical to Local Initiatives.

There are of course some outstanding exceptions to this general rule, such as the work of the Highlands & Islands Development Board in fostering community co-operatives; and imaginative Manpower Services Commission and Development Commission programmes have a very important part to play.

We believe however that it is vitally important for Local Initiatives to maintain their vitality independently of government, and to negotiate with public funding bodies from a position of independence. In order to help with the process the Foundation for Alternatives has during 1980 been striving to establish a national private sector funding body call **Local Initiative Support.** This body has now been legally constituted and can act as a channel for support from the private sector to Local Initiatives. In order to do its job properly however Local Initiative Support awaits substantial commitments from non-governmental sources.

Meanwhile a few national firms have begun to form close and direct links with local initiatives, with very beneficial results. It would be invidious to mention any particular firm in this context, but any support given is carefully recorded in each profile.

In many cases however money is not the best kind of help that can be given. Technical information and assistance is often of greater importance.

The Intermediate Technology Development Group has for 15 years been advising developing countries on small-scale technologies which decentralise industrial activity. The Group has itself developed new techniques for small-scale production, especially in the field of spinning, weaving, and building materials. It is now expanding its service in this country, and the Foundation for Alternatives is co-operating closely with ITDG in setting up the Local Initiatives network, and will make its services readily available to all local groups which either meet its criteria or would like to do so. A Local Enterprise Trust Development Unit has also been established within the Intermediate Technology Development Group.

Finally, there may well be other special needs of local initiatives which can best be provided on a regional or national scale. Some of these needs may be met by existing bodies — like the Government-sponsored Council for Small Industries in Rural Areas. For others it may be necessary to set up an appropriate body — such as the Local Enterprise Trust Development Unit mentioned above. The role of all such bodies is to serve and strengthen local groups.

Perspectives

There are about 50 Local Initiatives now in existence in Great Britain, and many of these exist only in a very embryonic form. This means that we are only at the beginning. As yet these scattered groups have little national impact, and are mostly unaware of each others existence or of their own significance, and only 5 existed five years ago. This is undoubtedly a growth sector.

The groups will increase in number and cohesion in any case, but we should strive to do everything possible to accelerate this development.

We hope to see a doubling of the numbers of Local Initiatives every year for five years.

This means that by the end of 1984 there could be approaching 1,000 Local Initiatives in the country, and many of these would have developed into well known and effective organisations with a sound track record.

At this stage they would constitute a new element in the social fabric, and change political and economic perspectives. People throughout the country would be more aware of their capacity to influence their working and living situations, and would begin to accept the responsibility which this implies. Planners and politicians would find themselves working in a new context.

There is no point in talking about a decentralised society unless there are local groups with resources and competence which can exercise a leadership role. That is what Local Initiatives are about.

CONTENTS

Merseyside — The Network
North Kensington Amenity Trust
Park Royal Enterprise Trust Limited
Pickering — North Yorkshire Moors Railway
Redditch Amenity Trust
Rhondda — Ferndale Home Improvement Service
Tai'rgwaith Human Development Project
Teifi — Antur Teifi
Wirksworth Project

For explanation of categories see Foreword.

LOCAL ENTERPRISE TRUSTS

BIRMINGHAM (EDGBASTON)

Name BIRMINGHAM VENTURE

Contact Graham Ashmore,
Manager,
Chamber of Commerce House,
75 Harborne Road,
Edgbaston,
Birmingham.
B15 3DH
Tel: 021-454 6171.

Brief description Birmingham Venture is an organisation established by some of the city's largest companies, in conjunction with the Birmingham Chamber of Industry and Commerce to promote economic growth. It offers practical help to potential, new and existing enterprises and uses its influence to create an environment in which business can flourish.

Locality The prime areas of interest are the city of Birmingham and the Metropolitan Boroughs of Sandwell and Solihull.

People principally involved The Venture is supported by seventeen of the largest members of the Birmingham Chamber of Industry and Commerce:—

ATV Network Limited
Barclays Bank Limited
Bass, Mitchells and Butlers Limited
Birmingham Post and Mail Limited
Bryant Construction Limited
Cadbury Limited
Delta Rod Holdings Limited
Robert M. Douglas Holdings Limited
Esso Petroleum Company Limited
GKN Fasteners Limited
Harris and Sheldon Group Limited
Kalamazoo Limited
Lloyds Bank Limited
Lucas Industries Limited
Midland Bank Limited
National Westminster Bank Limited
Thorn EMI Limited.

Support for the Venture is growing and it is always eager to welcome new sponsors.

Charles Darby, the Managing Director of Bass, Mitchells and Butlers Limited, is the Chairman of the Venture and John Warburton, the Director of the Birmingham Chamber of Industry and Commerce, is its Director. The full time Manager of the Venture is Graham Ashmore and he is backed by a small staff.

Origins and early evolution

Following the recognition by government of the particular problems of certain parts of the Birmingham conurbation and the setting up of an Inner City Partnership between the Birmingham City Council, the West Midlands County Council, the Birmingham Health Authority and Central Government, it was felt by the Chamber of Industry and Commerce that there should be a complementary private sector initiative to assist in the regeneration of Birmingham's industry. It was considered that, although governments were well equipped to create the infrastructure and the legal framework in which industry could flourish, the private sector would be better equipped to offer the detailed assistance to those running or contemplating running enterprises. From the outset it was decided that this assistance should be available throughout the conurbation and not just in inner city areas. From a nucleus of some five of the Chamber's largest member companies, sponsorship of the Venture has risen to seventeen and, hopefully, will continue to grow.

The preparatory work on the Venture was undertaken in early 1980. By the end of March a Chairman had been appointed, a full time manager was in office and an initial programme had been agreed.

Organisational framework

The activities of Birmingham Venture are reviewed by a committee of representatives from the seventeen sponsoring companies, which come together quarterly for meetings.

Funding

Birmingham Venture is funded by donations from each of the sponsoring companies of between £1,000 and £3,000 per annum.

Description of current activities

Activities of Birmingham Venture include:—

One day "Starting Your Own Business" seminars held on Saturdays.

Evening sessions, for those in business or those thinking of starting a business, on book-keeping, marketing, legal, taxation and other relevant matters.

Help to designers and inventors wishing to start their own business or to contact established manufacturers which might be interested in their ideas.

Publicity for the products or services of new firms in the city or for

new products or services being offered as a consequence of investment by existing small firms.

Publicity for business to business proposals which will add to the prosperity of small firms. These proposals might involve joint production or joint marketing.

In particular, an Export Marketing Service operates to put small firms with an exportable product but without the resources to export in contact with companies selling similar goods through well established overseas networks.

Free exhibition space for small firms at certain exhibitions at the National Exhibition Centre.

Initiatives to ensure more land and premises are available for industrial development.

Support for some training projects.

Advisory service to help those thinking of starting a business or those already running small firms find the best way to tackle their problems.

Perspectives

Birmingham Venture has been set up for a trial period of two years. After this time the future development of the Venture will be reviewed in the light of its past record and activities.

BRISTOL

Name and contact

AID TO BRISTOL ENTERPRISES

Harold Williams
16 Clifton Park
Bristol BS8 3BY
Tel: 0272 311518

Local authorities

City of Bristol
Council House
College Green
Bristol

Brief description

The Association offers advice and help to small firms both through its own staff and through the availability of expertise through the sponsoring companies. The aim is to offer realistic and practical advice to small firms with potential for improving their profitability. The expertise available will include such activities as production engineering; purchasing; marketing; sources of finance; computing systems; factory and warehouse planning; selection of premises; and industrial relations.

Locality

Covering generally the area and immediate surroundings of the City of Bristol.

People principally involved

A.L. Rowell, Chairman; **H. Williams,** Manager; **Mrs. M. Crew,** Secretary.

Organisational Framework

Seven of Bristol's leading companies: British Aerospace; Cadbury Schweppes; Dickinson Robinson Group; Harveys; Imperial Group; Newman Industries; Rolls Royce; together with the Bristol Chamber of Commerce; Midland and Barclays Bank; and the Bristol City Council, formed the Association to assist and advise existing and potential small businesses, with the objective of increasing employment in the Bristol area.

Funding

By donations from industrial and commercial organisations participating in the venture.

Description of current activities

Providing assistance on:—

- Sources of finance to start a new business or expand an existing one.
- Developing new and existing markets.
- Improving productivity through more effective use of resources.
- Improving methods of purchasing.

— Developing better manufacturing methods.

— Improved office procedures.

— Using small computers in small businesses.

— Developing a personnel or training programme.

Supporting organisations and networks

Close links with the Bristol Chamber of Commerce service departments; the Economic Development Office of the City of Bristol; the Small Firms Advisory Services of Barclays and Midland Banks; and the Dept. of Industry Small Firms Information Centre.

Perspectives

Possible future activities could include the provision of seminars for potential entrepeneurs and short courses for small businessmen in specific management techniques.

HACKNEY

Name and contact	HACKNEY BUSINESS PROMOTIONS CENTRE Dennis Statham, Hackney Business Promotions Centre, 1 – 11 Hoxton Street, Hackney, London N1 6NL. Tel: 01-739 7600 (ext. 314) 01-739 9606 direct line (24 hour answering machine)
Local authority	The London Borough of Hackney, The Town Hall, Mare Street, Hackney, London E8 1EA. Tel: 01-986 3123 Chief Executive: Dennis Wood
Brief description	A private company limited by guarantee acting as a means of mobilising support of industrialists, professional advisers, bankers and educationalists in order to help develop small enterprises and encourage the formation of new ones. The provision of a general education and advice service to advise the mobility of firms is also important. The organisation develops specialist projects in the areas of property development, business exhibitions and ethnic programmes. It also acts as financial adviser and consultant to the local authority in its commercial applications of an Urban Programme.
Locality	Adjacent to the City of London butting on to its north-east border. With the exception of open space for recreation on its eastern flank running along the River Lea, it is densely built up with few, if any, sizeable sites for industrial development. Most of the borough consists of housing with many areas of mixed residential and industry. The southern part (Shoreditch) is zoned for commerce and industry, and has traditionally contained many businesses in support of the City. There are many empty warehouses and factory premises, often with poor road access, and generally transport facilities are inadequate. Average income levels are amongst the lowest in London, and unemployment is a third higher than the Greater London average. The Borough has one of the greatest proportions of New Commonwealth immigrants in London.
People principally involved	**Dennis Statham** (Executive Director), appointed to Hackney post in November 1978. Senior businessman; former managing director of a large trading company; past chairman of British Importers Confederation.

Michael Latham, Chairman of the HBPC. Chairman of local family firm of timber suppliers employing 300 people. Deputy Chairman of North East London Employment Group.

Richard E. Webb, Vice-chairman of HBPC. Local Director at Barclays Bank Ltd. (London Eastern Local Head Office).

Dennis Wood, Chief Executive L.B.H.

David Bamber, Chief Research Programming and Intelligence Officer, Hackney Borough Council.

Directors and Members drawn from Local Government, Banks, the Law and Accountancy world.

Origins and early evolution

Local businessmen, trades unionists, Council members and officers had expressed their concern about the decline of the economic and social environment in Hackney. Michael Latham wrote to the Mayor saying that something must be done to improve the local economy; discussions were held with the Chief Executive of the Borough, Dennis Wood, with the Leader of the Council and others.

David Bamber (Research Officer) wrote a report to the Chief Executive and others on "The Regeneration of Industry in the Inner City Area of Hackney", emphasised that Government action by itself was insufficient to create the conditions for individual enterprises to flourish in the area. A new spirit must be fostered locally within the community, and a welcoming and supporting network established involving the voluntary help of industrialists, professional advisers, bankers and educationalists. A core group of committed people should be brought together and should set up a Resource Centre.

The Chief Executive recommended the setting up of a steering group chaired by a local businessman. He recommended that the Resource Centre should directly sponsor and operate small centres of industry (craft and technology based) as well as support and advise new and existing businesses, and that it should be an independent operation and not therefore bound to government or to the private sector. The emphasis must be on **people** rather than plans; the Resource Centre would be concerned with finding and backing entrepreneurs, and the businesses which are suitable to the area.

The Steering Group met for the first time in January 1978 under the chairmanship of Michael Latham. In August an advertisement for Development Manager was placed in The Telegraph and Marketing Week, and in October Dennis Statham was appointed to commence work on November 1, 1978.

Organisational framework

Although supported and promoted by Central Government and the Borough, the BPC is strictly independent.

It is a company limited by guarantee and not having share capital, its principle objects being to:

a) encourage existing businesses to stay in the Borough;

b) encourage existing businesses to expand;

c) encourage businesses outside the Borough to be relocated within the Borough;

d) encourage new business ventures to be set up if possible in the Borough;

e) develop the economic climate to one where business and enterprise can flourish.

Membership of the initial Board consists of: 3 Councillors, the Chief Executive, a banker, a partner from a city firm of solicitors, a partner in a firm of accountants specialising in work for local small firms, Research Director from the City University, the Chairman of a local company, and the managing director of another local company.

Funding

The HBPC was given top priority rating in the list of projects presented by Hackney & Islington under the Inner City Partnership proposals for Urban Aid funding from the Department of the Environment.

A grant of £25,000 for initial first year costs was awarded plus £30,000 per annum for revenue expenditure.

Description of current activities

1. The provision of a counselling service offering business advice and assistance.

2. Financial consultation service to both applicants and the local authorities in the area of Loans and Grants available under Urban Areas Act 1978.

3. Operating an exhibition project for small businesses and the bringing into use on a regular and frequent basis.

4. Financing and operating an Ethnic Business Project to identify and encourage into business West Indian entrepreneurs.

5. The conversion and letting of a building for nursery business units by Autumn 1980.

6. Staging regular "club" evenings with experts offering guidance through workshop sessions.

7. The staging and financing of "Start Your Own Business" programmes of one day conferences with follow up courses for those wishing to start in business or having just started.

   Assisting and advising on the development and setting up of Centres of Excellence in the fields of clothing and technology.

8. Managing economic PR and above line advertising on behalf of Local Authority.

9. Developing information systems including trade directories.

   Developing an industrial liaison network with Polytechnics and Universities.

10. Setting up a model clothing factory with canteen and creche.

11. The creation and regular publication of a comprehensive property register.

Supporting organisations and networks

Department of the Environment; London Borough of Hackney; London Industrial Centre; Greater London Council; London Enterprise Agency; Urbed (Urban and Economic Development) Ltd; City University Business School; Queen Mary College; Anglian Regional Management Centre; Polytechnic of North London.

Perspectives

The Centre was set up by the local authority at the instigation of a private businessman in the area to act as a focal point for private initiative and to provide the expertise and flexibility of approach not possible within the organisation of local government. During the course of the 2 years of its existence such an operation had proved to be of use and new ways and uses for such an independent organisation are constantly being explored. From the original concept of harnessing expertise, the Centre through its financial connections has also been able to find services of practical finance. It is involved as the embryo for share issuing corporate bodies to bring private investment to the area.

Whilst having handled some 500 individual enquiries, many of which have involved detailed work, it has in addition helped create some 12 new businesses from scratch through educational programmes. Its major objectives now lie in the fields of developing programmes and projects.

LEEDS

Name and contact

LEEDS BUSINESS VENTURE

S.R. Hartley
Director
c/o Leeds Chamber of Commerce and Industry
Commerce House
2 St. Alban's Place
Leeds LS2 8HZ
Tel: (0532) 30491

Local authorities

Leeds City Council
Civic Hall, Leeds 1
Tel: Leeds (0532) 463000

West Yorkshire Metropolitan County Council
County Hall, Wakefield
Tel: Wakefield (0924) 67111

Brief description

A Department of the Environment initiative taken up by the Leeds Chamber of Commerce and a group of Leeds businessmen. Although very much a private sector enterprise it does enjoy the support of both the local authorities and educational institutions. The Venture has been founded with the purpose of encouraging and assisting the development of small firms in the Leeds area by using the combined expertise of the companies concerned. The Venture hopes to be able to offer help in most areas of industrial and commercial activity.

Locality

Leeds Metropolitan District (Population 730,000) has enjoyed a reputation of having a "one thousand and one" trades and having a thriving small firms sector. However with the decline of traditional industries especially textiles and engineering unemployment is now high by Leeds standards (September 1980 8%).

People principally involved

Mr. A. Ziff Chairman Town Centre Securities Ltd. and Stylo Barrett Ltd. is Chairman of the Leeds Business Venture.

Mr. R.G. Taylor Director of the Leeds Chamber of Commerce and Secretary to the Leeds Business Venture.

Mr. S.R. Hartley Director of the Leeds Business Venture seconded by his employers Marks & Spencer Limited for a two year period.

Origins and early evolution

At the request of Junior Ministers at the Department of the Environment (who have contacts in the Leeds area) a dinner was held early in 1980. Representatives from major local companies were invited to attend and give their support to this new initiative.

At about the same time the Department of the Environment approached Marks & Spencer Limited in order that they may give some thought to the possibility of providing by mid-1980 a secondee to act as Director to the Venture.

Organisational framework

The Leeds Business Venture is initially established as a section of the Leeds Chamber of Commerce. It is intended however that in the near future it moves to separate premises and becomes a company limited by guarantee.

Funding

The necessary funds, staff and premises are being provided by the supporting companies concerned.

The City Council may contribute towards the running of courses in the near future but essentially this is a private sector unaided enterprise.

Description of current activities

1. Providing counselling and advice for small firms and especially individuals comtemplating starting a new business.
2. Advising on how capital might be raised and taking care of some of the groundwork, e.g. preparing financial presentations, cash flow projections etc. ready for Bank consideration.
3. Providing help in finding suitable premises.
4. Helping with the test design manufacture, packaging, costing etc. of a new product.
5. Helping small firms play a part as sub-contractors and suppliers to large industries, local authorities etc.
6. Organising basic "start your own business" courses.
7. Offering help and advice to other organisations, workshops etc. in Leeds.

Perspectives

Consideration will be given in the future to:

a) Increasing the number of staff with more secondees.
b) Possible provision of Venture capital
c) Active involvement in "premises for small firms" projects.

OXFORD

Name and contact OXFORD ENTERPRISE TRUST

Jon Burroughs
Taylor & Co.,
125 London Road,
Headington, Oxford
Tel: Oxford (0865) 63092 or 57953

Local authorities Oxford City Council,
Town Hall, Oxford.
Tel: Oxford (0865) 49811

Oxfordshire County Council,
County Hall, Oxford.
Tel: Oxford (0865) 722422

Brief description A local trust designed to provide space for small firms in the Oxford District by obtaining and converting unused premises, and to assist small firms by provision of a management service and loans facility.

Locality The trust operates within the Oxford ring road, and in the adjoining estates of Barton and Blackbird Leys.

The principle local industrial employer is British Leyland.

General preliminary statement The Oxford Enterprise Trust has been pioneered by a local solicitor and has a steering group which includes a bank manager, an accountant, a director of planning and a research engineer. Draft Memorandum and Articles of Association have been prepared, and on locating a suitable premises for commencing its operations, the existing unincorporated society will be registered as a Company Limited by Guarantee. Its area is the Oxford Ring Road but including Barton and Blackbird Leys.

The OET is concerned:—

1. with the acute shortage of suitable premises for small businesses (particularly in light industry).

2. with the lack of local support and opportunity for the creation of new employment.

3. with the creation of a local structure through which the community (or smaller communities) can influence and create employment.

4. with creating industries and services and products which are genuinely appropriate to the needs of Oxford residents and environmentally sound.

Objectives

To mobilise local resources in the development of small new enterprises and in support of:—

a) the acquisition of premises suitable for occupation by small businesses or for conversion into workshop and/or service units.

b) the provision of a complete management service for small businesses.

c) the provision of loans to small businesses.

d) the employment of a Trust Officer and staff.

There is little or no mechanism whereby the urban community can participate in the creation of local employment. The OET seeks to bring together the resources of the community, its skills and its savings, and to direct them into the creation of additional and better quality jobs. These in turn will increase the creation of real wealth by the community, reduce dependence on state benefits and increase the confidence of the employed in their own effectiveness, and provide a focus for a new community awareness and identity.

OET is concerned that many small businesses are being sold up and taken over by larger enterprises with lesser involvement and interest in the local community. Prices on sale or re sale, as well as the new industrial sites approved or provided by the Councils, are outside the reach of small new businesses or groups starting up. Many small industries traditionally located in residential areas are being taken over for e.g. warehousing, and employment opportunities are being lost not created. OET is anxious to halt these trends and to maintain an acceptable balance between the employment and residential needs of local communities.

Initially the OET seeks to acquire premises suitable for division into units of (say) 100 square feet or upwards, and to grant licences to individuals or groups to occupy such spaces for the purpose of light industrial craft and service use. Each occupant or group would receive management services for which a charge will be made. Conversion of the premises will be at minimum cost and allow for contribution from potential licensees and members of the community. Provision will be made for certain shared facilities e.g. showroom, telephone and reception, services, storage and waste disposal. Supervision and administration of the OET's activities will eventually be placed with a full time Director. In selecting licensees, the OET will be concerned with the quality and appropriateness of products and services to the community.

Conditions of licensed occupation will provide (int. al) for termination on one months notice, compulsory associate membership of the OET, and certain minimum and maximum periods of occupation of workspaces each week.

As part of the management service, each licensee will have its accounts monitored by the Director and through him by the management service group at specified intervals. The object of the service is to give licensees the best chance of surviving commercial reality, and on termination of their occupation, a complete set of approved accounts upon which to seek further working capital and premises.

The number of outside employees employed by any one licensee will be limited and confined to those prepared to undergo an on-job training or informal apprenticeship. Each premises will (as appropriate) have its own house-management committee formed of the licensees.

The success or otherwise of the OET's operations will indicate whether they can be extended to the purchase or lease of single units (e.g. shop/retail premises), the provision of small loans and/or machinery or equipment, and the purchase of those premises already leased and divided into workshop units. Ultimately the OET aims to issue bonds, certificates or shares to the community against the security of the premises it has acquired, and thus give back to the community the premises which are then providing it with new quality employment. Additionally, the OET would wish to set aside a certain percentage of nett profits for voluntary organisations, services and activities within the community and for recreational facilities.

As premises prove their effectiveness and attract involvement and participation by the more immediate locality, the OET will seek to transfer its assets in that area to the community, by creating (e.g. a North Cowley, Headington, Barton or Jericho Enterprise Trust. On such transfer, the OET's involvement would continue through its management service.

The OET recognises that within the wider Oxford community, there are many professional men and women with skills and expertise theoretically relevant to the management of small businesses, but in practice less so. OET will establish a nucleus of such persons who combine theory and practice with the ability to communicate. This nucleus will give the OET management service a basis for growth in quantity and quality.

The OET will seek charitable status in due course and once its incorporation is completed.

Current position (October 1980)

The OET is engaged in negotiations over a 3 storey building, formerly used as a Church Institute, and from which it is hoped to initiate operations. Plans have been prepared following discussions with local planning and fire officers, for use as part workshop, part offices, part community and part residential (accommodation for the Trust Officer).

Applications have been made for a group of local Patrons, and the complement of the initial management group is being established from members of the services and manufacturing environments and the legal and accountancy professions. There is a real prospect of co-operation with OXFAM's 'Good Neighbour' scheme in providing marketing outlets, but plans for the establishment of a nucleus of market tested products, product designs and services are at a very early stage. An appeal will shortly be launched for funds to cover development acquisition and alteration costs of the premises under negotiation, for the acquisition of additional factory premises in another part of Oxford, and for payment of a salary for the Trust Director.

The OET is not yet a corporate entity. Draft Memorandum and Articles of Association of a Company Limited by Guarantee have been drawn up, but a final decision on the most appropriate constitution will not be made until discussions with the Department of Trade (Companies Division), the Bank of England and the Registrar of Friendly Societies have identified the 'vehicle' most suited to the community employment, involvement and investment aspects of OET's objects. The present steering group of the OET comprises an accountant, a solicitor, a Bank Manager, a lecturer of the Oxford Polytechnic, and a Professor of Engineering at the University.

The employment potential of the premises under negotiation is between 15 and 20 persons, and licence agreements have been drawn up.

Note

Independently of the OET's operation a Company Limited by Guarantee entitled 'The Old Bakehouse Trust Ltd.' has been incorporated and has taken an agreement over premises at 87/88 Bullingdon Road, Oxford from the Cherwell Housing Trust for an initial period of 6 months. The premises are scheduled for re-development (probably for residential use) but during the agreement are being occupied under licences by an Upholsterer, a Carpenter, a Graphic Designer, a Motorcycle Restorer, an Engineer, an Architect and by the local Co-ordinator of Oxford Friends of the Earth. The low rent charged by Cherwell Housing Trust enables the Old Bakehouse Trust to offer low cost workspaces to 'the bottom end of the market', and in particular to individuals whose commitment to self-employment is less than complete. All enquiries should be made to Mr. VyVyan Salmon at 14 Chester Street, Oxford, Telephone Oxford 722840.

RADSTOCK

Name and contact	HUGH OF WITHAM FOUNDATION Director: Andrew Aldrich, Ammerdown Study Centre, Radstock, Bath, BA3 5SW. Tel: Radstock (0761) 35321
Local authorities	Somerset County Council; Avon County Council; Wiltshire County Council; Mendip District Council; Wansdyke District Council; West Wiltshire District Council.
Brief description	A local charity, the purposes of which are to enable the rural communities and congregations in this area to improve the quality of their life in particular in respect of employment, housing, transport, use of Social Services and other facilities, development of local Festivals and Celebrations, encouragement of the Arts.
Locality	Situated just inside the Somerset County Boundary and adjacent to Avon and Wiltshire, it is geographically centred on the East Mendip area between Radstock and Frome.
People principally involved	Local community leaders and politicians. Regional social work staff. Retired persons with special interests and skills. Local industrialists. Clergy.
Origins and early evolution	Involvement with local communities in preparation of Jubilee Celebrations and answering demands for aid with planning Summer Holiday Play Schemes in local villages alerted the Governors of Ammerdown to the needs of communities in this area. They then approved the deployment of the present Director to initiate a new project, the Foundation.
Organisational framework	The Trustees of the Foundation (three in number) have appointed a Management Committee of which the Trustees are members. There are subsidiary specialist groups with their own identity and constitution.
Funding	The Staff's educational work brings in some revenue from courses and lectures but initially the Foundation was sponsored by the Study Centre with help from other charitable bodies.
Description of current activities	The Foundation has the use of a small house for its offices and has a small office staff. The key areas that have been established are: The Mendip and Wansdyke Local Enterprise Group This is now staffed by a full-time Research and Development Worker and has its own Constitution and funds and is now fully

engaged in assisting with the establishment of new industries and the expansion of existing ones.

Training courses in 'Church Growth' offering to local Churches sessions to explore this development process.

A Village Venture scheme to encourage local communities to develop self-help projects. Work with local community Associations on Social Planning. A Rural Seminar for Small Firms, and Housing and Employment Conferences.

Supporting organisations and networks

Somerset, Avon and Wiltshire Community Councils. Local Churches. Local newspapers. Associations of Parish Councils. Friends of Ammerdown.

Perspectives

The increased dependence on voluntary initiatives, by the statutory agencies is indicating need for local social planning. The Foundation can help at parish level.

The identification, tabulation and making available of information on local industries, housing needs, transport facilities, etc., will remain a priority in this area for some time.

The cross-fertilisation of ideas on community work in rural areas is beginning to show results locally.

RUNCORN

Name and contact BUSINESS LINK LIMITED

Harry Laws,
Business Link Limited,
62 Church Street, Runcorn,
Cheshire.
Tel: 092 85 63037

Local authorities Halton Borough Council,
Kingsway, Widnes.
Tel: 051-424 2061

Cheshire County Council,
County Hall, Chester.
Tel: 0244 602053

Brief description A counselling service for new and existing small businesses. Designed to mobilise the expertise locked-up in large organisations to help the small businessman.

Locality Halton is a growing borough made up of two towns, Runcorn and Widnes. Both are dominated by large industry, particularly the chemical industry. Runcorn is designated a new town to cater for the Liverpool overspill and is bringing new industry to the area. Situated in a special development area.

People principally involved **Harry Laws** (General Manager) is a qualified chartered and cost accountant with many years experience of managing and advising both large and small businesses.

Laurie Lord (Secretary and Office Manageress).

Alan Griffiths. Seconded from I.C.I. to help the venture through its formative stage.

Origins and early evolution In 1976 an I.C.I. manager was asked to explore ways in which I.C.I. could help with the unemployment problems in the area.

After setting up various schemes to use the government temporary employment programme, he suggested that I.C.I. should make available to the small businessman, the expertise which is used by large organisations.

In 1979 it was decided to extend the service by opening an office in the shopping area of the town so that the venture could become more visible. It was also agreed that other companies be invited to participate.

Some of the other organisations in the area had already been working along similar lines and readily agreed to join.

A company limited by guarantee was formed by Halton Borough Council, Chester County Council, Grosvenor Estates Commercial Development Limited, Runcorn Development Corporation, and I.C.I. It also had close links with the National Westminster and Midland Banks.

Organisational framework

The Company has its own General Manager and secretary and is assisted by a secondee from I.C.I. who worked on the original venture. It aims to link people who have business problems with experts in large organisations who have the knowledge to help. Since the company was formed, links have been established with:

La Porte Chemicals; Runcorn Transport Services; W.H. Smiths; Lennons Supermarkets; B.O.C.; The Manchester Ship Canal Company; in addition to the original five sponsors and the two banks.

Funding

By sponsorship and donations from the participating large organisations.

Description of current activities

The aims and objectives of the company are set out in a descriptive brochure which has been mailed to all known small firms in the area.

This has resulted in a number of requests for assitance which has been freely given.

The location of the office in the shopping area enables the company to give a walk-in service. In this way the new start-up operations are found and helped.

Supporting organisations

The company has been appointed the secretariat of Halton Chamber of Commerce. This has a two fold advantage. Firstly it provides Business Link with a wide range of essential contacts to extend their activities and secondly the Chamber of Commerce will have a permanent headquarters in the shopping area.

Perspectives

The company has published a Directory of Small Businesses, setting out in detail the activity and capacity of each small business in the area. This will be updated at yearly intervals.

The company holds a Register of Land availability in the area, and is trying to persuade local builders to erect small workshops.

Business link have organised seminars particularly for start-up businesses. Visits to small firms also take place so that the company can get first-hand information of problems and requirements and then they are prepared to give advice or arrange seminars with guest speakers on subjects of general interest.

SOUTH HAMS

Name and contact

THE SOUTH HAMS SMALL INDUSTRIES GROUP

The Croft, Brixton, Plymouth, Devon.
Tel: Plymouth (0752) 880210

Alan Lovering — Co-ordinator

Local authorities

South Hams District Council,
Follaton House, Plymouth Road,
Totnes, Devon.
Tel: Totnes (0803) 86 4499

Brief Description

A local initiative taken by businessmen in the South Hams who seek to encourage a more healthy social and economic climate in the District. Group work is focussed on providing practical help, guidance, advice and support needed by existing and intended businessmen. The Group's Constitution provides for membership at a nominal annual fee, the employment of a Co-ordinator and the annual election of a Committee to whom the Co-ordinator is responsible.

Locality

The South Hams was created by the Local Government Act which became effective on April 1st 1974. It has a population of some 68,000. It is bordered to the north by Dartmoor, to the south by the sea, to the east by Teignbridge and to the west by Plymouth. Historically the economy of the area was based on agriculture, supported by a variety of rural industries.

During the past thirty years, rapid agricultural mechanisation has resulted in fewer jobs in the district which has been unable to support its young workforce. Outward migration in the absence of alternative sources of employment has tended to be the pattern.

During the same period the South Hams has become increasingly popular as a holiday area and as an area for retirement. Although these developments are not inherently bad, they need to be held in balance by a vigorous local community based on a variety of enterprise generating continuous employment.

People principally involved

Local residents of the South Hams supported by members of the District Council.

Origins and early evolution

In November 1979 a Steering Group was formed, comprising members of the local business community. Promotion of the initiative was carried out through public meetings at centres in the area.

The Co-ordinator was appointed early in 1980 and practical work commenced in March of that year.

Organisation framework

The Group is managed by a Committee elected annually by membership. The Co-ordinator reports to this committee with the following main tasks:

1. To enlist the help of existing businessmen and others, noting in particular the type of expertise and experience each is able and willing to share with others.

2. To receive requests for assistance and to match each with the most appropriate source and method of help, whether from Group resources or outside.

3. To act as an intermediary, when necessary, between existing and new businessmen on the one hand, and other Bodies on the other. In this to encourage productive and understanding relationships between the two.

Funding

By a grant from the South Hams District Council, donations from the larger organisations in the area and by members subscriptions.

Description of current activities

Since March 1980 the Group has been closely involved with three new business start ups providing practical advice and work from market research through the preparation of feasibility studies to assistance in raising finance and promotion plans for each.

Fifteen existing businesses have obtained consultancy services from the Group including aid in obtaining premises.

The Group's first committee has been elected.

Perspectives

The Group has offered a counselling and guidance service, through careers officers, to young people who may wish to seek self employment as an alternative means of support.

Arrangements will be made for the larger firms in the area to be approached with a view to obtaining access to their expertise and advice to members in specialist and management fields.

The Group may seek office premises in a major town in the South Hams thus providing easier access for the local business community to its services.

TOWER HAMLETS

Name and contact	TOWER HAMLETS CENTRE FOR SMALL BUSINESS LIMITED 99 Leman Street, London E.1. Tel: 01-283 1030 ext. 448 Tony Clouting — General Manager Peter Thackwray — Assistant to the General Manager
Local authorities	London Borough of Tower Hamlets Town Hall Patriot Square London E2 9LN Tel: 01-980 4831 Greater London Council London Industrial Centre County Hall London SE1 7PB Tel: 01-633 7494
Brief description	A problem solving and counselling service for new and existing small businesses. Designed to promote employment and the well-being of the business community within Tower Hamlets.
Locality	The London Borough of Tower Hamlets is bounded to the West by the City of London, to the South by the River Thames and to the East by the River Lea and to the North by the London Borough of Hackney. The southern part of the borough is within the Docklands Development area and included therein is a designated area for an Enterprise Zone. The area is in physical decline and socially deprived and as such has special development status under the Inner Urban Areas Act, 1978.
People principally involved	**Ian Mikardo M.P.** (Chairman) — local Member of Parliament for one of the two parliamentary constituencies in the area. **George Chaney**) **Geoff White**) (Directors) — Local councillors **Gerald Hine** (Director) — Assistant Provost, City of London Polytechnic **Brian Wright** (Director) — Director London Enterprise Agency **Ian Raitt** (Director) — Chairman Tower Hamlets Group, London Chamber of Commerce and Industry

Harry Harris (Director) — President of Hackney and District Chamber of Commerce

Jeffrey Jenkinson (Director) — Director of Development and Secretary, Port of London Authority

Manny Penner (Director) — Local councillor and member of Local Trades Council

Warren Fenwicke-Clennell (Director) — Managing Director, Trumans Limited

Len Hedden (Director) — Group secretary, International Timber Corporation Limited

Alan Regan (Director) — Area marketing manager, National Westminster Bank Limited

David Sagar (Director) — General Manager, World Trade Centre Limited

Derek Smith (Director) — Managing Director, QMC Industrial Research Limited

Tony Clouting (General Manager) — is a bank manager, seconded by Barclays Bank, with years of experience of advising businesses, particularly small businesses.

Peter Thackwray (Assistant to the General Manager) — seconded from the London Chamber of Commerce and Industry

Origins and early evolution

In 1978 research work was undertaken by a firm of consultants on behalf of the GLC into ways of regenerating the inner city areas. London Borough of Tower Hamlets was chosen for a closer look. At the same time the City of London Polytechnic was reviewing its ability, through its business studies faculty, to assist the regeneration of the area by providing advice and counselling services to the myriad of small businesses operating in the area.

The two initiatives were married together and, with the added assistance of the London Chamber of Commerce and Industry, the Centre came into being in early 1979 as a company limited by Guarantee.

Organisational framework

The company has its own independent Board of Directors representing the major further educational establishments in the area, local business both large and small, local politicians, local trades council, and other organisations interested in the well-being of the local business community. The company is staffed by secondees and a permanent secretary.

Funding In kind, i.e. secondees by the private sector and by local authority grant aid.

Description of current activities To meet its objectives of promoting the well-being of the business community in Tower Hamlets, thereby creating the safeguarding existing jobs, the Centre operates at three levels:

a) information provision and advice on business matters and reference on of clients to specialist advisors — information signposting

b) problem solving whether on premises, finance or financial control, marketing and other management issues involving substantial time inputs — management counselling

c) generation of and assistance with projects which will promote the general well-being of the business community, e.g. industrial and business skills training, promoting of trade exhibitions, industry surveys, formation of workers' co-operatives

Over 100 cases were handled in the first 10 months of 1980.

Supporting organisations As well as support from those organisations, both business and academic, represented on the Board of the Centre, very tangible and concrete support is provided by both officers and members of the London Borough of Tower Hamlets Council.

WANDSWORTH

Name and contact

WANDSWORTH BUSINESS RESOURCE SERVICE

159A Battersea Park Road,
London. SW8
Tel: 01-720 7053

Roger Burton — Manager
Ansel Harris — Business Adviser

Local authorities

Wandsworth Borough Council,
The Town Hall,
Wandsworth High Street,
London. SW18 2PU.
Tel: 01-874 6464

Greater London Council,
County Hall,
London. SE1
Tel: 01-633 5000

Brief description:

The Service was set up to improve the stability, growth and development of businesses in Wandsworth. It seeks to co-ordinate, develop and market the various local and national advisory services available to firms in the borough and helps local firms with their business problems either from its own expertise and resources or from the other services with which it is in touch.

It provides a comprehensive counselling service to all local businessmen and women on their business needs and fills a particularly important role in advising and supporting new or potential businesses to ensure they succeed.

Locality

Wandsworth is an Inner London Borough trying to cope with the twin problems of a lack of housing and a shortage of jobs but having very little land which can be developed to provide new houses and factories. Since 1950, most of the large firms have left the borough and the decline in railways, town-gas manufacture and electricity generation have also contributed to a large loss of jobs in recent years. Wandsworth is a Designated District under the Inner Urban Areas Act (1978).

People involved

Roger Burton (Manager) has worked with local businesses in Wandsworth for the local authority providing advice and assistance with premises, grants and loans, housing and many other problems.

Ansel Harris (Business Adviser) seconded to the service from Marks and Spencer as part of the LEntA involvement. An experienced marketing/merchandising manager with experience of advising their suppliers.

Cherry Brown (Secretary).

Another experienced manager will be seconded shortly from British Petroleum.

Origins

The Business Resource Service was set up in June, 1980, as a result of discussions over the previous two years between Wandsworth Council, the GLC and the London Enterprise Agency as to the best way to involve large firms and other organisations in helping local businesses.

Early in 1979, it was decided to open a shop on a main road in the borough where firms and people could call in for a free and confidential discussion of their business problems with advisers with a business background and through which they could contact other organisations interested in helping small firms.

Organisation

Wandsworth Council has provided and equipped premises for the Service and has also provided a manager and a secretary/receptionist.

The two business advisers are provided on secondment for an initial period of 18 months by the large firm members of LEntA namely Marks and Spencer and British Petroleum.

Funding

The setting up and running costs of the Service together with the manager's and secretary's salaries are funded by the Council through the Extended Urban Programme.

The salaries of the business advisers are paid by the seconding firms.

Current activities

Providing advice and assistance to local companies.

Publicising the facilities of the Service by leaflets, posters, newspaper articles, etc. Contacting organisation which could be of use to local firms and which would extend the services available from the Business Resource Service.

Supporting organisations

London Enterprise Agency
Wandsworth Borough Council
Greater London Council.

The support of banks, large firms, Chambers of commerce etc. is being sought.

Perspectives

Organising and following-up a "Start Your Own Business" Conference with LEntA in early 1981. Extending the range of facilities available through the Service.

Developing close links with local businesses.

WEST SOMERSET

Name and contact

SMALL INDUSTRIES GROUP — WEST SOMERSET

Fred Wedlake (Development Officer)
29 Swain Street, Watchet,
Somerset TA23 OAD.
Tel: 0984 31277

Local authorities

West Somerset District Council
Fore Street, Williton, Somerset
Tel: Williton (0984) 32291

Sedgemoor District Council
The Priory, St. Mary Street, Bridgwater, Somerset
Tel: 0278 424391

Somerset County Council
County Hall, Taunton, Somerset
Tel: 0823 3451

Brief description

In 1977 a small group of West Somerset residents with widely varied backgrounds sharing a common concern about the employment situation, grouped together to take action. They are serviced by a full-time Development Officer.

Locality

The group activity started in West Somerset, where there are no large towns (Minehead population 8,230, Watchet 2,900). Large retired population. Few places of employment with workforce above 20; many small local businesses in decline; young people must leave as commuting to Taunton or Bridgwater too costly. Due to the success of the group in West Somerset requests for help from outside the original area has caused activity to be extended to the whole of Somerset.

People principally involved

Roger Paul, Chairman of the Small Industries Group: Lecturer in Engineering, Somerset Technical College

Fred Wedlake, the Development Officer, is a Somerset man both by upbringing and by loyalty. His previous experience includes full-time work as Community Centre Warden, and many years in business in light engineering. He was the founder and former secretary of the West Somerset Chamber of Trade, and for the past eight years he has been a well-known and respected voice in local affairs.

The Committee now consists of: Mr. R. Paul, Somerset Technical College Tutor, Elworthy; Mr. P. White, Farmer, Lydeard St. Lawrence; Mr. F. Sykes, Village Postmaster and Shopkeeper, Luxborough; Mrs. L. Powles, Soft Toy/Fancy Goods manufacturer, Timberscombe; Mr. R. Ferguson, Insurance Broker, Minehead; Mr. B. Brown, Builders Merchant Agent, Bridgwater; Mr. N. Cotton, Antique Dealer, Watchet; Mr. T. Gilmour-White, Real Ale Brewer, Washford; Mr. L. Silverlock, Youth Officer, Dulverton; Mrs. L. Silverlock, Teacher, Dulverton; Mr. F. Simonds, Chartered Building Consultant, Minehead; Mr. K. Holmes, Boxmaker, Williton; Mr. A. Brunt, Chartered Accountant, Cullompton and Minehead.

Origins and early evolution

A group of 4 local people met to discuss the local employment problem. They arranged fortnightly meetings. Initially this group intended to launch a local industry (wood processing) but changed to the idea of facilitating and assisting any local enterprise. They secured the services of a full-time Development Officer (Fred Wedlake) through M.S.C. funding in January 1978 to January 1979 (later extended to January 1980).

Organisational framework

The group has a simple constitution as an unincorporated association. The constitution precludes any political or sectarian affiliation and lays down procedures for meetings and democratic election of officers. The group is independent of local authority and unaligned with any political party.

Funding

Manpower Services Commission provided two years' salary for the Development Officer. A car is provided by Shell U.K. Ltd. Small grants came from other national firms and from the Foundation for Alternatives and the Intermediate Technology Group. In November 1979 the Gatsby Foundation made a grant of £10,000.

Description of current activities

Extensive individual help and advice to very small (mainly one and two man) businesses has resulted in saving or creating 90 full-time jobs and many part-time jobs. Help often relates to premises, planning, finance and sales.

Excellent working relations have been established at both District and County levels, where the effectiveness and status of the group is generally acknowledged. J.E. Whittaker, Chief Executive of Somerset County Council, recently wrote: "...... The Small Industries Group is playing an excellent role in fostering small and new businesses, not least in trying to ensure that none of such projects fails of a lack of understanding between the small entrepreneur and "the authorities". In short, Fred Wedlake prods us in a very pleasant but effective way to the good of the whole community".

Exhibitions of locally produced goods were arranged in Minehead in July 1978 – 79 & 80, the 1980 Exhibition being used by I.T.V. for their series "Village Action". A larger Exhibition in Taunton in August 1980 saw some 5,000 visitors. A Sedgemoor Exhibition in Bridgwater is now fixed for October 1980.

A **Local Trades Directory** has been compiled by the group.

A **Factory** of small units for small firms has been planned and the West Somerset District Council has purchased a site. Tenants are already identified and subject to funds being available the project will commence.

The above activities make it possible to employ school-leavers in the area.

Supporting organisations and networks

Close co-operation has been achieved with both District and County Councils. The Foundation for Alternatives and Intermediate Technology Group have been supportive especially in the initial phases and has been a useful source of advice and funds; also provided a means of contact with national firms and grant-giving trusts.

Perspectives

A network of Small Industries Groups is now being formed throughout the West Country with steering committees in Devon and Cornwall established. The difficulty at the moment is finance to pay full-time staff for each locality. It is hoped that through this Association of Small Industries Groups a link with the national grouping of Local Enterprise Trusts will be formed.

Supplementary notes on other organisations helping small firms.

Reprinted by kind permission by the London Enterprise Agency.

DURHAM

Name and contact ENTERPRISE NORTH

(Launched in December 1973)

Derek L. Craven (Co-ordinator)
Durham University Business School,
Mill Hill Lane,
Durham DH1 3HB,
Tel: Durham (0385) 41919 Ext. 38 and 42.

Structure Founded by local businessmen, Enterprise North comprises panels of local volunteer businessmen and a Project Team of 5 staff from:

Department of Industry funded Co-ordinator
Rowntree Charitable Trust
ICI Secondee
Foundation Management Education
Shell UK sponsored

Objectives To promote and encourage successful new business start-ups in the North Region.

Activities

1. Providing advice and assistance to potential entrepreneurs through panels of volunteer businessmen. The panels seek to encourage the committed and those with sound ideas.

2. Undertaking a research programme into projects designed to help small firms.

3. Operating a training programme including start your own business conferences.

4. Exploring ways in which the large company can help the small.

5. Enterprise North organised, with the help of Durham University Business School the "Build Your Own Business" competition (1978/79) sponsored by Shell UK.

HAMMERSMITH

Name and contact

HAMMERSMITH AND FULHAM
BUSINESS RESOURCES LTD.

(To be launched early in 1981)

Malcolm Allen or Mike Fenton
c/o Industrial Development Unit,
Hammersmith Town Hall,
King Street,
London W6.
Tel: 01-748 3020 Ext. 5319

Membership and Structure

Founded by London Borough of Hammersmith and Fulham in association with the London Enterprise Agency. Company limited by guarantee. Board of Directors drawn from founders. Company houses in the Council's Directorate of Development Planning. Staffed through the Council's Industrial Development Unit and LEntA business adviser secondee.

Objectives

The primary aim for the service will be to play a positive role within the Borough's Economic Development Strategy to revitalise the area's economy by:

a) helping local firms to flourish;

b) encouraging new business to start up;

c) attracting additional business to the area.

The service will offer confidential guidance and counselling over a wide range of business matters to any existing or potential employer in the Borough. It will not be the purpose of the service to replace existing business services to the Borough, but to supplement them by attracting those who would not normally turn to experts for advice, to provide early diagnosis, and where necessary to refer people to the proper quarter for professional guidance.

ISLINGTON

Name and contact	ISLINGTON SMALL BUSINESS COUNSELLING SERVICE Andrew Elliott (Manager) 201 – 202 Upper Street, Islington, London N1 1RQ. Tel: 01-359 3924
Membership and structure	Initiated by the Action Resource Centre under the aegis of the Islington Partnership. The Service has a local ARC Manager, a full time secondee and three part time secondees from the private sector and a full time pa/secretary. Funded by Inner Urban Area Act partnership funds.
Objectives/ activities	Advice to local, predominantly small, business and commerce and particularly to start-ups. Advice is given on any kind of management problem including finance, premises, company structure, mergers, local authority procedures and regulations, Government grants and how to secure professional advice.

LONDON

Name and contact

LONDON ENTERPRISE AGENCY

Office of the London Chamber of Commerce & Industry,
69 Cannon Street, London EC4.
Tel: 01-236 2676.

Membership and structure

Barclays Bank Ltd; BOC Ltd; The British Petroleum Company Ltd; GEC Ltd; IBM United Kingdom; Industrial and Commercial Finance Corporation Ltd; Marks and Spencer Ltd; Midland Bank Ltd; and Shell UK Ltd. Membership is limited to these founding members but will be expanded. Non-member firms are encouraged to participate and a number, including leading accountancy firms, are helping the Agency.

LEntA is a trade section of the London Chamber of Commerce and Industry. The staff is drawn from secondees and LCCI employees. The Department of the Environment has also provided a secondee. There is an Executive Committee and an Advisory Council drawn from the member companies.

Objectives

1. To help to promote the growth of the small firms sector;

2. To contribute to inner city regeneration;

3. To act as a focal point for large firms assistance to small and encourage the setting up of similar agencies elsewhere;

4. To provide a link between the private sector and central government.

Activities

The Agency operates in four main areas:

1. Providing training, help and advice to the small firm sector;

2. Evaluating and undertaking specific projects such as small firm premises with central services;

3. Encouraging large firms and other bodies to examine how commercial policy can be used to help small businesses;

4. Encouraging the regeneration of the inner city.

Activity in the small firms field is concentrated in four areas:

1. Free advice and counselling for existing firms;

2. A training and development programme for start-ups;

3. Special projects including the provision of premises and help for local business advice centres; and

4. Running a small business 'marriage bureau' linking people and small firms with complementary needs and resources.

Advice and Counselling for Existing Firms

The Agency provides advice and counselling through its staff and by calling on the experience and resources of the member companies. Agency help falls into the following broad categories — management, finance, premises, marketing and innovation.

Management

Member companies are able to help with any management problem and notably with computer difficulties, stock control, cash-flow, and general finance and accountancy problems.

Finance

The Agency does not provide finance itself but seeks to act as a catalyst with the financial institutions to help specific projects and needs. An essential aspect of the counselling service is to assist small firms and entrepreneurs in presenting an effective case to the institutions.

Premises

Lack of premises is one of the major constraints facing small firms in London and to help in tackling this problem the Agency is developing small firms industrial estates. The first such project is on a two acre site in Wandsworth provided by Shell UK Ltd. and is under development in partnership with ICFC Properties Ltd. Other companies and bodies will be encouraged to follow suit in releasing land for such schemes. As well as its own projects and Agency gives advice to other similar projects concerned with the supply of small units. The Agency's Premises Adviser is available to help small firms with premises enquiries.

Marketing

As well as advising on general marketing strategy member companies are able to help evaluate products and provide advice in such areas as technical content and packaging. In addition, the Agency is looking at ways and means, notably exhibitions, of helping smaller companies to market their products and of developing an "education" process on large buyers' purchasing policies.

Innovation

The Agency is giving active help to innovators, in particular by providing access to the technical resources and expertise of its member companies. To ensure full protection is given to the small firm Marks and Clerk has been retained to advise on patents.

Marriage bureau

A 'marriage bureau' has been set up to bring together people and small firms who need each others skills and resources. It seeks to create new business by introducing people with developed propositions to potential backers; firms with spare capacity to potential users and recently retired or redundant executives with specialist skills to small firms who could benefit from them.

Training and development programme for start-ups

The Agency's main activity in helping business start-ups is the London Enterprise Programme — a joint activity with the Greater London Council. The Programme consists of one-day conferences which give a basic outline of some of the aspects involved in starting up in business; followed by a more intensive programme of weekend training and development courses and follow up assistance in such areas as finding suitable premises and raising the necessary finance.

Projects

The Agency assists specific projects, largely by providing secondees. Projects include:

Lambeth Industries
Tower Hamlets Centre for Small Business
Business Aid and Advice Service in Hammersmith
Business Resources Service in Wandsworth

Research Projects

One of the LEntA's aims is to undertake research into constraints on, and opportunities for, small firms. Two major studies have been commissioned:

1. Central Services — the economics of providing shared central services on a single site.

2. Small Firms in London — a study of London's traditional small firm industries and recommendations for future strategy.

Commercial policy

The Agency provides a focal point for large firms and organisations who wish to encourage small firms through purchasing and payment policy. While it is not intended to ask purchasing officers to act in an uncommercial manner, the Agency is seeking to encourage large firms to decentralise their purchasing policies and thereby enable small firms to play their full part as sub-contractors and suppliers.

Urban regeneration

The Agency seeks to assist in the regeneration of inner London by acting as a catalyst for the expansion of the economic base, in particular small and medium-sized companies, and by encouraging commercial investment. Both objectives largely depend on infrastructure such as roads, housing, schools etc. which are of course a central and local government responsibility. The Agency intends to prove what can be done within existing constraints but will also encourage those changes required to create the right climate for investment. A major initiative is planned to help tackle a particular inner city problem area, through the provision of small factory units.

MANCHESTER

Name and contact	GREATER MANCHESTER ECONOMIC DEVELOPMENT CORPORATION LTD. (Launched January 1978) Rob Dunford, Bernard House, Piccadilly Gardens, Manchester M60 3HP. Tel: 061 247 3878.
Membership and structure	Founded by the Greater Manchester County Council, the Association has some 30 members comprising representatives of the County Council, the District Councils and the private sector including Chambers of Commerce, the CBI and trade unions. The Greater Manchester Economic Development Corporation Ltd. is responsible for day to day operations. Its Directors are drawn from members of the Association. The Managing Director is supported by 13 staff. Initial funding of £5m from Manchester County Council.
Objectives	The creation of new employment opportunities in Greater Manchester and ensuring the provision of premises to house them.
Activities	1. Promotion of the rehabilitation of older industrial property. 2. Promotion of nursery unit schemes. 3. Development of major sites including the assembly of a modest land bank. 4. Support for small firms by providing a property search service and advice on the implementation of the Inner Urban Areas Act.

ST. HELENS

Name and contact

COMMUNITY OF ST. HELENS TRUST LIMITED

Mr. W.E.G. Humphry
P.O. Box 36,
St. Helens,
Merseyside.
Tel: St. Helens (0744) 28882

Membership and structure

Pilkington Bros.; St. Helens District Council; Rockware; Lennons Group Ltd; St. Helens Chamber of Commerce; GMWU; National Westminster Bank. Company limited by guarantee. Board of Governors drawn from members. The day to day management of the Trust rests with a Director independent of any constituent of the Trust. Supporting staff are secondees.

Objectives

To marshal the resources of the community to create an environment favourable to the growth of business enterprise to help tackle existing unemployment and to ease the problem of future job losses resulting from major technological changes in the glass industry.

Activities

The Trust does not itself attempt to create business enterprises directly. It acts to support entrepreneurs who can be assisted in the following ways:—

1. **Finance**

   The Trust has no resources of its own with the exception of a limited fund for the provision of seed capital. Essentially the Trust relies on the resources of its consitituent supporters for effective action and provides advice on how to raise funds and secure available grants

2. **Professional advice**

   A wide range of specialist advice is available from within the resources of Trust Members e.g. there is a panel of over 20 accountants who have volunteered to help.

3. **Premises**

   Close links are maintained with the local authority on the provision of premises and supporters have taken individual action to establish a "seed bed" industrial estate.

4. **Business opportunities**

   Where practical the Trust will provide help in finding a market.

5. **Training**

Close links have been established with technical colleges and other bodies and the need for necessary training programmes has been emphasised.

STIRLING

Name and contact

VENTURE FORTH

James T. Cameron (Industrial Development Manager)
Central Regional Council,
Viewforth,
Stirling FK8 2ET.
Stirlingshire.
Tel: (0786) 3111 Ext. 216

Membership and structure

Founded by Central Regional Council, The British Petroleum Company Ltd., Cape Installation Ltd., and Weir Pump Ltd. Other members co-opted or advice sought as required. A Group made up of representatives of founders chaired by the Council's Industrial Development Manager who acts as liaison officer.

Objectives

To encourage new business growth and particularly industrial innovation in Central Region.

Activities

The Venture Forth Group consider and assist new business proposals. Applicants, who are invited to apply first to the Council's Industrial Development Unit for assistance if required in the preparation of a project outline, submit proposals to the Group.

Structure

Board of Directors drawn from founders. The Agency will employ a full time Manager.

Finance

Largely funded by Unilever with help on resources from the Council.

Objectives

To encourage the growth of existing and new small firms in the area thus contributing to tackling the unemployment problem and adding to the general prosperity of the Wirral.

Various initiatives being discussed in:

Liverpool/Merseyside
Manchester
Newcastle/Gateshead
Rochdale
Bradford
Derbyshire (based on County Council)
Cardiff (based on Chamber of Commerce)
Walsall (based on Chamber of Commerce)
Scotland (involving Scottish Office, Scottish Council, Scottish Development Agency [redacted])

TEESSIDE

Name and contact

SMALL BUSINESS DEVELOPMENT UNIT

(Launched in 1977)

Peter Stevenson,
Cleveland Small Business Centre,
16 – 20 Martin Road,
Middlesbrough,
Cleveland, TS1 1HG.
Tel: (0642) 223421

Membership and structure

Founded by ICI Limited and Teesside Polytechnic. Steering Committee drawn from founders and Teesside Small Business Club Limited. ICI has seconded two business consultants and a part time accountant to the unit.

Objectives and activities

To foster and develop more locally owned small businesses by means of a "hand-holding" type consultancy.

The Unit co-operates with the Polytechnic in its "Mind your own Business" evening courses. One of the ICI consultant secondees is also a Director of the Teesside Small Business Club Limited.

CO-OPERATIVES

BALA

Name and contact CYMDEITHAS DE GWYNNED (THE BALA CO-OPERATIVE)

Wynne Edwards (Secretary and Manager),
Cymdeithas de Gwynedd, Rhydymain,
Dolgellau, Gwynedd.
Tel: 0341 41 279

Local authorities Merioneth District Council,
Dolgellau, Gwynedd.
Tel: Dolgellau (0341) 422341

Gwynedd County Council,
County Hall, Caernarvon, Gwynedd.
Tel: Caernarvon (0286) 4121.

Brief description A co-operative operating a cash and carry store and freezer, and 3 refrigerated vans serving some 400 small shops in the region.

Locality The co-operative occupies the site of a former creamery and milk co-operative, located on the main road from Dolgellau to Bala (A494). The site has its own water supply and a water turbine for power generation and effluent treatment plant.

As elsewhere in rural Wales, there is rapid out-migration of young people, disappearance of small farms, rapid growth of second homes for outsiders, very few job opportunities.

People principally involved **Wynne Edwards**, the founder and moving spirit, and entrepreneur. The co-op has a committee of 12, with a strong Plaid Cymru representation. Wynne Edwards has a lifetime of experience in co-op management and marketing, and in the milk business: a manager of high calibre, and widely respected in the locality.

Origins and early evolution A co-operative was started here in 1940. It began with milk products, expanded into other activities such as ironmongery, but seems to have over-reached itself and was in serious trouble by the 1960s. Sold out to Northern Foods, a big concern much given to takeovers. By mid-1976 Northern Foods closed down this unit — partly because it produced butter and skimmed milk, and the Common Market spelt trouble for these activities, partly because more profit could be made brewing. So although profitable, it was sold to South Caernarvon Creameries, the oldest and largest farmers' co-operative in Wales, but operating only the Refrigerated

Van service. Within a year or so the threat of closure was again present.

The origins of the present co-operative go back to 1976, when various public meetings were held in Bala, about the problems of worklessness in the area.

People favoured a co-operative because it enabled small local investors to put money into a local venture (unlike advance factories). After lengthy negotiations the South Caernarvon Creameries sold the whole site to the new co-operative, along with the three vans and the distribution business. In its present form, as a cash and carry and frozen foods store, and a distribution centre, it started operations in mid-1978, and added the cash and carry in mid-1979.

Organisational framework

The co-op is registered under the Industrial and Provident Societies Act 1965, and is affiliated to the Welsh Agricultural Organisation Society Ltd. (one of whose model rules they adopted to their needs). There are now 250 subscribing members (who can buy goods at trade terms) and the total subscribed is £30,000. Ten per cent dividend was paid in the first year and the same is expected this year. Turnover is now running at about £¾ million a year. Shares are transferable among members but not saleable. Maximum interest on shares is two per cent above minimum lending rate.

The co-operative can see many opportunities for bringing new activity into its locality and perhaps for this reason — to maintain maximum flexibility — it is not a member of the Co-op Union or the CWS.

Funding

The co-op started with virtually no external assistance. When it was faced with the need to raise £30,000 fairly quickly, it first approached the local bank, which was not interested until a good deal of pressure was applied and it then granted overdraft facilities on a £ for £ matching basis up to £17,500. In the event they were able to raise £30,000 from local member subscriptions. The total sum they have to pay to South Caernarvon Creameries is £60,000, of which about half represents the premises. They have not drawn upon the bank loan facility to any significant extent.

They also approached the Development Board for Rural Wales, where they drew a complete blank after 4 days of discussion.

Description of current activities

Described above. Started with 5 employees, now has 11. Expanding operations have led Wynne Edwards to look for an assistant from next year. In March 1980 the co-op opened a Motor Trade Department in the Old Creamery Garages selling car accessories, parts, lubricating oils, etc, and specialising in tyre sales, fitting and balancing, exhaust fitting service, fitting panels and spraying.

Supporting organisations and networks

As we already noted the co-op is affiliated only to the Welsh Agricultural Organisation Society (P.O. Box 8, Aberystwyth: Director Elwyn Thomas, tel. Aberystwyth (0970) 4011).

While the co-op has plans for going into manufacturing, they are still only in distribution. It seems that the Development Board might have given assistance if the co-op had been prepared to make a major leap into full-scale manufacturing immediately. But they would not help with the co-op's pre-manufacturing need to secure their premises and lay a sound foundation for a venture into manufacturing, starting in a small way. Nor did the co-op qualify for assistance as a service — for which it seems they would have to have been a large national or regional organisation setting up a local branch; but they were only a local service, which apparently ruled them out.

(Without alleging that this is typical, it is a clear-cut example of the fact that anything other than the conventional factory has little hope from government agencies; ventures like the Bala co-op are experimental, at the margin of new kinds of local activity, and by definition they are excluded.)

Perspectives

The co-op is not short of ideas for new activities. They are planning to build greenhouses for raising bedding plants, and wanted to build a greenhouse on the opposite side of the road from their store: but the Welsh office objected on the ground that the siting of the greenhouse would cause a traffic hazard.

The co-op see several other opportunities for generating new local activity. They want to start fruit processing in a small way; another very promising idea is a local sawmill and the manufacture of e.g. windows and roof trusses — all such material is currently imported from outside the area, and their investigations show that local timber is particularly well suited for making up into such items. Ultimately they hope to own land and cottages, to let to smallholders — the concentration of local farms into larger units is a major obstacle to the regeneration of life and livelihood in the valley.

The available resources and above all the management ability within this co-op could make an outstanding example of local self-reliance and the restoration of economic power to local people. However, these projects are in abeyance at present due to general economic difficulties resulting from high interest rates, fall in demand and price cutting in foods.

BRENTOR

Name and contact

BRENTOR COMMUNITY SHOP

David (chairman) and Gill Gorbutt,
Old Station House, Brentor,
Tavistock, Devon.
Tel: Mary Tavy (082 281) 403.

Local authorities

West Devon District Council,
Kilworthy Hill, Tavistock, Devon.
Tel: Tavistock (0822) 2594

Devon County Council,
County Hall, Exeter, Devon.
Tel: Exeter (0392) 77977

Brief description

A wide membership local community association in a rural area set up to support activities promoting the community good in Brentor, and to run a community shop selling provisions on a non-profit basis.

Locality

Brentor is a village (270 on electoral roll) six miles from Tavistock and 17 miles from Plymouth. Local economy based on agriculture. There is very little work for young people. Population about equally divided between countrymen and "immigrants". Some commute to neighbouring towns to work.

People principally involved

David and Gill Gorbutt, living in village, two children. David is employed in teacher education in Plymouth.

Jean and Michael Whitfield, living in village, four children. Michael is a research scientist employed in Plymouth.

Origins and early evolution

Loss of grocery shop in 1975, loss of butcher's shop in 1978, a blizzard in February 1978, and a failure of electricity and phone brought home the need for local self-help. Idea of a community shop conceived by initiators. Every household leafleted, 40 gathered in village hall. Committee set up; discussed legal, tax and organisational problems at a series of 8 open meetings. Proceedings of all meetings published. Health Inspector and Co-op officials invited. Drew up very simple rules for an unincorporated association.

Organisational framework

Control by membership. Ordinary voting members (20p subs) must be resident, associate members (30p subs) from elsewhere. Only members use facilities. Committee of 11. Bi-monthly open committee meetings. Shopping and sales managed by rota of volunteers.

Nobody to be excluded (open meetings, no bulk-buy club, low subs). No undue reliance on any individuals (rotation of jobs). Complement not complete with existing services (especially mobile greengrocer/tinned goods salesmen). Simple concrete objectives and minimum formality and bureaucracy.

Funding

£100 raised through jumble sale and singalong. Two anonymous interest free loans of £100 each. Money only needed for stock.

Description of current activities

Church hall hired weekly on Wednesday mornings. Tuesday bulk buy of goods £40 – 50 at cash and carry. Shop opens Wednesdays 10 a.m. with provisions from cash and carry and local produce — "The Minimarket" (home made cakes and bread, marmalade, garden produce, haberdashery). 7½% mark up on cash and carry goods, 10% of sales from Minimarket. Proceeds cover running costs. Tea, coffee and biscuits served on the stage — the community shop is seen as an important social activity, not simply a retail outlet. At the end of the day a stock check is taken to form the basis of the next week's order.

Occasionally at "Saturday Specials" people from a wider area (including stall holders at local markets) are invited to join on a minimarket basis.

The profits have also been used to start other activities; a self-financing playgroup, a youth club, film shows, first aid class.

A monthly newsletter for the Community Centre has now grown into the Brentor News — for all village organisations. The Community Centre took the initiative in persuading the Parish Council to purchase a duplicator for village use. This purchase was also supported by the Community Council of Devon.

These activities have led to much greater social cohesion. Old people in difficulties now well known and able to shop and get lifts. Growing self-confidence.

Supporting organisations and networks

Negotiations with local Co-op Society fruitless. Only 10% discount could be offered for supply of goods. Registration as co-op cumbersome and expensive, leading to unnecessary administrative procedures.

Perspectives

Organisation has potential to expand co-operative community self-help dependent on further inputs of time and energy. Secretarial help would be useful.

CERRIG

Name and contact

CYWAITH UWCHALED GYFNEDIG

Patrick Radley (member of Management Committee)
Melysfan, Llangwm, Corwen, Clwyd, LL21 ORD.
Tel: Cerrigydrudion (049 082) 472.

Local authorities

Clwyd County Council,
Shire Hall, Mold, Clwyd.
Tel: Mold (0352) 2121.

Colwyn District Council,
Civic Centre, Colwyn Bay.
Tel: Colwyn Bay (0492) 55271.

Brief description

A multi-purpose village co-operative embarking on a programme of economic and social activity to revitalise the area.

Locality

A rural area straddling the A5 in North Wales and including the four parishes of Cerrigydrudion, Llanfihangel G.M., Llangwm and Pentrefoelas. Population around 1,700, almost entirely Welsh-speaking.

Cerrig is the principal village and includes a number of shops, garages, a café, two public-houses and a new school/community centre. Llangwm and Pentrefoelas are close-knit active village communities.

People principally involved

John Eric Hughes. Chairman of the Management Committee. Headmaster of Dinmael School, one of the Primary Schools in the Uwchaled. Member of Llangwm Community Council. Deacon of local Methodist Chapel. One of the drivers (voluntary) of the Community Bus.

Gwilym Ellis Member of the Management Committee. Local builder based in Cerrig. Active from the outset in all kinds of practical moves to help establish the Carpentry Shop.

Origins and early evolution

The Co-op originated from a research action project, jointly sponsored by Clwyd Voluntary Services Council and the Planning Department of the County. The purpose of the project was to investigate the problem of employment and migration of school leavers in two districts — the Tanat Valley and the four parishes centred on Cerrig. Four project workers were funded through the Manpower Services Commission from January 1979 to January 1980. The project workers studied the employment and migration patterns of school leavers, and at the same time organised public village meetings to consider action.

At one of these, held in Cerrig in June 1979, an action group was appointed consisting of a fair cross-section of the local community. This met fortnightly during the latter part of '79 and discussed many local employment projects. Its main action, however, was to call a second public meeting in Cerrig in September, attended by some 75 people, to launch the Co-operative; and the following phase consisted of further discussion of projects and the examination of the most satisfactory organisational pattern for the Cywaith itself. Finally, at a third public meeting, held in February 1980 and addressed by Wyn Edwards of Cymdeithas De Gwynedd, the present Management Committee of 15 was appointed.

Throughout the period described above **Janet Prytherch,** one of the two original project workers in Cerrig, served as a Development Officer and unofficial Secretary of the Cywaith, assisting the Committee to put its ideas into practice, doing most of its paperwork and maintaining close contact with Shire Hall. **Stuart Hatch** of the planning Department and **David Totton** of the Industrial Development Office gave the Cywaith constant support and advice.

Organisational framework

A Friendly Society with object to provide in the district permanent employment, assist with the provision of goods and services and enhance the local culture.

Minimum shareholding £5, non-withdrawable, one man one vote.

Non profit-distributing.

The present membership of the Cywaith is some 250, with an average involvement of 2 shares per person.

Funding

Manpower Services Commission initially (see above).

Application is being made to Clwyd County Council's recently established Rural Development Fund (set up to support the Rural Community Development Project) for money for:

a) certain items of capital expenditure in the Workshop and Bakery, and

b) a salary for a full-time Organiser for the Cywaith.

Description of current activities

A Carpentry Shop has been opened and is now (October 1980) at work, staffed by a craftsman and a local boy who has been taken in on the Work Experience Scheme. The Workshop, in a building rented from G.R. Ellis (see above), is fulfilling orders for stables, kennels, gates, fencing, etc. mostly gained by advertising at the local agricultural shows.

It is hoped to open before long a second venture, **a Bakery.** A disused bungalow is to be rented and repaired, and equipment is to be bought when sufficient capital has been raised. Cakes and pastries will be baked to supply local shops, cafés and restaurants, and already an advisory group has met to discuss the details of this project. The support of Cymdeithas De Gwynedd has been promised, in respect both of the buying of materials and the distribution of the products.

Supporting organisations and networks

The County Council and The Council of Voluntary Services sponsored the project and have been supportive (see above).

The Welsh Agricultural Organisation Society have assisted in the process of registration of the Cywaith as a Friendly Society and in the preparation of the constitution.

Perspectives

Provision of purpose-built premises for existing businesses (such as agricultural repairs).

Encouragement of all forestry and agriculturally related employment (rather than tourism).

Co-operation with local business initiatives.

HARRIS

Name and contact	CO-CHOMUNN NA HEARADH LIMITED Barrie Dobson (Manager) An Clachan, Leverburgh, Isle of Harris, Tel: 0859 82370 HIGHLANDS & ISLANDS DEVELOPMENT BOARD Agnes Gillies, Community Co-operative Field Officer, 16 South Beach, Stornoway, Isle of Lewis. Tel: 0851 3905
Local authority	The Western Isles Islands Council, Sandwick Road, Stornoway. Tel: 0851 3773
Brief description	Local multi-purpose co-operative designed to strengthen the local economy, create jobs and improve local services.
Locality	The Island of Harris has a population of about 2,500. The economy is based on Harris Tweed weaving and fishing. The land, with the exception of the machair of the West Side, is hilly and rocky, and many of the crofts are unsuitable for mechanical cultivation. Unemployment is high and emigration is chronic. An island of many contrasts, Harris is a favourite stopping-place for regular visitors to the Western Isles.
People principally involved	**James Downie** — Chairman — Retired Naval Officer. **Norman MacLeod** — Treasurer — Retired Police Service. **Morag MacLeod** — Secretary — Community Education Project Field Worker. Plus eight other committee members with varying backgrounds.
Origins and early evolution	The HIDB Community Co-operative Programme was supported and actively encouraged from the outside by the Harris Council of Social Service. After nine months of discussion and investigation the co-op was formed with the support of the local population.

Organisational framework

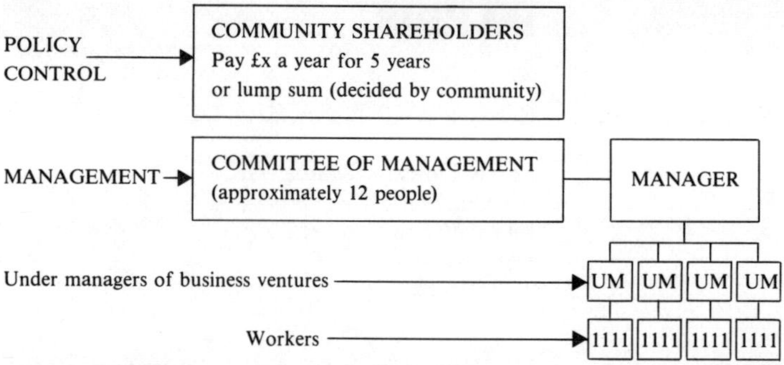

Funding

HIDB management grants and matching grant £ for £ with money raised by local population. To date shareholders' contributions amount to £10,749.

Description of current activities

The co-op is now the coal distribution agent for Harris. Secretarial and management services are provided for a local crafts co-operative — The Harris Guild. An HIDB built Craft Complex incorporating a retail shop, exhibition area, tearoom and workshop is now leased to the co-operative. This is largely dependent on the seasonal tourist trade for its revenue. Plans are afoot for a number of other ventures which are at a tentative stage at the moment.

Perspectives

The building of local confidence and diversification of skills.

Developing and supporting local industries, creating employment and stemming the flow of emigration.

LEWIS

Name and contact

1. CO CHOMUNN NIS LTD.

   Manager: Clifford Hilton,
   44 Habost Ness.
   Tel: 0851 81585

2. CO CHOMUNN NA PAIRC LTD.

   Manager: Roderick McKenzie,
   Community Centre, Gravir, Park.
   Tel: 0851 88236

Highlands and Islands Development Board

Sir Kenneth Alexander (Chairman)
Robert Storey (Social Research)

Bridge House, Bank Street, Inverness.
Tel: 0463 34171

Agnes Gilles
Community Co-op Field Officer,
16 South Beach, Stornoway.
Tel: 0851 3905

Local authorities

The Western Isles Islands Council,
Comhairle Nan Eilean, Stornoway.
Tel: 0851 3773.

Brief description

Local multi-purpose community co-operatives in the Western Islands designed to strengthen the local economy, create jobs, and improve local services.

Locality

The Island of Lewis has a population of about 20,000. Stornoway, the only town has 6,000 inhabitants. Economy based on fishing, crofting, Harris tweed. Farming is carried out from small (7 acre) crofts, mostly sheep farming. Most of the island is covered with peat and is common or grazing land. The land is owned by a few remote landowners. There is still a fishing fleet in Stornoway, but small-scale fishing in the villages is extinct due to overfishing and poaching by British and foreign fleets. Most of those employed in the rural areas are crofters/weavers or crofter/commuters working in Stornoway.

People principally involved

Ness — **John MacIver** (Chairman) — Transport Officer with local authority.
Calum Murray (Vice-chairman) — Managing Director of garage.

Jeff Sedgley (Secretary) — Assistant Headmaster local secondary school

Plus 12 others — crofters; retired professional people, weavers, etc.

Pairc — **Donald MacDonald** (Chairman) — (ex-civil servant) crofter/weaver.

Calum A. MacLeod (Vice-chairman) crofter weaver — crofters commission assessor.

Mrs. Ishbel MacDonald (Secretary), housewife (ex-nurse).

Plus 8 others — crofters, schoolteachers, nurses, local councillor.

(i.e. cross section of the community in occupational terms, though it is felt that the under 30 age group is not adequately represented.)

Origins and early evolution

Following an initiative of the Assistant Director of Education (Dr. Finlay McLeod) the Bernard Van Leer Foundation funded a community education project in Ness in 1976. A competent and imaginative locally known teacher (Annie MacDonald) was appointed and raised local awareness of the potential of the islands and the need for local initiative. Bob Storey of the Highlands and Islands Development Board, inspired by the community co-ops on the Western coast of Ireland, wished HIDB to promote co-ops in the Western Isles. In 1977 organiser of the Irish co-ops visited Lewis and aroused interest. The HIDB appointed John Angus McKay, a locally known teacher as a co-operative fieldworker. Building on the work of Annie MacDonald, and on the local Community Association already in existence in Ness and Park, John Angus McKay was able to foster co-ops. HIDB funding was invaluable in paying salaries of co-op managers in both locations (both local men) and in matching pound for pound locally raised capital.

Organisational framework

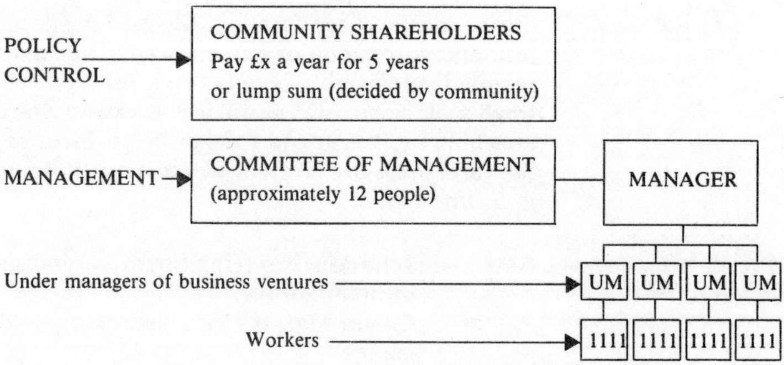

Funding

HIDB provides the field officers who stimulate co-ops, will pay a full-time manager for 3 years and match pound for pound of locally raised capital. £15,700 has so far been raised locally in Ness, and £10,000 in Park.

HIDB in addition makes certain other grants and loans. The Highland Fund makes loans at low interest rates.

Description of current activities

The **Ness co-op** (Manager James McLeod) has 650 members. Maximum shareholding £20. Total capital raised so far £15,700. This has been doubled by the HIDB.

A horticultural project has been initiated to encourage the growing of vegetables locally.

Initially a disused school garden was used, now a 7.5 acre donated croft. Mainly cultivation of brassicas and sale of plants to growers. First year 15,000 plants raised; second year 60,000. Survey of Lewis markets at present being carried out by co-op, which will undertake marketing.

— A machinery sharing pool for crofters has also been started by the co-op.

— There is a co-op store with a full-time storeman for agricultural supplies.

— A small building team has won a contract to build two houses for the Local Authority, which would normally use imported labour.

The **Park Co-op** (Manager Roderick McKenzie) has four projects.

— **Knitwear** involving a team of outworkers. Appropriate machinery and markets are being sought.

— **Fish farming.** Pilot project initiated in November 1979. Ten tons of fish planned for first year; could increase to 20 tons for second year. Local processing a possibility.

— **Plant hire** beginning with one mechanical peat cutter designed to ease task for old people.

— **Curing sheepskins** for sale.

The social economy has been strengthened as a result of the above activities: more local money in local circulation; attraction of money from outside the locality; heightened local awareness of economic and social issues.

Supporting organisations and networks

The important role played by the HIDB has been described under **origins** and **funding.** The Van Leer Foundation community education project was an important forerunner.

HIDB produces a handbook (English and Gaelic) setting out guidelines for the setting up of a community shop.

Other useful advisory bodies include Comhairle nan Eilean, Scottish Agricultural Organisation Society and other agencies.

Perspectives long-term

Developing local industry and protecting it from outside take-over. Improving the quality of Lewis sheep, both through better pasture and new strains. Increasing quantities of agricultural land by skimming peat more systematically.

Joint ventures between co-ops and 'outside' interests would be welcomed.

Perspectives

Multiplication of small co-ops and accumulation of necessary skills. Eventually hope of substantial reinvestment in the Island.

LLANAELHAEARN

Name and contact ANTUR AELHAEARN

Idwal O. Hughes (Chairman)
Llanaelhaearn, Gwynedd, Wales.
Tel: Llithfaen (075 885) 206.

Tom Roberts (Vice-chairman),
Tyn Lon Las, Llanaelhaearn, Gwynedd.
Tel: Llithfaen (075 885) 345 (home)

Local authorities Gwynedd County Council,
Council Offices, Caernarfon, Gwynedd.
Tel: Caernarfon (0286) 4121.

Cyngor Dosbarth Dwyfor,
Stryd Fawr, Pwllheli.
Tel: Pwllheli (0758) 3131.

Brief description A village co-operative consisting of the majority of residents in a small rural community of 300 people. Founded with the purpose of revitalising the area, particularly by promoting local economic development, and at present running a knitwear factory and shop employing 12 people and 50 out-workers (part-time).

Locality Llanaelhaearn, in the Llyn peninsular, represents the nucleus of the rural community of some 300 people. The population (which encompasses the village of Trefor) fell from 1,250 in the 1961 census to 1,050 by 1971. This decline was essentially the result of the closure of adjacent granite quarries, which prior to the last world war had employed as many as 2,000 people along this part of the coastline. The limited employment remaining in the area by 1971 was agricultural, with local authority providing an increasing element. There was also a scattering of self-employed such as the garage, shop, baker, post and cobbler.

People principally involved

Idwal O. Hughes, Chairman. Prominent local farmer. Chairman of Parish Council and of Primary School Managers' Committee.

Dewi Jones, Secretary of Antur. Also a member of Gwynedd housing association. Building Control officer by profession in Dwyfor local authority.

Tom Roberts, vice-chairman. Retired local creamery worker. Member of the Community Council. Chairman of local Eisteddford.

Origins and early evolution

In 1970 the Education Authority decided to close the village school with 27 pupils. The bus service connecting Llanaelhaearn to Nefyn ceased. Two butchers serving the area ceased and Llanaelhaearn was left with one shop from a one time seven. Three months later the last quarry operating in Trefor was closed. It was obvious that unless employment could be regenerated the infra-structure of the area would gradually crumble and the district would be left with an ageing population.

The first attempt of the villagers to help themselves was the formation of a Parents' Association in 1970 to fight the school closure. After a battle of 18 months the decision was reversed.

It was clear however after this success that unless there was renewed life in the area the numbers of children would continue to decline and the battle would have to be renewed. A community association (Antur Aelhaearn) was formed in 1972 in an attempt to revitalise the area. This was the first community co-operative in Britain.

In order to foster economic activity and consequent employment opportunities Antur Aelhaearn secured a ¾ acre site in the centre of the village and erected a building on it which provided 1,400 sq. ft. of working space, using local materials, labour and voluntary advice and support. At the same time negotiations were carried out with a Birmingham firm which occupied the space on completion. This firm pulled out after 6 months, and the villagers then decided that they could not revitalise the area by making it an appendage to the city. They moved a local potter whom they had supported into one section of the building and initiated a knitwear workshop in the rest of it.

Manpower Services Commission help commenced in 1977 and in early 1978 Antur was recognised as an Enterprise Workshop. A full-time manager was appointed under M.S.C. funding, and by November 1978 there were 14 full-time workers — 10 wholly M.S.C. funded and others partially.

Organisational framework

The Llanaelhaearn Community Association founded Antur Aelhaearn as a Friendly Society with limited liability and registered under the Industrial and Provident Societies Act of 1975. Membership is by the purchase of shareholdings, and is limited to those on the electoral list of Llanaelhaearn. Each individual is limited to one share of £1 each. This ensures that the control of the Antur is finally in the hands of the residents.

Additionally there is Loan Stock by which the majority of the capital has been raised. People are invited to lend Antur on an interest basis (currently 10%) and in units of £5.

The brief is broad — to improve the village of Llanaelhaearn and its surrounding area. 80% of the households of the area are represented. The villagers meet annually and a ruling body of 12 (the Senedd) is elected.

Funding

Loans: £8,500. Gifts: £1,000. Mortgage (Local Authority) £10,000. Regional Development Grants: 22% on building and machinery. M.S.C. wages of employees since 1977. Existing operations self-supporting since 1979.

Description of current activities

The knitwear factory established in Llanaelhaearn by the Antur has developed and achieved financial viability. It reached a turnover of £40,000 in 1978, and £50,000 in 1979, and now employs 13 full-time workers and 30 part-time outworkers without outside subsidy.

Products are mainly Celtic-patterned hand-machine knits and Berber wool chunky hand-knits, marketed through "fairs" and "on-the-road" sales.

Supporting organisations

Advice in accountancy and marketing given by Welsh Development Agency. Substantial temporary funding from M.S.C. Some support from business firms via the Foundation for Alternatives.

Perspectives

Prospect of enlarging the population has to include neighbouring villages of Llithfaen and Trefor to acquire more political muscle and more diverse talent. Registration as a charity. Opening of a local museum/exhibition centre.

NARBERTH

Name and contact	WELSH COASTAL FISHERIES LIMITED
	Joan Asby (Secretary) Shipping Factory, Valley Road, Narberth, Dyfed. Tel. (0834) 860113
	David Lloyd (Joint Managing Director) Worpool Court Hotel, St. Davids, Dyfed. Tel: (043 788) 300
Local authorities	Preseli District Council, Forward Planning Dept., Freemans Way, Haverfordwest, Dyfed. Tel: (0437) 4551
	Dyfed County Council, County Hall, Carmarthen, Dyfed. Tel: (0267) 4251

Brief description

The project attempts to provide new organisation for one of the major traditional industries of West Wales, the old form of organisation having become locked into a situation forcing a prolonged decline in organised fishing activity. The function of Welsh Coastal Fisheries Ltd. is to provide the necessary services for inshore fishermen to ensure the full potential of the industry in West Wales is developed, in terms of landing and collection of catch, processing and marketing, thus creating employment opportunities at sea and on land, in the rural peripheral areas as well as in Milford Haven, the traditional centre for fishing activity.

Locality

The Dan deddan area of Pembrokeshire, Milford Haven, Pembroke Dock and Neyland are the main population centres with a total population of 30 – 35,000. There has been a continual decline of employment opportunities in this area. The closure of the Naval Dockyard in Pembroke Dock in the 1930s was followed in the period since the war with the steady decline of the Milford Haven fishing industry from 150+ Trawlers before the war to now only 3. The closure of a railway repair yard at Neyland in the 1950s turned the town into a ghost town.

Four refineries and one oil terminal have been built since 1950 but employ only 2,000, most of the skilled staff having moved to the area from elsewhere. The fishing industry employed 4,000.

A number of advance factories have been speculatively built by the Welsh Development Agency, District and County Councils to encourage firms into the area, for much of the time financial incentives have been available; but the pattern is very much, opening of Branch factory in area when economic times are good, closing of factory in times of recession, so there is little security of employment.

Origins and early evolution

Two Pembrokeshire Labour Party studies highlighted the area's problems, analysed the role of the WDA etc. and put forward proposals for the development of the area. The main proposal was the creation of Development units for the sub-regions of Wales with the powers of the WDA to create enterprises etc. The second paper published about 3 years ago put forward specific proposals for the Milford Haven area but based on the earliest paper's hypothesis. Industries created around the natural resources of the area stood the greatest chance of success — back to agriculture (canning factory) and Fishing. But not back in organisational terms, not back to the old employers, the old system.

Fishermen, Councillors, people concerned with unemployment in Pembrokeshire were invited to meetings. At Milford Haven a District Fishermen's Association with members from Swansea to Barmouth (Gwynedd) was formed to fight for a better deal for existing inshore fishermen, other Fishermen's Associations following and the Development Board for Rural Wales, which does not cover Pembrokeshire, aided by the Lancashire and Weston Sea Fisheries Committee, quickly saw what we were trying to do and with its resources has assisted the Fishing Industry in its area greatly. However it is in the Milford Haven area that the potential and latent skills lie and without a centre for the marketing and processing of fish, little will be permanently accomplished and it is to this end we have expended great effort.

The dying industry is centred on the Docks at Milford Haven.

However the Milford Haven Docks (a publicly quoted company) has not been co-operating and after much discussion and heart searching it was decided that a new venture would only succeed away from the Docks. All the development land on the waterside is owned by absentee speculative landlords, but eventually a breakthrough was achieved when British Rail was prepared to let their derelict railway repair yard at Neyland in small lots.

The expanse of creaking quays, and associated infrastructure is considerable, much more than the normal manufacturing or service industry would consider bearing. Approaches to Local Councils, WDA, Welsh Office met with sympathy but always it was agreed there was no machinery for helping a firm with no track record.

People principally involved

It is hoped that the Co-operatives first employee and manager will be **Malcolm Cawley** presently a Geography teacher. Malcolm spent much of the summer travelling around Fishing ports studying methods of organisation in the industry and writing a report. He is very enthusiastic about the project, hence his readiness to work full time developing it.

David Lloyd, Joint Managing Director. A desire to curb rural drift and a wish to see more employment in the area drew David into the project. He has a law degree and worked in industrial relations before taking over the running of his family hotel and fully developing its potential. He is founder and Secretary of the Preseli Tourist Federation. His experience of developing a business is very important to the Co-operative.

Gerwyn Jenkins, Joint Managing Director. Part time fisherman, part time businessman. Gerwyn is well respected by fishermen and has considerable business skills. He is also vital to the success of the enterprise.

Joan Asby, Secretary. Joan was responsible for much of the research and writing of the two Labour Party Documents which set the ball rolling. She is an ex-industrial training officer and is Secretary to the Milford Haven and District Fishermens Association, Welsh Fish Producers Organisation Ltd., and Welsh Sea Fisheries Training Association.

Norman Spence, Marketing Director. The Co-op is very lucky to have, as in the case of all its directors the free service of Norman. He has 20 years marketing experience and has built up the turnover of his present business to over £3 million per annum. Norman has prepared a marketing report and is at present supervising a feasability study of an ancilliary operation which will provide 20 – 30 jobs.

Peter Muxworthy, Finance Director, a Partner in Frank C. Bevan, Chartered Accountants, of Swansea, he volunteered his services as the result of a newspaper appeal by David Lloyd. Peter is very interested in fishing and the fishing industry. Fishermen founder directors, a dozen boat owning members, who will be absent from the shore based operation most of the time. For indeed the primary purpose of the operation is to give as many fishermen as possible, the confidence to fish in the secure knowledge the shore based operation is being well run.

Organisational framework

Welsh Coastal Fisheries Limited is very lucky in that it was the last Fishermen's Co-operative to benefit from the advice and assistance of ERNIE HAMLEY, the late full time General Secretary of the Fisheries Organisation Society, a government backed body set up 60 years ago. It did valuable work in the Industry. It was one of the first bodies to lose its government finance after the election of the Tory government.

The Co-operative is established on FOS model rules and is registered as an Industrial and Provident Society.

Funding

Each member has contributed £200. It is hoped that financial assistance will come from District, County Councils, Welsh Development Agency and Welsh Office. The White Fish Authority has schemes for assistance with Ice plants, first year Co-operative running costs and an element of the manager's salary. A feasability study completed with assistance from the WDA shows the venture has a good chance of succeeding so approaches to commercial banks should not prove futile.

Present activities

The search for a suitable waterside site much delayed the project. The present task is financing the establishment of the shore facility on the Neyland British Rail site. Assistance with a 1,500 sq. ft. factory unit with a cold store and a road into the site has been requested of the District Council. The comprehensive study of the project potential is being circulated to all relevant bodies.

Supporting organisations

The Milford Haven and District Fisherman's Association whose £4,000 resource grant from Esso has enabled the research work and feasability study to be accomplished. The MHDFA Chairman Walter Stocker, who is not a fisherman, was also a co-author of the Labour Party papers.

The Fisheries Organisation Society gave great assistance in the early days and this would no doubt have continued had there not been a change of Government. We are grateful to the South Western Regional Officer of the White Fish Authority, for his support and encouragement, also the Forward Planning Department of Preseli District Council and Dyfed County Council Industrial Development Department. Advice from Dave Smith of SWAPAC enabled Milford Haven and District Fishermen's Association to obtain the £4,000 resource grant which funded the research.

Perspectives

The search for a site continues. There is a commitment from Fishermen 80 miles east and 100 miles north of Milford Haven because there is no satisfactory market for their fish, a market they can trust to give them a fair deal, which is easily accessible. Marketing is the key, but so also is the collection of fish from the fishing villages throughout West Wales. This project will not just revitalise the Milford Haven area, but it will enable fishermen to remain in their villages, provide employment for their children, enable part-time fishermen to become full time. It will contribute to keeping open village schools and shops; it will help halt the rural draft to the towns.

RHONDDA

Name and contact

RHONDDA ENTERPRISE LIMITED

Penrhiwgwynt Road, Porth,
Rhondda, Mid Glamorgan
South Wales.
Tel: Porth (044361) 2312 or 6118

Derek Porter — Chief Executive and Research and Development Officer.

Angus R. McGaughey — Society Secretary

Local authorities

Rhondda Borough Council
Llewellyn Street, Tonypandy,
Mid Glamorgan.
Tel: (0443) 434551.

Mid Glamorgan County Council,
Cardiff, Mid Glamorgan.
Tel: (0222) 28033.

Brief description

A community based initiative whose main objective is the regeneration of employment in the Rhondda valleys through the establishment of small common ownership enterprises and by the provision of employment training opportunities for young unemployed people. At present the Enterprise is sponsoring a fully integrated YOP Training Workshop which is equipped for light engineering, sheet metal and carpentry production. It was the first voluntary sponsored Youth Workshop in South Wales. In addition a Horticultural Workshop is currently under construction which is expected to be in operation by December 1980.

Locality

The Rhondda Valley in Mid Glamorgan, South Wales, has special development status under the Inner Urban Areas Act, 1978, owing to its problems of social deprivation and physical decline. Its population of 84,000 has an unemployment rate consistently higher than the national average and a growing problem of youth unemployment. It also has a high proportion of elderly and infirm inhabitants and most of the housing stock which is of pre-1920 vintage, is owner occupied and many lack basic amenities. The valley communities, probably because of their geographical layout, i.e. there are many villages which are strung out on either side of two deep valleys converging at Porth, have been slow to react to the increasing problems of high unemployment, poor housing conditions and inadequate health care provision.

Few self-help initiatives, designed to improve the quality of life without having to rely totally on the intervention of statutory agencies, are in existence, but those that are, need to succeed in order to stimulate action elsewhere. The only voluntary initiative attacking the problems of unemployment is Rhondda Enterprise and it is probably the most ambitious community project that has evolved in Rhondda's recent history.

People principally involved

Rhondda Enterprise employs **Derek Porter** as its Chief Executive and Research and Development Officer under a 5-year Urban Aid Programme sponsored by the Rhondda Borough Council. Derek's role initially was to prepare the groundwork for the establishment of the Training Workshop under YOP and to oversee the building renovations under a STEP. He is directly responsible for all Rhondda Enterprise's business and has a responsibility for the development of new wealth creating projects that provide socially useful work.

Angus R. McGaughey, Secretary, is a Senior Probation Officer and Community Service Organiser for the county Probation and After Care Service. He is one of the project's main initiators and his community development work experience enables him to provide professional advice and support Derek and the management committee. Additional practical assistance to the project's building programme is provided by individuals subject to Community Service Orders.

Dick Newman, Chairman — ex-Mayor, Personnel Officer and Secretary to Rhondda Industrialists. Provides useful links with potential job providers for trainees from the Workshop.

Gwynne Morgan — was responsible for earlier research and development work whilst employed under a JCP. Has now returned to industry but remains on the management committee.

Glyn Sault — Secretary to local Trades Council. Retired engineer and ex-Shop Steward convenor. Provides practical advice to the engineering department of the Workshop and also has a responsibility as a supervisor for the Community Service scheme.

Other members are:

Derek Harries — Managing Director, W.R. Ribbons Co. Ltd.

Brian Morris — Head of Careers department, Rhondda.

Vic Bevan — Housing Surveyor.

Tom Edwards — Principal, College of Further Education.

Origins and early evolution

A public meeting was held in 1977 to discuss the growing problems of unemployment, particularly among young people in the valleys. The meeting was chaired by the local MP, Alec Jones, and a large cross-section of the local community was represented. A steering group was then formed to investigate the possibility of establishing a Training Workshop with funds that were shortly to be made available under the YOP. The steering group then became the management committee of Rhondda Enterprise which then sponsored a JCP employing a small research team to explore the viability of a Workshop Enterprise and to identify possible buildings to house the Workshop. Once a building had been obtained, the Rhondda Borough Council agreed to support an Urban Aid application for capital expenditure to assist in the refurbishing of this property and a 5-year revenue programme in order that a full-time officer be appointed to manage the affairs of Rhondda Enterprise. As the Urban Aid capital proved insufficient to meet the building costs, a STEP was sponsored by the Enterprise which then was able to employ some 22 men who were previously unemployed to carry out the renovations. The Training Workshop opened in November 1979, and can now accommodate 45 young persons of both sexes.

Organisational framework

Rhondda Enterprise Limited is registered as an Industrial and Provident Society adopting the Co-operative Union Rules and included in its objects is the provision of Workshop and Training facilities for unemployed, and either alone or jointly promoting the growth of employment in the Rhondda valleys. Another object is the undertaking of research surveys or studies to advance the society's development.

Funding

The Training Workshop funding will initially be supplied by the MSC but eventually it will become self-financing. There is a 5-year Urban Aid programme which funds Derek Porter's salary and secretarial assistance, and other donations have been received either in cash or in kind from local industrialists, banks and charitable sources.

Description of current activities

The machine shop is manufacturing small components under contract from local industry as well as other craft products which are being sold in the locality. The carpentry shop has a number of contracts to fulfil which have come either from industry or local authorities. High quality wooden toys and wrought iron work are other products which are now manufactured to order. Although the employment situation has become even more severe, it has been possible to place more than 12 young people in permanent employment, including three apprenticeships. Others have been encouraged to join skill courses at the local College of Further Education.

In view of the increasing number of young females becoming unemployed in the Upper Rhondda Fach, plans are being prepared to establish another Workshop facility in that locality.

The Enterprise has recently launched its third STEP and this involves renovating a large church hall which will eventually provide a day time leisure activity centre for local young unemployed. By January 1981, in conjunction with the Social Services department, several project-based work experience programmes will be developed to provide a small scale housing repair service and special aids installation for elderly disabled house owners.

Derek Porter is currently identifying derelict properties in the area which might lend themselves to conversion for small manufacturing units. The conversion will be undertaken by further STEP labour sponsored by Rhondda Enterprises.

Supporting organisations and networks

Close support has been received from the Rhondda Borough Council and the Mid Glamorgan County Council have also been extremely sympathetic to the project's objectives. Local industrialists have provided practical assistance and have donated plant and machinery on permanent loan.

Dave Smith from the South Wales Poverty Action Centre gave a great deal of professional advice in the early days and has helped to publicise the activities of the Enterprise. Welsh Community Enterprise, which is a network of a variety of voluntary employment initiatives in Wales, has provided valuable support and assistance. Rhondda Enterprise is also a member of the National Association of Workshops which has close links with other Workshops throughout the country.

Perspectives

Another Urban Aid application has been submitted to the Welsh Office for additional full time staff to assist Derek Porter in his development work. If this is successful, the Enterprise will then be able to concentrate on establishing co-operative ventures, thus meeting its overall objective of providing permanent employment opportunities.

The Enterprise how now firmly established itself as a resource agency providing support and advice to other potential self-help community initiatives.

STEPNEY

Name and contact	STEPNEY GREEN FURNITURE WORKSHOP Greg Hawken (Director), Dame Colet House, Ben Jonson Road, Stepney, London E1. Tel: 01-790 9077 Eric Small (Administrator) Stepney Green Furniture Workshop, 43 Whitehorse Road, Stepney, London E1. Tel: 01-790 1061.
Local authority	London Borough of Tower Hamlets, Town Hall, Patriot Square, London E2. Tel: 01-980 4831.
Brief description	Small upholstery workshop providing employment for 3 adults, and basic training and work experience for 8 teenagers in the skills of the furniture trade. The young people, who would otherwise be unemployed, stay in the workshop for up to 12 months, after which, being no longer "green", they normally find apprenticeships and permanent jobs in the furniture or related trades.
Locality	Tower Hamlets is situated on the edge of the City of London on the northside of the river Thames. It encompasses London's declining docklands and the main industries left include furniture and clothing workshops. The area is one of high unemployment due mainly to the dock closures, with many people having to travel to the City, West End and other parts of London to find work. Tower Hamlets also suffers from an age structure biased towards the old, a class structure reflecting a ten year exodus of the economically active and a traditional predominance of unskilled manual workers. There is a poor income from rates, poor child health, low birthrate and a very low capacity to survive further losses of existing resources.
People principally involved	**Greg Hawken,** Director, Dame Colet House. **Tom Gatley,** Administrator, Dame Colet House. **Chris Frisby,** Upholsterer/Manager, Workshop. **Harry Humphries,** Upholsterer/Supervisor, Workshop.

Eric Small, Administrator/Supervisor, Workshop.

Careers Officer, Trade Unions Representatives, London Borough of Tower Hamlets.

Origins and early evolution

Dame Colet House undertook some research in 1976 to establish the needs of unemployed young people in the London Borough of Tower Hamlets. At the same time one of the Settlement's projects, Community Transport, appeared to have an employment element in the collection, refurbishment, and dissemination of furniture. The furniture business has been associated with the East End of London for several generations and therefore the setting up of a small furniture training centre seemed absolutely appropriate to the local people, industries and economy.

So in June 1977 Dame Colet House sponsored a Job Creation Programme funded by the Manpower Services Commission. We started with just 4 people and today, nearly 3 years later, have a Manager, 2 Supervisors, and 8 trainees. We are now funded under the Youth Opportunities Programme.

Organisational framework

The workshop is sponsored by Dame Colet House, a local Settlement and community centre, which is a registered charity. Dame Colet House is shortly to become a company limited by guarantee. Plans for the workshop's constitutional independence have been considered. The Management Committee of Dame Colet House which meets monthly is financially responsible for the workshop and for the workshop's overall policy and direction. The Management Committee is made up of local residents and others interested in the area and the work of the Settlement.

The Workshop also has its own Advisory Committee which meets every three months. This Committee includes representatives from the furniture trades union, the local trades council, Tower Hamlets Training Forum, Careers Office, Employment Services Agency, London College of Furniture, Further Education Colleges, local schools and a Councillor acting as a representative of the London Borough of Tower Hamlets. The principal task of the Advisory Committee is to offer support and ideas on the development of the workshop and to consider the future of the trainees. The Advisory Committee reports to the Management Committee of Dame Colet House.

Funding

Originally from the Manpower Services Commission Job Creation Programme, but now the workshop is funded under the Youth Opportunities Programme with extra funding from the London Borough of Tower Hamlets. The Council have made available a workshop at a nominal rent and have made a grant towards equipment. Grants have also been obtained from Trusts and Companies.

Description of current activities

Currently the workshop is attempting to fulfil its objectives, which are to:

1. Educate and support them in such a way as to instill confidence and assist in coping with life and work outside the workshop. ("Life and Social Skills")

2. Provide a basic training in upholstery for the young people.

3. Arrange relevant day or block release courses for the young people at local colleges, (for literacy or "City & Guild" qualifications.

4. Provide a good quality furniture repair service at reasonable prices for individuals and community groups in the borough.

5. Generate through Advisory Committee, local trade unionists, employers, schools, and local people, the idea of such workshops.

6. Offer help and advice to other workshops and organisations.

Supporting organisations and networks

Dame Colet House, M.S.C., London Borough of Tower Hamlets, local trade unions, Trades Council, Careers Office, London College of Furniture, City and East London College, Tower Hamlets Training Forum, and the National Workshops Association.

Perspectives

It is hoped that in future the workshop can be used as a working model for other workshops to be set up offering a range of different skills training in the borough.

TANAT

Name and contact	TANAT VALLEY SOCIETY Gerry Richards (Secretary) Plas-yn-Uan, Llanrhaeadr yn Mochnant, Nr. Oswestry, Clwyd. Tel: 069 189 236 Paddy Moindrot, School Leavers Project, Llanrhaeadr yn Mochnant, Nr. Oswestry, Clwyd. Tel: 069 189 214
Local authorities	Clwyd County Council, Shire Hall, Mold, Clwyd. Tel: 0352 2121 Powys County Council, Shire Hall, Llandrindod Wells. Tel: 0597 3711 Shropshire County Council, Shire Hall, Shrewsbury, Salop. Tel: 0743 222100.
Brief description	A multi-purpose rural community project, committed to regenerating the valley socially and economically, without spoiling the character of the area. The Society is emerging as an umbrella group, projects started by the group are handed over to the community. The Society provides continuing support and actively seeks new projects.
Locality	The valley drives deep into the Berwyns about midway between Bala and Oswestry. Now mainly agricultural, the valley was once a hive of industry; quarrying and mining date back to Roman times. After the closure of the light railway in the 1950s all such activities have ceased, and the population has declined sharply. There are many beautiful and dramatic views in the valley, not the least of which is the Pistyll Rhaeadr, a 242 foot waterfall and one of the seven wonders of Wales. The countryside makes the valley a popular spot for tourists from home and abroad. The valley is at the junction of three countries. Population around 3,500.
People principally involved	Local residents and councillors, with help from staff of Clwyd and Powys County Councils.

Origins and early evolution

The Society originated from an action research project, sponsored jointly by Clwyd Voluntary Services Council and Clwyd County Planning Department. The purpose of the project was to investigate the problem of employment and migration of school leavers in two districts, Cerrig y Drudion and the seven parishes in the Welsh end of the Tanat Valley, and to generate appropriate local action in response to the problems.

The two project workers in the valley were funded by the Manpower Services Commission for one year ending January 1980. Due to the success of the action project, M.S.C. provided funds for one worker for one more year.

While studying the school leavers at the nearby school, the project workers organised public meetings in various villages to gauge the likelihood of community involvement in meeting the problems of the area. Action **was** forthcoming and a working party was formed in June 1979 to consult with community (parish) councils and draw up a constitution for a planned Society. The Society held its inaugural public meeting on 1 November 1979, and 18 members were nominated to form a committee to represent as far as possible the entire valley. The two project workers were co-opted on to this committee as a source of information and contact with councils.

Organisational framework

The Society is seeking registration as a Charity to promote the provision of employment, services and training opportunities for the benefit of its members. Membership is free to every resident in the valley.

Funding

The Society itself receives no direct funding at present. Manpower Services Commission fund the remaining School Leavers' Project worker who assists the Society where possible. Small funds will be raised locally for duplicating, power bills, etc.

Description of current activities

1. The newspaper

The first project undertaken by the Society was the production of a monthly community newspaper. This has helped to create a Valley "identity", and it publicises the efforts of local entrepreneurs as well as providing a news service to the residents. Powys County Council printed the first two issues free which meant that the paper made a small profit over the first year instead of the loss which would otherwise have been inevitable. The "Cronicl" has had a grant of £250 from the North Wales Arts Council, which will help to pay for equipment for the paper's voluntary staff of 20. The paper is basically English language, as there is a Welsh paper covering the area, although articles are carried in Welsh when appropriate. The paper is printed by a commercial printer in the Valley, and sells for 15p. It should make a small profit this year, which will go towards other publishing ventures.

2. The Community Co-operative

A garment-manufacturing business had flourished in Llangynog, one of the more remote communities in the Valley, until the owners retired in 1972. The Society heard that the owners were to move away, and bought the remaining materials and machinery from them, raising the cash from the community by interest-free loans.

Eight founder members of a Friendly Society were nominated at a public meeting in Llangynog, and the Tanat Valley Society handed the assets over to them. Some shares in the company, known as Cymdeithas Godre'r Berwyn, have been sold to the residents, and upon legal registration as a co-operative, an appeal will be launched to raise capital. Each shareholder from the Community will have one vote only in the running of the Venture. Help with legal registration has been forthcoming from the Welsh Agricultural Organisation Society to which the Tanat Valley Society is affiliated. WAOS have been consulting with the Registrar of Friendly Societies with the aim of drawing up a set of model rules for use by any community co-operative in Wales.

3. The Workers' Co-operative

The Society was approached by an experienced hand-spinner, who felt that a spinning venture could be a successful way of creating work. The Society helped by advertising in the Cronicl for spinners and those who wished to learn, and by offering its office for meetings and workshop use. A small interest free loan was provided for wool purchases. Although quite a new venture "Pryfcopyn Tanat" already employs around 12 people on a part-time basis. The group have been overwhelmed at times with orders for their unique garments, a difficulty which will be overcome by taking on more knitters and spinners in due course. They are at the moment applying for Registration under ICOM model rules.

4. The Crafts Sub-committee

This group is looking at ways in which individual craftspeople in the area can be helped with marketing advice, etc., and may publish in conjunction with the newspaper group a local products/tourist guide to the Valley.

5. The Entertainments Sub-committee

This group organised a very successful Maypole Dance in the Valley, which provided the only funds available to the Society so far. Plans are in hand for a regular film show for children, and a Valley film club is being considered.

6. The Society Office

A local innkeeper has offered the use of empty shop premises in

Llanrhaeadr to the Society for committee meetings, etc., and the offer has been gratefully accepted. It is hoped to use the shop window as an information centre for local business people, careers and job information, and tourists. Little money has been spent on the office as yet, but eventually it is hoped to provide duplicating facilities and a telephone.

Supporting organisations and networks

Clwyd Voluntary Services and County Councils sponsored the School Leavers' Project and have been supportive. Powys County Council helped with establishment of the newspaper and the co-operative. The North Wales Employment, Resources and Advice Centre have helped with legal advice and information. The Development Board for Rural Wales have promised advice on the running of the Llangynog co-operative. Personnel from Cymdeithas De Gwynedd, Rhydymain advised on the establishment of the co-operative.

The Society is affiliated to Antur Broydd Cymru (Welsh Community Enterprise) and WAOS (see 2 above). Membership of ABC has been rewarding — Society members visit ABC meetings hosted by other groups all over Wales with similar aims to the TVS. ABC also take a stand at the National Eisteddfod, and have organised a conference on Community Co-operatives in Wales.

Perspectives

The Society and its offshoots appear to be well on the way to a re-generation of the area, but a considerable problem to be overcome in the immediate future is the cessation of MSC funding for the school leavers project worker in January 1981. Montgomery District Council supported by Glyndwr DC have put in a priority application for Urban Aid for a Secretariat for the Society, but this may not be forthcoming. Community (Parish) Councils in the area have been asked to finance a continuation of the school leavers project by levying a 1p rate, but no firm agreement has been reached as yet.

Negotiations are still continuing for Charitable status, which would probably attract donations from private industry, but the Commissioners will not accept a Constitution specifically designed to create or encourage employment.

So the continuing success of the Tanat Valley Society appears to depend, as with so many similar groups on the availability of comparatively small funding for one full-time worker.

OTHERS

ABERFELDY

Name and contact ABERFELDY RURAL DEVELOPMENT GROUP

Howard Liddell,
Achloa Centre, Aberfeldy, Perthshire.

Local authorities Perth & Kinross District Council,
Tay Street, Perth.
Tel: Perth (0738) 21161.

Dundee Regional Council,
Tayside House, Dundee.
Tel: Dundee (0382) 23281.

Brief description A local initiative seeking to attain greater self-reliance in the Upper Tay Valley (pop. 5,000).

This involves firstly a change over to a greater diversity of agriculture, using organic farming methods, developing local technology and local markets; and secondly, creative use of tourism. The area is to be "presented" to tourists as a working, living entity exhibited on several sites, showing its past and present existence and its aspirations for the future.

Locality The Upper Tay Valley is in the geographical centre of Scotland, and revolves round the town of Aberfeldy (pop. 1,500). The local economy is based on agriculture and forestry with a short, intensive summer tourist season. The population is very deficient in the 20-60 year-old age group and has a 25% post retired population

People principally involved The Aberfeldy Rural Development Group consists of the following local residents: Howard Liddell, architect, recently moved into the district; M. Browne, hill farmer; J. Campbell-Smith, farmer and district councillor; S. Faulkener, retired businessman; R. Kennedy, farmer; D. McDiairmid, farmer; J. McDiairmid, farmer; J. MacNaughton, businessman, grain merchant, owner of mill and shop in the centre of the town; Dr. H. McRae, retired principal of a school of business studies; Dr. W. Yellowlees, General Practitioner, president of the McCarrison Society, which is concerned with nutrition.

Origins and early evolution In 1974 local farmers, businessmen, councillors and professionals (including the local doctor) formed the 'Aberfeldy Self-Sufficiency Group'. Its first phase of activity was completed in 1977 when, in collaboration with Hull Alternative Technology Group, it produced a feasibility study for self-sufficiency in food and energy for the valley (available in book form from May 1978). Now renamed the Breadalbane Institute, it is in the process of developing a viable commercial organisation for achieving greater local self-reliance under the aegis of ''Aberfeldy Eco-Park'' (sic).

Organisational framework

The original informal discussion group has now formed itself into a charitable company (The Breadalbane Institute). The Institute's first action is to initiate the 'Eco-Park' on a federation of local sites. It is intended that each of the sites should be financially self-sufficient, and they will each vary in their organisational structure, ranging from independent entrepreneurs, through to charities and co-operatives. The co-ordinating body for developing, co-ordinating and promoting this diverse federation is intended to be a twelve-person management committee, drawn primarily from the local community, and supported by three sub-committees (Finance, Research and Users). This body will employ a full-time curator (with relevant clerical and professional support), to act as full-time executive and development officer for the 'Eco-park'.

Funding

Being sought from various sources (including the EEC) at 3 levels: i) money for a comprehensive feasibility study; ii) money to help establish the Park in its first two years of operation and iii) money for individual sites. To date all activity has been voluntary.

Description of current activities

Influenced by Riviere's 'Living Museum' in Burgundy and the ideas of 'local-boy-made-good' — Sir Patrick Geddes, the group is now in the process of establishing a 15-site exhibition, showing the valley as it was, as it is and as it could be in the future. This is intended to be a means of channelling tourist money into a creative way of subsidising local industries and facilities. Proposed sites embrace farming, forestry, medical, architectural, engineering, nature conservancy and educational interests and the co-ordinating exhibitions will be centred on existing commercially-operated water-mill in the centre of Aberfeldy.

Supporting organisations and networks

Financial support has so far been gained from Perth and Kinross D.C. Others interested are: the Scottish Countryside Commission, the Scottish Civic Trust, the Scottish Council of Social Services and various other private and public institutions, including the Scottish Tourist Board.

Perspectives

i) To achieve broad local acceptance of the Group's objectives; ii) to implement the 'Eco-Park'; iii) to develop the Educational and Research aspects of the project as case study material for use at national/international level.

ASKRIGG

Name and contact

ASKRIGG FOUNDATION

Revd. Malcolm Stonestreet,
The Vicarage, Askrigg, Leyburn,
North Yorkshire.
Tel: 0969 50301.

Jennison Stocks,
The Youth Centre,
Low Mill, Askrigg, Leyburn.
Tel: 0969 50432.

Local Authority

Richmondshire District Council,
French Gate, Richmond, North Yorkshire.
Tel: 0748 4221

North Yorkshire County Council,
Northallerton,
North Yorkshire.
Tel: 0609 3123

Brief description

A multi-faceted village initiative, economic and social in nature, under the leadership of the Vicar and the charitable trust which he established. Activities initiated by the Foundation are placed in the control and where possible ownership of the local community.

Locality

Central Pennines, rugged and bleak in the winter, attractive to tourists in the summer. Long established stable community. Economy mainly cattle and sheep farming; milk, butter, cheese, lamb wool and beef; farms average 300 acres mostly owner-occupied or tenanted from local people (no large landowners). Shops have declined from 10 to 2 in the past 8 years; Primary School relatively stable for the past 30 years at 60.

People principally involved

The Vicar, **Malcolm Stonestreet,** expresses a strong theological concern that the church should be seen to be relevant to everyday life. The church is traditionally the focal point of the community.

The trustees of the Foundation were chosen by him. They are all outsiders and have financial and business skills and extensive contacts.

Origins and early evolution

The Trust was established by the Vicar in 1971, as a response to the problem of local employment and the decline of village culture, and the need to contain and capitalise on tourism. The first initiative was the setting up of the Youth Centre in the premises of an old mill. For this money was raised from the D.E.S. (£25,000), the English Tourist Board (£19,000) and a local and national appeal

(£81,000). Subsequently the Trust took the initiative of acquiring a shop which became the community shop, and a neighbouring house which became the old people's home (Abbeyfield concept).

There is an Arts Festival in the village church run by the village committee.

Organisational framework

The Trustees are the Vicar and 5 people not from the village with business and financial skills.

The **Youth Centre** is owned by the Trust but managed by a committee of 7 elected by all 400 residents (over the age of 15) of the village. The committee consists of the butcher, 2 farmers, a farmer's wife, grain merchant's wife, local school master, and the Vicar.

The **Shop** is an independent company which covenants its profits to the Foundation. The Directors are local business people.

The **old people's home,** Abbeyfield House, was acquired by the Trust as an interim measure, but is now an independent Housing Association with a local management committee of 8, elected by 70 local shareholders (nominal £1).

The principles behind the activities involve local people to the greatest possible degree in managing local initiatives, though outside leadership is required for pump-priming. Tourism is to be used creatively, tourists welcomed but controlled.

Funding

Low Mill by Government grants and public appeal. **Askrigg Industries** — no capital but the Foundation has made a grant of £13,000 to build the Coffee House and stock the shop, this property is leased on a fourteen year lease. There is an overdraft arrangement of £2,000 on Askind and they are frequently near that mark. **Askrigg Arts** — the Committee hold fundraising events, bringing up £250 a year to subsidise the cultural activities. **Old People's Home** — Government grant of £41,000 and local fund raising for £12,000. **Advance Factory** — total concern of Development Commission.

Description of current activities

The **Youth Centre** employs four people and runs residential courses throughout the year for young people. Courses are largely planned by the representatives of the local community and involve experience of local activities — (cattle market, cheese making, farming). The Centre was used by 2,500 young people on 2 or 4 day courses in 1979. The charge is £5 per day. Some free places sponsored by Rotary and Churches (for Belfast children), and a £30,000 investment for Bursary places.

A well managed general store with a coffee bar/meeting place built on. It also sells a few local craft products.

The old people's home, Abbeyfield House, a spacious Victorian building in the centre of the village, has now been converted into 7 self-contained living rooms with a central kitchen, sitting room and dining area where main meals will be provided. In this way old people will not have to leave the village, they will be provided with necessary support, and the local community will continue to care for them.

A small advance factory (2,500 sq. ft.) is being built in the village as a result of negotiations between the Trust and the Development Commission. Three tenants have already been identified:

1) three craftsmen feeding craft shops;
2) electronic bungalow alarms;
3) manufacture of raincoats.

Supporting organisations and networks

As the Trustees are a foreign body to the village, there is also a resurrected group, who used to, centuries ago, run the market in Askrigg, called the Four Just Men. They act as a filter for ideas with the community and are elected by the community every three years, to ensure that any project that is proposed by the Trustees is in fact within the cultural desires and wishes of the community. They call a meeting of the whole village if there is any controversial issue.

Perspectives

Local Housing is acquired by second home owners, causing price escalation and making it difficult for local people to buy. It is hoped to form a local housing association to retain houses in the control of the local community.

The second shop — the Post Office — in the village is now likely to close and there is a possibility of the Trust acquiring it.

The concept of the Foundation is that the community should eventually be able to get a grip of its own identity and decide how much it wants to share with visitors and control its own economy. No research or work has been done on the contribution made to the economy by hill farmers — and this is a big gap. There is a good deal of employment through the Foundation, the shop, the Mill and the Coffee House and the old people's home.

BIRCHWOOD

Name and contact

Spectrum
(The Birchwood Project (Warrington) Limited)
72 Whitethroat Walk
Oakwood
Birchwood
Warrington

Tel: Padgate (0925) 817610

David Mackey, Managing Director

Local authorities

Cheshire County Council, County Hall, Chester

Warrington Borough Council, Town Hall, Warrington, WA1 1UH

Warrington New Town Development Corporation, PO Box 49, New Town House, Buttermarket Street, Warrington, WA1 2LF.

Brief description

Spectrum can best be described as a partnership between the local community, caring and concerned voluntary organisations, the churches and the responsible statutory authorities. It is developing a leisure High Street for the area of North-East Warrington. The first phase includes a leisure centre, with a sports hall/1800-seat auditorium, activity areas, squash courts, sauna/solarium, etc. a youth club, a seniors centre, a counselling centre, a pub-restaurant/conference centre, dental surgery, popular restaurant, betting shop, and a hairdressing salon. The combination of social and 'commercial' facilities means that it will be possible to operate the whole at a surplus, which will be set aside for the development of future phases.

Locality

North-East Warrington is being developed in areas. By 1985 this once small corner of the town will have over 50,000 people living in it. The expansion of the area is part of the expansion of Warrington as a New Town. The range of housing is wide, both rented and private housing of all sizes and prices. The present population (about 30,000) has all the characteristics of an established community.

The people principally involved

David Mackey, Managing Director. Originally Director of the Project, employed by Warrington New Town Development Corporation and seconded. Took over as Managing Director when the charitable company was established. He is directly responsible to a Council of Management (Board of Directors) representing all the interests in the scheme.

Arthur Brown, Chairman. Retired merchant banker and deputy chairman of a manufacturing company.

Norman L. Banner, Company Secretary. Local solicitor and Chairman of Warrington Committee for the Disabled.

A.J. Adams, Treasurer. Also the Chief Finance Officer and Deputy General Manager of the Development Corporation, and involved in Rotary and a local Warrington Industrial Training Trust Workshop.

L. Coffey, Deputy Chairman. Planning Officer for a Manchester local authority and local resident and chairman of the local Community Group associated with the Project.

The remaining directors are representatives of the voluntary and statutory agencies and of the local Community.

Other staff members are Fiona Ritchie, MSc (Recreation Management), Project Assistant for over two years and mainly concerned with the development of the community facilities. Alex Farquhar, General Manager of the Leisure Centre, Frank H. Cross, General Manager of the Pub-Restaurant/Conference Centre and Janet Seddon, Secretary to the Project's staff.

Origins and early evolution

The problem which led to the ideas behind Spectrum was how to provide public leisure, community and welfare facilities in a period of economic stringency and at a time which would be right for the development of a New Town community. The statutory authorities and local caring voluntary organisations came together in 1976 to discuss the various options that existed. All the traditional solutions were found to be impossible so a new approach had to be found. Following a wide-based Feasibility Study in 1977, this partnership group requested the preparation of proposals for the first phase. These were published in late 1977 and during the early part of 1978 they received approval from the various authorities and organisations. They were also fully discussed at a public Community Conference and received the endorsement of the local residents. From this point on the partnership developed between the local Community and the three main statutory authorities, the Parish Councils, the YMCA & YWCA, the Scouts and Guides, the Warrington & District Community Council, the Warrington Committee for the Disabled, Warrington Sports Council and the five main Christian Churches. The building is now under construction and the pub-restaurant and conference centre will open in December 1980, the betting shop, hairdressing salon, fast food restaurant, counselling centre and seniors centre in March 1981 and the leisure centre, youth facilities and dental surgery in September 1981.

Organisational framework

The Birchwood Project (Warrington) Limited is a company limited by guarantee and registered as a Charity. Its objective is to advance education and provide facilities in the interests of social welfare, for recreation and leisure time occupation in order to improve the conditions of life for the inhabitants of Birchwood in particular, and the neighbourhood of Warrington in general. As charities cannot trade, a wholly owned subsidiary Trading Company has also been incorporated to run the pub-restaurant and conference centre and the other three commercial units.

Funding

Spending capital is being raised to meet the total cost of some £2.5M from the following sources.

Grants from the Partners (statutory authorities)	£1.2M
Grants from other sources	£0.5M
Commercial arrangements	£0.3M
Public Appeal	£0.5M

The balance of facilities is such that, once fully operational, Spectrum will operate at an annual surplus of some £50,000 per year.

Supporting organisations

All the 'Partner' organisations have played a full role in the development and establishment of Spectrum and this ranges from sizeable capital grants from the statutory authorities to essential practical advice from the smaller organisations and voluntary bodies. Local industry and commerce are assisting through the Appeal and will sponsor events, particularly in the auditorium and conference centre.

Perspectives

The main philosophy of Spectrum is to encourage the people of North-East Warrington to plan, develop and run their own independent High Street. Originally, to serve a local need, it is fast becoming clear that this idea has much wider application. Once the first phase is fully operational, plans are already being prepared for other phases — a bingo hall/discotheque/twin cinema development and other ideas for the future include a swimming pool and arts and crafts facilities.

Once the bulk of the development is completed then it is intended to use the surplus from Spectrum as a fund for all sorts of community initiatives.

BIRMINGHAM (LADYWOOD)

Name and contact

THE MIDLANDS ACTION LEARNING CENTRE

Alan Lawlor (Co-ordinator/Secretary)
46-48 Stour Street,
Ladywood,
Birmingham B18 7AJ,
West Midlands.
Tel: 021-454 2124.

Brief description

A problem-solving educational initiative focussed on the needs of local industry and designed to lead to relevant action.

General preliminary statement by Alan Lawlor

Who's going to own our problems?

The pace and complexity of problems we are having to face are increasing. They are not only bewildering but they seem to defy all our conventional wisdoms. As just one example, high unemployment and stubbornly high inflation just did not exist side by side a few years ago. We can add to this such apparently intractable problems as:

— Serious structural unemployment resulting from a combination of new technology and developing countries who can now make our traditional products cheaper and better than us.

— A long standing resistance to improving productivity.

— A declining commitment to work both in quantity and quality.

— A reluctance for anyone to own problems let alone their solutions.

— The Black Economy (ie moonlighting) is highly productive and is expanding.

The learning community

In such conditions of uncertainty and confusion some new kind of educational programme would appear to be urgently required. And this is education in its broadest sense, which includes not just the creative insights that are so sorely needed if we are to cope with such profound challenges, but overcoming the resistance to solving our problems. The European Commission have too recognised this need and in a report (1978) they made the following recommendations.*

* *'Management Education in the European Community' — Studies Collection Education Series No. 4, Brussels, 1867.*

The British report's general conclusion would certainly broadly be shared: it is now recognised that decisions taken at any level by the representatives of any of the four main groups wherein influence and authority lie — industrial and commercial management, the trade-unions, central government, and local government — will impinge upon each of the others at that level and perhaps elsewhere. Yet, there are no programmes on which the parties, at the various levels, can come regularly together away from the heat of battle to study and discuss in an objective atmosphere the issues and problems they all share. Perhaps, there is currently no institution available and fully acceptable to all four groups. If not, priority should be given to the establishment of such an institution or institutions. Certainly, from the national, and subsequently European, viewpoint this is the most important road for management education in its broadest sense to take in the next few years.

In the West Midlands the seeds of a learning community, where groups of people can give each other mutual help in the treatment of their problems has been evolving over the past three years. During this period some 40 organisations have worked together, in action learning groups on their various problems. The participants have included supervisors, managers, managing directors and unemployed executives. Though the problems they have sought to solve have been such down to earth ones as improving deliveries, finding new products and reducing scrap in one way or another, they have had something to with the deeper concerns listed above. At the same time, all of this experience involving diverse organisations and wide ranging jobs has revealed the tremendous potential in the self-help climate. Furthermore, while the educational institution is still an effective repository and disseminator of knowledge it is less efficient in the more organic task of spreading the learning experiences of dealing with the unstructured and unpredictable problems that organisations have to deal with. For all of these reasons a group of industrialists, trade unionists and educationists decided that the action learning experience of the last three years should be consolidated and the first Action Learning Centre was formed.

The Centre has three main objectives:

- To assist organisations of all kinds, through the use of action learning, to become more effective in solving their problems;

- To widen horizons and to generate fresh ideas by bringing together people from quite different backgrounds;

- The development of a learning community where progressive problem identifying/problem solving methods both in the UK and from other world centres can be made available to any organisation who wants to make use of them.

MALC is thus not an institution in the normal sense but a base for bringing together organisations who have problems they want solving and the resources to assist them to do it. The resources may be experienced action learning practitioners or they could be participants from previous programmes. **Currently three initiatives have been taken to deal with three inter-related local concerns:**

- **A productivity improvement consortium consisting of 8/12 mixed organisations;**
- **A new scheme more effectively to prepare companies, employees, and the community for the problems of redundancy;**
- **A productivity audit involving eight companies in the appraisal of their current productivity positions.**

Similar developments

There is little doubt that more and more organisations are moving towards a problem based form of training and development. In addition to the growth in action learning, team development, self development and project based schemes, these are all signs of the trend to pragmatism, in education. But in addition to the support for the setting up of MALC provided by the European Report three other significant developments provide added weight to what has begun in the Midlands. Firstly, in the United States the American Productivity Center has now been firmly established. The Center is backed by over 100 top American companies with them giving funding of $13 million. Their work is action learning oriented and present work includes a multi-media experiential training programme arranged in conjunction with General Motors. They are also studying the productivity issue in knowledge and service industries.

Secondly, the Australians, who already have a Minister of Productivity have now set up an Australian Action Learning Centre and at present over 200 people in the Victorian Public Service Board are engaged in programmes to improve productivity.

Thirdly, an action learning centre has now been established in Paris.

MALC has developed strong working links with these Centres and video tapes, cassettes and reports are now being exchanged.

The way ahead

Getting an organisation like MALC really on the road is not easy. There is very little guidance about how to set up such a body. But progress is being made and there is now the encouragement from the Americans and Australians who also recognise that the solutions to their problems lie with the people who have them. If we are to stop our economic decline, and the political instability that will occur with it, some quite new social processes are urgently needed to solve our problems. MALC aims to create these processes and with them the commitment to own problems and their solutions.

BRISTOL (TOTTERDOWN)

Name and contact

Totterdown Shopping Community Action and Exhibition Centre Limited

Sue Learner or John Grimshaw
Totterdown Centre
144 Wells Road,
Totterdown Bristol BS4 2AQ
Tel: 0272-775127

Local authority

Bristol City Council
Deanery Road
Bristol 1
Tel: 0272-26031

Avon County Council
Avon House North St. James' Barton
Bristol BS99 7EU
Tel: 0272-290777

Brief description

The Centre aims to be a self-supporting base for community activities, exhibitions and meetings financed by the income from a covered market type of shopping centre which also forms the basis of attracting the public to the Centre.

Locality

Totterdown is an inner city area where 50 acres of 19th century housing was demolished to make way for a road scheme that was never built. The heart of the community was punched out. In October, 1978 one of the last remaining shops was closed after 80 years of trading as a milliner and was boarded up. It was the intention of the owners to leave it that way until property prices rose in the area.

People principally involved

Sue Learner, Ian Learner 3 St. Martin's Walk

Valerie Davey, Graham Davey 29 Norton Road

John Grimshaw 6 Windsor Terrace, Bristol 8

Miss Portch 34 Lilymead Avenue

Origins and early evolutions

In order to avoid the blight 5 local people put a proposal to the owner that they use the building on a short (2 – 5 year) lease for this project. We suggested that by so doing we could:

a) actively promote positive uses for the area so raising the value of this building.

b) keep it in good repair.

The owners leased it to us in April 1979 for an annual rent of one peppercorn. They have now decided to renew the lease with us at 6 monthly intervals until they decide to sell, in which case The Totterdown Centre will be given the option to buy. The Centre was opened by Tony Benn MP in April 1979.

Organisational framework

The company is managed by a group consisting of the directors and a number of co-opted people with useful experience. The building is run on a voluntary basis by three people:

i) The company secretary who manages traders and co-ordinates activities in the Centre and liaises with other local groups.

ii) A person who keeps the advice centre in order, is always available for people to talk to and who runs a 'community stall', and who sees to window dressing.

iii) A caretaker who lives in the building.

These local people are essential to the smooth running of the Centre.

Funding

Capital building costs have now been paid and much of the loans repaid. License fees for the traders covers running costs but does not extend to salaries or the improving of community facilities. A lot of effort has been given voluntarily. It is hoped that rate relief by Bristol City Council will allow us to employ a worker for the children's workshop and expand community facilities.

Description of current activities

i) **Trading area.** There are 200 sq. ft. of shopping stalls including vegetables, shoes, Oxfam, pet foods, haberdashery, wholefoods, hardware, books and a cafe. Since one part of the Centre has proved a bad trading area it is being used by a wholefood supplier as storage space.

ii) **Workshops.** In rooms above are seven artists doing painting, pottery, needlework, toymaking, silkscreen printing etc. They have contributed to the area by doing an outside mural, producing posters for the area festival and Christmas cards for the Centre, and working in the children's workshop. The bike workshop repairs and sells bikes, gives advice and runs cycle rides for the blind. There are two rooms for bands who also contribute to local events.

iii) **Totterdown children's community workshop** (Reg Charity). This operates 3 – 5 afternoons weekly after school for 6 – 12 year olds with special play schemes during school holidays. Children are encouraged to make their own playthings from re-cycled material. There is one paid worker, volunteers and 120 children registered.

iv) **Advice centre and good neighbour scheme.** This is open 9 – 5.30 p.m. with a comprehensive display of leaflets. The local street warden scheme (Totterdown & Knowle Neighbourhood Service) also operates from the Centre.

v) **Exhibition area.** This is for use by local groups or individuals. There have been interesting displays throughout the year. This area was a focus for local people last January, when someone was available at all times with plans, photos and petitions to discuss Avon County Councils proposed road scheme for the area, with visitors (scheme now abandoned due to public pressure and finance).

vi) **Meeting room.** Available for any group. Small service charge.

vii) **Teas for elderly people** one afternoon in the cafe.

viii) **Tools for self reliance.** Old tools are collected at The Centre and are made good, for use in developing countries, using the Childrens' workshop facilities.

ix) **Community stall.** Sells re-cycled goods, haberdashery and craft made by local people.

Supporting organisations and networks

The Totterdown Centre has as its patrons local clergy, councillors and a doctor. It now works well with local groups and contributed to the Totterdown Festival with a colourful float, its band and artists.

Perspectives

It is hoped that the Totterdown Centre will supply local needs more comprehensively in the future. It is a place where residents can meet and is an active building in a run down area. It has provided a lot of employment. The problems of co-operation between all those working in the building have been immense but these are resolving themselves. The image of the Centre has improved but only as a result of voluntary help. Money has always been short; no grants have been received; until the local authority is more understanding of the motives of the Centre by allowing us rate relief this will always be a problem.

BURY ST. EDMUNDS

Name and contact	BURY ST. EDMUNDS TOWN TRUST 47 Crown Street, Bury St. Edmunds, Suffolk. Tel: 0284 2291 Chairman: Mrs. R. Smith Architect Consultants: M. Whitworth, B. Musgrave
Local authority	St. Edmundsbury Borough Council, Council Offices, Angel Hill, Bury St. Edmunds.
Brief description	A charitable company limited by guarantee, formed December 1979 and having social, financial and architectural aspirations. Committed to encourage prosperity and a sense of community, to act as a developer in building new sections of the town. Activities dependent upon the needs of citizens and their support, through their own efforts. It is not a pressure group, it relies on support from all sections of the community. The Trust also can provide options, presenting alternative schemes in a professional manner relating these to financial and social and architectural options.
Locality	Bury St. Edmunds is a historic market town laid out on a grid-iron pattern in 1085. Most of the population work in or near the town. Relatively low rate of unemployment. The town has a population of approximately 28,000.
People principally involved	**Martin Whitworth** — Architect **Mrs. Rosa Smith** — Chairman **Mr. Chris Smith** — Treasurer
Organisational framework	Trust Committee of approximately twelve drawn from all sections of the community. Committee is advised by Consultants as required for each project and who take no other part on the project in hand except to advise. The Building Professional Team appointed by the Trust in the normal way.
Funding	Bequests, subscriptions, loans. One of its principles is that developments financed within the town are preferable to those financed out of the town. Citizens to raise as much capital as possible on a revolving fund principle. Encourages developments to be paid for within a maximum of 20 years, thus bequeathing a heritage to future generations.

Description of current activities

1. Mustow Street Cottages. Restoration project, costing approximately £50,000, within the Outstanding Conservation Area. Commencing on site January 1981. Local Authority selling cottages on a loan to the Trust.

2. Option proposed for Brentgovel Street central redevelopment as alternative to Council/Developer comprehensive redevelopment.

Supporting organisations

The Bury Society support the Town Trust in general terms. Many members belong to both the Bury Society and the Town Trust. The two Societies have some common links but have their own separate jobs to do.

The local Authority considers the activities of the Town Trust on each project. It is providing active support for the Mustow Street cottages as detailed.

The Royal Institute of British Architects Eastern Region Council and the Suffolk Association of Architects.

Perspectives

It is hoped to encourage initiatives towards social cohesion between all sections of the community and local Authority and prosperity in the town.

The Trust offers opportunities for lay and professional education within live projects.

CRAIGMILLAR

Name and contact

CRAIGMILLAR FESTIVAL SOCIETY

Organising Secretary: Mrs. Helen Crummy, M.B.E.,
108 Mountcastle Drive South,
Edinburgh, EH15 3LL, Scotland.
Tel: 031 669 7344.

Local authority

Lothian Regional Council,
George IV Bridge, Edinburgh.
Tel: 031 229 9292.

Brief description

A local community initiative which seeks to release the creativity of the people of Craigmillar in order to enhance the local culture and environment. It was originally mainly concerned with the arts and has now diversified into social and employment projects.

Locality

Craigmillar is an area with a population of 25,000 in the south eastern part of the City of Edinburgh. It comprises eleven parts including eight local authority housing schemes and a mining village. The housing schemes were built between 1930 and 1973. Recent building has included two small private developments and part of the mining village of Newcraighall. The last of two coal mines in the area closed in 1968 and the seven or so breweries have been reduced to one modernised plant and a maltings. Such typical contraction of local industry resulted in an adult male unemployment rate of 30%. Three small local industrial estates have been initiated with a few units ready and some due to be occupied by firms despite the loss of development status by the City of Edinburgh. Tenant farmers still work a number of large fields in the area especially around Craigmillar Castle. Craigmillar has figured very high in a range of statistics indicating multiple deprivation.

People principally involved

Local residents and relevant outsiders.

Origins and early evolution

Helen Crummy, striving to improve cultural opportunities for her own and other local children, suggested the initiative of the Craigmillar Festival. The Festival was backed by a local primary school and started in 1962. The cultural traditions of the local mining communities linked with those of the incoming residents of the housing schemes to provide the background from which the Festival developed. Subsequent further key linkages led to new stages of community development containing clusters of innovations. There was a major linkage with the outside world through the experimental Craigmillar Health, Welfare and Advice Centre which explored frontiers of psychiatry and applied social science as a local government initiative; the Craigmillar Festival Committee became the Craigmillar Festival Society at this time

(1969) and launched its social care programme with Urban Aid funds. This was an extension of the Society's social action efforts which emanated from the release of human creativity and sensitivity in a deprived area through the Craigmillar Festival. The next major linkage was in the City of Edinburgh's Lord Provost's Committee's Pilot Scheme for Craigmillar. This scheme, sought and developed by the Festival Society, allowed a much more robust development of activities in most walks of life. The most recent key linkage has been in the Craigmillar — EEC Anti-Poverty Programme where the Festival Society has literally stepped on to the European Stage in its efforts to move the whole Craigmillar effort to a new level of searching/planning/development in the attempt to radically improve local life. Out of all this experience has come the principle of "shared or liaison government" where the people of an area in partnership with the outside world attempt to enact their own destiny.

Organisational framework

The Craigmillar Festival Society is accepted as a charitable organisation by the Inland Revenue for tax purposes. Generally it could be seen as a matrix organisation with many people and sub groups overlapping to carry out particular tasks and projects; also a network organisation connecting the people of the area with persons, groups, organisations, institutions and systems at all levels of society in this country and internationally. The Society has a General Committee, an Executive Committee of 42 or so members which runs the Society's programmes, a number of regular 'Workshops' and Working Parties and ad hoc groups. All meetings are open.

Funding

Local Authorities, Government Departments, the EEC Commission (terminating in November 1980), Foundations, Trusts, Local Activities. Most of this is temporary, subject to economic and political turbulence.

Description of current activities

Many projects and programmes in the fields of employment, housing, social welfare, education, town planning, transport, environmental improvements, leisure and recreation and especially the arts. The Society has approximately 150 full-time and part-time staff including nearly 100 sponsored by Manpower Services Commission employment programmes.

Craigmillar Festival Enterprises Ltd., a non distributive company which started trading in January 1979 and now has 15 employees in a building maintenance operation. The company hopes to develop further in time into retailing and manufacturing. Its purpose is to provide permanent work for local people and eventually contribute to the ongoing community projects.

A policy and practice of supporting and sharing the efforts and experience of many groups and individuals both near and far towards a general social improvement.

Supporting organisations and networks	The Governmental system; universities and voluntary agencies; private businesses including the Action Resource Centre, Networks: community arts, quality of working life, appropriate technology, employment projects, anti-poverty, etc.
Perspectives	A continued and increased effort to develop and elaborate in internal and external network collaboration especially to field an increasing set of self-sustaining activities.

EAST FELLSIDE

Name and contact

EAST FELLSIDE PROJECT (NORTH PENNINE PROJECT)

A. Berlyn,
Project Office,
East Fellside and Alston Moor Project,
Eden District Council,
Mansion House,
Penrith.
Tel: 0768 64671.

Local authorities

Eden District Council
Town Hall, Penrith.
Tel: 0768 64671.

Cumbria County Council,
The Courts, Carlisle.
Tel: 0228 23456.

Brief description

Full-time officer was appointed in April 1980 to contact local people, show that they are at risk and investigate with them alternatives which will secure economic and social survival. Part of the intention is to bring to a common focus the diverse and specialised resources of potential supporting organisations such as the English Tourist Board, the Forestry Commission, CoSIRA, ADAS.

Locality

The Western slopes of the Pennines East of the River Eden and extending from Lazonby to Mallerstang. Scattered villages, Alston (1200) being the largest. Total population about 10,000. Hill farming.

People principally involved

David Heritage, local CoSIRA officer.
Denis Brown, Chief Executive, and **M.A.G. Bryan** Planning Officer, Eden District Council. Concern for long-term future of the area.
J. Cottam, MAFF, Regional and Socio-Economic Adviser, Carlisle.
Miss C. Keenleyside, Countryside Commission (Northern Region).

Origins and early evolution

A study day on the Pennine economy at Mallerstang was initiated by David Hellard of the National Farmers' Union in Cumbria (Carlisle 22344). It was attended by local officials and NUF and ADAS representatives, and revealed a bleak future for the rural communities as ranch-scale farming develops all job opportunities and supporting services are withdrawn.

Proposed designation of the North Pennines as "An Area of Outstanding Natural Beauty" would do nothing for the economy.

Working groups were set up as a result of the meeting and the project emerged from these groups.

Funding

One full-time officer funded by the Development Commission and the English Tourist Board for 3 years, and considerable staff involvement from ADAS.

Editorial Note

This project is now operational, and hopes to fulfil its initial promise. Although at present the initiative is coming from official sources rather than from within the East Fellside Community, the intention as with H.I.D.B. projects is to foster local leadership.

HERFORD

Name and contact	PROMOTION OF RURAL ENTERPRISES Catriona Tomalin, The Grove, Taynton, Gloucester. Tel: Tibberton (045 279) 200.
Local authorities	Leominster District Council, Leominster, Hereford. Tel: 0568 2291 Hereford County Council, Town Hall, Hereford. Tel: 0432 68121.
Brief description	Development of crafts in Hereford area to provide work and income for local people: knitting, silk screen printing, making up of children's toy kits.
Locality	In area around Hereford, where earlier work on community development had established demand, especially by women, for craft work, and need for local activity plus income. Wye valley now has a fair concentration of highly skilled craftsmen, chiefly refugees from big cities; and Catriona has seen this to be a valuable resource of knowledge and skills.
People principally involved	**Catriona Tomalin** and husband **Matthew;** she is a designer by training and a born entrepreneur; Matthew is a jewellery designer now turning his skills to woodworking. Major supporter of Catriona is **Ann Meadows,** community work consultant for Hereford and Worcester. She secured 3 year funding (from January 1978) for Catriona.
Origins and early evolution	Started from a community development project, from which needs became evident and articulated by local women. Catriona decided to use the skills of immigrant craftsmen, herself included, to create work for local people. Her programme was started when a charity and Leominster District Council together put up funds for her work. There is virtually no formal organisation — Catriona is catalyst and organiser.
Organisational framework	She is in close touch with Ann Meadows, community development worker for the area, and with the District Chief Executive who is very helpful. The basic principle is that of using skills and expert knowledge of immigrants to develop and sustain local jobs, chiefly on self-employed basis.
Funding	Catriona's salary is funded jointly, see above. Virtually all the work seems to be self-financing. In 1980 a company called Village Crafts

(Hereford & Worcester) was set up. This means that they can now trade themselves and any profits will go into P.R.E. to continue the development work. Initially they are marketing the Playkits and kids knits and once these are successful they will set up further small workshops making other crafts in different villages. A grant was received from the Development Commission to help start Village Crafts.

Description of current activities

Three schemes are now in progress. One is an informal labour exchange that Catriona has built up — people looking for work contact her, and she knows what work is going, chiefly hand or machine knitting or silk screen. At any one time there are about 150 women doing outwork of this kind. In support of this Catriona has established contact with a London knitwear wholesaler, who provides the yarn and Catriona gets the work done locally.

A second role is that of initiating new schemes for local work. The major one is the local manufacture of children's play kits. Each kit is in the form of an A4 size booklet, with drawings and designs that can be cut out and made into "live" three dimensional toys — masks, fairground roundabouts, etc. Having got these designed, Catriona set up production and distribution in the village of Weobley. Likely that this will employ 2 full-time and 20 part-time, on silk screen printing to designs provided, making up and packing the kits. From an initial trial run of 15000 kits, Oxfam ordered 18,000 for its own shops and other orders are in hand. Catriona will do the selling.

Another is the local production of specially designed, very high quality, expensive baby clothes. Catriona found a local girl who was head of textile design at arts college. She provided the designs, Catriona organised the machine knitter and selling. The demand is very brisk. The original designer having now left the district, 4 other designers are now involved in this programme. The emphasis is on very high quality, hand-painted buttons, etc. For this there will be 12 – 15 knitters and finishers full-time.

A third scheme involves a well-known weaver in Ledbury, Roger Oates, and women in an old folks home near-by. The women work in groups, tearing up coloured cloth which is then woven into attractive cushion covers. The pay is small but their lives are enhanced by this simple work.

Promotion of Rural Enterprises has created some 30 full-time and 150 part-time jobs in the locality. Catriona also runs a crafts class in a local village, and takes classes in other villages on request. In terms of cost-per-workplace or cost-per-job-created, this is a very cost effective programme.

As a spin off there has been growth of local confidence in self-help. Also creation of essential link between craftsmen and local people.

Supporting organisations and networks

A Midlands charity and Leominster District Council, especially the chief executive: between them they fund Catriona's work. Catriona's links with local communities and business houses in London, Bristol etc., Ann Meadows, a community development worker in the region. There are now 2 part-time assistants and some funding from South Hereford District Council and Malvern Hills District Council.

Perspectives

Principally the setting up of a community co-operative in Weobley to run the children's play kits production as a business. For this, they are looking for some £4,000.

LEEDS

Name and contact

MEANWOOD VALLEY URBAN FARM

Paul Hand,
Sugarwell Road, Leeds 7.
Tel: (0532) 782342.

Local authorities

Leeds Metropolitan District Council,
City Hall, Leeds 2.
Tel: 0532 463000.

West Yorkshire County Council,
County Hall, Wakefield, W. Yorks.
Tel: Wakefield (0937) 70211.

Brief description

A community project with many facets. Work on the land actually started. Aims to involve as many groups in the surrounding communities as possible in activities related to market gardening and keeping stock (chickens, pigs and goats) on a SSW facing site of over 15 acres on about a 10° slope near the bottom of the 150 foot deep ⅓ mile wide valley. The farm is intended particularly to meet the needs of young people. Work has started with schools which will be doing practical projects related to environmental studies including conservation in the rest of the valley. Also it will provide gardening for the disabled. It will open seven days a week for anyone who wants to come and learn or help.

It employs supervisors and labourers under the STEP scheme and this Temporary Employment Programme may be used to create permanent jobs in the long term, like dairying and other cottage-scale enterprises that will be developed from a community workshop.

Locality

The Meanwood Valley is a unique feature in an otherwise typical inner-city area of old and declining industry with low wages and a population distribution skewed both ends of the scale (i.e. a lot of old and a lot of young people). The valley appears on the map as a finger of green park and woodland extending to within a mile of the very centre of Leeds. The farm site at the lower end of the valley is part of a previously underused smallholding and is now split up between the old tenant and the urban farm. It is surrounded on three sides by the housing estates of Meanwood, Scott Hall and Chapeltown. Meanwood is a white working class area until recently neglected and vandalised. New community initiatives which are running parallel include a facelift for the Community Centre, an Adventure Playground and a Playgroup, all with Inner Cities Programme money, fought for by the Community Association and a housing action group. Scott Hall is more 'respectable' — although the youth of the two areas engage in some gang violence.

Chapeltown is an Eastern European and West Indian 'ghetto' area which has, however, benefited from a strong input of community activities over the past five years.

The existence of the Urban Farm will provide a focus for the conservation of the Meanwood Valley as a whole.

People principally involved

Leadership has come from a Steering Committee of about 10 comprising some local people with an interest in conservation and gardening and some others offering particular skills to the community. Probation Officers and Social Workers have also attended meetings with a view to using the farm's facilities, Paul Hand is employed as the full-time development worker under the MSC Special Temporary Employment Programme (STEP). He has a Planning degree and is a keen naturalist. The Steering Committee was initially set up under the wing of the Leeds Council for Voluntary Service (which has played a particularly active role in encouraging voluntary organisations to apply for Inner City Aid) who paid costs for stationery and mailings, etc.

Origins and early evolution

In December 1974 the Future Studies Centre, 15 Kelso Road, Leeds 2 (tel. 0532 459865) held a weekend "Food Event". One of those who gave particularly enthusiastic support and advice to this "Event" was a farm worker called Martin Paine who had just moved into the City. By the summer of 1976 he was helping co-ordinate an experimental site for food growing in Sheepscar (¾ mile further down the Meanwood Valley). However, that exceptionally dry summer combined with the unsuitability of the site — the one year licence for which was more of a token than a serious attempt to support the pressure group which was calling for more land which could be used for co-operative food growing caused problems. Subsequently Martin Paine visited or contacted all the other urban farm type ventures existing at that time in the UK and produced a special report for the ICAT 77 conference. A joint Job Creation Programme proposal for an "urban farm" was turned down mainly it was suspected on spurious grounds of 'farmland comparable profitability.' Martin became involved in youth work in the Meanwood Valley area and an active member (Chairperson) of the Meanwood Community Association. The Valley became scheduled as a priority area for Inner City monies. Concern amongst local people grew as to what might be done by City Departments with money for, so-called "Environmental Improvements". In March 1979, after several months of discussions the Urban Farm Steering Committee was formed — unfortunately as it turned out in the event too late to prevent much of the topsoil having been bulldozed off the land as part of the "environmental improvements". The Urban Farm is now a company limited by guaranted and a registered charity. In 1980, the market garden was started, using organic methods, and the farm acquired two beehives, two goats, some rabbits and a dog.

Organisational framework

Investigations are still going on into constitutional frameworks which will provide for community control with management being in the hands of delegates from existing community groups plus individuals elected from A.G.M. A two-tier structure has been considered with the workers on the projects organising themselves as a workers' co-operative which would covenant all income from trading to the holding company. However, this second tier will not be appropriate for a while yet.

Funding

Mainly Manpower Services Commission at this stage. A starting grant of £5,000 came from the Inner Cities Programme (1980/81) with more being sought in subsequent years — particularly for buildings. A small donation has been received from SUMA, the Leeds based wholefoods, wholesaling co-operative. This will help towards publicity. Funds are also being sought from the Carnegie UK Trust through the Inter Action City Farm movement. Other trusts will be approached for different aspects of the project with priority being given to employment generation.

Description of current activities

The project meets all criteria for Inner Cities funding — covering economic, social and environmental aspects as well as being innovative. Work this winter (1980/81) will include fencing, landscaping, tree planting and renovating the disused farm buildings — the latter could be delayed because this part of the project requires separate negotiation with the County Council on whose land they stand.

Soil tests are now being done. Formal permission has now been obtained for the collection of compostable waste from the Leeds wholesale fruit and vegetable market.

Conservation projects with schools and West Yorkshire Conservation Volunteers have also started.

Supporting organisations and networks

Many other groups besides those already mentioned above have been supporting the Urban Farm in negotiations with the City Council, from small tenants associations in the area to the Civic Trust, Polytechnic, University, Friends of the Earth and other environmental groups. Support has also come from the Probation Service — people on Community Service Orders have worked at the farm.

Perspectives

The Steering Committee's view of the role of the Urban Farm closely parallels the ideals which are expressed in the preamble to this listing of "Local Initiatives". More specifically there is a commitment to organic husbandry. Two systems will be used on the market garden: the French Intensive Biodynamic method in raised beds and a no-dig, permanent mulching system.

In co-operation with the Plant Sciences Department at the

University these methods will be monitored in terms of yields, increase in soil fertility, etc.

There will be a strong dependence on recycled wood and building materials from demolition sites and recycling of organic wastes as described above. The project offers a place to develop activities and interests at many different levels. In spite of the long period of preparation local people remain enthusiastic. Finally one should mention that it is very much the intention that the farm should become increasingly self-financing as it helps to bring this semi-derelict area back to life.

MERSEYSIDE

Name and contact

THE NETWORK (MERSEYSIDE WORK EXCHANGE)

Robin Little,
Merseyside Council for Voluntary Service,
Inner Temple, Temple Lane,
Liverpool L2 5RS.
Tel: 051-227 3208; 051-236 0379

Local authorities

Merseyside Country Council,
Metropolitan House,
Old Hall Street, Liverpool.
Tel: 051-227 5234.

Metropolitan Borough Councils in Liverpool, Wirral, Sefton, Knowsley and St. Helens.

Brief description

An exchange of time and skills on a county-wide basis designed as an attempt to provide alternatives to conventional employment and rewards. Emphasis on mutuality; goods and services **exchanged** not given. Appreciation of psychological importance of work and need for structure and a reward system.

Locality

Merseyside — a conglomeration of urban areas on both sides of the River Mersey whose centre is Liverpool. Population around 1.5M. Traditional economy is commercial and has been declining since 1920, manufacturing industry more recently grafted on is now also taking a battering. High unemployment is structural, and few signs of any resurgence of traditional employment.

People principally involved

Robin Little, employed by the Merseyside Council for Voluntary Service, helped to initiate the project and is one of the members consistently involved. At any one time a core group of members takes responsibility for running the Network. Core group changes as members' circumstances alter. Meeting of members, open to all, every week.

Origins and early evolution

The sponsoring body, Merseyside CVS, put forward proposal for 'alternatives to conventional employment' and rewards, as one way of approaching question of structural unemployment. Form of Network then developed by a number of individuals over 5 months of planning.

Organisational framework

Run by members through weekly meeting. Currently preparing to recruit 2 'full-time members' who will carry out day-to-day catalyst work with other members. Formal status is as part of MCVS, a registered charity. Intention is to allow every member to play as full a part as possible in any aspect which interests.

Funding	After a 4-month trial with £285 in donations and free office space, a donation of £31,000 over three years by a Trust will enable the Network to develop with basic security.
Description of current activities	Members enrol by making known what goods or services they require or can offer (e.g. motor repairs, teaching, crafts, labouring). Network members in the office seek to arrange transactions by matching offers and wants. Exchanges need not be direct; by giving a service to a member of the Network you qualify to receive from another member — not necessarily the one for whom a service was performed. The Network office seeks to maintain a rough balance between "debits" and "credits". Examples of skills exchanges so far: repair motor vehicles; build shelves; knit; decorate; repair washing machine; clip dog's hair; dig garden; teach/learn guitar; repair shed roof. Most work is episodic at present. Each member has personal identity card, on which details of transactions are entered. Insurance problems were encountered but have gradually been sorted out through a broker.
Supporting organisations and networks	Merseyside CVS, Liverpool CVS; a large local company helped with design of office systems; Foundation for Alternatives helped out with small initial grant; local commercial radio provided trial promotion and will, we hope, continue to support.
Perspectives	Develop social activities; develop work with groups as well as individuals; expand reward potential; enlarge, probably by building more localised associated groups; monitor the work and share the lessons learnt.

NORTH KENSINGTON

Name and contact

North Kensington Amenity Trust

1 Thorpe Close
London, W10 5XL.
Tel: (01) 969 7511

Roger Matland — Director

Local authority

Royal Borough of Kensington & Chelsea
Town Hall
Horton Street
London, W8
Tel: (01) 937-5464

The Trust: a community developer

The North Kensington Amenity Trust was established as a registered charity in 1971 with the responsibility of developing 23 acres of land under and next to the elevated section of the Westway motorway (M40) running through North Kensington — the northern part of the Royal Borough of Kensington & Chelsea in London. The Trust holds these lands — a linear strip over a mile long — under an 80-year sublease from the Royal Borough. In consultation with a wide range of local community groups and residents the Trust is developing:

a) Social, educational and recreational facilities or helping others to provide these through making available land, granting concessionary rents and providing general advice and support.

b) Commercial space which is in itself considered socially useful through providing employment and maintaining small businesses in the inner city area. This also generates revenue to defray Trust costs and ultimately create surpluses to distribute to local charities — either in the form of rent concessions or grants.

The Trust is in the often difficult business of trying to combine community development and property development. It must be financially self-sufficient as a charity while trying to help mainly deprived and lower income groups further their aspirations through making use of the Trust's resources of land and staff. Demands for this land range from social centres, small businesses, recreation and sports complexes, training and educational workshops and shops through to green open space. The only area of the built environment in which the Trust does not participate is housing.

Staff support includes referral, information, advice on fund-raising, incorporation, building design and planning permissions, negotiation with government and private organisations on behalf of the local community, resource provision, sponsoring and organising local community events such as music concerts, sports days, charity market stalls and, often, assisting in the annual Notting Hill Carnival. In other words, the Trust is a socially responsible developer and landlord with assets totalling over £1m and a turnover of £200,000 a year, managed through a partnership of local councillors and community groups.

Trust management

Trust policy is decided by a management committee consisting of an independent chairman who resides within the Royal Borough and fourteen members. Seven of these are elected by Trust Member Organisations and seven are nominated by the Royal Borough. The councillors include the representative of the Borough Council serving on the Inner London Education Authority.

The seven community representatives on the Management Committee are elected by Member Organisations of the Trust, each organisation being entitled to one nomination and seven votes. Elections take place annually. The number of Member Organisations currently stands at seventy. Any organisation in the area wishing to become a member of the Trust may apply to the Management Committee and will normally be considered eligible if: its aims are compatible with the aims of the Trust; it serves the interests of a significant number of residents within the Royal Borough of Kensington & Chelsea; and it is a properly constituted body with a realistic expectation of continuing in existence. This will usually mean a body which at least holds an AGM and has been functioning for one year.

The links which the Management Committee represent — on the one hand to the local authority and its political processes and on the other to the local community — are invaluable in the operation of the Trust. Despite a wide range of political beliefs, members of the Committee share the common objective of improving the quality of life in North Kensington for its residents.

North Kensington & the Trust's early development

North Kensington has been described as a ''classic'' inner-city deprived area. If ''classic'' implies the fight on the part of local people to improve their own living conditions in an area characterised by poor housing, low employment opportunities, inadequate shopping facilities and more than its fair share of social problems, then this term might be acceptable to local residents. If it implies a derelict uncaring and forgotten area, it would not.

The Trust itself grew out of a bitter debate in the late sixties over the construction of the London Motorway Box. The only section to have been built is that which runs through North Kensington — the Westway motorway. Although local residents who fought this battle lost it in the sense that they did not stop the motorway, the creativity and energy generated in the community was not lost. It was channelled into many projects, one of which was the North Kensington Amenity Trust.

As a result of negotiations with local groups, the GLC subleased twenty-three acres of land (land around and under the motorway which had been purchased in order to build it) to the Royal Borough of Kensington & Chelsea which in turn subleased it to the North Kensington Amenity Trust. So the Trust was born, largely due to the efforts of the now President, Adam Ritchie.

The Trust was a child of the sixties and began its career through staging community events, raising money and trying to help local people from a community mixed in almost every sense: the well-off and poor, owner-occupiers and tenants, families and single persons, black and white. Thirty per cent of North Kensington residents were born outside the UK. They include West Indians, Moroccans, Africans, Portuguese, Spanish and Irish.

Many are employed as service and clerical workers; the area is a dormitory for people working outside it. Local employment opportunities have steadily declined in the borough over the past decade. Ethnic unemployment is particularly high. There is therefore an obvious need for jobs related to local skills and resources.

There is also a demonstrable need for leisure and recreation facilities. The area has high child and population densities with an under-provision of open space, recreation and sports opportunities. The area is also characterised by large local authority housing estates — many of which are deficient in social amenities.

But the key characteristic of the area is the determination of the local residents to maintain it as a local community. Grand schemes and comprehensive plans have proved unacceptable and inadequate. The Trust has been one attempt to provide a different vehicle for local development — both physical and social. It has itself evolved over the past decade and moved a long way from the spirit of the sixties, with the emphasis on local participative events like theatre and street happenings. In the seventies the Trust has been concerned with financial solvency in order to build and run expensive social centres, sports complexes, community and charity offices and industrial units, as well as house small businesses and training workshops.

The challenge for the enigmatic eighties will be the extent to which the Trust can maintain its position as a community-based agency while simultaneously confronting its own economic problems — the raising of finance for project development and running costs, as well as the spectre of major increases in its own rent due to the lessors.

Trust finances

Finances to cover both capital and revenue costs come from the following sources:

1. The Royal Borough of Kensington & Chelsea — grants towards central administration. Greater London Council — grants towards revenue costs.

2. Grant-making Trusts.

3. Rents generated from developments.

4. Mortgages/loans from banks and the Royal Borough of Kensington & Chelsea.

5. Occasional grants from the Urban Aid programmes, the Manpower Services Commission.

Current "fixed assets" are approximately £1.5m.

Although the Trust already has considerable loans which have to be repaid, it is likely that further loans will have to be obtained as well as further grants and donations to pay for developments currently envisaged. At first glance this may appear to be disadvantageous to the Trust and the local community, but as the sums borrowed are gradually paid off the income generated will be used to pay for new and non-income producing projects or to pay for the running costs of, for example, sports facilities. Furthermore, as the Trust has less need to put money into buildings, it will be able to consider making grants directly to community groups — something that it is not able to do at present except through the granting of discretionary rents to local registered charities.

PARK ROYAL

Name and contact

PARK ROYAL ENTERPRISE TRUST LTD.

c/o United Biscuits Ltd.,
Waxlow Road,
London NW 10.
Tel: 01-965 5787

Secretary: Graham Pook at the above address or 01-965 8877.

Consultant: David Wilcox at the above address or on 01-247 8846.

Local authorities

London Borough of Brent, London Borough of Ealing.

Brief description

A non-profit-distributing company whose aim is to improve conditions on London's major industrial estate for the benefit of firms, employees and residents. The Trust is supported entirely through subscriptions from some 70 member companies; the only public funds are from the subscriptions of the two borough councils. Member companies include Guinness, Heinz, Unigate and United Biscuits.

Locality

Park Royal is an industrial area in diverse ownership in West London, containing some 600 firms. It was first developed in the 1920s and 1930s, and suffers now from congestion and poor general environment, while remaining a favoured industrial and distribution location.

People principally involved

Control of the Trust lies with the Board, who currently employ David Wilcox Associates as project managers and consultants.

The Board are: Chairman — **Jeffrey Goodman,** Clandril Glass and Gifts Ltd; Secretary — **Graham Pook,** Expandite Ltd; Finance — **Ron Freeman,** United Biscuits Ltd; Deputy Chairman — **Roger Jones** — Unigate Ltd; **Ted Harrison,** Central Middlesex Health Service; **Bram Bliss,** Inco Europe Ltd; **Geoffrey Jury,** Landis and Gyr Ltd; **Tom Galloway,** Acton Chamber of Commerce.

David Wilcox Associates: **David Wilcox, Les Robinson, Jan Silchenstedt.**

Origins and early evolution

Proposals to set up the Trust were generated through discussions between Ealing planning officer Dick Emery, Sir George Young MP, David Wilcox, Les Robinson and Franklin Stafford Partnership. A presentation was made by David Wilcox and Michael Franklin to a meeting of industrialists invited by Sir George Young MP and Laurie Pavitt MP. A working party was formed and serviced by David Wilcox, and the Trust incorporated in April 1980.

Organisation

The Trust is a company limited by guarantee, with a Board of eight and some 70 members among firms in the area. The Board meets monthly. Day-to-day work to date has been undertaken by David Wilcox Associates and individual directors.

Funding

Member firms pay annual subscriptions of £50, £100 or £250 depending upon payroll.

Description of current activities

The Trust aims to serve its members in three ways:

i) Helping solve "external" problems relating to, for example, transport and the environment through negotiations with local authorities and other bodies. Also providing a channel of communication for public and other services.

ii) Increasing communication between companies in order to assist inter-trading, and also promoting the area as a whole. This is being done through regular bulletins, a newsletter, and a proposed trade directory and exhibition.

iii) Programmes to improve directly conditions on the estate. These include a Clean Up programme, off-street parking, better signing, promotion of ride-sharing.

Perspectives

The Trust plans to develop particular services for members and improvements to the estate in the context of a business development strategy for the area, which will complement statutory plans produced by the local authorities.

PICKERING

Name and contact

NORTH YORKSHIRE MOORS HISTORICAL RAILWAY TRUST

Mr. J.R.O. Scurrah (Commercial Manager)
Mr. M. Hunter (Secretary)

Trust Office,
Pickering Station, Pickering,
North Yorkshire.
Tel: (0751) 72508

Local authorities

Pickering Town Council,
Potter Hill, Pickering,
N. Yorkshire.
Tel: (0751) 72726

Ryedale District Council,
21 Welham Road,
Norton, Malton,
N. Yorks.
Tel: (0653) 4011

Brief description

The Railway's original aim was to preserve the line and provide a home for preserved locos and rolling stock. It has become one of the main tourist attractions in North Yorkshire. 350,000 passenger journies and 120,000 visitors per annum.

Locality

The Railway runs from Pickering to Grosmont Junction which is part of the Whitby-Pickering Railway of 1836. Grosmont is still a junction and is the railway's link with the British Rail branch line between Whitby and Middlesbrough.

People principally involved

Founders: H. Blackburn, J. Brown, C. Hart, M. Pitts, J. Randall, J. Robertson, R.S. Rowntree and T. Salmon.

President: Viscount Downe.

Origins and early evolution

In 1967, 2 years after the closure of the local railway by Beeching, a well-supported public meeting led to the formation of what is now known as the North Yorkshire Moors Historical Railway Trust ("Moors Rail"). The initial intention was to buy the first 6 miles from Grosmont to Ellerbeck; however, with the help of the then North Riding County Council and English Tourist Board, the whole 18 miles was purchased from British Rail.

Passenger services were resumed in April 1973, and on May 1st of the same year came the Line's red letter day with the formal royal opening by the Duchess of Kent.

The railway which passes through the heart of the North Yorkshire Moors national park, is now one of the largest tourist attractions in the North of England, and has brought much prosperity and employment to the region.

Organisational framework

The North Yorkshire Moors Railway Trust was incorporated on 31st December 1971 and entered into the Central Register of Charities on 14th February 1972 with the object of advancing the education of the public in the history and development of railway locomotion by the maintenance in working order of the historic scenic railway line between Grosmont and Pickering.

It is a Charitable Company with a voluntary council headed by a President and Chairman and various area groups all volunteer. It has a full-time staff headed by the Commercial Manager and Line Manager — a necessary part of a railway which now runs for ⅔ of the year.

Funding

The original money to buy the track was a loan from the North Yorkshire County Council which is being paid back and donations given by individuals. The line showed a profit of £7,000 in 1980.

Description of current activities

Certain extensions are under way to enable the railway to run even longer trains and therefore carry more people. Descriptive panels and listening posts have been installed with the assistance of the Countryside Commission. Various other extensions to workshops and other installations will all assist in allowing this project to grow and flourish.

Supporting organisations

North Yorkshire County Council, Countryside Commission, Forestry Commission, National Park Department.

Perspectives

It is hoped that eventually the line could be opened back to Whitby Town or indeed Malton on the York-Scarborough Line giving the line real access from further afield.

The catering services both static and on train must be extended to offer the public a better service and also as another source of revenue.

REDDITCH

Name and contact	REDDITCH AMENITY TRUST Mr. J.H. Martin, (Development Officer) 9 Royal Square, Redditch, West Midlands. Tel: (0527) 69164
Local authorities	Redditch Development Corporation, 9 Royal Square, Redditch. Tel: (0527) 69164 Redditch District Council, Council Offices, Redditch. Tel: (0527) 67691
Brief description	A local trust established for the promotion of cultural and recreational amenities in the district.
Locality	Redditch was designated as a New Town 15 years ago to relieve overcrowding in the West Midlands Conurbation. New Developments include Road, Industrial Estates, Housing, Schools, Shopping Facilities, Car Parks; the population, originally 34,000 in 1964 has become 63,000 today and will be 90,000 in the year 2000.
People principally involved	The Chairman of the Planning Group is Derrick A. Higgs. The Initial Trustees are William C. Evans, O.B.E. (Retired), Mike Hardman, Director, Chloride Alcad Limited, Derrick Higgs, Director, The Hymatic Engineering Co. Ltd., Tony Hoefkins, Managing Director, Aero Needles Group Limited, Alan Mackrael, Managing Director, Needle Industries Group Limited.
Origins and early evolution	The Redditch Amenity Trust was set up by the community in 1979 to provide the New Town of Redditch with recreational, sport and cultural amenities. These are not provided by the Redditch Development Corporation and the Local Authority because it is alleged that, although the Government allows the Development Corporation to finance new houses, factories and roads, it only allows the Corporation to make a comparatively modest contribution towards new amenities. Further, the Government does not allow the District Council to borrow sufficient capital and it provides no special grants.

Organisational framework

The organisation was set up by local industrialists and businessmen and is registered as a charity. A Development Officer is responsible to the Board of Trustees consisting of the initial Trustees (all of whom are Directors of local firms), with ex-officio Trustees in the Chairmen of the Redditch Development Corporation and the Redditch District Council. The fund-raising organisation and planning is by professional consultants, Wells Management Consultants Ltd.

Funding

The Trustees intend to provide a Founding Fund of at least £500,000 over the next seven years.

Their realistic and challenging target includes £150,000 from the industrial sector and £50,000 from Business and Commerce.

Redditch District Council will match the first £20,000 from these sectors, pound for pound.

Remaining quotas: Trusts and Foundations £50,000; Individuals £50,000; Local Organisations £25,000; Professions £20,000.

Perspectives

The Trust has in mind the development of three sites:

Arrow Valley Park — 900 acres of parkland which has been reserved for recreational space for all age groups.

Forge Mill — a scheduled Ancient Monument and the only surviving water-driven needle mill in the world containing original machinery.

Bordesley Abbey — the site of a 12th Century Cistercian Abbey. Excavations are being carried out at present and wide interest has been shown already.

RHONDDA (FERNDALE)

Name and contact Ferndale Home Improvement Service with SHELTER.

15 Maxwell St.,
Ferndale, Rhondda.
Tel: (0443) 730721

Mike Jerome — Home Improvement Officer

Local Authority Rhondda Borough Council,
Bronwydd, Porth, Rhondda.

Brief description Half of all private homes are now owned by elderly owner-occupiers, who are finding it increasingly difficult to maintain their homes in good repair due largely to inflation. Although Government Policy offers Maturity Loans and Improvement or Repair Grants, the standards required by them to qualify for this assistance is more than pensioners can afford, or wish to contract as debts on their heirs. The nett result is that we stand to lose many of these houses in say, twenty years time, because minor repairs have not been carried out now.

Origin and early development FHIS was set up to try to find an answer to this problem, by Shelter and Help The Aged, who funded, for a period of two years, an architect and a foreman to undertake repairs to homes of elderly owner-occupiers in Ferndale & Blaenllechau, and so to study the problem in the field — and thus to come up with suggestions as to how the problem might be resolved nationally. The work was to be supervised by a local Management Committee, to whom the staff were directly responsible.

Personnel FHIS funded:

M. Jerome — architect; T. Phelps — foreman.

Urban Aid funded:

V. Tustin — mason; S. Jenkins — labourer; W. Davies — labourer/cleric.

YOP funded:

C. Rees — labourer.

Management Committee: Cllr. Len Jones — Chairman; Cllr. K. Rees; E. Warren — Treasurer (Man. Barclay's Bank); D. Smith — Secr. (SWAPAC); M. Fisk (Shelter Wales); Mrs. J. Miles (Warden — Ferndale Sheltered Acc.); Selwyn Baber (RBC — COW); Mrs. I. Hemmings; Mrs. M. Griffiths; D. Jeffrys; Howard Raingold — SHELTER; Mike Wright — Help The Aged.

Organisational framework

Registered as a Friendly Society under I&P rules. FHIS funded staff organise the work on the incoming applications from elderly owner-occupiers. A nominal fee is agreed after survey, covering cost of materials + £1/hr. on site work for architect, foreman or mason — estimate is given as a Maximum Cost Agreement, i.e. if it costs any less the householder is re-imbursed — if any more, FHIS fund the extra. This appears to be a satisfactory method of operation. The problem in general is continuously discussed by architect and foreman — who visit similar schemes throughout the country, and Local Government and Central Government Agencies to discuss their findings.

Perspectives:

These meetings have culminated in a proposal for an Experimental Insurance Scheme to be monitored by National Building Agency when funds have been secured. The essence of this scheme is to establish Area Based Repair Teams throughout the country, staffed by competent professional men/women who will operate a locally controlled Environmental Insurance Scheme for anyone who wishes to ensure their property for Repairs. The Repairs will be done on a quid-pro-quo basis with Government — and in the Rhondda, are estimated at £1/householder/week for a 5 year/£500 Repair Service. (The attempt is akin to a National Health Service for our Environment to prevent a slide into decay, both for personal and social wellbeing in that area.) The scheme, once proven, could then be implemented everywhere on a suitable basis of respective costs in various areas. It would also provide permanent employment at approx. 15/1,000 houses.

Current activities

The repair of homes in the area on request. The pursuance of the Experiment in Area Based Repairs.

After one year, the scheme has kept within the original budget allowances, and surveyed 75 homes, 50 of which have had requested repairs carried out.

Support funding

Support funding has been received from:

SHELTER
Help The Aged
Urban Aid Grant
Hambland Foundation
Barclay's Bank Trust Foundation

TAI'RGWAITH

Name and contact	TAI'RGWAITH HUMAN DEVELOPMENT PROJECT Bill and Maxine Norton, c/o Post Office, Tai'rgwaith, Ammanford, Dyfed SA18 1YA South Wales. Tel: (0269) 823079
Local authorities	Lliw Valley Borough Council Pontardawe, West Glamorgan. Tel: 0792 863333
Brief description	A comprehensive plan for social and economic development was drawn up by residents and consultants in April 1978. Programmes developed since then have included a Youth Council, a Friendly Society, a community store and local industry initiation.
Locality	Tai'rgwaith is a village of approximately 500 people nine miles from Ammanford and twenty miles from Swansea. The majority of those working are employed in the coal industry. Others travel to Pontadarwe, Ammanford and Port Talbot to work in a variety of industries. Three deep pit mines (coal) and one opencast site have all closed. There are plans for a new opencast site in 1981.
People principally involved	**Tai'rgwaith Community Society Limited,** a registered Friendly Society. Chairperson — **Edward Davies,** Vice-chairman — **Hilda Cooper,** Secretary/Treasurer — **Mydrim Jeremiah.** Project consultants are provided by the Institute of Cultural Affairs, a registered Charitable Trust in the U.K., with offices in London, Glasgow and Tai'rgwaith. The ICA is a non-profit, voluntary organisation concerned with the human factor in world development.
Origins and early development	During late 1977 and early 1978 the Institute of Cultural Affairs conducted a series of Town Meetings throughout Wales. A one-week Consultation was held in Tai'rgwaith in April 1978. Initial work was carried out by the Workingmen's Club and the Welfare Fund. By October 1978 the Tai'rgwaith Community Society Limited had been formed and registered as a Friendly Society. Families paid £1 to join. The proceeds of any economic venture can only go to benefit the community. A Management Board was elected and has played a key role since then.
Organisational framework	Staff of the ICA work with existing organisations such as the Workingmen's Club and the Welfare Fund. They play an informal

role and advisory role. A new organisation, the Tai'rgwaith Community Society Limited, has played a key role in working on new activities.

Funding

The Tai'rgwaith Community Society Ltd. has been raising money to open a community store. The Workingmen's Club has loaned £3,500. Outside loans of £11,000 have been obtained. In addition donations of materials and services have been obtained from nearby businesses.

The Institute of Cultural Affairs solicits contributions from individuals, corporations, foundations, religious bodies and community organisations in the U.K. The money raised is disbursed to the three U.K. centres on a monthly basis, to pay for expenses incurred in setting up and operating ICA programmes — i.e. petrol, telephone and printing. From time to time special fund raising efforts are undertaken to assist a Project the ICA is consulting with when the input of additional capital will encourage additional involvement of residents in the Project. ICA staff support themselves by working at their various professions. They receive no salaries from the ICA.

Description of current activities

1. Painting of community murals

2. Youth trips

3. A community newsletter.

A sectional building has been erected by the community to provide a space for a community store and sewing industry. An informal women's sewing industry has researched market possibilities and produced and sold a line of soft toys locally. Considerable research has been done toward setting up a retail store once space is available.

Supporting organisations and networks

An informal Advisory Board of 17 persons has been formed. These are mostly businessmen, some locally, others from London and across the U.K. The Welsh Development Agency, employees of the Lliw Valley Borough, and numerous other individuals have played important advisory roles.

Perspectives

The ICA is committed to the objective of encouraging local individuals and groups to do for themselves. The ICA expects to work closely with the Management Board of the Tai'rgwaith Community Society until the store is established.

TEIFI

Name and contact

ANTUR TEIFI LIMITED

Graig Chambers, Newcastle Emlyn, Dyfed	Swyddfeydd Capel y Graig, Castell Newydd Emlyn, Dyfed

Tel: Newcastle Emlyn (0239) 710 238

Peter Heneker — Secretary and Acting Development Officer
— Development Officer (to be appointed)

Local authorities

Dyfed County Council, County Hall, Carmarthen

District Councils: Ceredigion
Carmarthen
Preseli

Brief description

A rural, community-based project established in the form of a voluntary development agency, with the aim of regenerating permanent work opportunities in the Teifi Valley. Effort is mainly directed at identifying and supporting community and/or co-operative initiatives, but the Antur also fulfils a more general role in encouraging all suitable activity likely to stem the economic and cultural decline of the area.

Locality

The Teifi Valley runs approximately south-westwards along the southern boundary of the old county of Cardiganshire, from Tregaron at the top of the valley to Cardigan at the river mouth. Apart from agriculture, which remains the principal occupation, the valley used to support a very considerable woollen manufacturing industry, as well as other such diverse activities as shipping (at the once busy port of Cardigan) and slate quarrying. The industrial activity of the area is now almost negligible and there is heavy dependence on one or two major employers such as the Royal Aircraft Establishment, Aberporth. Tourism provides increasing, though unpredictable, seasonal employment. The population of the valley is approaching 40,000 and is subject to one of the highest unemployment rates in Britain.

People principally involved

The Antur is managed by a Steering Committee under the Chairmanship of **Cllr. David Davies** of Llandysul (currently Chairman of Dyfed Education Committee). The Hon. Secretary, **Peter Heneker,** is at present also Acting Development Officer, pending the appointment with effect from 5.1.81 of a permanent successor to **Mike Engelhard,** founding member of Antur Teifi and its first Development Officer, who resigned to return to broadcasting in September 1980.

Origin and early evolution

Antur Teifi was first established in 1978 as a project to accommodate a number of craft and small industry producers, together with common on-site administrative and marketing services, under one roof at a site near Llandysul. The scheme depended on the purchase and conversion of a former mill building, comprising 6000 ft^2 of floor space, with funding from DBRW. The proposal, however, was finally rejected by DBRW after protracted negotiations, so that this potential production and training resource, together with an associated one-year Resource Survey of the valley intended to be undertaken as an MSC STEP scheme, never saw the light of day. Following this reverse, the working party which had guided the Antur through these early stages, re-formed — with a wider representative base in the community as a whole — as the Steering Committee which now manages the programme, and applied, successfully this time, for an Urban Aid grant to fund a full-time worker and rented office premises. A number of smaller, separate projects were pursued, some to fruition, during the first year of the Urban Aid programme. For example, several small enterprises were guided to suitable premises or given other help towards getting off the ground, and a major success story was the nursing to active operation of an independent brewery, which is now selling its product (on an experimental basis) through one outlet in the valley to the public. But the decision was taken in mid-1980, in response to a strong initiative on the part of a group of small independent manufacturers, to concentrate the limited resources of the Antur almost exclusively behind the formation of Cymdeithas Farchnata Teifi/Teifi Marketing Association (CFT/TMA), and the publication of that Association's mail order catalogue, bringing some of the valley's varied products to a wider market. Parallel with these activities went a continuing programme of communication, by means of the local press and discussions with local government agencies and other interested local institutions, designed to create a climate of public opinion in the area which would encourage the emergence of community and individual initiatives. Response to this effort has been patchy so far, but should pay increasing dividends in the future.

Organisational framework

The Antur is in the process of registration as a Friendly Society.

Funding

By means of a five-year Urban Aid Grant sponsored by Dyfed County Council. An MSC Work Experience Programme placement for an office junior has also been approved and provides up to six-monthly periods of clerical assistance.

Current activities

The main current task arises out of public response to the publicity about CFT/TMA's mail order catalogue "Stordy Teifi/The Teifi Store" — distributing catalogues and helping CFT members with the administration of incoming orders and accounting. Advantage is also being taken of the interregnum between permanent Development Officers to put the Newcastle Emlyn office in good "housekeeping" order, with adequate basic equipment such as filing cabinets, typewriter, additional furniture etc. Other activities, and in particular the initiation of specific field projects, await the appointment of the new D.O.

Supporting organisations and networks

Close liaison is maintained with similarly motivated neighbouring groups, such as the Tregaron Development Association and the Newport and Nevern Energy Group. Considerable value is placed on affiliation to Antur Broydd Cymru/Welsh Community Enterprise, and much informal assistance has been derived from Dave Smith of SWAPAC. Representatives of Dyfed CC's Industrial Development Unit and of the county's Jobcentres attend meetings of the Committee as observers and their presence has been helpful. Meetings have been arranged with DBRW officials to explore the possibilities of mutual co-operation.

Perspectives

Apart from the continued development of current activities, the future is to some extent in the hands of the newly-appointed D.O. However, among projects in the pipeline are a possible cluster of starter factories, incorporating common on-site services, already being discussed jointly with the Dyfed Industrial Development Unit and DBRW; a survey of school-leavers' attitudes towards their, and the area's, future in terms of migration and employment; some form of settlement-by-settlement investigation of existing skills and entrepreneurial talent, so as to reveal the potential, if any, for community initiatives; and, finally and inescapably, the search for fresh approaches towards the capitalisation of promising new ventures.

WIRKSWORTH

Name and contact

THE WIRKSWORTH PROJECT

Gordon Michell
The Project Office,
Blind Lane, Wirksworth,
Derbyshire.
Tel: 062 982 4174

Local authorities

Derbyshire County Council,
County Offices,
Matlock, Derbyshire.
Tel: 0629 3411.

West Derbyshire District Council,
Town Hall, Matlock
Tel: 0629 3461

Wirksworth Town Council,
(Clerk to the Council: Mr. Derek Newbury)
Town Hall, Wirksworth.

Brief description

A Project aimed at providing more job opportunities, encouraging investment, taking advantage of some of the town's tourist potential and finally, in a process of upgrading the environment generally, encouraging people to live in and to care for the older properties of the central area. The most important role of the project is seen as being a catalyst to encourage and stimulate local organisations.

Locality

Wirksworth is a small country town about 15 miles north of Derby. It has a population nearing 6,000. Limestone quarrying is the principle local industry, which is flourishing but becoming less labour intensive. There is little actual unemployment, but 57% of the population travel to other towns to work.

People principally involved

A Project Team has been established based on personnel on the Civic Trust payroll, or commissioned by them as consultants. Additional expertise is brought into the team as and when required by introducing personnel on the payroll of the County and District Councils.

Gordon Michell, consultant architect to the Civic Trust. Launched the Project in November 1978 and became increasingly involved with it once a permanent office was established in the Summer of 1979. Many years of experience of conservation and working with local amenity groups.

Mary Mitchell, consultant landscape architect to the Project, appointed to carry out a landscape survey and appraisal of Wirksworth and the surrounding area.

Alan Hedges, a social research consultant who has carried out surveys all over the country. He has been appointed to carry out a survey in Wirksworth to assess people's attitudes, needs and opinions so that the Project Team is fully aware of the views of local inhabitants.

Origins and early evolution

The project originated in 1978 when the Civic Trust and the Monument Trust (a funding body) decided jointly to establish a pilot local development project in a small town with problems of social deprivation and unused potential on buildings.

Organisational framework

Gordon Michell is the Director. Consultants are employed for specific projects. There is no committee.

The Project Office is seen as providing a community base; easily accessible to all for help, advice, general discussion, etc. A meeting room is also available for local groups, conferences, exhibitions, and a newsheet is produced on a regular basis. To succeed however, the Project requires the active support of all local interests and organisations.

Funding

Finance is made available by the Monument Trust to the extent of £70,000 for the first 3 years, ending March 1981. They have joined together with the Civic Trust who are providing the expertise to carry out the project on a partnership basis.

Description of current activities

The Project has helped the County and District Councils get a Town Scheme established in the year 1979 – 80. Now operational, it means that at least £24,000 can be spent each year for five years on the repair and restoration of buildings within the conservation area.

It is hoped that for the years 1980 – 81 the funds available will increase.

The landscape appraisal, prepared by Mary Mitchell, will be available to all those with an interest or influence in the landscape.

A study was commissioned from the Ashbourne Architects, Anthony Short & Partners, to investigate how derelict properties in St. Mary's Gate might be saved. These have now been bought by a Derbyshire builder who intends to rehabilitate them for residential use.

The Project is supporting the Derbyshire Historic Buildings Trust in its efforts to rehabilitate 31 – 33 The Dale, and is prepared to underwrite half of the deficit which the Trust anticipate making on this contract. A number of other buildings suffering from disrepair or under-use are being kept under surveillance, with guidance from the Project.

The Project is preparing a feasibility study for the extension of an extremely overcramped library into what is presently under-used space in the Town Hall.

A large number of enquiries and requests for accommodation for crafts and small industries have been recorded. It is hoped that a means of co-ordinating these activities will be set up as part of the work of a Local Enterprise Trust to be set up in mid-1980.

A group has been set up consisting of planners, architects, teachers, etc., to consider how Wirksworth's environment and heritage can best be slotted into school life. A major exhibition of the work of the four Wirksworth schools was held in October 1980.

The Project has met major local industries and businesses in order to discuss their activities, problems and plans for the future.

The Derbyshire County Council are supporting the setting up of a Local Enterprise Trust. They are also joining with the Development Commission and the Derbyshire Historic Buildings Trust is refurbishing an important group of listed buildings in the centre of the town which have been derelict for about 30 years.

Supporting organisations and networks

Derbyshire County Council; West Derbyshire District Council; Wirksworth Town Council; Wirksworth Chamber of Trade; Wirksworth Civic Society; Wirksworth Rotary Club; the churches; the schools; Wirksworth Branch of the Workers' Educational Association; Derbyshire Historic Buildings Trust; Intermediate Technology; Rural Community Council; CoSIRA, EMTB.

Perspectives

To fulfil the aims of the project as indicated under "Brief Description" above.

Editorial Note

This project is included because of its potential. Up to now the energy and initiative has come from outside and from official bodies and has been largely concerned with buildings.